W0258976

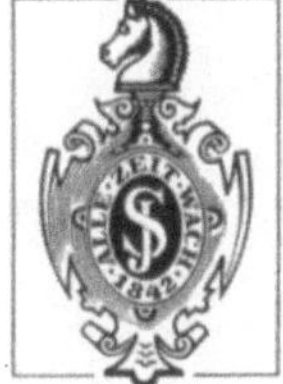

Das Pankreaskarzinom

Frühdiagnostisches und therapeutisches Dilemma

Herausgegeben von
Hans G. Beger und Reinhard Bittner

Mit 185 Abbildungen und 157 Tabellen

Springer-Verlag
Berlin Heidelberg New York Tokyo

Prof. Dr. Hans G. Beger
Ärztlicher Direktor

Prof. Dr. Reinhard Bittner
Leitender Oberarzt

Abteilung für Allgemeine Chirurgie der Universität Ulm
Steinhövelstr. 9, D-7900 Ulm

CIP-Kurztitelaufnahme der Deutschen Bibliothek

Das Pankreaskarzinom: frühdiagnost. u. therapeut. Dilemma /
hrsg. von H. G. Beger u. R. Bittner. –
Berlin; Heidelberg; New York; Tokyo: Springer, 1986.

ISBN-13: 978-3-642-70530-4 e-ISBN-13: 978-3-642-70529-8
DOI: 10.1007/978-3-642-70529-8

NE: Beger, Hans Günter [Hrsg.]

Softcover reprint of the hardcover 1st edition 1986

2125/3130-543210

Vorwort

Seit der Erstbeschreibung des Pankreaskarzinoms durch Mondière 1836 ist eine ständige Zunahme der Inzidenz des Pankreaskarzinoms zu verzeichnen; heute ist es eines der häufigsten Malignome des Gastrointestinaltraktes mit etwa 6000 Neuerkrankungen pro Jahr in der Bundesrepublik Deutschland. Das onkologische Basiswissen über Entstehung, Wachstum sowie Ausbreitung ist sehr lückenhaft; es existiert für diesen Tumor bisher auch keine spezielle Screening-Methode und es fehlt ein Konzept zur Frühdiagnose. Der Stand der therapeutischen Möglichkeiten läßt sich an der Tatsache ablesen, daß nur etwa 10% der Patienten im Tumorstadium I oder II diagnostiziert werden; eine Heilung ist bei weniger als 5% aller operierten Patienten zu erwarten.

Mit diesem Buch über das Pankreaskarzinom, das ausgehend von Referaten eines Internationalen Symposions auf Schloß Reisensburg bei Ulm entstanden ist, verbindet sich die Hoffnung, in folgenden experimentellen und klinischen Problemen zu einheitlichen Standpunkten zu kommen: 1. Objektivierung von klinisch relevanten Tiermodellen des Pankreaskarzinoms; 2. Neubewertung der Unterschiede in der pathologisch-anatomischen Klassifikation des Pankreaskarzinoms; 3. Neubewertung aller derzeit zur Diagnostik des Pankreaskarzinoms angewandten histologischen, serologischen und instrumentellen Diagnoseverfahren; 4. Definition von Therapiegruppen und Neubewertung von chirurgischen Therapiemöglichkeiten mit Standardisierung der resezierenden Therapie.

Die in dem Buch von anerkannten nationalen und internationalen Fachkollegen diskutierten Einzelaspekte aus dem Bereich der Onkologie und Pathologie sowie Diagnostik und Therapie, sollen dem interessierten Kliniker die neuesten Ansatzpunkte bieten, um seinen Patienten mit Pankreaskarzinom besser zu helfen.

Ulm, im November 1985

H. G. Beger
R. Bittner

Inhaltsverzeichnis

Verzeichnis der Referenten

Arndt, R., Dr. med., Abteilung für Klinische Immunologie der Universität Hamburg

Baumgartner, D., Dr. med., Universitätsspital Zürich, Chirurgische Klinik A

Beger, H. G., Prof. Dr. med., Direktor der Abteilung für Allgemeine Chirurgie der Universität Ulm

Bittner, R., Prof. Dr. med., Ltd. Oberarzt, Abteilung für Allgemeine Chirurgie der Universität Ulm

Bockmann, D. E., Prof. Ph. D., Chairman, Department of Anatomy, Medical College of Georgia, School of Medicine, Augusta, Georgia, USA

Bodner, E., Prof. Dr. med., Vorstand der II. Chirurgischen Universitätsklinik, Innsbruck

Büchler, M., Dr. med., Abteilung für Allgemeine Chirurgie der Universität Ulm

Bülow, M. von, Dr. med., Chirurgische Universitätsklinik Mainz

Clemens, M., Prof. Dr. med., Chirurg. Klinik u. Poliklinik d. Westf. Wilhelms-Universität, Münster

Connelly, R. R., Prof. M. D., Biometric Research and Analytic Studies, Section Biometry Branch, National Cancer Institute, Bethesda, Maryland, USA

Cubilla, A. L., Prof. M. D., Director Department of Pathology, National Institute of Cancer, Asuncion, Paraguay

Denecke, H., Priv. Doz., Dr. med., Chirurg. Universitätsklinikum München Großhadern

Dippold, W., Dr. med., I. Medizin. Univ. Klinik und Poliklinik der Joh.-Gutenberg-Univ. Mainz

Funovics, J., Prof. Dr. med., Oberarzt der I. Chirurgischen Universitätsklinik, Wien

Gall, F. P., Prof. Dr. med., Direktor der Chirurg. Klinik u. Poliklinik der Universität Erlangen-Nürnberg

Goebell, H., Prof. Dr. med., Direktor der Abteilung Gastroenterologie, Medizinische Klinik, Universitäts-Klinikum Essen

Gögler, H., Dr. med., Chirurg. Klinik u. Poliklinik der Universität Berlin, Klinikum Charlottenburg

Heitz, Ph. U., Prof. Dr. med., Vorsteher des Instituts für Pathologie der Universität Basel

Hermanek, P., Prof. Dr. med., Vorstand der Abt. für klinische Pathologie, Chirurg. Klinik der Universität Erlangen

Heymann, H., Prof. Dr. med., Direktor der Chirurgischen Klinik der MHH, Oststadt-Krankenhaus, Hannover

Hoffmeister, A., Priv. Doz., Dr. med., Chirurg. Klinik, Klinikum Mannheim

Hohenberger, P., Dr. med., Chirurg. Klinik der Universität Heidelberg

Kern, H. F., Prof. Dr. med., Institut für Anatomie und Zellbiologie der Philipps-Universität, Marburg

KLAPDOR, R., Prof. Dr. med., I. Medizinische Klinik der Universität Hamburg
KLÖPPEL, G., Prof. Dr. med., Oberarzt am Pathologischen Institut der Universität Hamburg
KONRADT, J., Prof. Dr. med., Oberarzt der Chirurgischen Klinik, Klinikum Steglitz, Berlin
KRAUTZBERGER, W., Prof. Dr. med., Ltd. Oberarzt, Abteilung für Allgemeine Chirurgie der Universität Ulm
LUTZ, H., Prof. Dr. med., Ltd. Arzt der Medizinischen Klinik I, Städt. Krankenanstalten Bayreuth
LUX, G., Prof. Dr. med., Medizinische Klinik mit Poliklinik der Universität Erlangen
MAIER, W., Priv. Doz., Dr. med., Zentrum für Radiologie der Universität Ulm
MALFERTHEINER, P., Dr. med., Abteilung Innere Medizin II der Universität Ulm
MEISTER, R., Dr. med., Chirurg. Klinik mit Poliklinik der Universität Erlangen-Nürnberg
METZGER, H., Priv. Doz., Dr. Dr., Oberarzt d. Medizinischen Strahleninstituts der Universität Tübingen
MEVES, M., Priv. Doz., Dr. med., Deutsche Klinik für Diagnostik, Wiesbaden
MEYER, J., Dr. med., Chirurgische Klinik und Poliklinik der Westf. Wilhelms-Universität, Münster
MUHRER, K. H., Priv. Doz., Dr. med., Abt. Allgemeinchirurgie, Zentrum für Chirurgie der Universität Gießen
PEIPER, H. J., Prof. Dr. med., Direktor der Klinik und Poliklinik für Allgemeinchirurgie der Universität Göttingen
PICHLMAYR, R., Prof. Dr. med., Direktor der Klinik f. Abdominal- und Transplantationschirurgie, Hannover
POUR, P. M., Prof. M.D., University of Nebraska Medical Center, The Eppley Institute for Research in Cancer and Department of Pathology and Lab. Med., Omaha, Nebraska, USA
RIECKEN, E. O., Prof. Dr. med., Geschäftsführender Direktor der Medizin. Klinik, Klinikum Steglitz, Berlin
RÖTZSCHER, V. M., Priv. Doz., Dr. med., Chirurgische Universitätsklinik A, Düsseldorf
RÜCKERT, K., Priv. Doz., Dr. med., Chirurg. Klinik und Poliklinik der Joh.-Gutenberg-Universität, Mainz
RUMPF, H. D., Prof. Dr. med., Klinik für Abdominal- und Transplantationschirurgie, Hannover
SAFI, F., Dr. med., Abteilung für Allgemeine Chirurgie der Universität Ulm
SCHMIEGEL, W. H., Dr. med., Medizinische Klinik der Universität Hamburg
SCHÖLZEL, E., Dr. med., Oberarzt der Abteilung für Allgemeine Chirurgie der Universität Ulm
SCHREML, W., Prof. Dr. med., Oberarzt der Abteilung für Innere Medizin II der Universität Ulm
SCHWERK, W., Priv. Doz., Dr. med., Medizinische Klinik und Poliklinik, Philipps-Universität, Marburg
THERMANN, M., Prof. Dr. med., Oberarzt der Abteilung für Allgemeinchirurgie des Univ.-Klinikums Kiel
TREDE, M., Prof. Dr. med., Direktor der Chirurgischen Klinik im Klinikum Mannheim
ULRICH, B., Prof. Dr. med., Oberarzt der Chirurgischen Universitätsklinik A, Düsseldorf
WARSHAW, A. L., Prof. M.D., Associate Professor of Surgery, Massachusetts General Hospital, Harvard Medical School, Boston, Massachusetts, USA
WENZ, W., Prof. Dr. med., Direktor der Abteilung Röntgendiagnostik der Universität Freiburg

1 Epidemiologische und ätiologische Aspekte

1.1 Epidemiologie des Pankreaskarzinoms*

R. R. Connelly[1] und D. L. Levin[1]

Einleitung

Zirka 25000 Pankreaskarzinomfälle wurden 1983 in den USA diagnostiziert und 22600 Todesfälle waren auf das Pankreaskarzinom zurückzuführen [60]. Diese Erkrankung ist von den bedeutenden Krebsarten bei weitem die letalste mit einer Mortalitätsrate von über 90%. Das Pankreaskarzinom ist für über 5% aller Krebstoten in den USA verantwortlich und liegt nun nach dem Lungen-, Darm-, Mamma- und Prostatakarzinom in der Mortalität an 5. Stelle. International liegt es bei Männern an 5. oder 6. Stelle sowie an 6. bzw. 7. Stelle bei Frauen [2]. Da das Pankreaskarzinom eine bedeutende Todesursache bei den meisten Völkern darstellt, ist es wichtig, Trends in Morbidität und Mortalität zu beobachten, obwohl dies schwierig durchzuführen ist [45].

In diesem Bericht werden aktuelle Inzidenzraten des Pankreaskarzinoms in den Vereinigten Staaten in ihrem Zeitverlauf analysiert. Die Ergebnisse werden mit denen ähnlicher Studien von verschiedenen skandinavischen Ländern verglichen. Der Einfluß unterschiedlicher Autopsieraten auf den internationalen Vergleich des Pankreaskarzinoms wird untersucht. Zeitliche und geographische Ergebnisse werden dann in Relation gesetzt zu vermeintlichen ätiologischen Faktoren, wie Zigarettenrauchen und Kaffeegenuß.

Material

Das SEER-Programm (Surveillance, Epidemiology and End Results) überwacht die Karzinominzidenz von ungefähr 10% der US-Bevölkerung [71]. Dabei schließt es neben den Staaten Conneticut, Iowa, Neu-Mexiko, Utah und Hawaii die Städte Atlanta, Detroit, San Francisco und Seattle ein. Von 1973 bis 1981 wurden unter den Einwohnern dieser Bezirke 17349 neue Pankreaskarzinomfälle diagnostiziert, darunter 14995 Fälle bei der weißen und 1659 bei der schwarzen Bevölkerung.

Daten über die Inzidenzrate des Pankreaskarzinoms waren in den letzten Jahren erhältlich in Schweden [49], Finnland [21] und Norwegen [51, 52]. Neuere Berichte

* Übersetzt von P. Stoll

1 Biometric Research and Analytic Studies, Section Biometry Branch, National Cancer Institute, Landow Building, Room 5C 19, Bethesda, MD 20205, USA

Das Pankreaskarzinom
Hrsg. H. G. Beger und R. Bittner

aus Schweden geben Aufschluß über die Pankreaskarzinomrate als Zufallsbefund bei Autopsien. Untersuchungen aus Dänemark [15] bieten Zahlen, die mit der Häufigkeit der Obduktionen bei Pankreaskarzinom in diesem Land in Zusammenhang stehen.

Methoden

Die Inzidenzraten des Pankreaskarzinoms in den USA, aufgeschlüsselt nach Geschlecht, Alter und Rasse (weiße/schwarze Bevölkerung), wurden mit Hilfe der SEER-Daten und einer von lokalen Behörden angegebenen Einwohnerzahl berechnet. In verschiedenen skandinavischen Ländern wurde die Inzidenzrate, unterteilt in Alter und Geschlecht, aus Veröffentlichungen des Krebsregisters und aus Bevölkerungszählungen entnommen. Alle Inzidenzraten sind auf 100000 Einwohner bezogen und sind, soweit nicht anders vermerkt, standardisiert auf die weltweite Altersverteilung [64].

Trends in altersspezifischen und alterskorrigierten Werten wurden berechnet, indem auf das erhobene Zahlenmaterial ein logarithmisch-lineares Regressionsmodell der letzten Felder angewandt wurde. Die Formel dieser Berechnungen war $\ln(y) = a + b\,(x - \bar{x})$, wobei y die Inzidenzrate je 100000 Einwohner und x das Kalenderjahr bedeuten. Dieses Modell, das voraussetzt, daß die prozentualen Veränderungen zeitlich konstant sind, wird oft genutzt in der Beobachtung von Karzinomtendenzen [51]. Die Nullhypothese eines Regressionskoeffizienten b vom Wert 0 wurde durch den t-Test überprüft. Die jährlichen Veränderungen wurden durch $100(e^b - 1)$ abgeschätzt, das geometrische Mittel der Jahreswerte durch e^a.

Ergebnisse

Die Inzidenzrate des Pankreaskarzinoms in den SEER-Bezirken der USA für den Zeitraum von 1973–1981, aufgeschlüsselt nach Rasse, Geschlecht und Alter, sowie deren logarithmisch-lineare Regressionsraten sind in Abb. 1 gezeigt. Berechnungen der altersspezifischen und alterskorrigierten Werte, abgeleitet aus den gezeigten Regressionsgleichungen und aus den jährlich prozentualen Veränderungen, finden sich in Tabelle 1. Bei weißen Männern nahmen diese Werte in allen Altersgruppen gleichmäßig ab, wobei eine Verringerung von jährlich 2% in den Gruppen von 55–64 sowie von 74 und älter statistisch signifikant waren. Bei weißen Frauen waren die Werte ziemlich konstant; eine Abnahme wurde in fast allen Altersklassen beobachtet, jedoch nie mehr als 2% pro Jahr. Bei Männern und Frauen der schwarzen Bevölkerung war in jüngeren Jahren eine Abnahme, in höherem Alter eine Zunahme zu verzeichnen, jedoch ohne statistische Signifikanz.

In den Untergruppen hatten schwarze Männer die höchsten, weiße Frauen die niedrigsten Werte. Neuere Werte schwarzer Frauen glichen nahezu denen weißer Männer, in ihrem zeitlichen Verlauf nehmen die Werte der weißen Männer aber ab, so daß nun die hohe Inzidenzrate des Pankreaskarzinoms in den SEER-Bezirken der

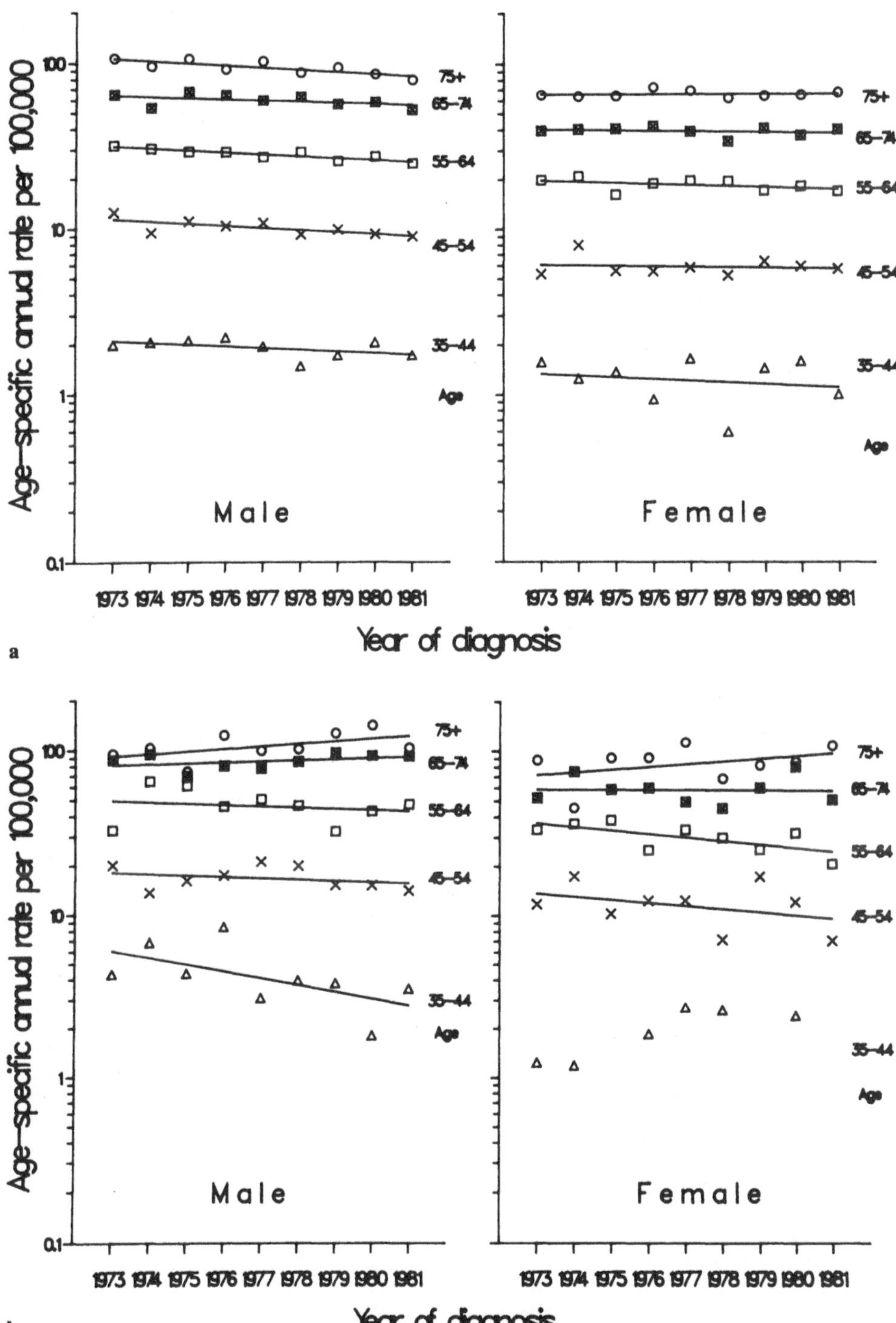

Abb. 1. a Weiße, **b** Schwarze. Jährliche Pankreaskarzinominzidenzrate in den SEER-Bezirken der USA von 1973–1981, aufgeschlüsselt nach Rasse, Geschlecht und Alter. 1975, 1979 und 1981 waren die Werte für schwarze Frauen 0, daher wurden keine Regressionswerte berechnet

Tabelle 1. Regressionswerte der Pankreaskarzinominzidenz in den SEER-Bezirken der USA, aufgeschlüsselt nach Rasse, Geschlecht und Alter[a]

Rasse, Geschlecht, Alter	1973–1981		Berechnete Inzidenzrate		Jährliche prozentuale Änderung	Voraussichtliche Werte 1984
	Gesamtzahl	Mittlere Inzidenzrate	1973	1981		
Weiße						
Männlich	7873	8,7	9,3	8,1	−1,8*	7,6
<35	38	–	–	–	–	–
35–44	169	2,0	2,1	1,8	−1,5	1,8
45–54	858	10,4	11,1	9,8	−1,6	9,3
55–64	2038	28,8	31,2	26,6	−2,0**	25,1
65–74	2534	60,2	63,7	56,8	−1,4	54,4
75+	2236	96,1	104,7	88,2	−2,1*	82,7
Weiblich	7122	5,7	5,7	5,6	−0,3	5,5
<35	35	–	–	–	–	–
35–44	113	1,3	1,3	1,2	−1,9	1,1
45–54	520	6,0	6,1	6,0	−0,1	6,0
55–64	1440	18,6	19,5	17,8	−1,1	17,2
65–74	2172	39,4	40,0	38,9	−0,3	38,5
75+	2842	66,4	64,9	68,0	0,6	69,2
Schwarze						
Männlich	887	12,9	12,8	13,1	0,3	13,2
<35	4	–	–	–	–	–
35–44	37	4,0	5,6	2,9	−7,9	2,3
45–54	129	17,4	17,8	17,0	−0,6	16,7
55–64	274	46,5	49,6	43,5	−1,6	41,4
65–74	291	87,8	81,3	95,0	2,0	100,7
75+	152	107,9	91,9	126,8	4,1	143,0
Weiblich	772	8,7	9,0	8,3	−0,9	8,1
<35	8	–	–	–	–	–
35–44	13	–	–	–	–	–
45–54	101	11,6	13,4	10,1	−3,4	9,1
55–64	203	30,4	36,0	25,7	−4,1	22,6
65–74	245	57,8	58,0	57,6	−0,1	57,4
75+	202	84,3	71,5	99,3	4,2	112,3

[a] Werte auf die weltweite Altersverteilung standardisiert

* $p<0,05$

** $p<0,01$

– = zu kleine Anzahl

Tabelle 2. Regressionswerte der Pankreaskarzinominzidenz in Schweden, aufgeschlüsselt nach Geschlecht und Alter[a]

Geschlecht, Alter	1970–1979		Berechnete Inzidenzrate		Jährliche prozentuale Änderung	Voraussichtliche Werte 1984
	Gesamtzahl	Mittlere Inzidenzrate	1970	1979		
Männlich	6055	8,7	9,0	8,4	−0,8	8,1
<35	17	–	–	–	–	–
35–44	75	1,4	1,5	1,3	−1,5	1,2
45–54	465	9,3	9,7	9,0	−0,9	8,6
55–64	1294	26,4	27,8	25,2	−1,1	23,9
65–74	2183	61,5	62,2	60,8	−0,3	60,0
75+	2021	109,6	112,2	107,1	−0,5	104,3
Weiblich	5198	5,9	5,8	6,1	0,6	6,3
<35	13	–	–	–	–	–
35–44	61	1,3	1,6	1,0	−4,3	0,8
45–54	293	5,8	6,0	5,7	−0,5	5,6
55–64	872	17,3	15,2	19,7	2,9	22,7
65–74	1655	40,1	40,7	39,5	−0,3	38,8
75+	2304	84,7	81,9	87,5	0,7	90,8

[a] Werte auf die weltweite Altersverteilung standardisiert
– = zu kleine Anzahl

USA geschlechtsunabhängig aus den Erkrankungen der schwarzen Bevölkerung resultiert.

Veröffentlichungen verschiedener skandinavischer Krebsregister wurden ähnlichen zeitlichen Analysen unterzogen, um diese Daten mit denen der USA zu vergleichen. Die jährlichen Pankreaskarzinomraten in Schweden, aufgeschlüsselt nach Geschlecht und Alter, sind in Tabelle 2 gezeigt. In Schweden ergaben sich keine signifikanten zeitlichen Veränderungen, allerdings glichen die Veränderungen denen bei der amerikanischen weißen Bevölkerung. Die Größenordnung der geschlechts- und altersspezifischen Werte in den Altersklassen unter 75 war ähnlich derjenigen der USA, in Schweden war jedoch eine höhere Rate bei den Ältesten festzustellen.

In Finnland (Tabelle 3) nahmen die Werte nur bei Männern unter 55 ab; keine der Veränderungen war statistisch signifikant. Frauen verzeichneten eine signifikante Abnahme zwischen 35 und 44, eine Zunahme zwischen 45 und 75, gefolgt von einer neuerlichen Abnahme bei mehr als 75 Lebensjahren. In den frühen 70er Jahren waren die Werte für Männer in Finnland ähnlich denen der Weißen in den USA und Schweden. Nur nahmen sie bei Männern aus Finnland nicht in ihrem Zeitverlauf ab, wie dies in den USA und Schweden der Fall war; 1980 waren sie deutlich höher als in den anderen beiden Ländern. Die unterschiedlichen Werte für Frauen in den drei Ländern sind wegen des unterschiedlichen Musters der altersspezifischen Grup-

Tabelle 3. Regressionswerte der Pankreaskarzinominzidenz in Finnland, aufgeschlüsselt nach Geschlecht und Alter[a]

Geschlecht, Alter	1971–1980		Berechnete Inzidenzrate		Jährliche prozentuale Änderung	Voraussichtliche Werte 1984
	Gesamtzahl	Mittlere Inzidenzrate	1971	1980		
Männlich	2497	9,7	9,4	10,1	0,7	10,4
<35	14	–	–	–	–	–
35–44	64	2,0	2,7	1,5	−6,4	1,2
45–54	292	11,2	12,0	10,4	−1,5	9,8
55–64	657	32,5	30,3	34,8	−1,6	37,1
65–74	927	67,6	63,4	72,0	−1,4	76,1
75+	543	107,8	103,1	112,7	1,0	117,2
Weiblich	2540	6,2	6,1	6,2	0,3	6,3
<35	9	–	–	–	–	–
35–44	37	1,1	2,2	0,6	−13,9*	0,3
45–54	160	5,5	4,7	6,5	3,8	7,5
55–64	489	18,4	17,5	19,3	1,1	20,1
65–74	929	43,4	41,7	45,3	0,9	47,0
75+	916	84,5	90,6	78,9	−1,5	74,2

[a] Werte auf die weltweite Altersverteilung standardisiert; * $p<0{,}05$; – = zu kleine Anzahl

Tabelle 4. Regressionswerte der Pankreaskarzinominzidenz in Norwegen, aufgeschlüsselt nach Geschlecht und Alter[a]

Geschlecht, Alter	1970–1980		Berechnete Inzidenzrate		Jährliche prozentuale Änderung	Voraussichtliche Werte 1984
	Gesamtzahl	Mittlere Inzidenzrate	1970	1980		
Männlich	2794	8,3	8,3	8,3	0,0	8,3
<35	8	–	–	–	–	–
35–44	45	1,8	1,7	2,0	1,2	2,0
45–54	217	8,4	9,0	7,8	−1,4	7,4
55–64	668	27,3	27,0	27,6	0,2	27,8
65–74	1040	61,8	61,3	62,3	0,2	62,7
75+	816	88,9	88,1	89,7	0,2	90,3
Weiblich	2194	5,1	5,0	5,2	0,4	5,3
<35	8	–	–	–	–	–
35–44	29	1,1	1,6	0,7	−7,6	0,5
45–54	126	4,6	4,5	4,8	0,8	5,0
55–64	408	15,6	14,5	16,8	1,5	17,9
65–74	787	38,9	38,6	37,5	−0,3	37,0
75+	836	59,8	56,0	63,1	1,2	66,2

[a] Werte auf die weltweite Altersverteilung standardisiert – = zu kleine Anzahl

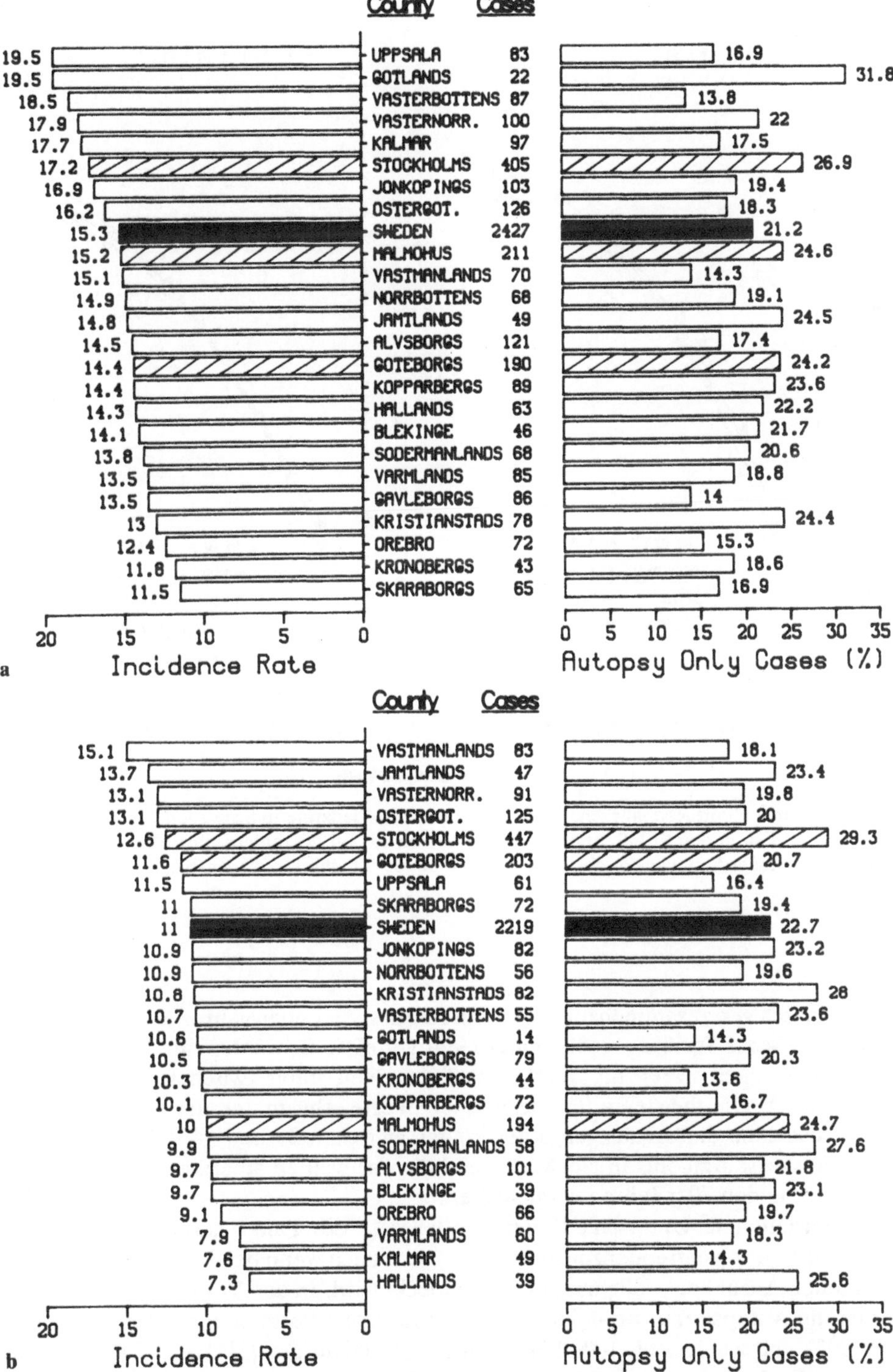

Abb. 2. a Männer, **b** Frauen. Durchschnittliche alterskorrigierte Pankreaskarzinominzidenzrate in Schweden von 1976–1979 sowie der prozentuale Anteil der Fälle, die erst bei der Obduktion diagnostiziert wurden, aufgeschlüsselt nach Geschlecht und Bezirken. Die Inzidenzraten sind alterskorrigiert gemäß der Volkszählung 1970. Bezirke mit großer Einwohnerzahl sind schraffiert dargestellt, solide Balken stellen die Werte für Schweden insgesamt dar

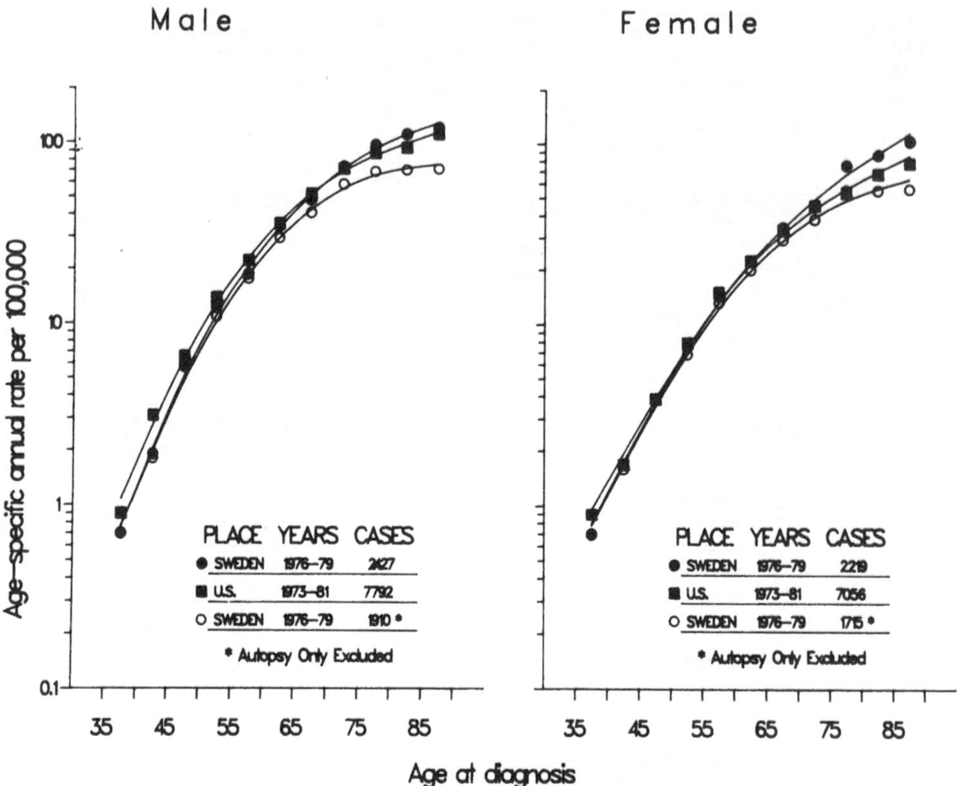

Abb. 3. Durchschnittliche jährliche Pankreaskarzinominzidenzrate in Schweden von 1976–1979 sowie der Weißen in den SEER-Bezirken der USA von 1973–1981, aufgeschlüsselt nach Geschlecht und Alter. Außerdem schwedische Fälle, die erst bei der Obduktion diagnostiziert wurden

pen nur schwer zusammenzufassen; jenseits des 75. Lebensjahres liegen die Werte amerikanischer Weißer jedoch immer niedriger als in Schweden und Finnland.

In Norwegen waren die Werte im allgemeinen stabil zwischen 1970 und 1980 (Tabelle 4). Die meisten altersspezifischen Werte schwankten um weniger als 2%, mit Ausnahme eines Rückgangs bei Frauen zwischen 35 und 44. Die Inzidenzrate des Pankreaskarzinoms in Norwegen und die der weißen amerikanischen Bevölkerung war in den 70er Jahren vergleichbar.

Internationale Unterschiede der Inzidenzrate des Pankreaskarzinoms könnten durch die Autopsiefrequenz beeinflußt werden, auch wenn bei der Autopsie eine bedeutende Anzahl der Fälle nur zufällig entdeckt wird. In den Vereinigten Staaten beträgt die Autopsierate zusammengerechnet für alle Altersstufen vermutlich weniger als 20% und weniger als 10% bei den mehr als 65jährigen [1]. Bei 17349 diagnostizierten Pankreaskarzinomfällen der SEER-Bezirke von 1973–1981 wurden nur 465 (2,7%) zufällig bei der Obduktion diagnostiziert. In krassem Gegensatz dazu wurden in Schweden von 1976–1979 bei 4646 Erkrankungen 1018 (21,9%) Fälle nur

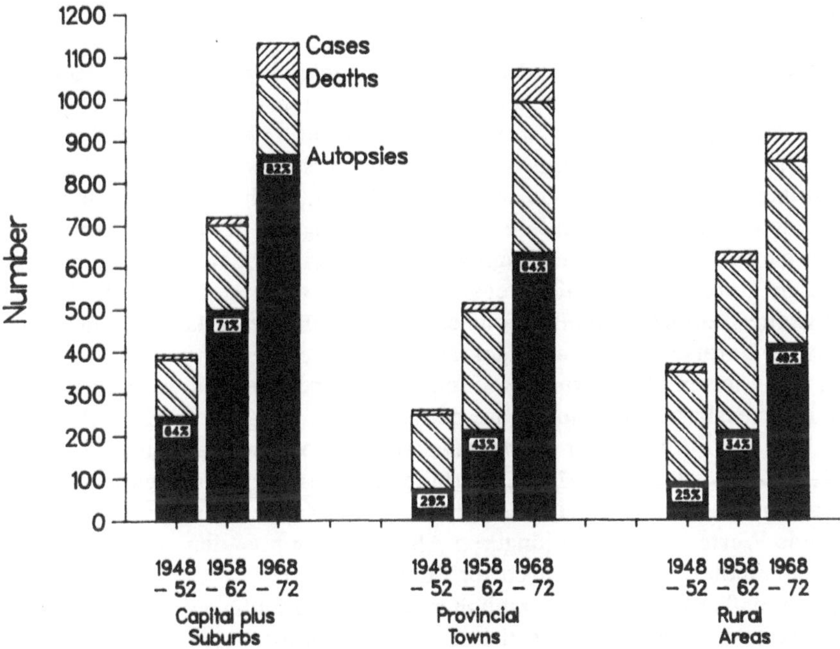

Abb. 4. Anzahl der Pankreaskarzinomfälle, der Todesfälle und der Obduktionen in Dänemark von 1948–1972, aufgeschlüsselt nach deren Sitz und dem Zeitpunkt der Diagnosestellung. Außerdem ist der prozentuale Anteil obduzierter Fälle angegeben

durch Autopsie gefunden. Diese Ergebnisse waren für schwedische Männer und Frauen gleich (Abb. 2), und lagen bei der Stadtbevölkerung nicht höher als bei der Landbevölkerung. Die relative Häufigkeit bei der Obduktion zufällig gefundener Pankreaskarzinome in Schweden korrelierte nicht mit den Inzidenzraten der Bezirke (s. Abb. 2). Dennoch dürfte dieser Faktor für die höhere Pankreaskarzinominzidenzrate in Schweden im internationalen Vergleich verantwortlich sein. Wie in Abb. 3 gezeigt, würde eine hypothetische Inzidenzrate ohne die nur bei Obduktionen gefundenen Fälle niedriger liegen als die der weißen Bevölkerung der USA.

Das dänische Krebsregister bietet Zahlen über die Obduktionshäufigkeit bei Todesfällen durch Pankreaskarzinom [15]. Von 1968–1972 wurde bei 1133 Einwohnern von Kopenhagen und Umgebung ein Pankreaskarzinom diagnostiziert, bis 1972 starben davon 1055. Von diesen 1055 Verstorbenen wurden 867 (82%) obduziert. Bei den meisten der 867 obduzierten Fälle war vor der Autopsie die Diagnose einer malignen Erkrankung gestellt bzw. vermutet worden, wahrscheinlich aber wurde eine wesentliche Anzahl Pankreaskarzinome erst bei der Obduktion diagnostiziert (die exakte Zahl läßt sich den veröffentlichten Daten nur schwer entnehmen). Wie in Abb. 4 gezeigt, liegt die Obduktionshäufigkeit der an Pankreaskarzinom Verstorbenen in städtischen Gegenden höher als in ländlichen Bezirken, wobei auch ein bedeutender zeitlicher Anstieg zu verzeichnen ist.

Diskussion

Die Gültigkeit des beobachteten zeitlichen und geographischen Musters des Pankreaskarzinoms hängt von der Qualität der analysierten Daten ab. Die vom SEER-Programm und von den skandinavischen Registern verwandten Methoden sind gut standardisiert und untereinander vergleichbar. Dennoch ist das menschliche Pankreas ein bekanntlich schwierig zu diagnostizierendes Organ, wahrscheinlich schwieriger als jedes andere. Zeitliche Veränderungen der Inzidenzrate des Pankreaskarzinoms können durch wechselnd genaue Diagnostik stark beeinflußt werden. Ebenso sind geographische Unterschiede größtenteils auf Faktoren wie unterschiedliche Obduktionshäufigkeiten zurückzuführen. Folglich dürfen nur wesentliche zeitliche und geographische Unterschiede als aussagekräftig angesehen werden.

In den analysierten Daten wurde während der 70er Jahre kein wesentlicher Anstieg der Pankreaskarzinominzidenzrate beobachtet – im Gegensatz zu Anstiegsraten, die bei vielen Völkern nur ein paar Dekaden zuvor vermerkt wurden [4, 5, 13, 14, 17, 22, 23, 25, 26, 34, 35, 67, 70]. Die größte und überzeugendste zeitliche Veränderung war eine Abnahme der Inzidenz bei weißen Männern in den USA [s. 44]. Abnehmende Werte in Gruppen jüngeren Alters könnten bei den meisten Völkern insgesamt auf einen Rückgang in nächster Zukunft deuten.

Es scheint, daß in Populationen mit hoher Obduktionshäufigkeit eine wesentliche Anzahl Pankreaskarzinome diagnostiziert wird, die sonst unerkannt bliebe [55]. Karzinome des Pankreas, die bei der Obduktion zufällig gefunden werden, sind sehr wahrscheinlich keine latenten oder asymptomatische Tumoren [7], sondern vielmehr Tumoren bei Patienten, die sehr rasch an akuten Komplikationen ihrer Erkrankung sterben [28]. Internationale Vergleiche der Pankreaskarzinomraten können verfälscht sein, wenn die Obduktionshäufigkeit deutlich zwischen den verschiedenen Völkern schwankt.

Studien der Pankreaskarzinominzidenzrate bei Untergruppen der amerikanischen Bevölkerung mit hoher Autopsiehäufigkeit zeigen, daß viele Pankreastumoren sich der Diagnostik zu Lebzeiten entziehen. In den letzten Jahrzehnten wurden fast 70% der Verstorbenen von Rochester und Minnesota obduziert, sowie 50% derjenigen der Umgegend von Rochester des Olmstead Countys [46]. In den Jahren 1935–1974 gab es unter den Einwohnern des Olmstead Countys 113 bestätigte Fälle mit einem Karzinom des exokrinen Pankreas; 21 (18,6%) waren vor ihrem Tod unerkannt und wurden erst bei der Obduktion entdeckt. Auch in anderen Teilen der USA wird von einem hohen Anteil an Pankreaskarzinompatienten berichtet, bei denen erst bei der Obduktion die Diagnose gestellt wurde [19, 33].

Von Malmö in Schweden, einer Stadt mit sehr guter Pathologie, weiß man, daß die hohe Inzidenzrate des Pankreaskarzinoms mit der großen Häufigkeit zufällig bei der Obduktion entdeckter Karzinome in Zusammenhang steht [57, 7]. Wir waren erstaunt, daß nur ein geringer Unterschied zwischen der Häufigkeit der in Malmö diagnostizierten, zufällig gefundenen Karzinome und anderen, mehr ländlichen Gebieten besteht (s. Abb. 2). Dies besagt aber, daß nicht eine spezielle Obduktionstechnik – etwa wie in Malmö – verantwortlich dafür ist, daß von 1976–1979 in Schweden über 20% der Pankreaskarzinome bei der Obduktion festgestellt wurden.

Zumindest in einem Teil von Norwegen wird das Pankreaskarzinom sehr häufig erst bei der Obduktion diagnostiziert [28]. Die Untersucher fanden bei den obduzierten Pankreaskarzinomfällen eine untypische Untergruppe. Diese Fälle „traten akut auf, mit nur kurzem Verlauf der Symptome und raschem Tod an den Komplikationen der Erkrankung. Das Alter lag höher als bei den anderen. Die Karzinomdiagnose war klinisch nicht gestellt worden, da die Grunderkrankung durch ihre akute Notfallsituation verdeckt wurde. Auch bei der Obduktion schien im Abdomen weniger Tumor vorzuliegen als bei jüngeren Patienten. In Übereinstimmung mit dem raschem klinischen Verlauf waren ihre Tumoren wenig differenziert, im Gegensatz zu gut differenzierten Tumoren bei jüngeren Patienten mit mehr prolongiertem Verlauf" [28, S. 228].

In Japan war die Pankreaskarzinomhäufigkeit im internationalen Vergleich eine der niedrigsten, allerdings dürfte die Erkrankung verbreiteter sein als vermutet. Inzidenz- und Mortalitätsraten für dieses Karzinom waren in der Vergangenheit niedrig, wiesen aber einen deutlichen zeitlichen Anstieg auf [2]. Bei einer speziellen Krebsstudie, die in einer japanischen Landgemeinde durchgeführt wurde, mit mehr als 80% Obduktionshäufigkeit bei über 40jährigen, war das Pankreaskarzinom der zweithäufigste Befund [29]. Bei 89 von 339 Verstorbenen, die über 40 Jahre alt waren, wurden 91 maligne Tumoren gefunden; 11 davon waren Pankreaskarzinome. In nur 2 dieser 11 Fälle war die durch die Obduktion belegte Diagnose zu Lebzeiten gestellt worden; in 7 Fällen war zwar „Karzinom" diagnostiziert bzw. vermutet worden, jedoch ohne Identifikation des Primärtumors; in 2 Fällen war das Pankreaskarzinom erst bei der Obduktion entdeckt worden. Wie auch anderswo führte eine hohe Obduktionsrate zu einer relativ großen Häufigkeit des Pankreaskarzinoms.

Die Obduktionsrate in Schweden und vielleicht auch bei anderen skandinavischen Völkern ist deutlich höher als in den Vereinigten Staaten [12]. Dies könnte auf den Vergleich der Inzidenzraten des Pankreaskarzinoms dieser Länder einen Einfluß haben (s. Abb. 3), und wahrscheinlich wird die Erkrankungshäufigkeit in den USA unterschätzt.

Die zeitliche und geographische Verteilung des Pankreaskarzinoms muß mit dem übereinstimmen, was über die vermuteten ätiologischen Faktoren bekannt ist. Übereinstimmung besteht darin, daß Zigarettenrauchen ein verursachendes Element ist [45, 66, 70]. Einige Nahrungsmittel dürften ebenfalls von Bedeutung sein [8, 9, 10, 18, 37, 38, 39, 40, 47, 54, 56, 67]. In der letzten Zeit gibt es Hinweise, daß Kaffeekonsum in einem Zusammenhang mit Pankreaskarzinom steht [4, 8, 16, 50, 36, 42, 43, 62], andere konnten diese Ergebnisse nicht bestätigen [24, 31, 32, 59, 66, 68] oder stehen dem kritisch gegenüber [20].

Auch Alkoholkonsum ist in einigen Studien mit dem Pankreaskarzinom in Zusammenhang gebracht worden [18, 29, 30, 36, 53], in anderen dagegen nicht [27, 58, 63].

Zeitliche Veränderungen der Mortalitätsrate des Pankreaskarzinoms ist mit entsprechenden Veränderungen des Zigarettenrauchens [65] und Kaffeetrinkens [65] verglichen worden. Eine Steigerung und Abnahme des Kaffeeverbrauchs war – mit etwa 10jähriger Verzögerung – von einer ähnlichen Bewegung der Mortalitätsrate des Pankreaskarzinoms gefolgt. Unvereinbarkeiten in Rasse und Geschlecht ließen die Untersucher jedoch an einer kausalen Wechselwirkung zweifeln. Die Beziehung zwischen Prävalenz des Zigarettenrauchens und Bewegungen in der Mortalität des Pankreaskarzinoms sind dagegen zwingender. Eine Korrelationsanalyse von Mortalitätsdaten des Pankreaskarzinoms in England und Wales zeigte, daß unterschiedliche Zahlenwerte für Männer und Frauen unterschiedlichen Rauchgewohnheiten zugeordnet werden konnten [48]. Der Anteil der Pankreaskarzinomtodesfälle, die dem Zigarettenrauchen zugeordnet werden konnten, stieg bei Männern von 25% im Zeitraum von 1941–1945 auf 52% zwischen 1971–1975, bei Frauen von 2% auf 15%.

Dagegen haben internationale Vergleiche dem Kaffeekonsum eine größere Rolle als dem Zigarettenrauchen beigemessen [8]. Dieses Ergebnis beruht zu einem großen Teil auf der beobachteten großen Zahl Pankreaskarzinome in Skandinavien, wo viel Kaffee getrunken wird, Rauchen dagegen weniger verbreitet ist. Dieser Vergleich dürfte jedoch nicht gültig sein, da durch häufigere Obduktionen mehr Fälle gefunden werden als in den Vereinigten Staaten oder anderswo.

Das Pankreaskarzinom hat zweifellos multifaktorielle Ursachen [36], wovon eine in vielen Völkern das Zigarettenrauchen ist. Trotz Schwierigkeiten, die mit dem Ermitteln guter Werte für die Inzidenzrate des Pankreaskarzinoms verbunden sind, sollte eine weitere Überwachung dieser Erkrankung in verschiedenen Völkern, kombiniert mit einer verfeinerten Datenanalyse, die Rolle des Zigarettenrauchens und anderer Risikofaktoren aufklären helfen. Einige geben die Anzahl der nur bei der Obduktion gefundenen Fälle an [61]. Dieses Vorgehen wird empfohlen.

Zusammenfassung

Ein Vergleich der Inzidenzraten des Pankreaskarzinoms in den USA (SEER) mit den Werten verschiedener skandinavischer Länder zeigt, daß die Inzidenzraten ähnliche Werte besitzen, eher eine leicht abnehmbare Tendenz besitzen und in den USA insbesondere die schwarze Bevölkerung betroffen ist. Einen wesentlichen Einfluß auf die Datenerhebung hat die unterschiedliche Autopsiefrequenz einzelner Länder. So kann gezeigt werden, daß bei höherer Obduktionsfrequenz bis zu 20% der Pankreaskarzinome nicht zu Lebzeiten diagnostiziert wurden. Das Pankreaskarzinom dürfte multifaktorieller Genese sein, ein Zusammenhang mit Zigarettenrauchen und Kaffeegenuß wird diskutiert.

Literatur

1. Ahronheim JC, Bernholc AS, Clark WD (1983) Age trends in autopsy rates-striking decline in late life. J Am Med Assoc 250:1182–1186
2. Aoki K, Ogawa H (1978) I. Cancer of the pancreas, international mortality trends. World Health Stat Report 31:2–27
3. Benarde MA, Weiss W (1977) A cohort analysis of pancreatic cancer, 1939–1969. Cancer 39: 1260–1263
4. Benarde MA, Weiss W (1982) Coffee consumption and pancreatic cancer: temporal and spatial correlation. Br Med J 284:400–402
5. Berg JW, Connelly RR (1979) Updating the epidemiologic data on pancreatic cancer. Semin Oncol 6:275–284
6. Berg JW, Hajdu SI, Foote FW Jr (1971) The prevalence of latent cancers in cancer patients. Arch Pathol 91:183–186
7. Berge T, Lundberg S (1977) Cancer in Malmö, 1958–1969, an autopsy study. Acta Path Microbiol Scand (A) [Suppl 260]

8. Binstock M, Krakow D, Stamler J et al (1983) Coffee and pancreatic cancer: an analysis of international mortality data. Am J Epidemiol 118:630–640
9. Birt DF, Salmasi S, Pour PM (1981a) Enhancement of experimental pancreatic cancer in Syrian golden hamsters by dietary fact. J Natl Cancer Inst 67:1327–1332
10. Birt DF, Sayed S, Davies MH et al (1981b) Sex differences in the effects of retinoids on carcinogenesis by N-nitrosofis (2-oxopropyl)-amine in Syrian hamsters. Cancer Lett 14:13–21
11. Birt DF, Stepan KR, Pour PM (1983) Interaction of dietary fat and protein on pancreatic carcinogenesis in Syrian golden hamsters. J Natl Cancer Inst 71:355–360
12. Bolander AM (1981) Mortality statistics in Sweden and its neighboring countries. In: Bostrom H, Ljungstedt N (eds) Medical aspects of mortality statistics. Almvist & Wiksell Int, Stockholm, pp 236–255
13. Blot WJ, Fraumeni JF, Stone BJ (1978) Geographic correlates of pancreatic cancer in the United States. Cancer 42:373–380
14. Buncher CR (1980) Epidemiology of pancreatic cancer. In: Moossa AR (ed) Tumors of the pancreas. Williams & Wilkins, Baltimore, pp 415–427
15. Clemmesen J (1965, 1969) Statistical studies in malignant neoplasms I–IV. Acta Path and Microbiol Scandin [Suppl 174 and 209]
16. Cuckle HS, Kinlen LJ (1981) Coffee and cancer of the pancreas. Br J Cancer 44:760–761
17. Devesa SS, Silverman DT (1980) Trends in incidence and mortality in the United States. J Environ Path Toxicol 3:127–155
18. Durbec JP, Chevillotte G, Bidart JM et al (1983) Diet, alcohol, tobacco and risk of cancer of the pancreas: A case-control study. Br J Cancer 47:463–470
19. Engel LW, Strauchen JA, Chiazze L et al (1980) Accuracy of death certification in an autopsied population with special attention to malignant neoplasms and vascular diseases. Am J Epidem 111:99–111
20. Feinstein AR, Horwitz RI, Spitzer WO et al (1981) Coffee and pancreatic cancer. The problems of etiologic science and epidemiologic case-control research. J Am Med Assoc 246:957–961
21. Finnish Cancer Registry (1974–1983) Cancer incidence in Finland, annual reports for 1971–1980. Cancer Socity of Finland, Helsinki
22. Fraumeni JF Jr (1975) Cancers of the pancreas and biliary tract: epidemiological considerations. Cancer Res 35:3437–3446
23. Fraumeni JF Jr (1980) Pancreatic Cancer. In: Levin DL (ed) Cancer epidemiology in the USA and USSR, NIH Publ No 80-2044, Washington DC, pp 87–92
24. Goldstein HR (1982) No association found between coffee and cancer of the pancreas. N Engl J Med 306:997
25. Gordis L (1980) Epidemiology of pancreatic cancer. In: Lilienfeld A (ed) Reviews of cancer epidemiology. Elsevier/North Holland, New York, pp 84–110
26. Greenberg MR (1983) Urbanization and cancer mortality. The United States experience, 1950–1975. Oxford University Press, New York
27. Hakulinen T, Lehtimaki L, Lehtonen M et al (1974) Cancer morbidity among two male cohorts with increased alcohol consumption in Finland. J Natl Cancer Inst 52:1711–1714
28. Hartweit F, Maartmann-Moe H (1982) Pancreatic cancer; a hidden disease in the elderly? Clin Oncol 8:223–229
29. Heuch I, Kvale G, Bjelke E (1982) Use of alcohol, tobacco and coffee and risk of pancreatic cancer. Proc 13th Int Cancer Congress, p 485
30. Hinds MW, Kolonel LN, Lee J et al (1980) Association between cancer incidence and alcohol/cigarette consumption among five ethnic groups in Hawaii. Br J Cancer 41:929–940
31. Hiyoshi Y, Omae T, Takeshita M et al (1977) Malignant neoplasms found by autopsy in Hisayama, Japan, during the first ten years of a community study. J Natl Cancer Inst 59:13–19
32. Jick H, Dinan BJ (1981) Coffee and pancreatic cancer. Lancet 2:92
33. Knight RW, Scarborough JP, Goss JC (1978) Adenocarcinoma of the pancreas. A ten-year experience. Arch Surg 113:1401–1404
34. Levin DL, Connelly RR (1973) Cancer of the pancreas. Available epidemiologic information and its implications. Cancer 31:1231–1236
35. Levin DL, Connelly RR, Devesa SS (1981) Demographic characteristics of cancer of the pancreas: Mortality, incidence, and survival. Cancer 47:1456–1468

36. Lin RS, Kessler II (1981) A multifactorial model for pancreatic cancer in man: epidemiologic evidence. J Am Med Assoc 245:147–152
37. Longnecker DS (1977) Environmental factors and diseases of the pancreas. Environ Health Perspect 20:105–112
38. Longnecker DS (1982) Experimental pancreatic carcinogenesis. Lab Invest 46:543–544
39. Longnecker DS (1983) Carcinogenesis in the pancreas. Arch Pathol Lab Med 107:54–58
40. Longnecker DS, Kuhlmann ET, Curphey TJ (1983a) Effects of four retinoids in N-nitrosobis (2-oxopropyl) amine-treated hamsters. Cancer Res 43:3226–3230
41. Longnecker DS, Kuhlmann ET, Curphey TJ (1983b) Divergent effects of retinoids on pancreatic and liver carcinogenesis in azaserine-treated rats. Cancer Res 43:3219–3225
42. MacMahon B, Yen S, Trichopoulos D (1981a) Coffee drinking and cancer of the pancreas. Brit Med J 283:1335
43. MacMahon B, Yen S, Trichopoulos D (1981b) Coffee and cancer of the pancreas. New Engl J Med 304:1605–1606
44. Mack TM, Poganini-Hill A (1981) Epidemiology of pancreas cancer in Los Angeles. Cancer 47:1474–1483
45. Mack TM (1982) Pancreas. In: Schottenfeld D, Fraumeni JF Jr (eds) Cancer, epidemiology and prevention. WB Saunders, Philadelphia, pp 638–667
46. Maruchi N, Brian D, Ludwig J et al (1979) Cancer of the pancreas in Olmsted County, Minnesota, 1935–1974. Mayo Clinic Proc 54:245–249
47. McMichael JA (1981) Coffee, soya, and pancreatic cancer. Lancet 1:689–690
48. Moolgavkar SH, Stevens RG (1981) Smoking and cancers of bladder and pancreas: risks and temporal trends. J Natl Cancer Inst 67:15–23
49. National Board of Health and Welfare (1974–1983) The cancer registry. Cancer incidence in Sweden, annual reports for 1970–1979. Stockholm
50. Nomura A, Stemmermann GN, Heilbrun LK (1981) Coffee and pancreatic cancer. Lancet 2:415
51. Norwegian Cancer Registry (1982a) Trends in cancer incidence in Norway, 1955–1978. The Cancer Registry of Norway, Oslo
52. Norwegian Cancer Registry (1982b, c) Incidence of cancer in Norway, annual reports for 1979 and 1980. The Cancer Registry of Norway, Oslo
53. Okuda K, Ohnishi K (1981) Pancreatic cancer and alcohol. Clin Gastroenterol 10:479–484
54. Pour P, Sayed G, Sayed S, Wolf GL (1982) Hyperplastic, prenoplastic and neoplastic lesions found in 83 human pancreases. Am J Clin Pathol 77:137–152
55. Pour PM, Birt DF (1983) Modifying factors in pancreatic carcinogenesis in the hamster model. IV. Effects of dietary protein. J Natl Cancer Inst 71:347–353
56. Roebuck BD, Yager JD Jr, Longnecker DS et al (1981) Promotion by unsaturated fat of azaserine-induced pancreatic carcinogenesis in the rat. Cancer Res 41:3961–3966
57. Saxen EA (1982) Trends, facts or fallacy. In: Magnus K (ed) Trends in cancer incidence. Hemisphere Publ Co, Washington, pp 5–16
58. Schmidt W, Popham RE (1981) The role of drinking and smoking in mortality from cancer and other causes in male alcoholics. Cancer 47:1031–1041
59. Severson RK, Davis S, Polissor L (1982) Smoking, coffee, and cancer of the pancreas. Br Med J 285:214
60. Silverberg E, Lubera JA (1983) Cancer statistics, 1983. Ca 33
61. Stewart RJ, Stewart AW, Stewart JM et al (1982) Cancer of the pancreas in New Zealand 1970–1974. Aust NZ J Surg 52:379–384
62. Stocks P (1970) Cancer mortality in relation to national consumption of cigarettes, solid fuel, tea and coffee. Brit J Cancer 24:215–225
63. Tweedle JH, Reber HA, Pour PM (1981) Protective effect of ethanol on the development of pancreatic cancer. Surg Forum 32:222–224
64. Waterhouse J, Muir C, Powell J et al (1976) Cancer incidence in five continents, vol III. IARC Sci Publ No 15, Lyon, France
65. Weiss W, Benarde MA (1983) The temporal relation between cigarette smoking and pancreatic cancer. Am J Publ Health 73:1403–1404
66. Whittemore AS, Paffenbarger RS Jr, Anderson K et al (1983) Early precursors of pancreatic cancer in college men. J Chron Dis 36:251–256

67. Wynder EL (1975) An epidemiological evaluation of the causes of cancer of the pancreas. Cancer Res 35:2228–2233
68. Wynder EL, Hall NEL, Polansky M (1983) Epidemiology of coffee and pancreatic cancer. Cancer Res 43:3900–3906
69. Wynder EL, Mabuchi K, Maruchi N et al (1973a) Epidemiology of cancer of the pancreas. J Natl Cancer Inst 50:645–667
70. Wynder EL, Mabuchi K, Mauchi N et al (1973b) A case control study of cancer of the pancreas. Cancer 31:641–648
71. Young JL Jr, Percy CL, Asire AJ (eds) (1981) Surveillance, epidemiology, and end results: incidence and mortality data, 1973–1977. Natl Cancer Inst Monograph 57:1–1082

1.2 Beziehung zwischen chronischer Pankreatitis und Pankreaskarzinom*

D. E. Bockman[1]

Einleitung

Die meisten Pankreasforscher stimmen darin überein, daß es Beziehungen zwischen der Pankreatitis und dem Pankreaskarzinom gibt. Daß es keine Übereinstimmung über diese Beziehungen sowie über deren genaue Natur gibt, unterstreicht, daß beide Erkrankungen noch nicht vollkommen verstanden werden. Die meisten würden wahrscheinlich die Entwicklung einer chronisch obstruktiven Pankreatitis auf dem Boden eines Karzinoms mit Sekretstau (im allgemeinen im Kopfbereich) akzeptieren. Mehr Unsicherheit gibt es, wenn die umgekehrte Kausalität diskutiert wird.

Klöppel et al. [15] und Volkholz et al. [25] haben das Problem der chronischen Pankreatitis als Prädisposition für das Pankreaskarzinom sowohl in ihren eigenen umfangreichen Arbeiten als auch in einer Literaturübersicht dargestellt. Klöppel et al. [15] fanden keine Atypien in den Gangläsionen bei chronischer Pankreatitis und wiesen darauf hin, daß sie keine Kausalität zwischen chronischer Pankreatitis und der Entwicklung eines Pankreaskarzinoms annehmen. Volkholz et al. [25] dagegen diskutieren, inwieweit die papilläre und pseudopapilläre Hyperplasie, die sich bei 280 Fällen mit chronischer Pankreatitis in 7% findet, eine benigne Erscheinung oder aber eine Präkanzerose darstellt. Sie meinen, daß die papilläre Hyperplasie sehr wahrscheinlich eine unspezifische Reaktion des Gangepithels auf verschiedene Reize darstellt, so unter anderem auch auf Karzinogene. Diese Ansicht wird auch von Cubilla u. Fitzgerald vertreten [13].

Die Absicht dieser Arbeit ist es, gemeinsame Veränderungen bei Pankreaserkrankungen hervorzuheben. Dies schließt die chronische Pankreatitis und das Karzinom mit ein, ist jedoch nicht auf sie beschränkt. Vor dem Hintergrund einer neuen Sicht des Aufbaus von normalem Pankreasgewebe werden diese Veränderungen diskutiert. Wir hoffen, daß diese Sicht neue Perspektiven und neue Annäherungen bringt, um gemeinsam auslösende Faktoren für verschiedene Pankreaserkrankungen zu finden.

---

* Übersetzt von P. Stoll

Unterstützt von Fogarty Senior International, Fellowship TW00789, N.I.H., ausgeführt in I.N.S.E.R.M., Unité de Recherche de Pathologie Digestive, Marseille (Prof. Henri Sarles, Direktor)

1 Department of Anatomy, Medical College of Georgia, School of Medicine, Augusta, GA 30901, USA

Das Pankreaskarzinom
Hrsg. H. G. Beger und R. Bittner

Veränderungen beim Pankreaskarzinom

Es ist allgemein anerkannt, daß fast alle menschlichen Pankreaskarzinome duktalen oder duktulären Ursprungs sind. Einige Gründe für diese Annahme sind, daß im Gangsystem verschiedene Hyperplasiegrade und auch Atypien vorkommen sowie der Nachweis von gangähnlichen Strukturen, die üblicherweise als „Gangproliferationen“ oder „Gangverdoppelungen“ bezeichnet werden. Diese Bezeichnungen beinhalten, daß sie das Ergebnis von Zellvermehrungen sind, die bei neoplastischen Veränderungen in großen oder kleinen Gängen vorkommen. Auch nimmt man an, daß sie in Azini eindringen und damit deren Zerstörung bewirken. Die Anhäufung solcher gangähnlicher Strukturen kann mit tubulären Komplexen verglichen werden.

Tubuläre Komplexe gibt es im Tiermodell des Pankreasadenokarzinoms, wie z.B. beim Hamstermodell von Pour et al. [22] und bei unserem Modell bei der Ratte [4]. In einigen Fällen bestehen die tubulären Komplexe nur aus Elementen, die die gleiche Morphologie wie kleine Gänge aufweisen. Bei anderen besteht die Morphologie dagegen aus teils azinären und teils duktulären Anteilen und deren Mischformen. Außerdem haben diese Strukturen einen regelmäßigen Aufbau, also nicht den von proliferierenden Gangelementen, die azinäre Strukturen verdrängen und zerstören. Elektronenmikroskopische Untersuchungen der tubulären Komplexe zeigen, daß viele dieser Zellen ein reichhaltiges rauhes endoplasmatisches Retikulum aufweisen und einige Zellen eine kleine Anzahl von Zymogengranula haben. Die tubulären Komplexe entsprechen in ihrer Größe etwa einem normalen Pankreasläppchen. Insgesamt hat man den Eindruck, daß der tubuläre Komplex einem Pankreasläppchen mit regressiven Veränderungen entspricht.

Veränderungen bei anderen Erkrankungen

Sehr ähnliche Veränderungen werden in Verbindung mit anderen Pankreaserkrankungen beobachtet. Bei der menschlichen chronischen Pankreatitis können z.B. tubuläre Komplexe mit oder ohne Gangerweiterungen gefunden werden. Auch dabei können die tubulären Komplexe etwa in Läppchengröße angeordnet sein und umgeben die Inseln manchmal wie im Tumormodell des Hamsters. Elektronenmikroskopische Studien der tubulären Komplexe von Patienten mit chronischer Pankreatitis zeigen dieselben Veränderungen wie beim Adenokarzinom des Pankreas: Zellen, die reich an rauhem endoplasmatischem Retikulum sind und nur sehr wenig Zymogengranula aufweisen [7]. Der tubuläre Aufbau mit umgebender Fibrose, der bei der chronischen Pankreatitis beobachtet wird, gleicht den morphologischen Veränderungen, die bei Hamstern durch DHPN-Injektion (Dihydroxy-di-n-propylnitrosamin) verursacht werden. Die muzinöse Metaplasie bei der chronischen Pankreatitis scheint der des menschlichen Adenokarzinoms des Pankreas sehr zu ähneln.

Tubuläre Komplexe werden auch unter anderen Bedingungen gesehen. So z.B. im Pankreas von Patienten mit zystischer Fibrose. Auch bei nicht menschlichen Primaten mit Urämie gibt es sie [9]. Eine Ligatur des Pankreasgangs führt im gesamten Pankreas zu tubulären Strukturen [11].

Eine ganze Reihe von Erkrankungen, Ausgangsbedingungen und experimenteller Eingriffe führt zur Bildung tubulärer Komplexe, diese scheinen ihrerseits wiederum das Ergebnis regressiver Azinuszellveränderungen zu sein.

Normaler Aufbau und tubuläre Komplexe

Das übliche Bild, das wir vom normalen Aufbau des Pankreas haben, ähnelt einem Zweig Trauben. Bei diesem Bilde stellt der Azinus die Traube dar, der Hauptast der intralobuläre Gang und die kleineren Äste, die zu den einzelnen Trauben führen, entsprechen dann den Zwischenstücken. Jeder Azinus ist dabei kugelförmig.

Man kann sich nun nur schwer vorstellen, wie regressive Veränderungen bei diesem Aufbau zu einer Ansammlung von Tubuli führen können, die dann als kontinuierliche Gebilde in einem läppchenähnlichen Gebilde verlaufen.

Diese Diskrepanz veranlaßte uns zu einer Reihe von Untersuchungen, um den normalen Pankreasaufbau erneut zu studieren. Diese Studien begannen mit einem Wachsmodell, das von normalem Rattenpankreas durch Serienschnitte gewonnen wurde [2]. Studien dieses Modells legten die Auffassung nahe, daß die Azinuszellen eher tubulären als sphäroidalen Strukturen ähneln. Außerdem können rundliche Verbindungen (Anastomosen) bei dieser Anordnung der Azinuszellen beobachtet werden. Untersuchungen an normalem Hundepankreas führten zu ähnlichen Schlußfolgerungen [3]. Um diese Beobachtungen zu testen, spritzten wir retrograd in das Gangsystem Silikongummi, welches zum Zeitpunkt der Injektion dünnflüssig ist und dann polymerisiert. Lichtmikroskopische Studien an injiziertem Rattenpankreas, das mit Methylsilikat gespült wurde, sowie Scanning-Elektronenmikroskopie des

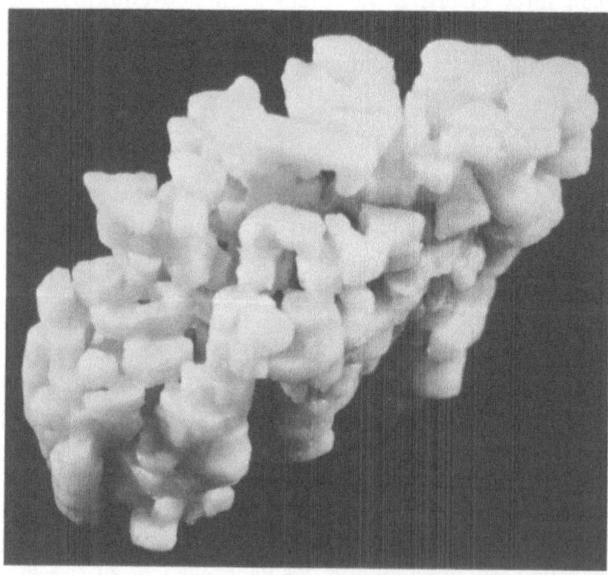

Abb. 1. Photographie einer Wachsrekonstruktion des menschlichen exokrinen Pankreas. Nur die azinären Einheiten wurden anhand von Serienschnitten rekonstruiert; größere oder kleinere Gänge sind im Modell nicht enthalten. Die Rekonstruktion besteht aus einem Stück, das mit der Hand gedreht und somit aus jedem beliebigen Winkel betrachtet werden kann. Gut zu sehen ist der kontinuierliche Verlauf. Man kann die Wachsstraße von jedem Teil des Modells zu einem beliebigen anderen Teil verfolgen. Das azinär aufgebaute Pankreas scheint aus sich verzweigenden, im Durchmesser wechselnden, in der Orientierung oft abrupt sich ändernden und miteinander anastomosierenden Tubuli aufgebaut. (Aus [8])

Gummiausgusses nach Gewebsauflösung mit Säure bestätigten diese Rekonstruktionen [6].

Es ist wichtig zu klären, ob im menschlichen Pankreas derselbe Aufbau vorhanden ist. Wie im Tierexperiment wurden Wachsrekonstruktionen und eine retrograde Injektion von Silikongummi durchgeführt [8]. Eine Photographie der Wachsrekonstruktionen von menschlichem azinären Pankreasgewebe (Abb. 1) zeigt ebenfalls kontinuierlich verlaufende, miteinander anastomosierende und sich verzweigende Tubuli, so wie bei der Ratte und beim Hund. Retrograde Injektionen in situ, bei dünnen Schichten in der Lichtmikroskopie oder an dünnen Ausgüssen in der Scanning-Elektronenmikroskopie bestätigen diesen Aufbau. Es ist bemerkenswert, daß die kugelförmigen Azini in dieser tubulären Form vorliegen, nicht alle Azini liegen dagegen als Kugel vor. Einige der kugelförmigen Azini stammen eher von Azini mit tubulärer Anordnung als von einem Teil des Gangsystems ab. Einige der kugelförmig angeordneten Azinuszellgruppen stehen an zwei Stellen der Kugel in kontinuierlicher Verbindung mit anderen Azini und nicht nur an einer Stelle.

Eine schematische Darstellung dieser Anordnung zeigt Abb. 2. Dabei sind die Verläufe, die Anastomosen und der Raum zwischen den Azini übertrieben dargestellt, um das folgende Konzept des Aufbaus von Pankreasgewebe zu verdeutlichen. Die Zellen des Gangsystems haben mit denen des Azinussystems kontinuierliche Verbindung. Das azinäre System ist tubulär angeordnet mit ständig wechselnder Orientierung und Durchmesser. Dabei gibt es Verzweigungen und viele blind endigende Äste. Ein histologischer Schnitt durch praktisch jeden Teil des azinären Gewebes zeigt zweidimensionale, ziemlich rundliche Azini.

Eine photomikroskopische Aufnahme von verändertem menschlichen Pankreas zeigt Abb. 3. Die Beziehungen zwischen den Elementen des tubulären Komplexes und dem schematischen Diagramm in Abb. 2 sind leicht zu erkennen. Man kann sich unschwer vorstellen, daß eine Rekonstruktion dieses tubulären Komplexes eine Gruppe kontinuierlich verlaufender tubulärer Komplexe ergibt, ähnlich dem tubulären Aufbau bei der Ratte [4]. Es ist einleuchtend, daß diese Anordnung eine Vereinfachung der normalen Struktur darstellt.

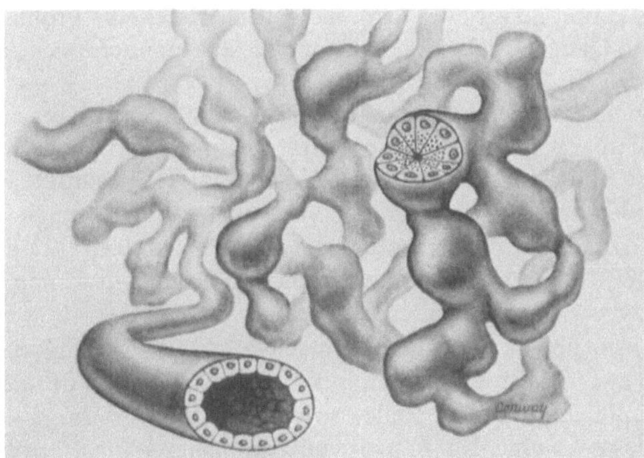

Abb. 2. Schematische Darstellung eines kontinuierlichen anastomosierenden tubulären Systems des normalen Pankreas. Das Gangsystem mit kuboidalen Zellen steht mit dem azinären Gewebe in kontinuierlichem Zusammenhang. Ein Schnitt durch einen beliebigen Teil des azinären Pankreas zeigt zymogenhaltige Zellen in etwa kreisförmiger Anordnung. (Aus [5])

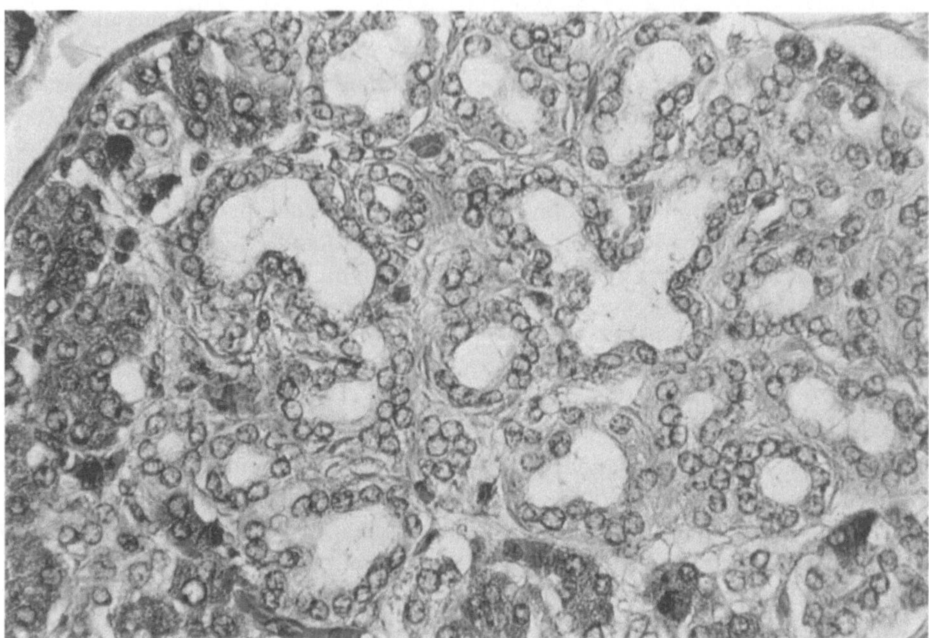

Abb. 3. Menschliches Pankreasgewebe mit tubulären Komplexen im histologischen Schnitt. Man vergleiche die tubulären Strukturen mit denen in Abb. 2 (265fach). (Abbildung von Dr. D. Longnecker)

Entstehung der tubulären Komplexe

Wenn man von dem sich verzweigenden Aufbau des azinären Pankreas ausgeht, so ist leicht zu verstehen, wie kleine Veränderungen zum Bild des tubulären Komplexes führen. Dies hat im wesentlichen 2 Voraussetzungen: (a) Das Verschwinden der Zymogengranula und (b) eine Abnahme der Epithelzellhöhe, um ein lichtmikroskopisch erkennbares Lumen zu erhalten. Die Kriterien, die wir benutzen, um azinäre Zellen zu identifizieren, werden dabei als Anhaltspunkte benutzt, um Zellen des Ganges zu erkennen. Dabei kommt man zu der Schlußfolgerung, daß keine Proliferation oder Reduplikation von Gangepithelien nötig ist, um diese Veränderungen zu verursachen.

Somit sind wir an einem gemeinsamen Standpunkt über die bisher beschriebenen einheitlichen Veränderungen angekommen. Unsere Aufmerksamkeit kann nun auf Faktoren gelenkt werden, die nötig sind, um die Azinuszelle in ihren hochdifferenzierten funktionellen Zuständen zu erhalten. Abweichungen von diesen Bedingungen können durch Entzug wichtiger Substanzen verursacht werden (durch Kreislaufveränderungen, Hormone etc.), durch toxische Substanzen und durch eine Kombination von Bedingungen, die die Zymogensynthese – Speicherung und Sekretion in normaler Menge und unter den üblichen Regulationsmechanismen – verhindern. Ein Karzinogen kann hier an zwei Stellen eingreifen, indem es sowohl diesen Prozeß stört, als auch die genetische Substanz einiger Zellen so verändert, daß es zur Entwicklung eines Adenokarzinoms kommt. Ein Fehlen von Zymogengranula schließt die Azinuszelle als Ursprung nicht aus, ebensowenig wie eine Schleimproduktion. Auch in den Gangepithelien kommen ähnliche Veränderungen vor.

Plausibilität des Pankreasmodells

Man muß sich fragen, ob im normalen Pankreas ein sich verzweigendes tubuläres System und wesentliche morphologische Veränderungen (wie Entdifferenzierung und Metaplasie) plausibel sind und ob dies durch andere Untersuchungen gestützt wird. In der frühen Entwicklung ist das Pankreas zweifellos tubulär aufgebaut. Es ist allgemein anerkannt, daß Anastomosen zwischen den Aussprossungen des Hauptgangs und der Nebengänge zustande kommen. Es scheint auch möglich, daß dieser Prozeß des embryonalen Pankreasgewebes fortschreiten kann mit weiteren Verzweigungen, Wachsen und Schlingenbildungen. Eine schematische Darstellung dieser Vorgänge findet sich in Abb. 4. Bensley [1] beschreibt beim Pankreas des Zwergschweins Anastomosen zwischen Zweigen des Gangsystems. Viele dieser Strukturen scheinen mit den Langerhansschen Inseln eine besondere Beziehung aufzuweisen. Laguesse [17] zeigt beim Pankreas des Schafs in seiner Entwicklung anastomosierende Strukturen. Auch im menschlichen Pankreas werden während seiner Entwicklung von Conklin [12] ähnliche Strukturen nachgewiesen. Diese Autoren meinen, daß es im reifen Pankreasgewebe diese tubulären anastomosierenden Strukturen nicht mehr gibt.

Den besten Beweis für die verschiedenartigen Entwicklungen der Pankreaszellen haben Scarpelli u. Rao geliefert [24]. Sie induzierten durch Gabe von Äthionin in methioninfreier Kost eine Degeneration des azinären Pankreas. Beim Übergang auf normale Kost in der Regenerationsphase erfolgte die Gabe von Nitrosamin. Als Ergebnis erschienen hepatozytenähnliche Zellen im Pankreas. Sowohl im Licht- als auch im Elektronenmikroskop hatten diese Zellen die Morphologie von Hepatozyten. Auch reagierten sie wie Hepatozyten auf die Gabe von Pentobarbital nach Hepatektomie. Somit werden die hier vorgestellte neue Sicht des Pankreasaufbaus und die daraus gezogenen Folgerungen für Pankreaserkrankungen auch von anderen Studien gestützt. Auch diese scheinen fundiert zu sein.

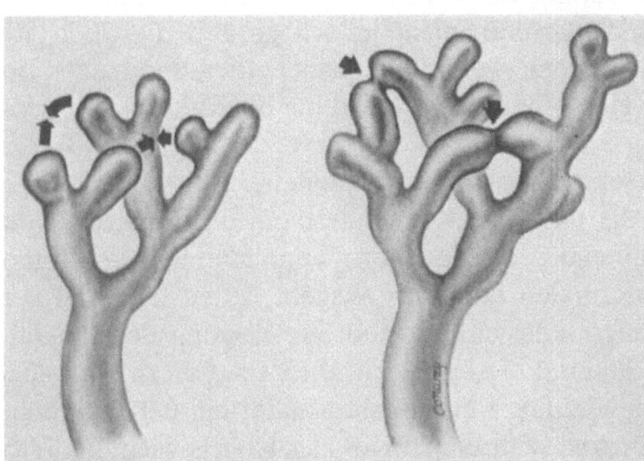

Abb. 4. Schematische Darstellung möglicher Mechanismen für die Entwicklung von tubulären Anastomosen während der Fötalperiode des normalen Pankreas. Ein abzweigender, links gelegener Tubulus verbindet sich mit benachbart gelegenen Tubuli (rechte Seite). (Aus [5])

Weitere Betrachtungen

Wenn man nach Ansatzpunkten sucht, an denen positiv und negativ wirkende Faktoren im frühen Stadium von Pankreaserkrankungen auf die Azinuszelle einwirken können, so bieten sich einige von selbst an: die Mikrozirkulation sowie regulatorisch wirksame Substanzen und Toxine. Das Pankreas hat eine lobulär aufgebaute Mikrozirkulation. Die Arteriolen zu den Läppchen geben Zweige ab, die innerhalb der Läppchen einerseits die Inselzellplexus, andererseits die kapillären Plexus der Azinuszellen versorgen. Der Blutabfluß erfolgt nicht über Inselzellvenolen. Statt dessen fließt das Blut radiär von den Inselzellen zu dem Kapillarplexus des exokrinen Pankreas. Dieser Plexus fließt wiederum in lobuläre Venolen. Schätzungsweise 11–23% des Blutes lobulärer Arteriolen fließt direkt zu den Inselzellen, obwohl sie nur ca. 1,5% des Organgewichts ausmachen. Das Ergebnis dieser Gefäßanordnung ist, daß die die Inselzellen umgebenden azinären Zellen mehr als die peripherer gelegenen Zellen regulatorischen Stoffen dieser Zellen ausgesetzt sind. Henderson et al. [14] haben dargestellt, daß der zentrifugale Fluß vom endokrinen zum exokrinen Pankreas eine signifikante Rolle in der metabolischen Aktivität des exokrinen Pankreas spielt. Die neben den Inselzellen gelegenen Azinuszellen sind größer, besitzen einen größeren Kern und einen höheren Zymogenanteil sowie eine größere Proteinsyntheserate als mehr peripher gelegene Zellen [16]. Daß der metabolische Einfluß auf diesen „Halo“ azinärer Zellen um die Inseln von der endokrinen Sekretion ausgeht, wurde dadurch gezeigt, daß nach Zerstörung der b-Zellen durch Alloxan auch der Halo verschwand [16].

Zusätzlich zu den regulatorisch wirksamen Substanzen der Mikrozirkulation ist eine genügende Blutzufuhr per se wesentlich für die normale Pankreasstruktur und Funktion. Man erwartet die üblichen autonomen Regelkreise. Zusätzlich können hohe Somatostatinkonzentrationen wirksam sein, da diese Substanz eine Vasokonstriktion der Splanchnikusgefäße bewirkt [19]. Vaskulär wirksame Stoffe sind oft in Zusammenhang mit Pankreaserkrankungen gebracht worden. Rich u. Duff [23] beschreiben charakteristische vaskuläre Läsionen, die bei der akuten hämorrhagischen Pankreatitis vorkommen. Daß Thrombosen in den pankreatischen Gefäßen bei der Pankreatitis eine Rolle spielen, wird abgeleitet aus der Beobachtung, daß Heparin die Entstehung der experimentellen Pankreatitis verhindern kann [10]. Popper et al. [21] zeigten, daß eine 15 Minuten dauernde Einschränkung des Blutflusses erforderlich ist, um ein Ödem, das durch Gangligatur erzeugt wurde, in eine Pankreatitis überzuführen. Kleine (8–20 μ) Mikropartikel, nicht jedoch größere Partikel (20–400 μ) verursachten eine Pankreatitis, wenn sie in die A. pancreatica-duodenalis eingespritzt wurden, wahrscheinlich weil nur das kleinere Kaliber die Mikrovaskularisation beeinträchtigen konnte [20].

Die Veränderungen, die Pankreaserkrankungen begleiten, sind von lobulärer Natur. Die tubulären Komplexe, die mit dem Adenokarzinom des Pankreas oder der Pankreatitis verbunden sind, füllen oft ein Läppchen. Wenn man vom anastomosierenden tubulären Aufbau des normalen Pankreas ausgeht, so ist leicht zu verstehen, wie bei gestörter Zymogengranulasynthese und Speicherung der tubuläre Komplex sichtbar wird. Weniger klar sind die Faktoren, die dazu führen. Dennoch seien hier einige Möglichkeiten angedeutet. Eine lokale Minderung der Durchblutung kann zum Untergang der Azinuszelle führen. Ein lokales Übergewicht inhibitorischer (Glukagon, Somatostatin, pankreatisches Polypeptid) gegenüber stimulierenden Substanzen (Insulin) kann den Azinuszellstoffwechsel beeinflussen. Neurotransmitter und/oder gastrointestinale Hormone können denselben Effekt direkt oder indirekt haben; die Veränderung im Lobulus hängt dann von dem Gleichgewicht lokaler und homöostatischer Reaktionen ab. Extrinsische Faktoren wie Toxine können ebenso wirken. Der ausgedehnte zerstörerische Effekt einer akuten hämorrhagischen Pankreatitis stellt eine Entgleisung jeglicher kompensatorisch wirksamer Mechanismen dar. Mit dem besseren Verstehen dieser Faktoren sollten sich auch mehr Möglichkeiten zur Beeinflussung von Pankreaserkrankungen ergeben.

Zusammenfassung

Aufgrund eines neuen Modells des Pankreasaufbaus wird versucht, Gemeinsamkeiten bei verschiedenen Erkrankungen des Pankreas zu finden. Die vorwiegend tubuläre Anordnung des Azinuszellsystems, mit kontinuierlich verlaufenden, miteinander anastomosierenden und sich verzweigenden Tubuli mit läppchenförmiger Anordnung, die auch über die Embryonalzeit hinaus bestehen, läßt die Entwicklung einer Pankreatitis oder eines Pankreaskarzinoms in einer neuen Perspektive erscheinen.

Literatur

1. Bensley RR (1911) Studies on the pancreas of the guinea pig. Am J Anat 12:297–388
2. Bockman DE (1976) Anastomosing tubular arrangement of the exocrine pancreas. Am J Anat 147:113–118
3. Bockman DE (1978) Anastomosing tubular arrangement of dog exocrine pancreas. Cell Tiss Res 189:497–500
4. Bockman DE (1980) Architecture of normal pancreas as revealed by retrograde injection. Cell Tiss Res 205:445–451
5. Bockman DE (1981) Cells of origin of pancreatic cancer: Experimental animal tumors related to human pancreas. Cancer 47:1528–1534
6. Bockman DE, Black O, Mills LR, Webster PD (1978) Origin of tubular complexes developing during induction of pancreatic adenocarcinoma by 7,12-dimethylbenz(a)anthracene. Am J Pathol 90:645–658
7. Bockman DE, Boydston WR, Anderson MC (1982) Origin of tubular complexes in human chronic pancreatitis. Am J Surg 144:243–249
8. Bockman DE, Boydston WR, Parsa I (1983) Architecture of human pancreas: Implications for early changes in pancreatic disease. Gastroenterology 85:55–61
9. Bronson RI, Strauss W, Wheeler W (1982) Pancreatic ectasia in uremic macagues. Am J Pathol 106:342–347
10. Byrne JJ, Novogradac W, Wilde WL, Seifert DE (1965) The vascular factor in experimental hemorrhagic pancreatitis. Exp Med Surg 22:332–339
11. Churg A, Richter WR (1971) Early changes in the exocrine pancreas of the dog and rat after ligation of the pancreatic duct. Am J Pathol 63:521–546
12. Conklin JL (1962) Cytogenesis of the human fetal pancreas. Am J Anat 111:181–193
13. Cubilla AL, Fitzgerald PJ (1976) Morphological lesions associated with human primary invasive nonendocrine pancreas cancer. Cancer Res 36:2690–2698
14. Henderson JR, Daniel PM, Fraser PA (1981) The pancreas as a single organ: The influence of the endocrine upon the exocrine part of the gland. Gut 22:158–167
15. Klöppel G, Bomer G, Rückert K, Seifert G (1980) Intraductal proliferation in the pancreas and its relationship to human and experimental carcinogenesis. Virch Arch A 387:221–233

16. Kramer MF, Tan HT (1968) The peri-insular acini of the pancreas of the rat. Zellforsch 86: 163–170
17. Laguesse E (1895) Recherches sur l'histogénie du pancréas chez le mouton. J Anat Physiol 31: 475–500
18. Lifson N, Kramlinger KG, Mayrond RR, Lender ES (1980) Blood flow to the rabbit pancreas with special reference to the islets of Langerhans. Gastroenterology 79:466–473
19. Pawlik W, Shepherd AP, Jacobson ED (1975) Effects of vasoactive agents on intestinal oxygen consumption and blood flow in dogs. J Clin Invest 56:484–490
20. Pfeffer RB, Lazzarini-Robertson A, Safadi D, Mixter G, Secoy CF, Hinton JW (1962) Gradations of pancreatitis, edematous, through hemorrhagic, experimentally produced by controlled injection of microspheres into blood vessels in dogs. Surgery 51:764–769
21. Popper HL, Necheles H, Russell KC (1948) Transition of pancreatic edema into pancreatic necrosis. Surg Gynecol Obstet 87:79–82
22. Pour P, Kruger FW, Althoff J, Cardesa A, Mohr U (1975) A new approach for induction of pancreatic neoplasms. Cancer Res 35:2259–2268
23. Rich AR, Duff LD (1936) Experimental and pathological studies on the pathogenesis of acute hemorrhagic pancreatitis. Bull J Hopkins Hosp 58:252
24. Scarpelli DG, Rao MS (1981) Differentiation of regenerating pancreatic cells into hepatocyte-like cells. Proc Natl Acad Sci 78:2577–2581
25. Volkholz H, Stolte M, Becker V (1982) Epithelial dysplasias in chronic pancreatitis. Virch Arch A 396:331–349

1.3 Nachweis viraler Antikörper des Hepatitis-B-Virus im Pankreas bei Pankreaskarzinomträgern*

P. Hohenberger[1]

Die Ätiologie des Pankreaskarzinoms ist nach wie vor unklar. Die statistische Häufigkeit seines Auftretens wird durch ethnische Faktoren, Alter, Kaffee-, Tabak- und Alkoholkonsum beeinflußt, ohne daß sich dadurch ein entscheidender Hinweis auf den Entstehungsmechanismus ergibt.

Die experimentell durch z. B. Gallensäuren, DHPN oder BOP induzierten Karzinome sind teils Sonderformen oder Tumoren, deren induzierende Agentien sich beim Menschen kaum nachweisen lassen. Ebenso stellen die einzelnen duktalen Karzinome, die sich auf dem Boden einer chronischen Pankreatitis entwickeln, eine eigene Entität dar.

In diesem Dilemma ist jede Suche nach Pankreaskarzinom-assoziierten Faktoren legitim. Wir haben im Pathologischen Institut der Universität Erlangen Pankreasgewebe beim Vorliegen eines Karzinoms auf virale Antigene speziell des Hepatitis-B-Virus untersucht.

Warum gerade das Hepatitis-B-Virus?

Der theoretische Ausgangspunkt unserer Untersuchungen stellt die gefundenen Ergebnisse in den richtigen Rahmen und soll deshalb etwas genauer beleuchtet werden.

1. Einer Reihe von Viren wird die Fähigkeit, eine Pankreatitis zu erzeugen, zugeschrieben. Auch bei der häufigsten Form, der Mumps-Pankreatitis, gibt es über die morphologischen Auswirkungen auf das Parenchym lediglich ungenaue Kenntnisse, obwohl meist eine seröse Entzündung postuliert wird. Nur kasuistische Darstellungen existieren hingegen für die Veränderungen im Rahmen anderer viral induzierter Pankreatitiden (Tabelle 1).

2. Im Gefolge einer Virushepatitis B lassen sich extrahepatische Manifestationen in fast allen Organsystemen nachweisen. Lehmann [7] hat die Häufigkeit dieser Beteiligungen nach Angaben der Literatur abgeschätzt (Tabelle 2). Auch wenn das Pankreas in dieser Aufstellung nicht erwähnt ist, beobachteten bereits Ham [3] und Achord [1] Begleitpankreatitiden im Rahmen einer Virushepatitis. Yoshimura [9] teilte darüber hinaus einen Fall einer akut-nekrotisierenden Pankreatitis mit, die letal verlief und an deren Induktion durch das Hepatitis-B-Virus kein Zweifel bestand, da sich im Pankreasparenchym massenhaft Virusantigene nachweisen ließen.

* Mit Unterstützung durch die Wilhelm-Sander-Stiftung, Neustadt/Donau

1 Chirurgische Klinik der Universität, Im Neuenheimer Feld 110, D-6900 Heidelberg

Das Pankreaskarzinom
Hrsg. H. G. Beger und R. Bittner

Tabelle 1. Beteiligung des Pankreas bei viralen Erkrankungen

Geläufig:	Mumps	Seröse Pankreatitis
	Coxsackie B	Diabetogen (?)
	Zytomegalie	Abwehrschwäche (?)
		Zystadenom (?)
Kasuistisch:	Mononukleose	
	Varizellen	
	Masern	
	Röteln	
	Hepatitis A	
	Ornithose	
	Enzephalomyokarditis – bei Tieren	

Tabelle 2. Nach Angaben der Literatur geschätzte Häufigkeit des Auftretens extrahepatischer Manifestationen bei oder nach akuter Virushepatitis B. (Nach [7])

Gelenke	Arthralgien	+++
	Mono- oder Polyarthritis	++
	Seropositive rheumatoide Arthritis	+
Haut	Urtikaria	+++
	Ausschläge	++
	Purpura Schönlein-Henoch	+
Muskulatur	Myalgien	+++
	Dermatomyositis	+
	Polymyalgia rheumatica	+
Gefäße	Periarteriitis nodosa	+
Blut	Erythro-, Granulo-, Thrombozytopenie	+
	Aplastische Anämie	+
Nervensystem	Hirnnervenparesen	+
	Guillain-Barré-Syndrom	+
Niere	Glomerulonephritis (bei Kindern)	+

+++ = häufig, ++ = gelegentlich, + = sehr selten

3. Eine Persistenz und Reproduktion in den Ohrspeicheldrüsen – wie für das Epstein-Barr-Virus bewiesen – ist auch für das Hepatitis-B-Virus wahrscheinlich gemacht worden [6]. Von dort aus kann es für die Infektiosität des Speichels verantwortlich sein. Gleichzeitig zeigt dies an, daß Gewebe von der Art der Speicheldrüsen (also auch das Pankreas) für dieses Virus als Wirtsort in Frage kommen.

4. Das Oberflächenantigen HBs-Ag konnte in fast allen Körperflüssigkeiten und Organen nachgewiesen werden (Tabelle 3).

Tabelle 3. Nachweis von HBs-Ag in Organen und Körperflüssigkeiten

Leber	Galle Fäzes
Parotis	Speichel Nasopharyngealspülung
Pankreas	Pankreassaft
Niere bei Glomerulonephritis	Urin
	Liquor Samen Pleuraexsudat Tränen Amnionflüssigkeit

5. Letztlich hat auch der Nachweis von Hepatitis-B-Virus-DNS in Tumorzell-DNS menschlicher Leberzellkarzinome den Blick auf dieses Virus als onkopathogenes Virus gelenkt [2].

Wir haben mittlerweile in 57 Fällen eines Pankreaskarzinoms Gewebe, das meist durch eine Whipplesche Operation gewonnen wurde, auf das Vorhandensein von Virusantikörpern mit der Immunperoxidase-Methode untersucht. Die histologischen Befunde der Karzinome waren

$n = 39$ Adenokarzinome unterschiedlicher Differenzierung
$n = 10$ Zystadenokarzinom
$n = 5$ anaplastisches Karzinom
$n = 2$ kleinzelliges Karzinom
$n = 1$ Azinuszellkarzinom

In 5 Fällen ließ sich ein positiver Nachweis erbringen, was einer Rate von knapp 9% entspricht. Die Histologie dieser Fälle unterscheidet sich nicht von der Häufigkeitsverteilung im Gesamtkollektiv. In 4 Fällen handelte es sich um mäßig differenzierte tubulo-papilläre Adenokarzinome, in einem Fall lag ein cribriform-anaplastisches Karzinom vor.

Das Untersuchungsgut bei dieser retrospektiven Analyse war nicht selektioniert, insbesondere lagen keine Aussagen über den Serostatus bezüglich einer durchgemachten Hepatitisinfektion vor.

In welchen Parenchymanteilen läßt sich das HBs-Ag nachweisen? Zunächst sind – gewissermaßen makropathologisch – sehr unterschiedliche Verteilungsmuster anzutreffen: Teils sind ganze Läppchen des Pankreas, teils aber auch nur herdförmig gruppierte oder einzelne Zellen betroffen. Dieses Muster entspricht dem, wie man es auch in einer HBs-Ag-positiven Leber antrifft. Ganz überwiegend sind es Azinusepithelien, in denen das HBs-Ag meist schollig und zum Azinuslumen hin betont abgelagert ist. Vereinzelt findet es sich aber auch in interstitiellen Zellen, dann aber ebenfalls im Zytoplasma und in wesentlich größerer Menge. In manchen Arealen des Pankreas ist HBs-Ag in den Lumina kleinerer Seitengänge nachweisbar.

Interessante Befunde lassen sich am Übergang Normalparenchym/Tumor erheben: In 4 der 5 Fälle waren HBs-Ag-Ablagerungen bis an diesen Übergang heran anzutreffen, das Tumorparenchym jedoch völlig frei. In dem Fall des anaplastischen Karzinoms jedoch ließen sich in einzelnen Tumorzellen fädige, teilweise membranöse HBs-Ag-positive Strukturen nachweisen.

Eine Bewertung dieser Befunde hinsichtlich einer kokarzinogenen Rolle des HBs-Hepatitis-B-Virus beim Pankreaskarzinom sollte zwei Literaturstellen einschließen:

Shimoda [8] berichtet über 30 Sektionsfälle bei HBs-Ag-Trägern, wo sich im Pankreas bei 60% der Patienten HBs-Ag nachweisen ließ; dabei war nur in der Hälfte dieser Fälle eine chronische Entzündungsreaktion vorhanden.

Hoefs [4] beschreibt den Nachweis des HBs-Ag im Pankreassekret in 50% der Fälle einer akuten Hepatitis und in 30% bei chronischen HBs-Ag-Trägern. Nach einer Sekretinstimulation des Pankreas fiel der HBs-Ag-Titer nicht signifikant ab, was für eine Produktion des Antigens im Pankreas spricht.

Zusammenfassung

Es ist eine überzufällig häufige Assoziation zwischen HBs-Ag und Pankreaskarzinomen zu konstatieren. Dies überrascht angesichts der eingangs geschilderten „Pankreatikotropie" der Viren und ihrer Reproduktionsfähigkeit in Speicheldrüsen nicht. Das Wissen über die Karzinogenese des Leberzellkarzinoms im Gefolge einer Hepatitis-B-Infektion macht diese Befunde allerdings für das Pankreaskarzinom interessant. Gleichwohl kann nur der Nachweis von Virus-DNS in Tumorzell-DNS beziehungsweise eine epidemiologische Erhärtung der Assoziation beider Erkrankungen den Verdacht der onkogenen Potenz weiter bestärken.

Literatur

1. Achord JL (1968) Acute pancreatitis with infections hepatitis. J Amer Med Ass 205/12:837
2. Brechot C, Pourcel C, Louise A, Rain B et al (1980) Presence of integrated hepatitis-B-virus-DNA sequences in cellular DNA of human hepatocellular carcinoma. Nature 286:533
3. Ham SM, Fitzpatrick P (1973) Acute pancreatitis in patients with acute hepatic failure. Dig Dis 18:12
4. Hoefs JC, Renner IG, Ashcavai M, Redeker AG (1980) Hepatitis B surface antigen in pancreatic and biliary secretions. Gastroenterology 79:191
5. Hohenberger P (1984) Detection of HBs-Ag in the pancreas in cases of pancreatic carcinoma. Hepatogastroenterology 31:239
6. Hurst V, Redeker AG, Daniels TE (1975) Possible secretion of hepatitis B antigen (HBs-Ag) by the parotid salivary glands. Am J Microbiol 2:257
7. Lehmann H (1982) Extrahepatische Manifestationen der akuten Virushepatitis. Dtsch Med Wochenschr 107:430
8. Shimoda T, Shikata T, Karasawa T, Tsukagoski S et al (1981) Light microscopic localisation of hepatitis B virus antigens in the human pancreas. Gastroenterology 81:998
9. Yoshimura M, Sakurai I, Shimoda T, Abe K et al (1981) Detection of HBs-Ag in the pancreas. Acta Pathol Jpn 31/4:711

2 Experimentelles Pankreaskarzinom

2.1 Das experimentelle Pankreaskarzinom*

P. M. Pour[1]

Das von uns entwickelte experimentelle Pankreaskarzinommodell [12, 18–20] ist allgemein anerkannt zur Interpretation wichtiger Aspekte des Pankreaskarzinoms. Die Bedeutung dieses Modells ist durch folgende Faktoren erklärt:

1. systemische Auslösung von Tumoren sowohl bei oraler, subkutaner oder perkutaner Verabreichung des Karzinogens
2. hohe Tumorerkrankungsrate
3. selektive Pankreaskarzinomerzeugung durch Einmalgabe von BOP
4. kurze Latenzperiode bis zur Tumormanifestation (ca. 8 Wochen)
5. morphologische und biologische Ähnlichkeiten zwischen dem Pankreaskarzinom beim Hamster und beim Menschen [18, 20, 22, 23].

Wie beim menschlichen Pankreaskarzinom findet sich eine hohe Metastasierungsrate und eine große Inzidenz von infiltrativem Wachstum, Aszites, Thrombosen und Verschlußikterus [20].

Diese Veröffentlichung faßt einen Teil unserer Arbeiten über die Pankreaskarzinogenese am Hamstermodell zusammen. Unsere Daten, die möglicherweise eine große Bedeutung für das menschliche Pankreaskarzinom haben, beschäftigen sich hauptsächlich mit der Histogenese des experimentellen Pankreaskarzinoms und der Karzinogenese.

Die Aufklärung der Tumorhistogenese erfordert u. a. Kenntnisse der Embryologie, Anatomie und Histologie des Hamsterpankreas. Obwohl die Entwicklungsgeschichte des Pankreas vom Hamster nicht so gut bekannt ist wie des menschlichen Pankreas, zeigen doch die vorhandene Literatur [3, 33] und eigene Arbeiten [11], daß die Entwicklung des Hamsterpankreas mit aufzweigenden Gängen beginnt, von welchen sich Inselapparate und später Azinuszellen entwickeln (Abb. 1). Zwingenderweise müssen diese Duktuszellen als Stammzellen des Pankreas angesehen werden. Ebenso wie im menschlichen Pankreas findet sich im Pankreas des Hamsters eine enge Verbindung von exokrinem und endokrinem Kompartment [18]. Manche der Inselapparate des Hamsterpankreas sind entweder umgeben oder durchsetzt von Gangsystemen, die sich gelegentlich ausbreiten und exkretorische Funktion haben [18]. Die Grenzen dieser peri- und intrainsulinären Duktuszellen sind zumeist nicht

* Übersetzt von J. Limmer

Dieser Beitrag wurde unterstützt durch das National Pancreatic Cancer Project, National Cancer Institute, NIH grant N01 R01 CA 20198

1 University of Nebraska Medical Center, The Eppley Institute for Research in Cancer and Department of Pathology and Laboratory Medicine, 42nd and Dewey Avenue, Omaha, NE 68105, USA

Das Pankreaskarzinom
Hrsg. H. G. Beger und R. Bittner

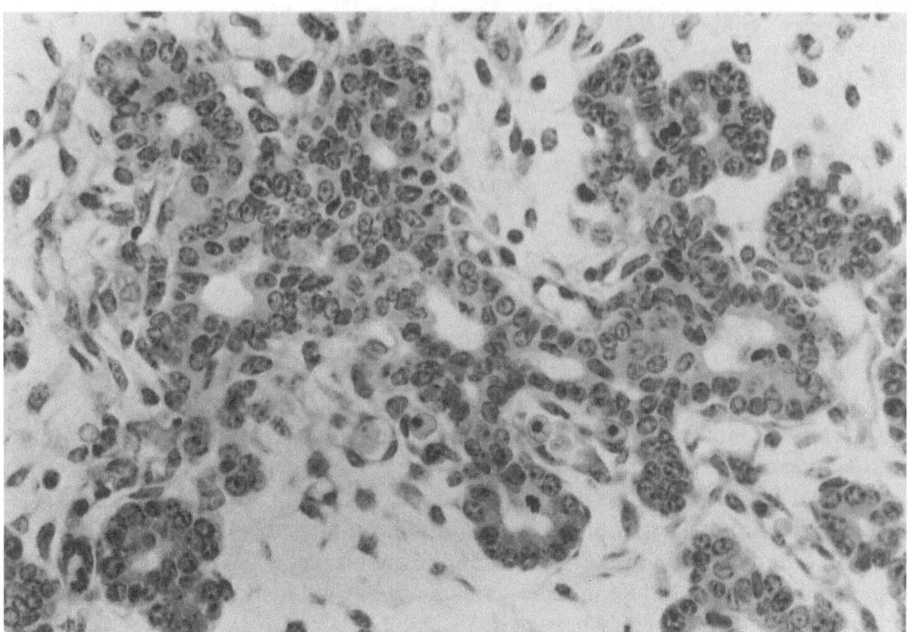

Abb. 1. Pankreasgewebe, Embryo 12. Tag, aufzweigende Gänge in einen losen Gewebsverband; H-E-Färbung, × 195

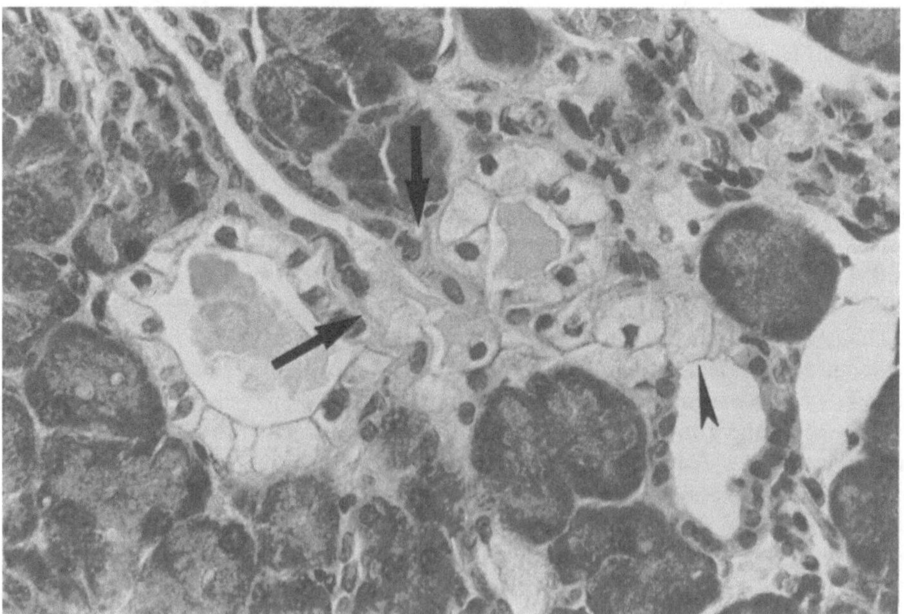

Abb. 2. Veränderungen sogenannter klarer Zellen (Glykogenanhäufung) in interlobulären Gängen *(Pfeil)* und einem einmündenden Gang zweiter Klasse *(Pfeilkopf)*. Zwei Reihen Azinuszellen auf jeder Seite des Gangs sind vollständig ersetzt durch klare Zellen; H-E-Färbung, × 390. Reproduktion mit freundlicher Genehmigung von Williams & Wilkins Co. (Aus Pour u. Wilson, s. [18])

von den angrenzenden Inselapparaten zu unterscheiden. In der Mehrzahl jedoch sind diese peri- und intrainsulinären Kanäle winzig und meist nicht zu sehen. Am besten können sie durch eine retrograde Darstellung des Duktussystems mittels Tusche dargestellt werden [18].

Die Existenz dieser intrainsulinären Gänge wurde zuerst durch Bensley 1911 [2] beobachtet; deren Phylogenese wurde von Henderson [6] beschrieben. Wir glauben, daß die Zellen des peri- und intrainsulinären Gangsystemes nicht nur Teil des exkretorischen Systems sind, sondern eigentlich den Ursprung der Inselapparate darstellen wie die anderen Pankreasduktus- und -duktuluszellen inkl. der zentroazinären Zellen. Es gibt Hinweise, daß diese Duktuluszellen den meisten Anteil an der Proliferation von Pankreasgewebe haben [12, 13, 18]. Und so besitzen sie eine ungeheure Fähigkeit, weitere Variationen aus phänotypischen (metaplastischen) Formationen zu zeigen (Abb. 2). Die Formationen von glykogenhaltigen Zellen (s. Abb. 2) ist ein deutlicher Beweis des Ursprungs der verschiedenen metaplastischen Zellen von den terminalen Duktulus- und den zentroazinären Zellen, besonders da entwicklungsgeschichtlich diese Zellen allein in der Lage sind, Glykogen zu speichern und zu produzieren [8]. Alle diese verschiedenen Zelltypen können in Tumoren, die von diesen abstammen, beobachtet werden [12, 18].

Da nach unseren Befunden die zentroazinären Zellen eine Bedeutung für die Formation von Pankreaskarzinomen haben, ist eine kurze Beschreibung ihrer Beziehung zu den Azinuszellen wichtig für das Verständnis der komplizierten Prozesse, die während der Tumorgenese stattfinden. Zur weiteren Information über die Anatomie und die Terminologie im Hinblick auf das Pankreasgangsystem wird auf die Arbeiten von Like u. Orci [8] sowie Pour u. Wilson [18] verwiesen.

Das Ausführungsgangsystem des Pankreas beinhaltet Haupt- oder Typ-1-Gänge und Neben- oder Typ-2-Gänge, die – im Gegensatz zu anderen exkretorischen Drüsen – in lange Verbindungs- oder interlobuläre Gänge ohne Zwischengangsystem zusammengehen. Diese Interlobärgänge wiederum verzweigen sich in die endständigen Knospen, die ursprünglich durch die zentroazinären Zellen gebildet wurden, aus denen später wiederum die Azinuszellen hervorgehen [9]. Die Verknüpfung zwischen Azinus- und zentroazinärer Zelle ist komplex. Im ausgereiften Organ bilden die Azinuszellen einzelne drüsige Einheiten, die Monomers, in welchen die zentroazinären Zellen für gewöhnlich die kleinen Ausführungsgänge säumen, die zu diesen kleinen Einheiten dazugehören (genauere Erklärung siehe [9]). Während ihrer Entwicklung aus den endständigen Knospen bilden sich die Azini entweder durch direkte Zellteilung oder indirekt durch Knospung. Da die Azinuszellbildung zu verschiedenen Zeiten der Entwicklung aufhört, bilden sich eigenartige zentroazinärazinäre Zellkomplexe, welche Polymere genannt werden. Innerhalb dieser Polymere ist ein großer Anteil der „immer noch heranwachsenden ≙ offenen" Drüsen mit zentroazinären Zellen ausgekleidet, die apikal oder zwischen den azinären Zellen gelegen sind.

Als erste Veränderungen, die sich nach einer Einmalgabe des Karzinogens einstellen, zeigen sich Degeneration und Nekrose von einigen drüsigen Azinuszelleinheiten (monomer oder polymer). Dies scheint durch die bemerkenswerte Hypertrophie und Hyperplasie der terminalen Duktulus- und zentroazinären Zellen verursacht zu sein, denen eine Blockade der Sekretionskanäle folgt. Die proliferierenden Duktuszellen verdrängen schrittweise die betroffenen Azinuszellen in folgender

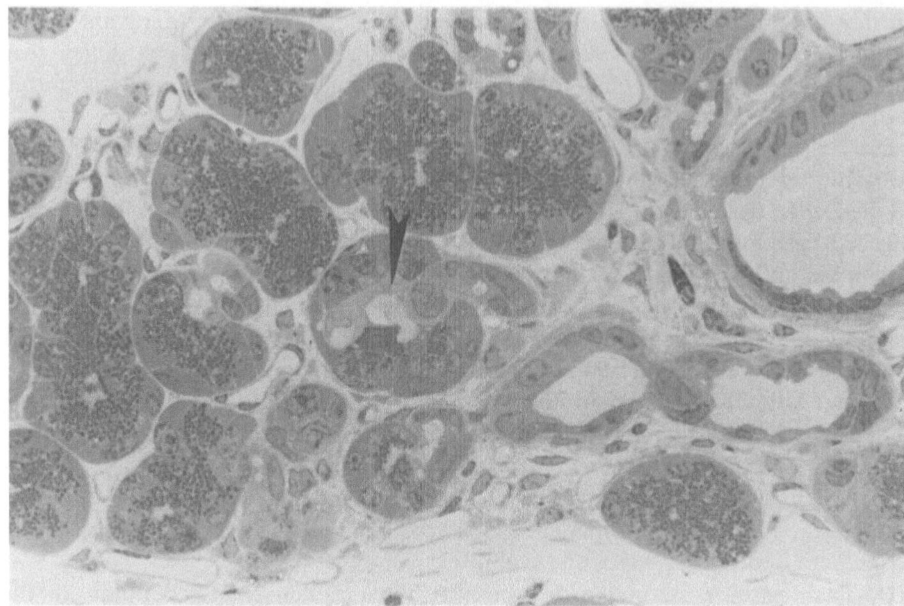

Abb. 3. Proliferierende Duktuszellen in verschiedenen Stadien der Azinuszellumwandlung; Ausbildung von einer Pseudoduktusendstrecke zu einem interlobulären Gang rechts. Das Zytoplasma von vergrößterten zentroazinären Zellen erstreckt sich über azinäre Zellen *(Pfeil),* manche der azinären Zellen haben ihre Zymogengranulationen verloren. Bemerkenswert die Verengung der terminalen Duktusgänge (der polymerischen Azini) auf Grund der Größenzunahme der duktulären Zellen

Weise (Abb. 3): Zentroazinäre Zellen, die für gewöhnlich eine polygonale oder spindelförmige Gestalt haben, werden zunehmend länger und dehnen sich entlang der Oberfläche von Azinuszellen einerseits und andererseits zwischen und unter den Azinuszellen (Abb. 3 und 4). Dies wurde ebenso in anderen Berichten dargelegt [5]. Das Schicksal der Azinuszellen, die von diesen atypischen zentroazinären Zellen umgeben sind, wurde noch nicht endgültig aufgedeckt. Es gibt Hinweise, daß letztendlich einige dieser azinären Zellen phagozytiert werden von den atypischen zentroazinären Zellen [10], die schließlich die gesamte Drüseneinheit beherrschen und Formationen von Pseudogängen oder tubulären Komplexen bilden, die embryogenes Gewebe imitieren (Abb. 5). In der Tat bilden diese Duktulus- oder tubulären Zellen, wie embryogene oder Stammzellen des Pankreas, sich aus zu insulären Zellen (s. Abb. 5), Azinuszellen oder azinusähnlichen Zellen oder zu beiden (Abb. 6) über den gesamten Zeitraum der Tumorentwicklung.

Zu diesem Zeitpunkt beginnen sich ebenso die Inselzellen zu bilden, entweder von hyperplastischen Gängen, intralobulären Gängen oder von interazinären Zellen der unbeschädigt erscheinenden Azini. Die Fähigkeit der Duktulus- und zentroazinären Zellen, Inselzellen vom Typ A, B und/oder D und sogar deren maligne Formen zu bilden, ist ebenso an anderen Tierarten [7] und am Menschen [4, 31, 35] nachgewiesen worden.

Eine andere interessante Erscheinungsform, die während der Karzinogenese beobachtet werden konnte, ist die Proliferation von periinsulinären und intrainsuli-

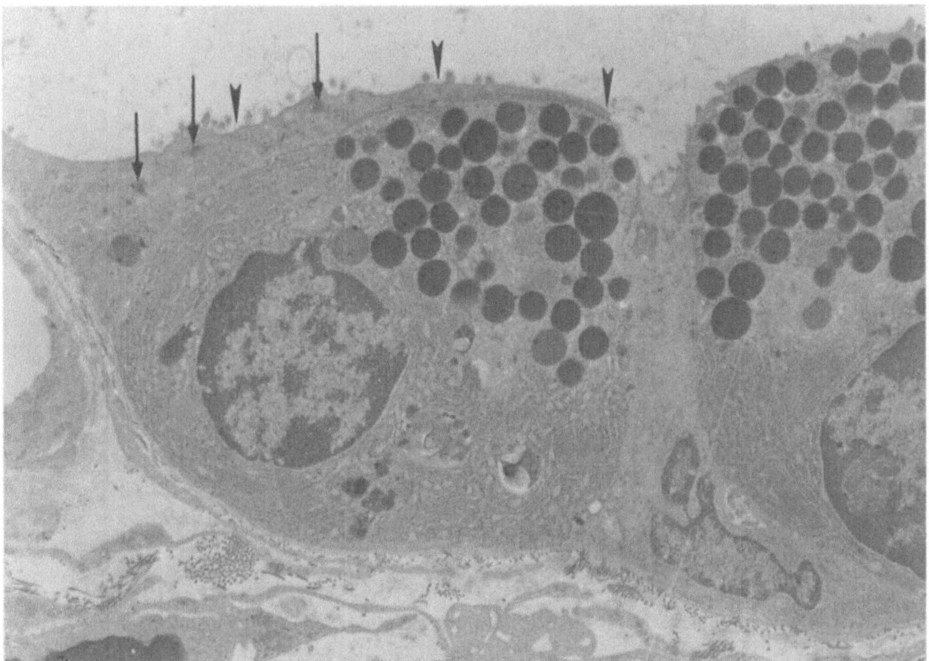

Abb. 4. Zytoplasmatischer Anteil von verschiedenen zentroazinären Zellen *(Pfeil)*, verbunden durch Desmosomen; diese bedecken fast die gesamte lumenzugewandte Seite einer Azinuszelle, in welcher sich Zymogengranulationen vorschieben zu einer offengebliebenen, dem Lumen zugewandten Oberfläche. Eine Anzahl von autophagischen Vakuolen zeigen sich in dieser Azinuszelle. Eine undifferenzierte Zelle des zentroazinären Zelltyps ist zwischen zwei Azinuszellen gelegen; × 6800

nären Duktuli. Diese Gänge, die ursprünglich beim unbehandelten Hamster unsichtbar sind, werden zunehmend auffällig (Abb. 7) und können den gesamten Inselapparat besetzen. Daraus ergeben sich letztendlich mikrozystische oder papillärzystische Adenome. In anderen Fällen jedoch zeigen diese peri- und intrainsulären Duktuli fortschreitende Hyperplasien (Abb. 8), Dysplasien, Zellatypien und werden schließlich maligne (Abb. 9). Proliferation von Duktulus- und Inselzellelementen bewirken letztendlich Neoplasien, vereinbar mit gemischten insular-duktulären Tumoren (Abb. 10).

Ein anderes Kennzeichen der experimentell ausgelösten Veränderungen ist die Produktion eines Antigens der A-Blutgruppe [26, 14, 31] durch hyperplastische, jedoch nicht mehr normale Duktus- und Duktuluszellen (Abb. 11). Dieses Antigen, eingeschlossen in dem Muzigen, konnte in jedem erzeugten Pankreastumor (Abb. 12) nachgewiesen werden – soweit beobachtet sogar in den wenig differenzierten und somit „unklassifizierbaren“ Typen. Dies beweist den duktulären Ursprung aller induzierten Pankreastumoren.

Zusammenfassend stützen die dargebrachten Untersuchungen in Verbindung mit anderen experimentellen Ergebnissen – In-vitro- und immunologische Untersuchungen miteingeschlossen [14, 16, 26, 31, 32] – die Ansicht, daß duktale und besonders duktuläre Zellen die Stammzellen der induzierten Pankreastumoren darstellen.

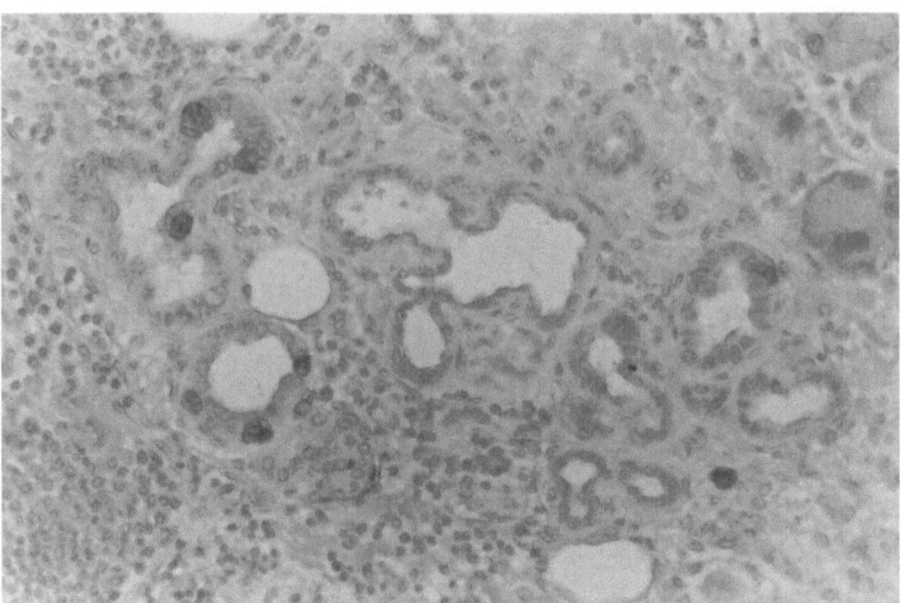

Abb. 5. Pseudogänge, gebildet während der Pankreaskarzinogenese, zeigen sich wie aufzweigende Gänge des embryonalen Pankreas (vgl. Abb. 1) und bilden ähnlicherweise endokrine Zellen (in diesem Fall Somatostatin; *schwarz dargestellt*); Peroxidase-Antiperoxidase-Technik, × 195

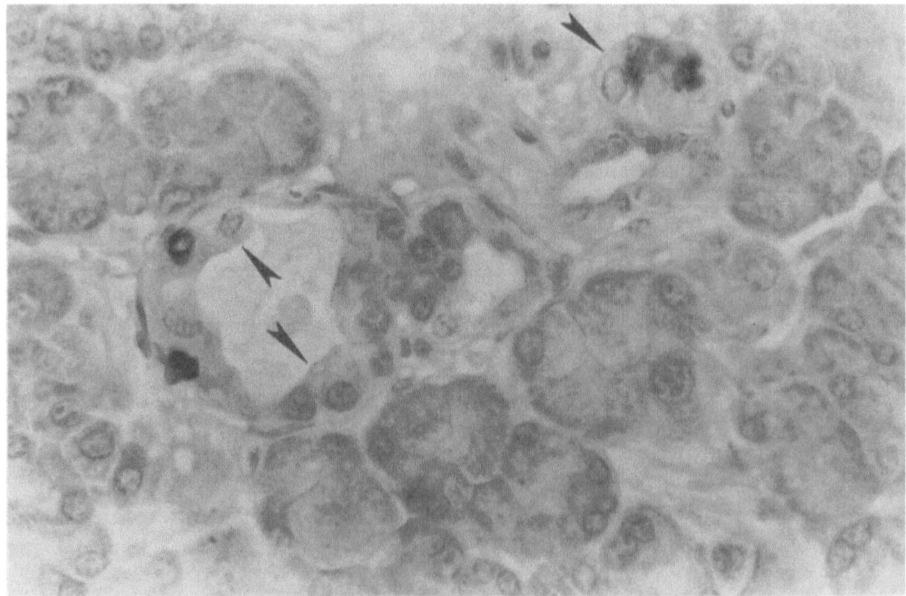

Abb. 6. Zwei Pseudoausführungsgänge gebildet von azinusähnlichen Zellen ohne Zymogengranulationen und ohne Glukagonzellen *(schwarz dargestellt)*; Immunoperoxidase-Antiperoxidase, × 390

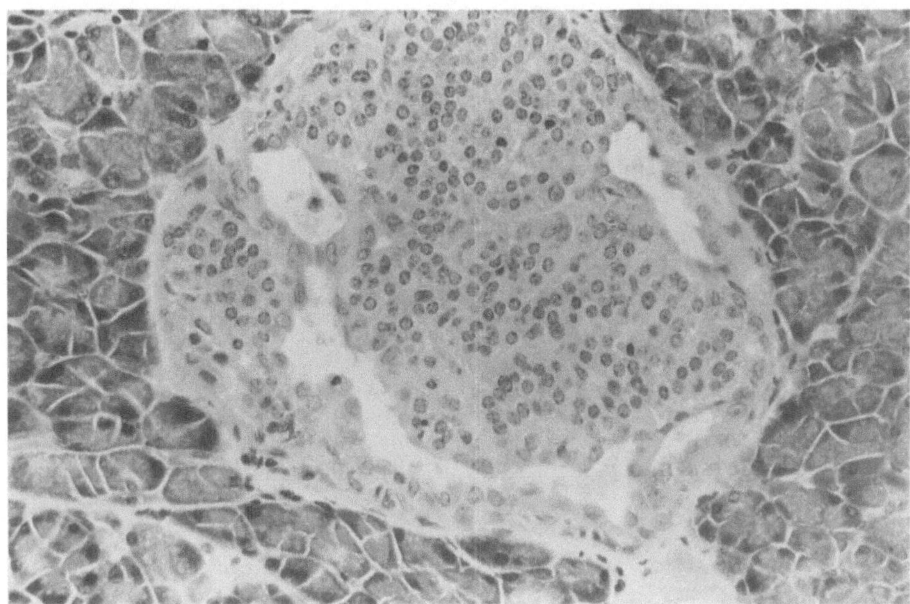

Abb. 7. Proliferation von periinsulären Duktuszellen in die Inseln hinein; H-E-Färbung, ×195

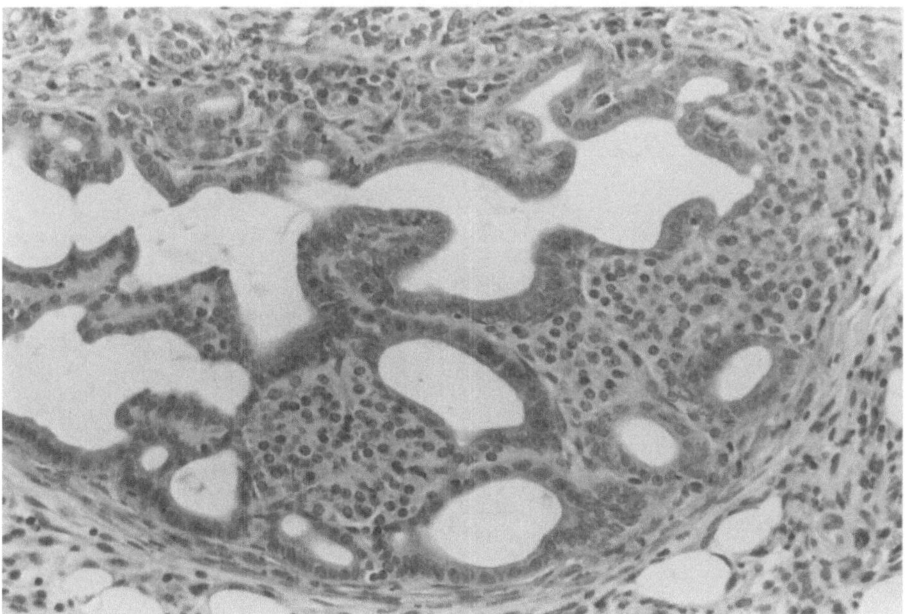

Abb. 8. Unregelmäßige Aufzweigung von hyperplastischen peri- und intrainsulären Duktuszellen; H-E-Färbung, ×195

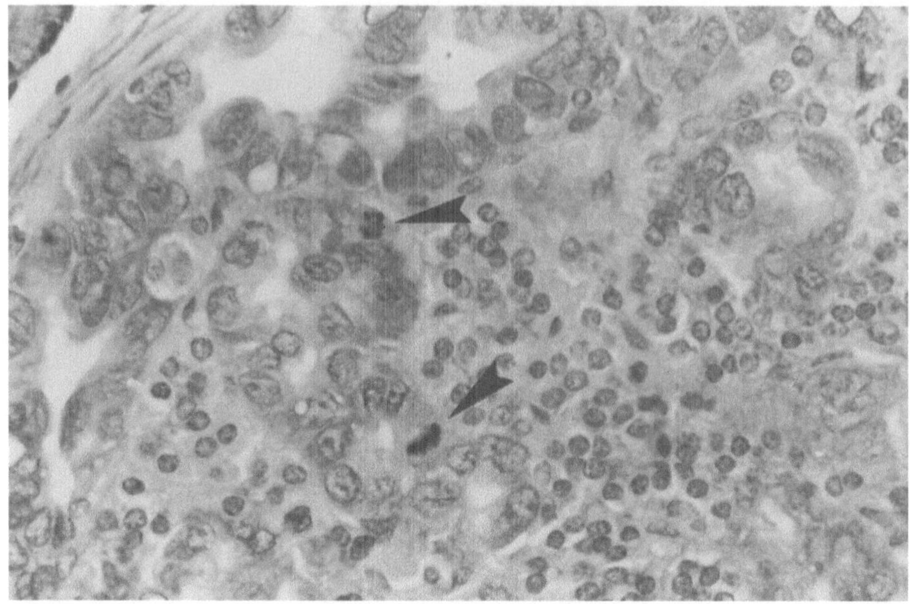

Abb. 9. Maligne peri- und intrainsulinäre Duktuszellen mit Mitosen *(Pfeilspitzen)*. Verdickung von der periinsulären Kapsel *(obere linke Ecke)*; H-E-Färbung, × 390

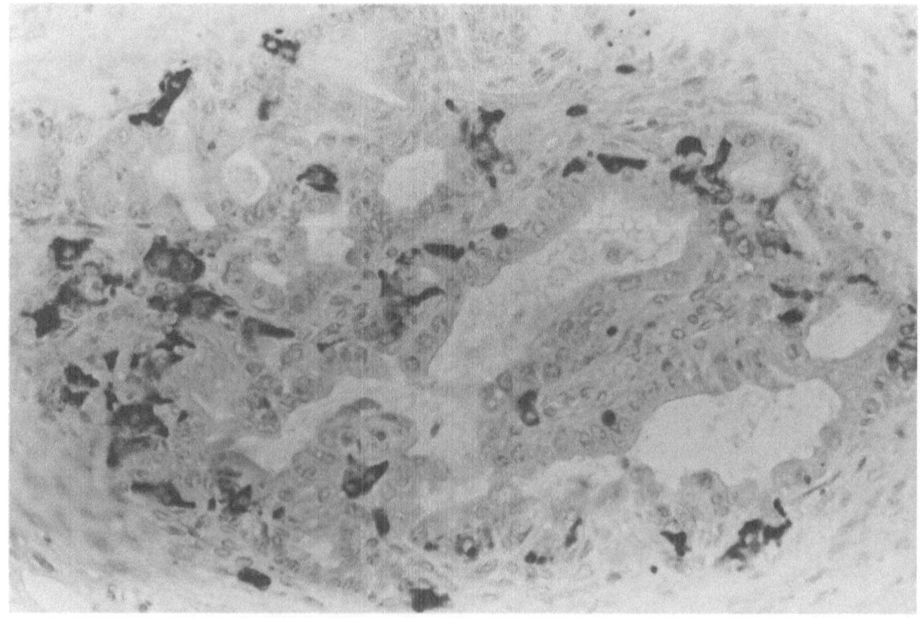

Abb. 10. Ein gemischter duktulärer insulärer Tumor. Die *schwarz gefärbten* Zellen sind glukagonhaltige Zellen; Immunoperoxidase-Antiperoxidase-Färbung, × 195

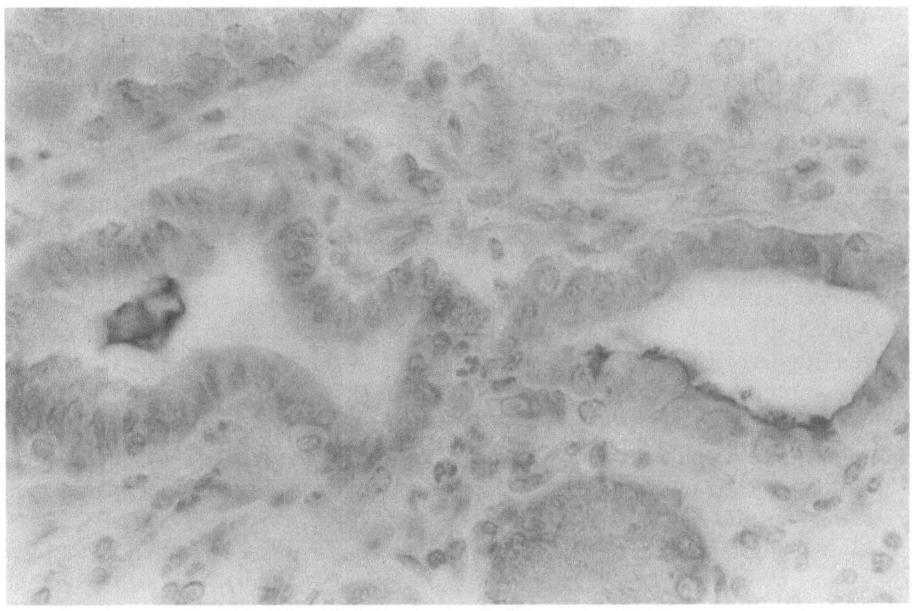

Abb. 11. Hyperplastische Duktuszellen, manche enthalten A-Antigen *(schwarz)* an ihrer luminalen Oberfläche *(rechts)*. Ebenso zeigt der intraluminal gelegene Schleim *(links)* eine positive Reaktion; Immunoperoxidase-Antiperoxidase-Färbung mit Anti-A-Serum, × 390

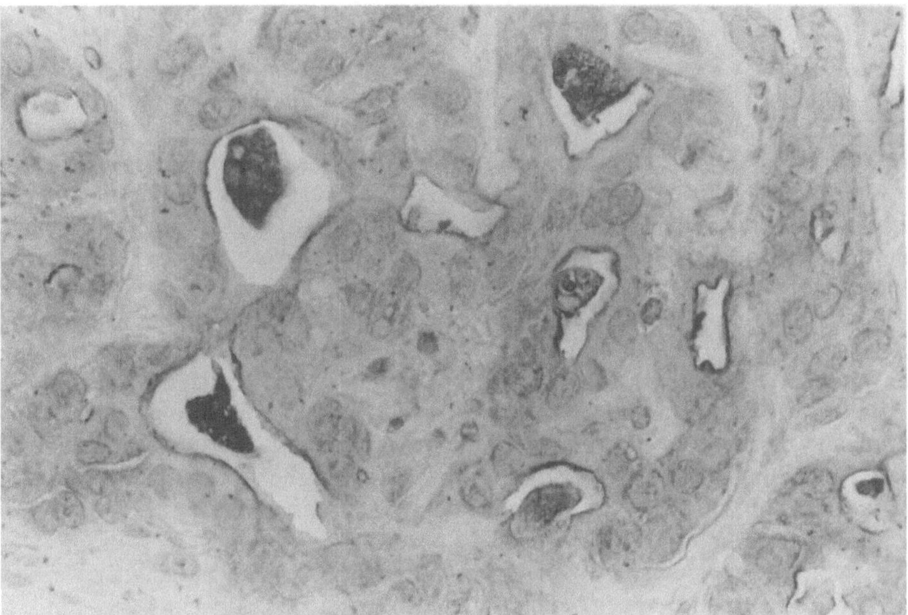

Abb. 12. Bildung von A-Antigen *(schwarz)* von experimentell ausgelösten Adenokarzinomzellen; Immunoperoxidase-Antiperoxidase-Färbung mit Anti-A-Serum, × 390

Was den Mechanismus der Pankreaskarzinogenese betrifft, konnten wir beweisen, daß der Gallenrefluxmechanismus, der in der menschlichen Pankreaskarzinogenese als ätiologischer Faktor angeschuldigt wurde, nicht zutreffend ist für die Auslösung von Pankreastumoren. Dies konnte in zwei Arten von Experimenten nachgewiesen werden. Im ersten zeigten wir, daß eine Choledochoduodenostomie oder eine Choledochostomie eine Pankreastumorinduktion nicht verhindern konnten [15].

Im zweiten Experiment führten wir eine partielle Pankreaskolostomie durch, bei der der distale Teil des Milzlappens total von der Kopfregion getrennt wird. Ebenso wird auch nur eine einzige Dose des Karzinogens verabreicht. Die Tumorverteilung in den verschiedenen Pankreassegmenten inkl. dem anastomosierten Lappenbereich unterschied sich nicht von Kontrolltieren [29]. In Verbindung mit verschiedenen anderen Studien [18, 21, 22, 26, 37] konnten wir zeigen, daß die meisten der ausgelösten Tumoren im Schwanzbereich des Milzlappens weit entfernt vom Gallengang liegen. Wir haben eine statistisch signifikante Korrelation zwischen der Zahl der ausgelösten Tumoren und der Größe der einzelnen Pankreasregionen darstellen können [37]. Die meisten Tumoren entwickeln sich im Schwanz des Milzlappens, da es das größte Segment im Pankreas des Hamsters darstellt [36].

Spätere Untersuchungen, in denen individuell ausgelöste Läsionen in den verschiedenen Pankreasarealen gezählt wurden, erbrachten außergewöhnliche Befunde. Von den induzierten Veränderungen fanden sich 20% in Kopf- und duodenaler Region, 30% im Magenlappen und der Rest im Milzlappen [29]. Dieses Verhältnis von ungefähr 1:2:3 korrespondiert mit dem Verhältnis von Größe und Gewicht dieser drei verschiedenen Pankreasregionen [36]. Diese Ergebnisse zeigen einen hämatogenen Ursprung des Karzinogens und wir postulieren daraus die folgenden Mechanismen:

Das zyklische Tautomer von N-Nitrosoamin HPOP, ein gemeinsamer Metabolit des Pankreaskarzinogens [18], stellt die Glukosekomponente von Streptozotocin und die pyranose Form von Hexosezucker dar. Die glukoseähnliche Struktur von HPOP könnte die bevorzugte Aufnahme durch die Inselzellen ermöglichen in der gleichen Weise wie sie für Streptozotocin [17] postuliert wurde. Das bedeutet, daß die Glukosekomponente dieser diabetogenen Substanz als Trägersubstanz der karzinogenen Komponente dient. Die karzinogene Struktur von Streptozotocin, eines Nitrosamides, bricht jedoch rasch in den Inselzellen zusammen. Dies führt zu Inselzellnekrosen und Inselzelltumoren. HPOP dagegen, ein Nitrosamin, das eine metabolische Aktivierung benötigt, wird durch die Inselzellen zu einem größeren Karzinogen verändert (N-Nitrosomethyl(2-oxopropyl)amine) MOP [24, 26].

Freigesetzt von den Inselzellen erreicht MOP das exokrine Kompartment durch sogenannte postinsuläre Kapillaren [25]. Eine morphologische Untermauerung für diese Betrachtungsweise ergibt sich aus der ursprünglichen Entwicklung von induzierten Tumoren rund um die und innerhalb der Inselapparate (s. Abb. 7–9), wo die Konzentration von MOP am größten ist.

Es gibt Untersuchungen, die die zyklische Theorie des Karzinogens im Hinblick auf deren pankreotrophen Effekt stützen, wie es auch Beobachtungen gibt, die gegen diese Hypothese sprechen. Unterstützende Beweise beinhalten:

1. Ein Karzinogen, das auf dem Höhepunkt einer Alloxan-induzierten Inselzellnekrose gegeben wird, ist bedeutend weniger effektiv in der Auslösung von Pan-

kreastumoren als bei Tieren ohne Alloxan oder bei Tieren, die das Karzinogen erst nach der Regeneration der Inselzellen nach Alloxangabe erhalten [27].

2. Chronische BOP-Behandlung nach Streptozotocin-ausgelöster kompletter Inselzellatrophie bewirkt kein Pankreaskarzinom im Vergleich zu 100%iger Auslösung eines Karzinoms bei Kontrolltieren, die nicht mit Streptozotocin behandelt wurden [1].
3. Die Auslösung von Pankreaskarzinomen kann verhindert werden, wenn das Karzinogen zum Zeitpunkt des Gipfels einer Hypoglykämie, hervorgerufen durch exogen zugeführtes Insulin, gegeben wurde (nicht publiziert).
4. Inselzellen haben eine größere Fähigkeit, HPOP zu verstoffwechseln, als deren Grundsubstanzen [34].
5. HPOP scheint Glukose kompetitiv an den Inselzellrezeptoren zu hemmen (nicht publiziert).

Ein experimenteller Befund, der gegen die zyklische Theorie spricht, ist die wirksame Pankreaskarzinogenese durch MOP [24] und N-Nitrosomethyl(2-Oxobutyl)amin [28], Karzinogenen, die normalerweise keine zyklischen Verbindungen eingehen. Es scheint, daß die Gegenwart von einer Hydroxy- oder einer Ketogruppe in der β-Position der aliphatischen Ketten des Alkylnitrosamins wichtiger für die Affinität zum Pankreas ist als die Fähigkeit zu zyklischen Verbindungen. Die Rolle der Inselapparate in der Pankreaskarzinogenese muß jedoch erst noch bewiesen werden. Dies gilt auch für die Affinität dieses besonderen Nitrosamins zu den Duktuszellen des Pankreas, die normalerweise resistent gegen andere chemische Karzinogene sind, soweit sie in dieser Spezies getestet wurden. In diesem Zusammenhang ist es ebenso wichtig, die Gründe für die gezeigten Speziesunterschiede in der Entwicklung duktaler Karzinome zu kennen [18].

Zusammenfassung

Pankreaskarzinome, die sich in morphologischen und biologischen Eigenschaften ähnlich verhalten wie die des Menschen, sind bisher nur in syrischen Hamstern erzeugt worden. Die Untersuchungen zeigen, daß spezifische molekulare Strukturen des Karzinogens notwendig sind für deren Pankreas-gerichteten Effekt. Die Fähigkeit der meisten dieser Karzinogene oder deren Stoffwechselprodukte, zyklische Formationen zu bilden, ist als Voraussetzung postuliert worden, aber die verfügbaren Ergebnisse zeigen, daß im Hinblick auf den pankreaskarzinogenen Effekt die Anwesenheit von mindestens einer Ketogruppe in der β-Position von N-Nitrosodipropyl- oder N-Nitrosodibutylamin wichtiger ist als deren Fähigkeit, zyklische Ringe zu formen. In Anbetracht der embryologischen und histologischen Charakteristika des Hamsterpankreas und basierend auf morphologischen, biochemischen und immunologischen Studien scheinen die duktalen und duktulären Pankreaszellen die ursprünglichen Stammzellen der induzierten Pankreastumoren zu sein.

Danksagung. Diese Untersuchungen hätten nicht begonnen und zu Ende geführt werden können ohne die Zusammenarbeit mit dem verstorbenen Dr. F. W. Krüger, den Professoren Dr. H. Schmähl und Dr. U. Mohr, den Drs. R. Gingell, D. Nagel, T. Lawson, R. Runge und M. Takahashi sowie der fortwährenden Unterstützung durch Prof. P. Shubik. Ich danke Frau K. Stepan für ihren ausgezeichneten technischen Beistand, Frau M. Susman für die Vorbereitung des Manuskripts und Herrn W. Williams für die photographischen Arbeiten.

Literatur

1. Bell RH, Sayers HJ, Strayer DS (1983) Streptozotocin prevents development of pancreatic cancer in the hamster. Surg Forum 33:437–439
2. Bensley RR (1911) Studies on the pancreas of the guinea pig. Am J Anat 12:297–388
3. Boyer CC (1968) Embryology. In: Hoffman RA, Robinson PF, Magalhaes H (eds) The golden hamster: Its biology and use in medical research. Iowa State University Press, Ames, p 73
4. Eusebi V, Capella C, Bondi A, Sess F, Vezzadini P, Mancini AM (1981) Endocrine-paracrine cells in pancreatic exocrine carcinomas. Histopathology 5:599–613
5. Flaks B, Moore MA, Flaks A (1980) Ultrastructural analysis of pancreatic carcinogenesis. III. Multifocal cystic lesions induced by N-nitrosobis (2-hydroxypropyl)-amine in the hamster exocrine pancreas. Carcinogenesis 1:693–706
6. Henderson JR (1969) Why are the islets of Langerhans? Lancet 2:469–470
7. Kirev T, Toshkov I, Miadenov Z (1983) Epithelial tumors of the exocrine pancreas in guinea fowls treated with virus strain Pts-56. Proliferation of endocrine cells in the neoplastic foci. Bulgarian Acad Sci General Comp Path 13:3–6
8. Like AA, Orci L (1972) Embryogenesis of the human pancreatic islets: A light and electron microscopic study. Diabetes 21:511–534
9. Möllendorff W von (1963) Lehrbuch der Histologie und der mikroskopischen Anatomie des Menschen. Fischer, Stuttgart, S 348–352
10. Moore MA, Takahashi M, Ito N, Bannasch P (1983) Early lesions during pancreatic carcinogenesis induced in Syrian hamsters by DHPN or DOPN. II. Ultrastructural findings. Carcinogenesis 4:439–448
11. Ogrowsky D, Fawcett J, Althoff J, Wilson RB, Pour PM (1980) The structure of the pancreas in Syrian hamsters: Scanning electron microscopic observations. Acta Anat 107:121–128
12. Pour PM (1980) Experimental pancreatic ductal (ductular) tumors. In: Fitzgerald PJ, Morrison AB (eds) The pancreas. Williams & Wilkins, Baltimore, pp 111–139
13. Pour PM (1981) The endocrine-exocrine pancreas: Its clinical and morphological aspects and hyperplastic and neoplastic patterns. In: Nagasawa H, Abe K (eds) Hormone-related tumors. Springer, Japan Scientific Societies Press, Berlin, pp 103–120
14. Pour PM (to be published) Histogenesis of exocrine pancreatic cancer in the hamster model. Environ Health Perspect
15. Pour PM, Donnelly T (1978) The effect of cholecystoduodenostomy and choledochostomy in pancreatic carcinogenesis. Cancer Res 38:2048–2051
16. Pour PM, Lawson T (to be published) Pancreatic carcinogenic nitrosamines in Syrian hamsters. IARC Workshop on N-Nitroso Compounds
17. Pour PM, Patil K (to be published) Modification of pancreatic carcinogenesis in the hamster model. 10: Effect of streptozotocin. J Natl Cancer Inst
18. Pour PM, Wilson RB (1980) Experimental pancreas tumors. In: Moossa AR (ed) Cancer of the pancreas. Williams & Wilkins, Baltimore, pp 37–158
19. Pour PM, Krüger FW, Althoff J (1974) Cancer of the pancreas induced in the Syrian golden hamster. Am J Pathol 76:349–358
20. Pour PM, Mohr U, Cardesa A, Althoff J, Krüger FW (1975) Pancreatic neoplasms in an animal model: Morphologic, biological and comparative studies. Cancer 35:379–389
21. Pour PM, Althoff J, Takahashi M (1977) Early lesions of pancreatic ductal carcinoma in the hamster model. Am J Pathol 88:291–308
22. Pour PM, Salmasi S, Runge G (1978) Selective induction of pancreatic ductular tumors by single doses of N-nitrosobis(2-oxopropyl)amine in Syrian golden hamsters. Cancer Lett 4:317–323
23. Pour PM, Salmasi S, Helgeson S, Stepan K (1980a) Induction of benign and malignant tumors in Syrian hamsters by topical application of N-nitrosobis(2-oxopropyl)amine and N-nitrosobis (2-hydroxypropyl)amine. Cancer Lett 10:163–167
24. Pour PM, Gingell R, Langenbach R, Nagel D, Grandjean C, Lawson T, Salmasi S (1980b) Carcinogenicity of N-nitrosomethyl(2-oxopropyl)amine in Syrian hamsters. Cancer Res 40: 3585–3590

25. Pour PM, Wallcave L, Nagel D (1981a) The effect of N-nitroso-2-methoxy-2,6-dimethylmorpholine on endocrine and exocrine pancreas in Syrian hamsters. Cancer Lett 13:233–240
26. Pour PM, Runge RG, Birt D, Gingell R, Lawson T, Nagel D, Wallcave L (1981b) Current knowledge of pancreatic carcinogenesis in the hamster and its relevance to the human disease. Cancer 47:1573–1587
27. Pour PM, Donnelly T, Stepan K (1983a) Modification of pancreatic carcinogenesis in the hamster model. 3: Inhibitory effect of alloxan. Am J Pathol 110:310–314
28. Pour PM, Nagel D, Lawson T (1983b) Carcinogenicity of N-nitrosomethyl(2-oxobutyl)amine and N-nitrosomethyl(3-oxobutyl)amine in Syrian hamsters with special reference to the pancreas. Cancer Res 43:4885–4890
29. Pour PM, Donnelly T, Stepan K (to be published) Modification of pancreatic carcinogenesis in the hamster model. 5: Effect of partial pancreatico-colostomy. Carcinogenesis
30. Reid JD, Yuh S-L, Petrelli M, Jaffe R (1982) Ductuloinsular tumors of the pancreas: A light, electron microscopic and immunohistochemical study. Cancer 49:908–915
31. Runge RG, Pour PM (1980) Blood group specificity of pancreatic tumor mucin. Cancer Lett 10: 351–357
32. Runge RG, Takahashi M, Pour PM (1978) Pancreatic ductulitis in Syrian golden hamsters bearing homologous transplantable pancreatic adenocarcinomas. Cancer Lett 5:225–229
33. Sak MF, Macchi IA, Beaser SB (1965) Postnatal development of beta cells and ILA secretion in the pancreatic islets of the golden hamsters. Anat Rec 152:2534–2538
34. Scarpelli DG, Kokkinakis DM, Rao MS, Subbarao V, Luetteke N, Hollenberg PF (1982) Metabolism of the pancreatic carcinogen N-nitroso-2,6-dimethylmorpholine by hamster liver and cell components of pancreas. Cancer Res 42:5089–5095
35. Schlosnagle DC, Campbell WG (1981) The papillary and solid neoplasms of the pancreas: A report of two cases with electron microscopy, one containing neurosecretory granules. Cancer 47:2603–2610
36. Takahashi M, Pour PM, Althoff J, Donnelly T (1977a) The pancreas of the Syrian hamster (mesocricetus auratus). I. Anatomical study. Lab animal Sci 27:336–342
37. Takahashi M, Pour PM, Althoff J (1977b) Sequential alteration of the pancreas during ductal carcinogenesis. Cancer Res 37:4602–4607

2.2 Xenotransplantation und Wachstumskinetik von menschlichen exokrinen Pankreaskarzinomen auf NMRI-nu/nu-Mäuse*

M. von Bülow[1], G. Klöppel[2], H. Kern[3] und H. Baisch[4]

Das exokrine duktale Pankreaskarzinom des Menschen nimmt weltweit an Häufigkeit zu [8, 11], in den letzten 40 Jahren verdreifachte sich seine Inzidenzrate [6]. Obgleich heutzutage die richtige Diagnose eines Pankreaskarzinoms mit einer Sicherheit von 90 bis 95% präoperativ gestellt werden kann [10], ließ sich die so wichtige Frühdiagnostik in keiner Weise verbessern. Allen heute üblichen Untersuchungsverfahren fehlt die notwendige Sensivität, um Karzinome der Bauchspeicheldrüse bereits in einem frühen Tumorstadium nachweisen zu können. Bei Diagnosestellung erreicht in den meisten Fällen die bösartige Geschwulst bereits die Organgrenze oder hat sie schon überschritten, was oft mit Inoperabilität infolge lymphogener Metastasierung oder Tumorausbruch gleichzusetzen ist. So werden auch heutzutage nur 10 bis 23% aller Pankreaskarzinompatienten einer Radikaloperation zugeführt [3, 11, 15]. Bei inzwischen standardisierter, kaum noch verbesserungsfähiger operativer Therapie muß die Prognose weiterhin als sehr schlecht angesehen werden. Nur 1 bis 4% aller Patienten mit einem Pankreaskarzinom überleben fünf Jahre [14]. Dieses „Dilemma" kann nur durch intensive klinische und experimentelle Forschung überwunden werden. Im Vordergrund steht die Entwicklung eines geeigneten Tumormodells, an dem neue Diagnostikverfahren und potente Chemotherapieregime zu erproben sind. Ein geeignetes Tumormodell könnten auf der Nacktmaus wachsende Xenotransplantate sein. Für das exokrine Pankreaskarzinom wurde die erfolgreiche Etablierung von Tumorlinien vereinzelt berichtet [1, 5, 13]. Eingehende und systematische Untersuchungen aber, die die morphologische, wachstumskinetische und tumorbiologische Beziehung zwischen Ursprungstumor und Tumoren der Xenotransplantationsreihe überprüften, fehlen bis heute.

Material und Methodik

Tiere

Für Versuchszwecke wurden vier bis fünf Wochen alte MNRI-nu/nu-Mäuse von der zentralen Tierzuchtanstalt Hannover bezogen. Die Tierhaltung erfolgte unter standardisierten Bedingungen in Laminar-Flow-Schränken.

* Mit Unterstützung der Deutschen Krebshilfe e.V.

1 Chirurgische Universitätsklinik, Langenbeckstr. 1, D-6500 Mainz
2 Pathologisches Institut der Universität, Martinistr. 52, D-2000 Hamburg 20
3 Institut für Anatomie und Zellbiologie der Philipps-Universität, Robert-Koch-Str. 6, D-3550 Marburg
4 Institut für Biophysik der Universität, Martinistr. 52, D-2000 Hamburg 20

Das Pankreaskarzinom
Hrsg. H. G. Beger und R. Bittner

Heterotransplantation

Von humanen, im Operationssaal gewonnenen Pankreaskarzinomgeweben wurde, nach Entnahme von repäsentativen Proben für Histologie und Elektronenmikroskopie, das Tumormaterial in 2–3 mm^3-Stückchen geschnitten und subkutan in die Flanke von Nacktmäusen unter Ätherkurznarkose transplantiert. Ab einem Tumordurchmesser von 10–12 mm erfolgte die Tumorexstirpation und Transplantation auf weitere Tierpassagen.

Latenzzeit/Tumorangehrate

Als Latenzzeit wurde das Zeitintervall zwischen Heterotransplantation und erstem meßbarem Tumorwachstum angenommen. Die Angehrate galt als das Verhältnis angegangener Tumoren zu transplantierten Tumoren einer Passage.

Tumorverdopplungszeit

Von wachsenden Tumoren wurden zweimal pro Woche mit dem Meßschieber zwei Hauptdurchmesser bestimmt. Als Tumorgröße korrelierte das Produkt der beiden Durchmesser. Die Tumorgröße wurde gegen die Zeit auf speziellem semilogarithmischem Papier aufgetragen. Die Bestimmung der Tumorverdopplungszeit erfolgte dann nach der Methode von Collins et al. [2].

Histologie

Zur histologischen Untersuchung von Originaltumoren und Tumoren der Serienpassage wurde repräsentatives Tumormaterial in Bouinscher Lösung über 24 h fixiert, danach mit 80prozentigem Alkohol ausgewaschen und nach Einbettung mit HE und PAS, Alcianblau und Versilberung nach Grimelius angefärbt. Der Malignitätsgrad wurde aufgrund glandulärer Differenzierung und zytologischer Ausreifung nach drei Tumorgraden eingeteilt [9]. Dabei wurde ein gut differenziertes Karzinom mit G I, ein mäßig differenziertes mit G II und ein wenig differenziertes Karzinom mit G III bezeichnet. Ursprungstumoren und Transplantationstumoren wurden auf ihr spezielles Lektin-Bindungsmuster überprüft. Als immunzytochemische Methode kam die Peroxidase/Antiperoxidasetechnik zur Anwendung.

Elektronenmikroskopie

Frisch entnommenes und bis zu 1–2 mm^3 kleingeschnittenes Tumorgewebe wurde nach der Methode von Ito u. Karnovsky [7] fixiert und weiterverarbeitet.

Flußzytometrische Untersuchungen

Die Präparation und Färbung der Tumorzellen erfolgte nach Roters et al. [12]. Die Messung der DNA-Verteilung wurde mit dem Flußzytometer ICP 22 durchgeführt.

Zellkultur

Nach mechanischer Tumorzerkleinerung erfolgte die enzymatische Zellabdauung mit 1prozentigem Trypsin in serumfreiem Zellkulturmedium (MEM). Nach 3 × 20minütigem Abdauvorgang und jeweiligem Auswaschen der gewonnenen Zellfraktion wurden 2×10^5 Zellen pro Kulturflasche eingegeben. Die Kultivierung erfolgte in MEM-Medium mit 10prozentigem foetalem Kälberserum unter Zusatz von Penizillin, Streptomyzin, Insulin und Kortison, bei 5prozentiger CO_2-Atmosphäre, gesättigter Luftfeuchtigkeit und 37°C Temperatur.

Ergebnisse

Von acht Pankreaskarzinomen konnten sieben erfolgreich auf NMRI-nu/nu-Mäuse xenotransplantiert und in mehrere Passagen überführt werden. Zwei Tumorlinien (Tumor I und II) bestehen z.Z. über 24 Monate. Ein Tumor (Tumor VIII) zeigte auch drei Monate nach Implantation kein Tumorwachstum. Zwei langsam wachsende, hochdifferenzierte Pankreaskarzinome mit einem Tumorgrad I konnten über zwei Passagen hinaus wegen zu langsamen Wachstums nicht etabliert werden. In der ersten Passage gingen von insgesamt 143 Implantaten aller acht Tumoren 72 an, was einer Angehrate von 49,7% entspricht (Tabelle 1). Abhängig von der Proliferationseigenschaft des Ursprungkarzinoms zeigte sich nach 4–7 Wochen Latenzzeit meßbares Tumorwachstum (Tabelle 2). Die Latenzzeit der jeweiligen ersten Passagen korrelierte zunächst nicht mit dem Tumorgrad, da zeitliche Veränderungen zwischen Tumorentnahme und Heterotransplantation bei einigen Tumoren das Gewebe geschädigt hatten. Im Laufe der Serientransplantation wiesen G-I-Tumoren Latenzzeiten zwischen 45 und 55 Tagen, G-II-Tumoren zwischen 35 und 48 Tagen und G-III-Tumoren zwischen 28 und 35 Tagen auf. Bei der Serientransplantation von Tumor I und II verkürzte sich die Latenzzeit bis zur vierten und fünften Passage,

Tabelle 1. Latenzzeit, Angehrate und Tumorverdopplungszeit von Tumor I–VIII auf der „Nacktmaus"

Tumor	Latenzzeit in Tagen ($\bar{x}$)	Angehrate		Tumorverdopplungszeit in Tagen ($\bar{x}$)	Tumorgrad
I, 1. Passage	38,0	63,1%	12/19	14,1	II
II, 1. Passage	31,0	60,0%	12/20	8,1	III
III, 1. Passage	41,0	66,7%	12/18	11,7	II
IV, 1. Passage	49,2	50,0%	10/20	18,5	I
V, 1. Passage	37,0	40,0%	8/20	12,4	II
VI, 1. Passage	44,0	35,0%	7/20	11,9	II
VII, 1. Passage	51,0	55,5%	10/18	20,3	I
VIII, 1. Passage	–	0,0%	0/12	–	II

Tabelle 2. Wachstumskinetik von Tumor I auf der Nacktmaus. DNA-Index = Verhältnis des DNA-Gehaltes von Tumorzellen der G_1-Phase zum DNA-Gehalt normaler, diploider menschlicher Zungenepithelzellen der G_1-Phase

Passage	Angehrate	Latenzzeit in Tagen ($\bar{x}$)	Tumorverdopplungszeit in Tagen ($\bar{x}$)	Tumorgrad	DNA-Index
I, 1.	12/19 = 63%	38,0	14,1	II	1,6
I, 2.	14/20 = 70%	36,5	13,9	II	1,6
I, 3.	16/20 = 80%	35,0	12,3	II	1,6
I, 4.	14/27 = 82%	32,8	11,9	II	n.b.
I, 5.	13/15 = 87%	32,5	11,6	II	1,6
I, 6.	14/17 = 82%	32,4	10,8	II	1,6
I, 7.	16/19 = 84%	32,0	11,0	II	1,6

Tabelle 3. Wachstumskinetik von Tumor II auf der „Nacktmaus"

Passage	Latenzzeit in Tagen ($\bar{x}$)	Angehrate	Tumorverdopplungszeit in Tagen ($\bar{x}$)	Tumorgrad	DNA-Index
II, 1.	31,0	12/20 = 60%	8,1	III	1,6
II, 2.	31,0	13/19 = 68%	7,8	III	1,6
II, 3.	29,9	14/18 = 78%	7,3	III	1,6
II, 4.	29,4	18/20 = 90%	6,9	III	1,6
II, 5.	28,5	12/13 = 92%	6,9	III	1,6
II, 6.	28,3	12/13 = 92%	6,2	III	1,6
II, 7.	28,4	17/18 = 94%	6,8	III	1,6
II, 8.	28,6	13/14 = 93%	6,0	III	n.b.
II, 9.	28,3	18/19 = 95%	6,7	III	1,6
II, 10.	28,2	18/19 = 95%	6,3	III	n.b.
II, 11.	28,3	16/17 = 94%	6,2	III	1,6

wobei die des histologisch maligneren und schneller wachsenden Tumors II mit 26 Tagen niedriger als die von I mit 32 Tagen war (s. Tabellen 2 u. 3). Eine ähnliche Verkürzung der Latenzzeit ließ sich ebenfalls bei den Tumoren III bis VII beobachten. Die Angehraten der sieben Tumorlinien differierten in der ersten Passage. Tumoren, bei denen zwischen Tumorentnahme und Heterotransplantation mehr als zwei Stunden Zeitdifferenz lagen, wiesen in der ersten Passage eine Angehrate von 40%, 35% und 0% auf (s. Tabelle 1). Tumoren, die innerhalb der ersten zwei Stunden nach Tumorentnahme heterotransplantiert wurden, zeigten Angehraten zwischen 50 und 76,7%. Im Verlauf der Serientransplantation von Tumor I und II erhöhten sich die Angehraten deutlich und zeigten ab Passage drei bis vier Werte zwischen 80 und 90% (s. Tabellen 2 u. 3).

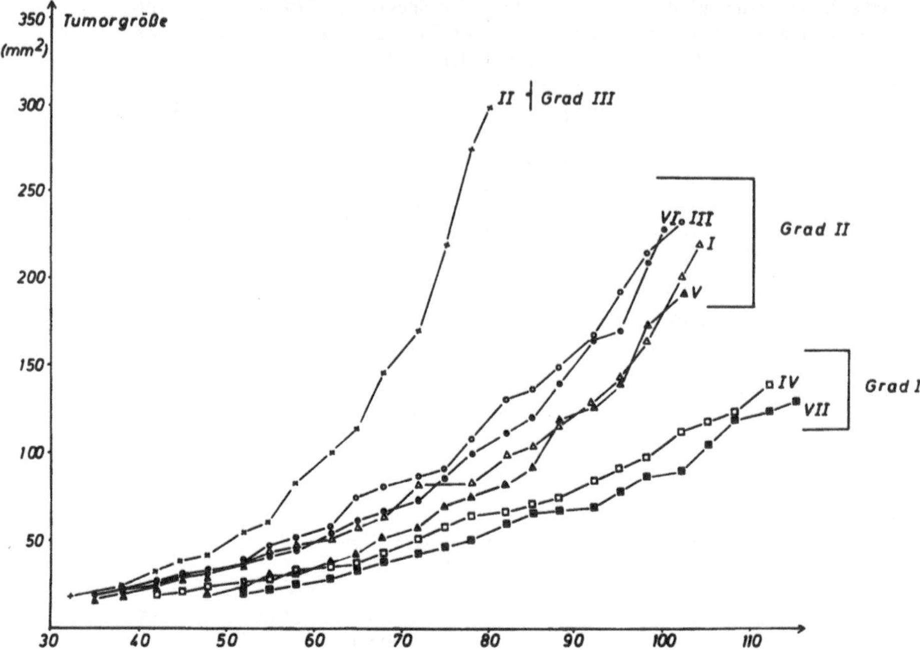

Abb. 1. Wachstumskurven der Tumorlinien I bis VII, 1. Passage auf der „Nacktmaus". Die xenotransplantierten Tumoren wachsen entsprechend ihrem Tumorgrad; $n = 7–14$

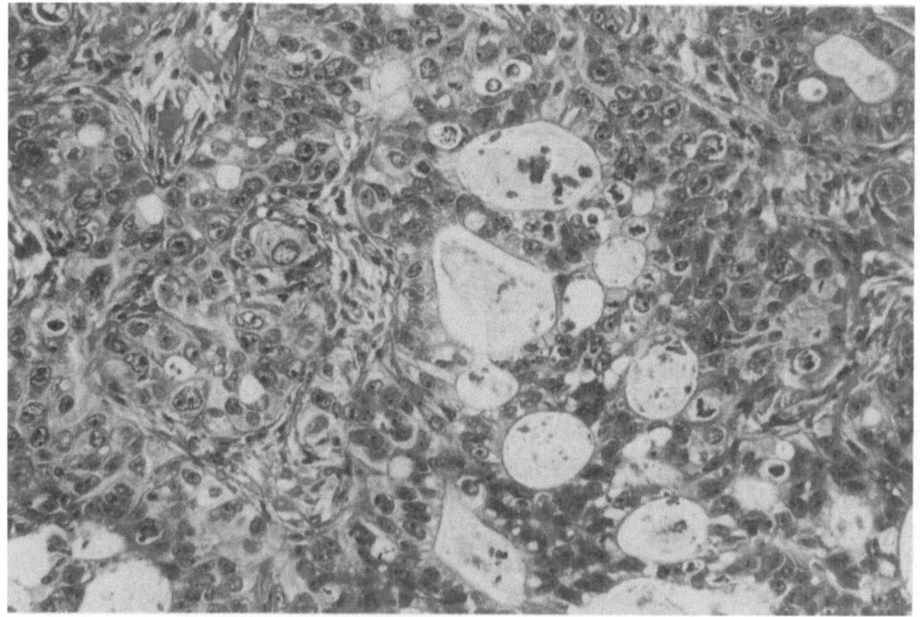

Abb. 2. Pankreaskarzinom I, Originaltumor. Tumorgrad II; HE × 250

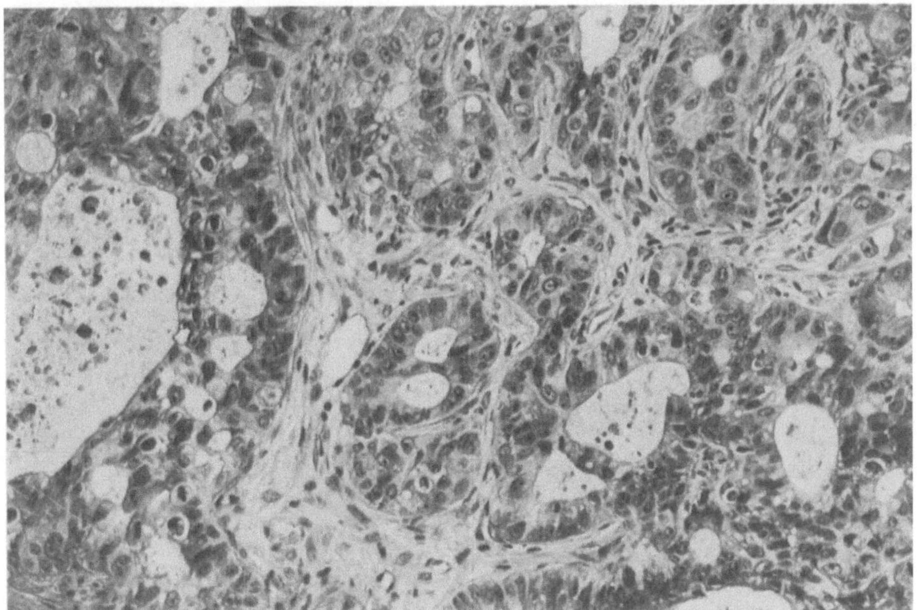

Abb. 3. Xenotransplantiertes Pankreaskarzinom, Tumorlinie I auf der „Nacktmaus" in der 7. Passage; HE ×250

Die von uns etablierten sieben Pankreaskarzinomlinien zeigten auf der Nacktmaus individuelles Wachstum in Abhängigkeit vom Tumorgrad (Abb. 1). Tumoren mit einem Grad III wuchsen deutlich schneller als Grad-II- und Grad-I-Tumoren. Dieses Wachstumsverhalten änderte sich nur gering im Verlauf der Serientransplantation. Als Maß für das Wachstum eines Tumors galt die Tumorverdopplungszeit. Tumorverdopplungszeit und Tumorgrad korrelieren umgekehrt proportional miteinander (s. Tabelle 1). Langsam wachsende Grad-I-Tumoren zeigten Verdopplungszeiten von 18,5 bis 20,3 Tage, Grad-II-Tumoren von 11,7 bis 14,4 Tage und der schnell wachsende Grad-III-Tumor 8,1 Tag, gemessen in der ersten Passage (s. Tabelle 1). Im Rahmen der Serientransplantation verkürzten sich die Verdopplungszeiten (s. Tabellen 2 u. 3).

Alle sieben auf die Nacktmaus xenotransplantierten Pankreaskarzinome behielten die gleiche histologische Struktur wie der Ursprungstumor sowohl in der ersten als auch in allen nachfolgenden Passagen. Tumor I und II zeigten auch nach über 24 Monaten der Serientransplantation keine wesentliche Veränderung ihrer Morphologie (Abb. 2 u. 3). Der Malignitätsgrad der acht Pankreaskarzinome wurde nach der von Klöppel [9] vorgeschlagenen Einteilung bestimmt und seine Beziehung zum Proliferationsverhalten der Nacktmaustumoren untersucht. Der histologisch-morphologischen Stabilität entsprach auch die Stabilität des ursprünglichen Tumorgrades (s. Tabellen 2 u. 3). Der Differenzierungsgrad von glandulären und duktalen Strukturen blieb stets erhalten.

Gewebe der Ursprungstumoren und der Transplantationstumoren jeder Passage wurden elektronenmikroskopisch untersucht und verglichen. Dabei zeigten die

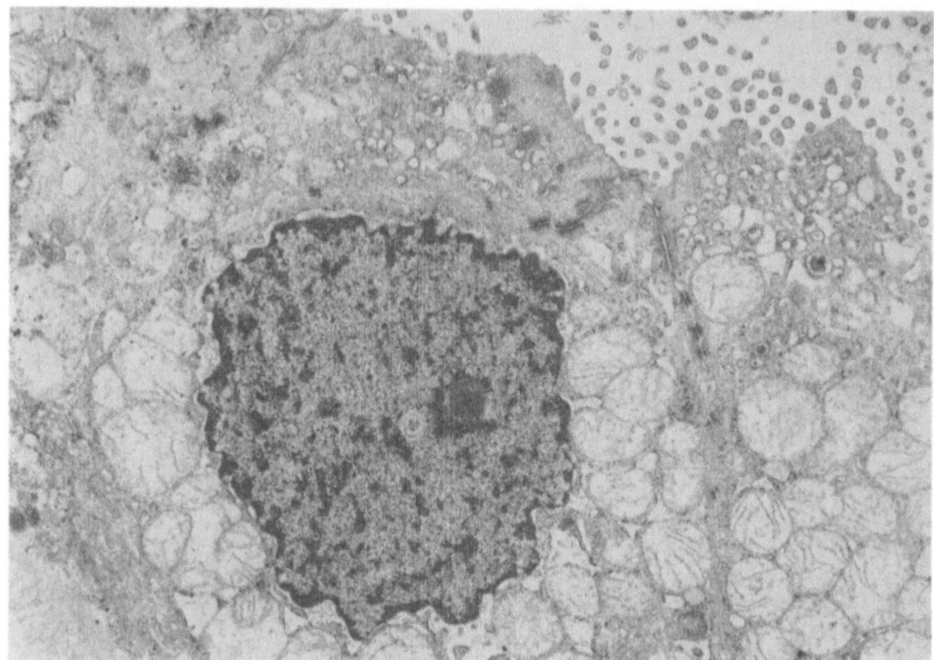

Abb. 4. Transplantiertes Pankreaskarzinom Tumor I, 4. Passage (Tumorgrad II). Mitochondrienreiche Zelle mit teilweiser elektronenoptisch leerer Granula am apikalen Zellpol; × 7700

Grad-I-Tumoren auch in Xenotransplantaten hochprismatisch ausgebildete Epithelzellen mit ausgeprägtem rauhem endoplasmatischem Retikulum und zahlreichen, wenig elektronendichten Granula am applikalen Zellpol. G-III-Tumoren mit mittelgradiger Differenzierung variierten im Gehalt an sekretorischer Granula (Abb. 4), undifferenzierte Tumoren zeigten ähnliche ultrastrukturelle Zellveränderungen wie G-II-Tumoren.

Mit Lektinen unterschiedlicher Spezifität wurden Oberflächencharakterisierung von Pankreaskarzinomzellen an Ursprungstumoren und Tumoren der entsprechenden Heterotransplantationsreihe durchgeführt. Danach reagierten Pankreaskarzinomzellen vor allem mit Ulex Europeus-Lektin und Wheat-Germ-Lektin. Interessanterweise läßt sich eine unterschiedlich starke Bindung in Abhängigkeit vom Tumorgrad feststellen. Dieses zunächst an den acht Originaltumoren nachgewiesene zuckerspezifische Bindungsverhalten konnte auch mit dem gleichen Raster jeweils an den entsprechenden Tumoren der Serienpassage wiedergefunden werden.

Von Tumoren der Serienpassagen wurden regelmäßig DNA-Histogramme mit Hilfe der Flußzytometrie aufgestellt und untereinander verglichen. Dabei fand sich bei allen Tumoren der entsprechenden Linie keine wesentliche Abweichung des einmal aufgestellten DNA-Histogramms. Auch der DNA-Index (DNA-Gehalt von G_1-Tumorzellen im Verhältnis zum DNA-Gehalt von G_1-Zellen diploider menschlicher Zungenepithelzellen) blieb für alle Passagen der entsprechenden Tumorlinie gleich (s. Tabellen 2 u. 3).

Alle Karyotypen der untersuchten transplantierten Pankreaskarzinome waren eindeutig menschlich. In keinem Fall fand sich eine Hybridisierung von Mäuse- und Menschenchromosomen.

Diskussion

In den eigenen Versuchen konnten von acht unterschiedlichen Pankreaskarzinomtumoren sieben erfolgreich auf die Nacktmaus transplantiert und als Tumorlinien etabliert werden, wobei die Angehrate aller Implantate der jeweiligen ersten Passagen 49,7% betrug. Im Vergleich zu den in der Literatur mitgeteilten Ergebnissen anderer Untersuchergruppen wird in dieser Arbeit über die bisher größte Anzahl von etablierten Tumorlinien berichtet. Schmidt [13] fand für zwei Pankreaskarzinomlinien eine Angehrate von 50%, Giovanella et al. [4] beschrieben eine Angehrate von 83%, allerdings wurde hier das Angehen der ersten Passage mit denen späterer Passagen vermengt. Die Ergebnisse der eigenen Versuche zeigen, daß menschliche duktale Pankreaskarzinome mit einer primären Angehrate von ca. 50% auf die Nacktmaus zu xenotransplantieren sind und im Rahmen der Serientransplantation eine Angehrate von fast 90% erreichten. Dabei ließen sich alle G-II- und G-III-Tumoren sicher weitertransplantieren, während die zwei G-I-Tumorlinien nur über wenige Passagen erhalten werden konnten.

Pankreaskarzinome wachsen im Nacktmaussystem unterschiedlich schnell und in Abhängigkeit vom Malignitätsgrad, wie nachgewiesen werden konnte. Bei allen sieben Tumorlinien verkürzte sich die Tumorverdopplungszeit während der ersten vier Passagen. Ab der vierten bis fünften Passage stabilisierten sich die Werte. Ähnliche Beobachtungen machten auch Grant et al. [5] an zwei Pankreaskarzinomtumorlinien. Die zur Beurteilung der Malignität des menschlichen Pankreaskarzinoms benutzte Einteilung nach Klöppel et al. [9] zeigte bei allen sieben Tumoren eine gute Übereinstimmung zwischen Tumorgrad und Proliferationsverhalten.

Flußzytometrische Messungen ließen gleichbleibende DNA-Histogramme der jeweiligen Passage für Tumor I und II über 24 Monate erkennen. Der DNA-Index (Maß der G_1-Tumorzellen im Verhältnis zu den G_1-Zellen normaler diploider menschlicher Zungenepithelzellen) zeigte sich ebenfalls über diesen Zeitraum hin konstant, was für einen stabilen DNA-Gehalt und Ploidiegrad der Tumorzellen in den aufeinander folgenden Passagen spricht.

Zur Überprüfung biologischer und immunologischer Konstanz transplantierter Pankreaskarzinome wurde die Zusammensetzung von Kohlehydratresten der Zelloberfläche von Ursprungstumoren und Tumoren der Serientransplantation mit Lektinen unterschiedlicher Spezifität durchgeführt. Danach reagierten Pankreaskarzinomzellen vor allem mit Ulex Europeus-Lektin (UEL), spezifisch für Alpha-Fukose sowie mit Wheat-Germ-Lektin (WGL), spezifisch für azetyliertes Galaktosamin. Interessanterweise ließ sich eine unterschiedlich starke Bindung in Abhängigkeit vom Tumorgrad feststellen. Dieses zunächst an den acht Originaltumoren festgestellte zuckerspezifische Bindungsverhalten konnte mit dem gleichen Raster jeweils an Tumoren der Serienpassage nachgewiesen werden. Der Befund spricht für eine gleichbleibende Oberflächenstruktur von Pankreaskarzinomzellen auch nach Transplantation auf die Nacktmaus.

Zusammenfassung

Von acht teilweise unterschiedlich differenzierten duktalen Pankreaskarzinomen des Menschen konnten sieben erfolgreich auf NMRI-nu/nu-Mäuse transplantiert und teilweise über 24 Monate in Serienpassagen weitergeführt werden. Die Tumorangehrate und Dauer der Latenzzeit korreliert mit dem Tumorgrad. Eine primäre Angehrate von 49,7% kann im Vergleich zur durchschnittlichen Angehrate von 35% bei allen menschlichen Tumoren als gut bezeichnet werden. In der Serienpassage stieg die Angehrate auf über 80% an. Alle auf der Nacktmaus gewachsenen Tumoren zeigten histologisch die gleiche morphologische Struktur wie der entsprechende Ausgangstumor. Der Differenzierungsgrad von glandulären und duktalen Strukturen entsprach immer dem des Ursprungstumors. Auch elektronenmikroskopisch blieb dieser Differenzierungsgrad der einzelnen Karzinomzellen erhalten. Mit Lektinen unterschiedlicher Spezifität konnte eine Oberflächencharakterisierung der Pankreaskarzinomzellen vorgenommen werden, die im Rahmen der Serientransplantation nicht verloren ging. Flußzytometrische Bestimmungen zeigten keine Veränderung des DNA-Histogramms oder des DNA-Index nach 24 Monaten der Serientransplantation.

Literatur

1. Berenbaum MC, Sheard CE, Reittie JR, Bundick RV (1974) The growth of human tumors in immunosuppressed mice and their response to chemotherapy. Br J Cancer 30:13
2. Collins VP, Löffler RK, Tivey H (1956) Observations on growth rates of human tumors. Am J Roentgenol 76:988
3. Diamond D, Fischer B (1975) Pancreatic cancer. Surg Clin North Am 55:363
4. Giovanella BC, Stehlin IS, William LJ, Lee S, Shepard RC (1978) Heterotransplantation of human cancers into mude mice. Cancer 42:2269
5. Grant AG, Duke D, Hermon-Taylor J (1979) Establishment and characterization of primary human pancreatic carcinoma in continous cell culture and in nude mice. Br J Cancer 39:143
6. Gudjonsson BG, Livstone EM, Spiro HM (1978) Cancer of the pancreas. Diagnostic accuracy and survival statistics. Cancer 42:2494
7. Ito H, Karnovsky L (1968) Fixation for electron-microscopy. J Cell Biol 30:168A
8. Klöppel G, Rückert K, Eichfuss HP, Sosnowski J, Klapdor R (1979) Aktuelle Aspekte des Pankreaskarzinoms. Dtsch Med Wochenschr 104:1801
9. Klöppel G, Kern H, Bülow M v (1982) Human pancreatic adenocarcinom grown in nude mice, an analysis at their structural and biological features. Digestion 25:44
10. Kümmerle F, Ruckert K (1980) Role of surgery in pancreatic cancer. International congress of diagnosis and treatment of upper gastrointestinal tumors, Mainz
11. Kümmerle F, Kirschner P, Mangold G (1976) Zur Klinik und Chirurgie des Pankreascarcinoms. Dtsch Med Wochenschr 101:729
12. Roters M, Linden WA, Heienbrock W (1978) Comparison of three different methods for the preparation of human tumors for flow cytometric (FCM). In: Lutz E (ed) Third International Symposium Pulse Cytometry. European Press, Ghent, p 423
13. Schmidt M (1977) Gastrointestinal cancer studies in the human to nude mouse heterotransplant system. Gastroenterology 72:829
14. Shapiro TM (1975) Adenocarcinoma of the pancreas. A statistical analysis of bilary bypass vs Whipple resection in good risk patients. Ann Surg 182:715
15. Trede M, Hoffmeister AW (1982) Chirurgische Therapie des Pankreaskarzinoms. Therapiewoche 32:918

2.3 Das experimentelle Pankreaskarzinom am syrischen Goldhamster: Exokrine und endokrine Funktionsstörungen nach DHPN-Exposition

E. Schölzel[1], S. Roller[1], V. Mayer[2], K. Baczako[3], F. Safi[1] und H. G. Beger[1]

Blutchemische Untersuchungen an Patienten mit Pankreaskarzinom haben in 13–27% der Fälle Aktivitätserhöhungen der Pankreasenzyme [1] und in 20% erhöhte Blutzuckerspiegel [2] ergeben. Obwohl diese Ergebnisse lange bekannt sind, wurden Beziehungen zwischen exokrinen und endokrinen Pankreasfunktionsstörungen wegen Mangel an geeigneten Tiermodellen nur wenig erforscht. Unter Einsatz von Nitrosaminen hat Pour mehrere experimentelle Tiermodelle [4, 5] erstellt. Diese zeigen, daß das Pankreaskarzinom des syrischen Goldhamsters in einigen morphologischen, biologischen und biochemischen Gesichtspunkten durchaus dem Pankreaskarzinom des Menschen vergleichbar ist. Von besonderem klinischen Interesse ist das Studium von routinemäßig durchgeführten Blutuntersuchungen während der Frühphase der Pankreaskarzinominduktion [7].

Aufgabe dieser Arbeit ist es, Beziehungen zwischen den morphologischen Frühveränderungen beim experimentellen Pankreaskarzinom und den daraus resultierenden Blutveränderungen in bezug auf das exokrine und endokrine Pankreassystem herzustellen.

Material und Methode

Verwandt wurden 100 weibliche syrische Hamster (8 Wochen alt; Körpergewicht 70–120 g; Standarddiät und Wasser ad libitum). Als Kanzerogen wurde DHPN (2,2'-dihydroxydi-n-propyl-nitrosamine)[4] subkutan in die Bauchdecke verabreicht. Während eines Behandlungszeitraumes von 15 Wochen erhielten die Hamster wöchentliche Injektionen von 125 mg/kg Körpergewicht.

Zur Klärung der Frage, ob die Milz oder eine Laparotomie das Tumorwachstum beeinflussen, wurden 25 Hamster splenektomiert (Gruppe B). Bei je 18 Hamstern der Gruppe A (ohne Splenektomie) und der Gruppe B wurden zweimal Scheinoperationen durchgeführt.

Über einen Zeitraum von 25 Wochen wurden Blutentnahmen durchgeführt. Die Tiere wurden zuvor 24–36 Stunden nüchtern gehalten. Nach Betäubung mit Nembutal (0,15 ml/100 g Körpergewicht intraperitoneal) wurden 2 ml Blut durch Laparotomie und Punktion der Vena cava inferior oder durch Herzpunktion entnommen.

---

1 Abteilung für Allgemeine Chirurgie der Universität, Steinhövelstr. 9, D-7900 Ulm
2 Abteilung Innere Medizin I, Klinische Chemie, Steinhövelstr. 9, D-7900 Ulm
3 Abteilung Pathologie der Universität, Steinhövelstr. 9, D-7900 Ulm
4 Für die Synthese des Karzinogens danken wir Frau Dr. Bertram, DKFZ Heidelberg, Abt. für Toxikologie und Chemotherapie

Das Pankreaskarzinom
Hrsg. H. G. Beger und R. Bittner

Bestimmt wurden Amylase sowie Lipase im Serum und der Blutzuckerspiegel. Bei 40 Tieren wurden Glukosetoleranztests durchgeführt.

Labortests

1. Die enzymatische Aktivität der Amylase und Lipase wurde mit Testkits der Firma Boehringer, Mannheim, BRD (No. 568 651 und No. 263 346), bestimmt unter Benutzung von p-Nitrophenyl-α, D-maltohepatosid resp. Triolein und des Analyzers ACP 5040.

2. Blutzuckerbestimmungen wurden nach der enzymatischen Hexokinase/Glukose-6-Phosphat- (HK-G 6P-DH-) Methode (Boehringer, Mannheim, BRD; No. 245 178) durchgeführt unter Benutzung des ACP 4050-Analyzers.

3. Modifizierte Glukosebelastung. Nach Bestimmung des Blutzuckerspiegels erhielten die Hamster 0,5 g Glukose pro kg Körpergewicht durch langsame Injektion in den rechten Ventrikel. Blutentnahmen erfolgten nach 30, 60, 120 und 180 Minuten, da nach 1 Stunde noch sämtliche Blutglukosespiegel erhöht waren.

Ergebnisse (Tabelle 1)

Exokrine Pankreasfunktion

1. Serumamylase (Abb. 1). Normalwerte: Bei 10 Kontrolltieren wurde im Serum eine sehr hohe Amylaseaktivität mit Durchschnittswerten von 5100 U/l gemessen. Nach 6- bis 10wöchiger DHPN-Exposition erreichten die Amylasekonzentrationen ihr Maximum, waren mit Durchschnittswerten von 6500 U/l jedoch nur mäßig erhöht. Zwischen der 12. und 16. Woche war ein leichter Abfall der Serumfermentkonzentrationen zu verzeichnen (Mittelwerte von 4500 U/l). Die Entwicklung der Hamster schien verlangsamt mit Gewichtsstillstand oder leichter Abnahme. Nach Beendigung der DHPN-Behandlung (15 Wochen) kam es zu einem raschen Abfall der Amylaseaktivität weit unter die Normgrenze (Mittelwerte 1000–1600 U/l). Gleichzeitig wurde ein bemerkenswerter Gewichtsverlust zwischen 15 und 25% festgestellt. Wie Abb. 1 zeigt, nehmen weder Splenektomie noch Scheinoperation signifikant Einfluß auf die Amylaseaktivität.

2. Serumlipase (Tabelle 2). Normalwerte: Die Lipaseaktivität im Serum war bei 14 Kontrolltieren wesentlich geringer als die Amylaseaktivität und betrug 33 bis 55 U/l. Nach 14wöchiger Karzinogenexposition lagen die durchschnittlichen Enzymspiegel

Tabelle 1. Normalwerte für Pankreasenzyme und Blutzucker beim syrischen Goldhamster

Serumamylase	($n = 20$)	Serumlipase	($n = 14$)	Blutzuckerspiegel	($n = 20$)
3700–7800 U/l	5100*	33–55 U/l	40*	50–120 mg/100 ml	99 mg/100 ml*

* Mittelwert

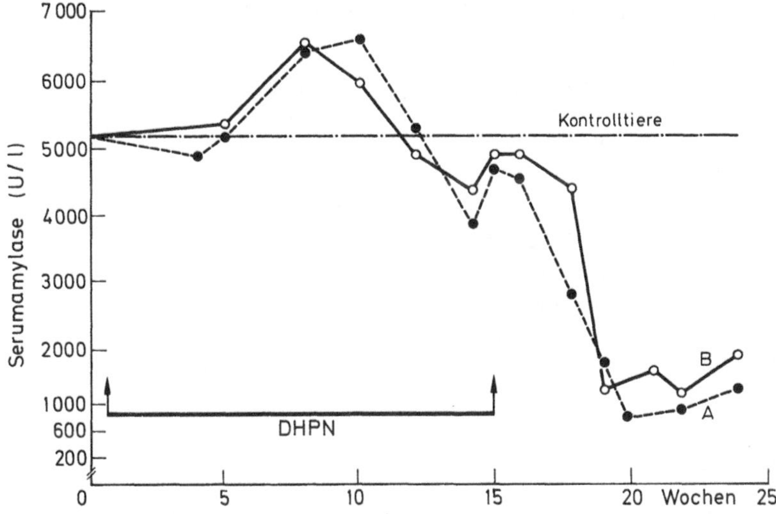

Abb. 1. Serumamylasespiegel beim syrischen Goldhamster nach DHPN-Exposition über 15 Wochen (125 mg/kg Körpergewicht). Kontrolltiere: $n = 10$, $A = 75$, $B = 25$; A = ohne Splenektomie, B = mit Splenektomie vor DHPN-Behandlung

Tabelle 2. Serumlipaseaktivität beim syrischen Goldhamster nach DHPN-Exposition von 15 Wochen ($n = 77$)

Zeit nach s.c. DHPN-Gabe in Wochen	n	Lipase (U/l, $\bar{x}$)
Kontrolltiere	14	33–55
14	4	190 (130–280)
16	19	203 (130–310)
18	8	267
20	9	92
22	10	7
24	13	15

bei 190 U/l. Ein weiterer Lipaseanstieg war bis 3 Wochen nach Absetzen der DHPN-Behandlung festzustellen, wobei in Einzelfällen das 10fache der Ausgangswerte erreicht wurde. In den nächsten 4–6 Wochen sinkt die Lipasekonzentration deutlich unter das Kontrollniveau mit Mittelwerten von 7 U/l nach 22 und 15 U/l nach 24 Wochen. Signifikante Unterschiede der Lipaseaktivität bei nicht operierten, scheinoperierten und splenektomierten Hamstern bestanden nicht.

Tabelle 3. Glukosebelastung beim syrischen Goldhamster nach DHPN-Exposition ($n = 37$)

Zeit nach DHPN-Behandlung in Wochen	n	Blutzuckerspiegel 150 mg/100 ml nach 3 Stunden	Gestorben während der Untersuchung
Kontrolltiere	7	1 (169 mg/dl)	
5	5	2 (352 u. 395 mg/dl)	
10	10	8 (165–249 mg/dl)	1
19	10	8 (166–440 mg/dl)	1
26	5	5 (177–445 mg/dl)	3

Endokrine Pankreasfunktion

1. Nüchternblutzuckerwerte. An 12 Kontrolltieren wurden nach 24- bis 36stündigem Fasten Glukosespiegel von 50 bis 120 mg/100 ml (Mittelwert 99 mg/100 ml) gemessen. Normalwerte fanden wir bis zur 9. Behandlungswoche bei insgesamt 23 untersuchten Hamstern. Pathologische Blutzuckerspiegel wurden zwischen der 10. und 24. Woche nach DHPN-Behandlung in gleichmäßiger zeitlicher Verteilung beobachtet. Bei insgesamt 106 Untersuchungen hatten 19,6% der A- und 15,5% der B-Tiere Blutzuckerwerte > 150 mg/100 ml.

2. Glukosebelastungstest (Tabelle 3). Bei 6 von 7 Kontrolltieren sah man nach anfänglichem Glukoseanstieg bis 352 mg/100 ml einen ständigen Abfall der Werte unter 120 mg/100 ml nach 3 Stunden. Lediglich bei einem Hamster war der Glukosewert auf 169 mg/100 ml erhöht. Bereits nach 5wöchiger DHPN-Exposition fiel der Glukosetoleranztest bei 2 von 5 Tieren pathologisch aus, und zwischen der 10. und 20. Woche waren die Glukosespiegel bereits bei 80% der Tiere pathologisch erhöht. Nach 20 Wochen waren sämtliche Blutzuckerbelastungskurven pathologisch verändert. 5 Hamster, welche bereits erhöhte Nüchternblutzuckerwerte aufwiesen, starben während der Untersuchungen.

Diskussion

Die Ergebnisse machen deutlich, daß bereits während der Frühphase der Pankreaskarzinominduktion mittels DHPN eine erhebliche Beeinträchtigung der Inselfunktion und der exokrinen Pankreasfunktion beobachtet wird.

Exokrines Pankreas. Wie die Enzymaktivitätenbestimmungen zeigen, bestehen relevante Beziehungen zwischen Amylase- und Lipasesekretion im Serum. Die Serumamylase, welche glomerulär filtriert wird [5] und mit sehr hoher Aktivität im Harn nachweisbar ist, ist nur vorübergehend in der frühen DHPN-Behandlungsphase leicht erhöht und weist nach 18 Wochen bereits einen erheblichen Aktivitätsverlust auf. Die Serumlipase dagegen erreicht eine aussagekräftige Aktivitätszunahme und ist nach 18 Wochen im Durchschnitt um das 7fache des Ausgangswertes erhöht. Erst nach 22 Wochen ist ein ähnlicher signifikanter Aktivitätsabfall wie bei der Amylase vorhanden.

Da wir in Übereinstimmung mit anderen Autoren [3] in den ersten 10 Wochen der DHPN-Behandlung bei den lichtmikroskopischen Untersuchungen des Pankreas keine entsprechenden entzündlichen Gewebsreaktionen finden und bis zur 20. Woche vorwiegend gutartige zystische Veränderungen vorhanden sind, wird nach unserer Ansicht die vermehrte Enzymausschwemmung durch toxische Zellschädigung mit vermehrter Wandpermeabilität verursacht. Elektronenoptische Untersuchungen und Bestimmungen der Gewebsamylase- und -lipaseaktivität sind zur Klärung erforderlich. Das zeitliche Nachhinken des Aktivitätsverlustes der Lipase hinter der Amylase kann durch eine gleichzeitige toxische Leberzellschädigung [6] erklärt werden, wodurch der Abbau der Lipase verlangsamt ist. Der ausgeprägte Aktivitätsverlust beider Enzyme nach 22 Wochen DHPN-Behandlung erfordert weitere ultrastrukturelle Untersuchungen sowie Sekretionsstudien und Enzymbestimmungen aus Gewebshomogenaten.

Endokrines Pankreas. Während Nüchternblutzuckerwerte in der Frühphase der Pankreaskarzinogenese von untergeordneter Bedeutung sind, scheint der Glukosetoleranztest beim syrischen Hamster ein empfindlicher Indikator zu sein, der bereits nach 6 Wochen DHPN-Behandlung auf eine schwere Dysfunktion im Inselzellapparat hinweist. Als morphologisches Äquivalent fanden Pour et al. [4, 5] bereits nach 8 Wochen vereinzelt duktuläre Formationen in den Langerhansschen Inseln oder in der Umgebung normal aussehender Inseln. Ultrastrukturelle Untersuchungen und Insulinsekretionsstudien mit In-vitro-Messungen können weitere Aufschlüsse geben, da eine inselzelltoxische Komponente als Ursache der Blutzuckerstörungen nicht auszuschließen ist.

Zusammenfassung

Bei 100 syrischen Goldhamstern wurden nach 15wöchiger DHPN-Exposition (2,2'-dihydroxydi-n-propylnitrosamine) Messungen der Serumamylase- und Lipaseaktivität sowie Blutzuckerkontrollen (nüchtern, Glukosebelastung) vorgenommen. Während der Frühphase der Pankreaskarzinominduktion waren Amylase und insbesondere die Lipase deutlich erhöht. Nach Absetzen des DHPN zeigte sich eine ausgeprägte Aktivitätsminderung beider Pankreasenzyme, welche aber nach der 24. Woche zum Teil reversibel war. Für die bemerkenswerten Schwankungen der Enzymaktivität können Veränderungen im Sinne einer fokalen Pankreatitis oder aber ausgeprägte toxische Zellschäden verantwortlich sein. Während die Nüchternblutzuckerwerte bis zur 24. Woche nach Karzinogenexposition bei 15 bis 20% der Proben pathologische Werte ergaben, sahen wir bei den Blutzuckerbelastungstests bereits nach 10 Wochen in 80% der Fälle, nach 20 Wochen in 100% erhöhte Blutzuckerspiegel. Diese Ergebnisse weisen darauf hin, daß die DHPN-Exposition sich nicht nur auf das exokrine Pankreas erstreckt, sondern bereits in der Frühphase zu einer diffusen Organschädigung führt.

Literatur

1. Gambill EE, Mason HL (1964) Urinary amylase versus serum amylase in patients with pancreatic carcinoma. J Am Med Ass 188:824
2. Go VLW (1980) Biological and immunological considerations of pancreatic cancer. Inserm Symposion No 15. Elsevier, North Holland, pp 291–302
3. Moore MA, Takahashi M, Ito N, Banasch P (1983) Early lesions during pancreatic carcinogenesis induced in Syrian hamster by DHPN or DOPN. I. Histological, histochemical and autoradiographic findings. Carcinogenesis 4/4:431–437. II. Ultrastructural findings. Carcinogenesis 4/4: 439–448
4. Pour P, Althoff J, Takahashi M (1977) Early lesions of pancreatic ductal carcinoma in the hamster model. Am J Path 88:291–308
5. Pour P, Runge RG, Birt D et al (1981) Current knowledge of pancreatic carcinogenesis in hamster and its relevance to human disease. Cancer 47:1573–1587
6. Rick W (1976) Pankreasenzyme in Serum und Harn: Die Untersuchung der Bauchspeicheldrüse. Thieme, Stuttgart
7. Takahashi M, Nagase S, Hayashi Y et al (1981) Changes of amylase during experimental pancreatic carcinogenesis in hamsters. Gann 72:615–619

2.4 Das Pankreaskarzinom des Menschen: Rückschlüsse aus experimentellen Beobachtungen*

P. M. POUR[1]

Der tiefere Beweggrund für jedes Experiment in der Krebsforschung besteht darin, das im Labor erworbene Wissen für die Therapie am Menschen umzusetzen. Unter praktischen Gesichtspunkten ist es nicht logisch, sich auf Experimente, deren Ergebnisse keinerlei Relevanz für die Klinik aufweisen, zu konzentrieren. Als Mediziner sind wir natürlich besonders an der Gewinnung von experimentellen Daten interessiert, die aus ethischen Gesichtspunkten schwierig oder unmöglich durch Untersuchungen am Menschen zu erhalten sind und die der klinischen Praxis dienen sollen und dem Verständnis von Ätiologie, Entstehungsmechanismen, früher Diagnose sowie der Vorbeugung und Heilung von Erkrankungen des Menschen. Dieser Weg ist vor allem wünschenswert im Hinblick auf das Pankreaskarzinom, das, hauptsächlich aufgrund der extrem schlechten Prognose, dem Fehlen eines frühen Erkennungssystems und seiner zunehmenden Häufigkeit in vielen Teilen der Welt, ein dringliches internationales Problem geworden ist. In diesem Zusammenhang bekommt die Frage Bedeutung, inwieweit die Ergebnisse beim experimentellen Pankreaskarzinom mit denen beim Menschen zu vergleichen sind. Die Verschiedenheiten zwischen den Erkrankungen in den zwei Spezies verdienen ebensoviel Aufmerksamkeit wie deren Übereinstimmungen, wenn man tierexperimentelle Daten auf menschliche Verhältnisse übertragen will.

Von einem morphologischen Gesichtspunkt aus besteht eine verblüffende Übereinstimmung zwischen hyperplastischen, präneoplastischen und neoplastischen Pankreasläsionen bei Hamster und Mensch (Abb. 1). Viele Typen des menschlichen Pankreaskarzinoms, wie von Cubilla u. Fitzgerald dargelegt [3, 4], einschließlich solcher, die relativ selten auftreten, z. B. Pankreatikoblastomas, Riesenzelltumoren, können im Hamster ausgelöst werden [14]. Überaus bemerkenswert erscheint die Tatsache, daß Tumoren, die relativ selten beim Menschen auftreten, z. B. Azinuszelltumoren, auch beim Tier nur selten ausgelöst werden können. Weiterhin stellen auch die beim Menschen am häufigsten vorkommenden Krebstypen ebenso die am häufigsten experimentell ausgelösten Tumoren dar. Im Hinblick auf die morphologischen Verschiedenheiten sind das squamöse und das adenosquamöse Zellkarzinom beim Hamster [14] fast nicht zu finden. Allerdings können diese gegensätzlichen Beobachtungen als unbedeutend eingestuft werden, da auch beim Menschen diese Neubildungen nur selten auftreten.

---

* Übersetzt von J. Limmer

1 University of Nebraska Medical Center, The Eppley Institute for Research in Cancer and Department of Pathology and Laboratory Medicine, 42nd and Dewey Avenue, Omaha, NE 68105, USA

Das Pankreaskarzinom
Hrsg. H. G. Beger und R. Bittner

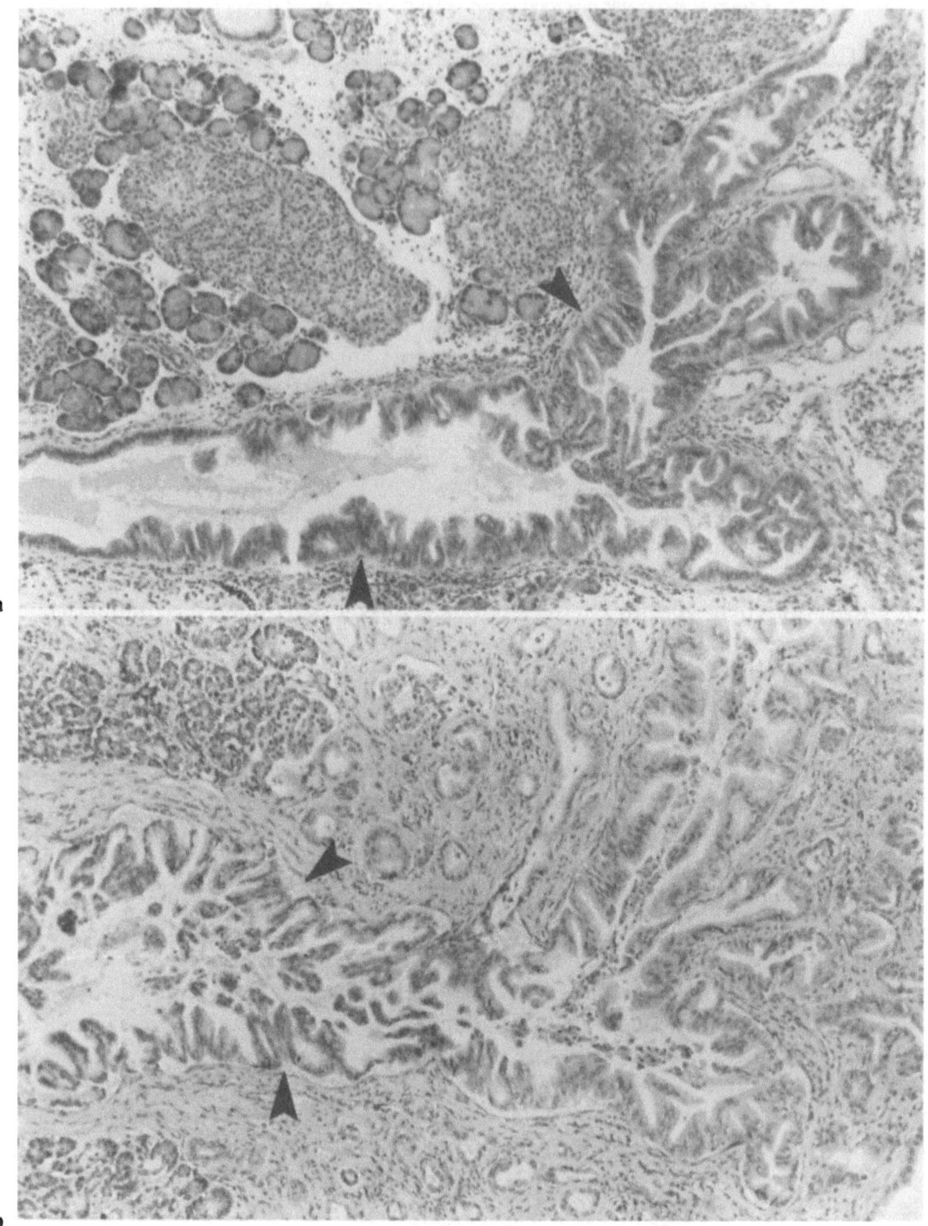

a

b

Abb. 1a, b. Hyperplasie, Dysplasie und fokale Veränderungen, vereinbar mit einem *Carcinoma in situ (NB Pfeile),* welche einen Hauptausführungsgang und seine Verzweigungen in einem Hamsterpräparat (**a**) und in einem menschlichen Präparat (**b**) betreffen; H&E × 72

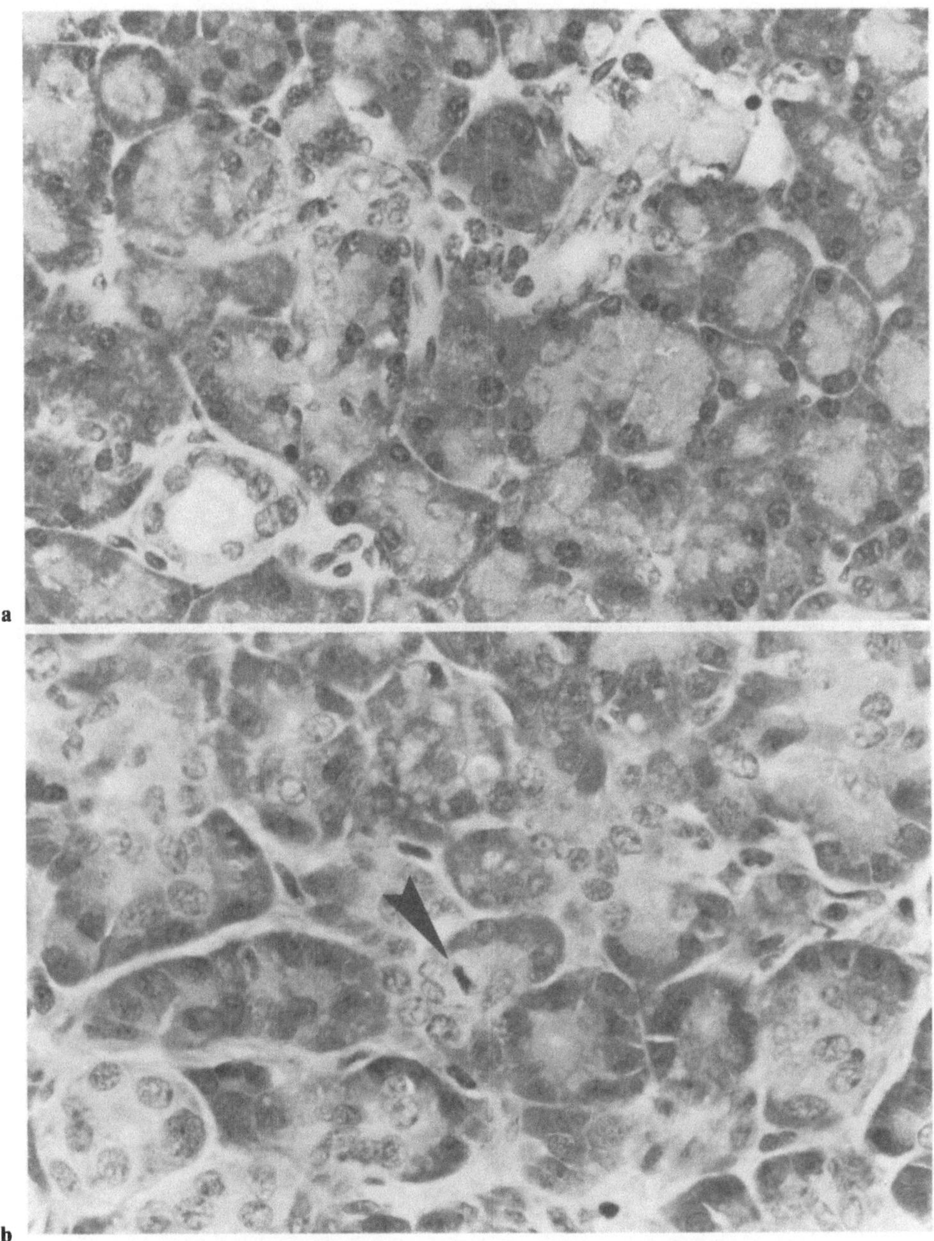

Abb. 2a, b. Proliferation von zentroazinären Zellen, die in einem Hamsterpräparat (**a**) und in einem menschlichen Präparat (**b**) die Azini ersetzen. Ein hyperplastischer Duktulus zeigt sich im linken oberen Eck, eine zentroazinäre Zelle in Mitose *(Pfeil)*. Das menschliche Präparat stammt von einem Patienten mit hyperinsulinämischer Hypoglykämie; H&E × 390

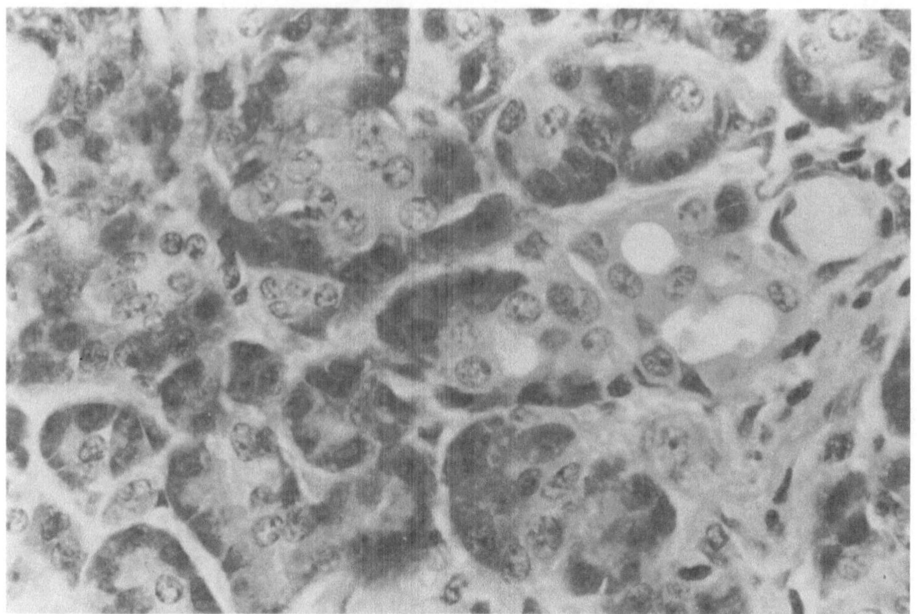

Abb. 3. Bemerkenswerte Hyperplasie von zentroazinären Zellen mit der Bildung von duktulären Strukturen *(rechte Mitte)* in einem menschlichen Präparat mit hyperinsulinämischer Hypoglykämie; H&E ×390

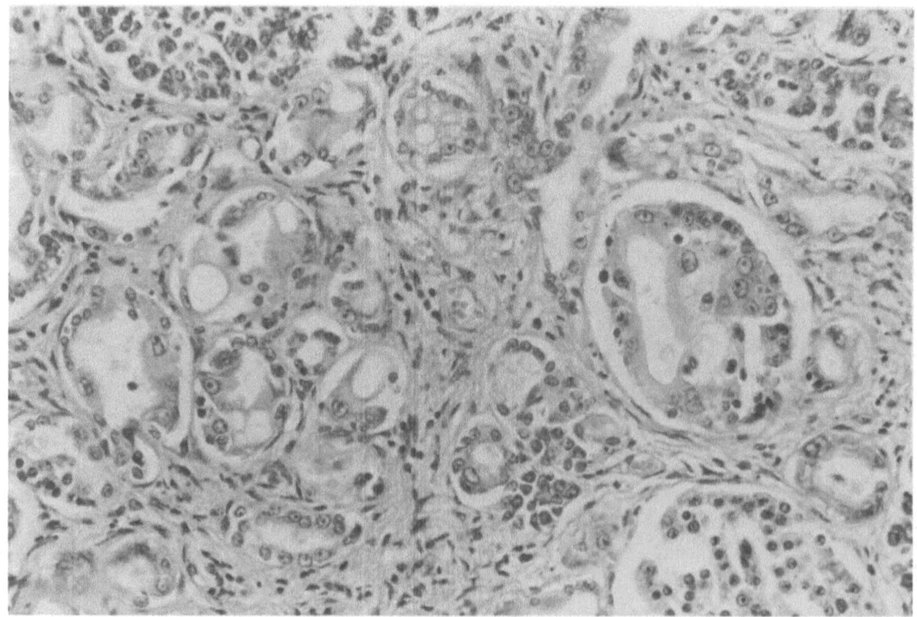

Abb. 4. Duktuläres Carcinoma *in situ* im Pankreas bei einem 72 Jahre alten Mann, Zufallsbefund; H&E ×195

Nichtsdestoweniger ist es verständlich, daß die Histogenese des Pankraskarzinoms für beide Spezies aufgrund der beeindruckenden morphologischen Ähnlichkeit zwischen den experimentell ausgelösten Pankreasveränderungen und den beim Menschen beobachteten ähnlich verläuft. In der Tat unterstreichen unsere Untersuchungen besonders, daß duktale und vor allem die duktulären Zellen vermutlich die Stammzellen der menschlichen Tumoren sind [13]. Ähnlich den Erhebungen im Experiment scheinen die ursprünglichen Veränderungen beim Menschen eine Proliferation von duktulären, genauer gesagt, der zentroazinären Zellen zu sein (Abb. 2). Dies ist ebenso verbunden mit Nesidioblastose und mit Formationen von Pseudoduktuli (Abb. 3), von denen manche atypische oder maligne Züge aufweisen (Abb. 4). Peri- und intrainsulär duktuläre Proliferationen (Abb. 5), deren maligne Veränderungen – Hyperplasie und Dysplasie der Gänge – gelegentlich in Verbindung mit Nesidioblastose auftreten, sind andere gemeinsame Merkmale bei Mensch und Hamster. Da diese Veränderungen bei Patienten mit Hypoglykämie, Hyperinsulinämie und Diarrhö gefunden werden, glauben wir, daß diese Patienten letztendlich ein Pankreaskarzinom bekommen. Sie sollten deswegen sorgsam nachuntersucht werden, selbst wenn die Indikation zu einer partiellen Pankreatektomie gestellt worden ist.

Wenn man die oben aufgeführten Daten bedenkt, erscheint es überzeugend, daß auch beim Menschen die duktalen (duktulären) Zellen Tumorvorläufer darstellen. Diese Behauptung ist weiterhin belegt durch die Ähnlichkeit von antigenen Determinanten von Pankreaskrebszellen in den zwei Spezies. Charakteristisch für alle experimentell ausgelösten Pankreastumoren ist die Anwesenheit eines tumorspezifischen Antigens der Blutgruppe A [19, 23]. Dies kann in den Anfangsstadien eines Tumors nachgewiesen werden und wird in größeren Mengen von Tumorzellen produziert. Dieses Antigen, das wir als einen hochspezifischen Pankreaskarzinommarker beim Hamster nachweisen konnten, wurde von uns ebenso in hyperplastischen und neoplastischen menschlichen Pankreasveränderungen gefunden (Abb. 6). Die Ähnlichkeit zwischen der Antigenität der Pankreaskarzinomzelle beim Menschen und beim Hamster ermöglicht Lösungsvorschläge für bestehende Probleme, vor allem in der frühen Diagnose und in der Verlaufsbeobachtung der Erkrankung. Weiterhin kann es für differentialdiagnostische Überlegungen dienen, bei der Festsetzung der morphologischen Bandbreite des Pankreaskarzinoms und bei der Bestimmung des Ursprungs der Metastasierung. Unsere aus dem Tierexperiment gewonnenen Erfahrungen enthüllen, daß selbst in schlecht differenzierten Pankreaskarzinomzellen, inkl. Pankreatikoblastom und Riesenzelltumoren, diese Antigene vorhanden sind (Abb. 7) und somit auf ihren duktalen oder duktulären Zellursprung hinweisen.

In bezug auf die Ungleichheiten zwischen den antigenen Charakteristika zeigen die Hamsterpankreaszellen kein karzinoembryonales Antigen wie die menschlichen Pankreaskarzinomzellen.

Ein anderer wichtiger klinischer Gesichtspunkt im Vergleich zwischen experimentellem und menschlichem Pankreaskarzinom ist die Tumormultiplizität [13]. Wir konnten zeigen, daß die meisten der ausgelösten Pankreasläsionen multifokalen Ursprungs sind, wobei die Multiplizität eine Funktion von Dosis und Überleben darstellt. Wiederholte Applikation des Karzinogens, höhere Einzeldosen der Verbindungen sowie eine längere Nachbeobachtung nach einer kleineren Einzeldosis sind

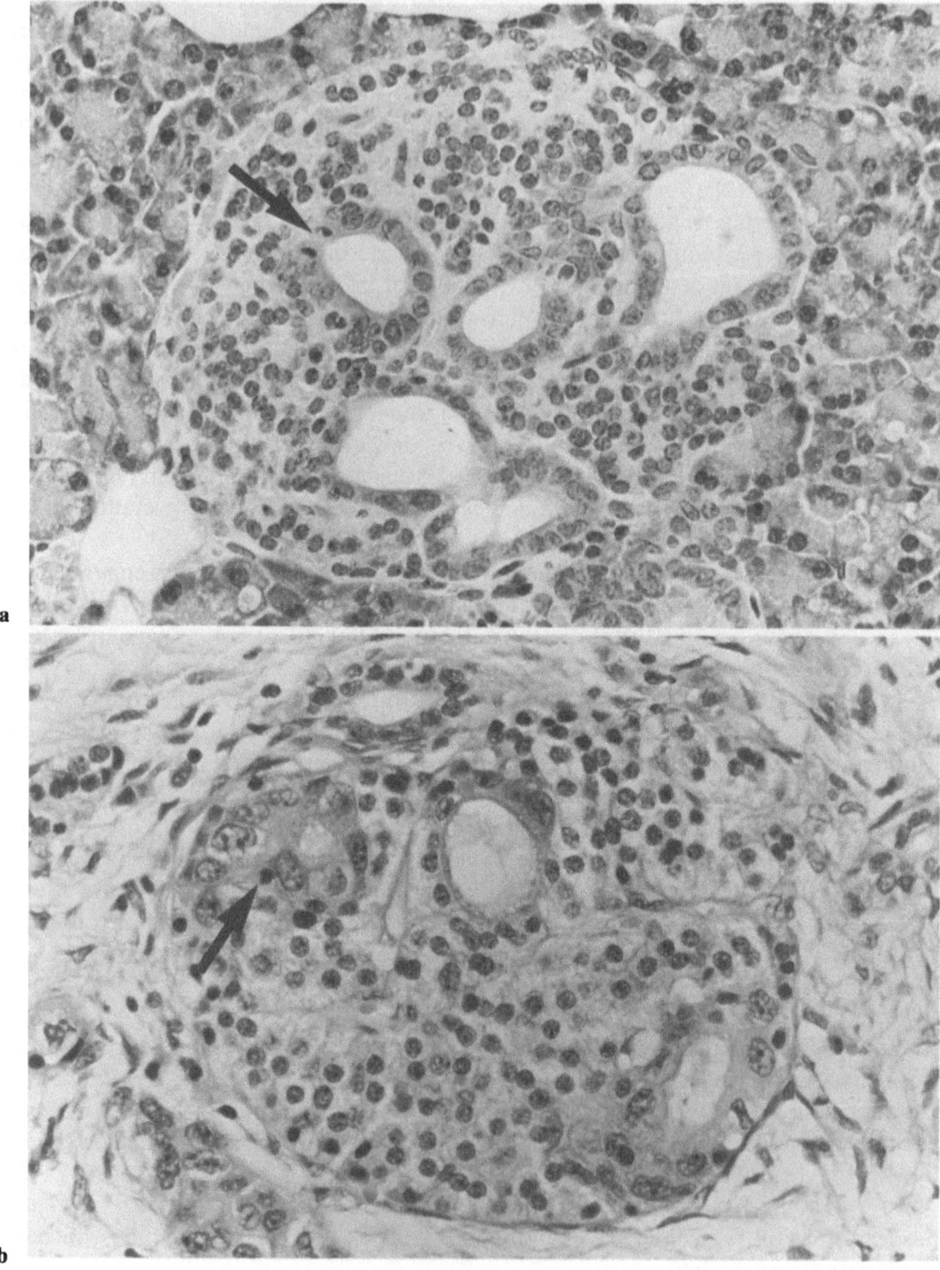

Abb. 5a, b. Hyperplastischer intra-insulär gelegener Duktus in einem Hamsterpräparat (**a**) und in einem menschlichen Präparat (**b**); in beiden Fällen fand sich Krebs in den entfernten Pankreasanteilen, Mitose *(Pfeil)*

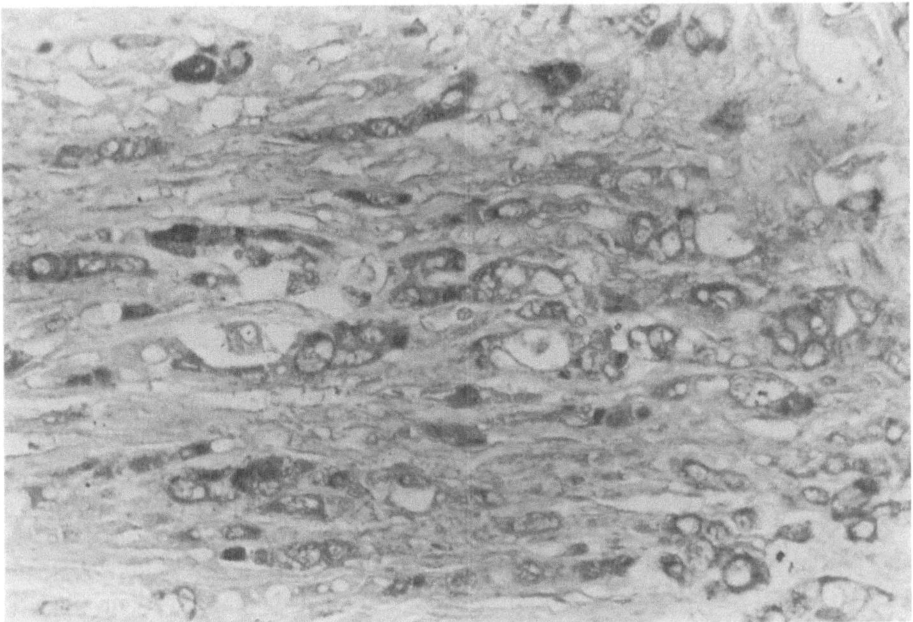

Abb. 6. Gering differenziertes menschliches Pankreaskarzinom, welches bereits in parapankreatisches Gewebe eingebrochen ist; von diesen Anteilen stammt das Präparat. Viele Zellen reagieren positiv mit Anti-A-Serum *(schwarz)*; Immunperoxidase-Antiperoxidasefärbung × 195

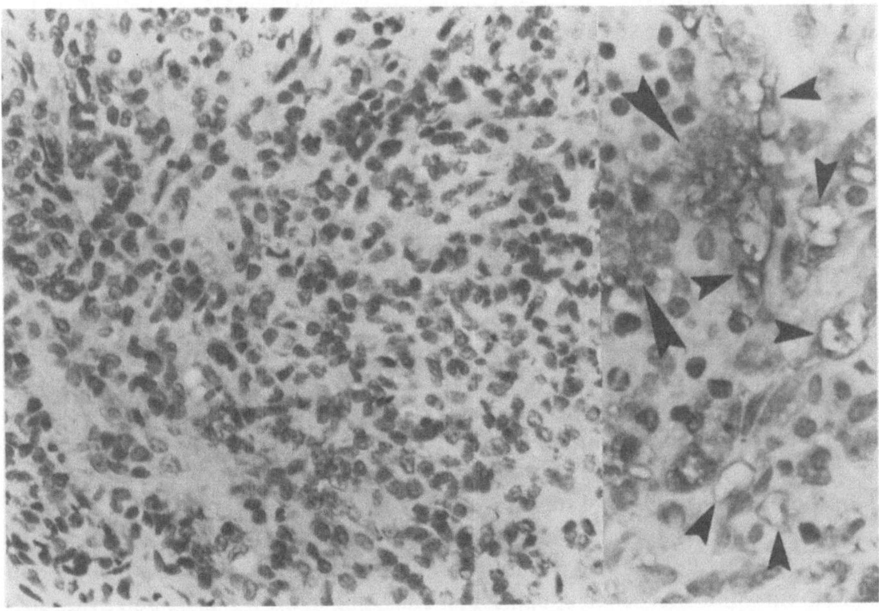

Abb. 7. Unklassifizierbarer, experimentell erzeugter Pankreastumor *(links)*; H&E × 195. Immunoperoxidase-Antiperoxidasefärbung mit Anti-A-Serum zeigt positive Reaktion *(schwarz)*, auf Grund der Anwesenheit von A-Antigen in den Drüsenausführungsgängen und in den Granulationen in den Riesenzellen *(große Pfeilspitzen)*; × 250

Tabelle 1. Maligne Duktus-/duktuläre Pankreasveränderung bei 83 Autopsien

Histologische Veränderungen	Anzahl der Fälle	Anzahl der Veränderungen	Veränderung pro Pankreas
Karzinoma *in situ*			
duktale	1	1	1,0
duktuläre	7	30	4,3
Duktuläres Frühkarzinom	2	2	1,0
Fortgeschrittenes Karzinom	2	2	1,0

ganz allgemein verbunden mit einem multiplen Tumorauftreten. In einer vergleichenden Untersuchung konnten bei sorgfältiger histologischer Durchuntersuchung des gesamten Pankreas von Patienten mit Pankreaskarzinom multiple Läsionen in verschiedenen Entwicklungsstadien und in verschiedenen Pankreasgebieten nahe oder fern des Neoplasmas gefunden werden [13]. Bei einem 75 Jahre alten Patienten konnten drei invasive Karzinome und über 200 fokale maligne Läsionen über das ganze Pankreas verteilt nachgewiesen werden. In einer anderen Untersuchung, in der 83 Pankreata bei Autopsien in gleicher Weise untersucht wurden [20], fanden sich 3 Pankreaskarzinome (die klinisch schon bekannt waren) und 8 *In-situ*-Karzinome bei Patienten ohne jegliche klinische Symptomatik. Auch bei diesen Patienten wurden multiple, im Schnitt bis zu 4, Veränderungen pro Pankreas (Tabelle 1) entdeckt. Diese beobachtete Multiplizität kann nicht alleine die schlechte Prognose der Erkrankung erklären, hat aber eine deutliche Auswirkung für die Therapiegrundzüge.

Obwohl alle diese Befunde eine enge Beziehung zwischen dem Pankreaskarzinom beim Menschen und dem beim Hamster zeigen, gibt es offensichtlich eine Ungleichung in bezug auf die Verteilung des Tumors innerhalb des Pankreas. Beim Menschen entsteht das Pankreaskarzinom in über der Hälfte der gesamten Fälle im Pankreaskopfbereich, eine geringere Inzidenz herrscht für den Korpusbereich vor und eine noch geringere Zahl für den Pankreasschwanzbereich. Beim Hamster dagegen ist der Schwanz des Milzlappens die Prädilektionsstelle für die Tumorentwicklung. Dieser offensichtliche Unterschied der primären Tumorlokalisation innerhalb der zwei Spezies ist jedoch relativ. Der Pankreaskopf beim Menschen ist das größte Segment, während beim Hamster der Schwanzbereich des Milzlappens das größte Volumen innehat. Bedenkt man nun die Verbindung zwischen Gewebevolumen und Tumorfrequenz [25], so ist die bevorzugte Tumorentwicklung im menschlichen Pankreaskopfbereich erwartungsgemäß und weist ebenso wie beim Hamster mehr auf einen hämatogenen als auf einen galleabhängigen Effekt des Karzinogens hin.

Dies leitet über zu möglichen ätiologischen Faktoren beim menschlichen Pankreaskarzinom. Sind Menschen spezifischen Karzinogenen, wie z. B. den zyklischen Nitrosaminen, die identisch oder ähnlich denen sind, die ein Pankreaskarzinom beim Hamster auslösen, ausgesetzt? Diese Frage kann z. Z. nicht beantwortet werden, aber die Ergebnisse von Studien in unserem Institut, durchgeführt von meinem Kollegen Dr. Phillip Issenberg, zeigen mit einiger Wahrscheinlichkeit, daß auch die Menschen Pankreaskarzinogenen ausgesetzt sind. Dr. Issenberg z.B. hat N-Nitrosobis(2-hydroxy-propyl)amin (BHP), ein hochwirksames Karzinogen beim Hamster [16], in verschiedenen kommerziellen Aminen identifiziert, die in einem großen Bereich der Industrie und in käuflichen Produkten verwendet werden [8]. Obwohl der Gehalt von BHP in verschiedenen Proben nicht über 1,360 ng/G gefunden wurde, erfordert die wirksame Pankreaskarzinogenität dieser Verbindungen, sogar bei Hautkontakt [17, 18], erhebliche Vorsicht bei ihrer Benutzung. Das Karzinogen bildet sich vermutlich spontan durch Nitrosation von Diisopropanolamin und Triisopropanolaminen, die nicht-karzinogene Vorläufer des BHP sind. Nitrosamine, von denen bis jetzt viele noch nicht identifiziert sind, werden im Tabakrauch nachgewiesen [26], der nach verschiedenen epidemiologischen Studien als auslösend für das menschliche Pankreaskarzinom anzusehen ist [28]. Nitrosamine sind ebenso in vielen Lebensmittelprodukten und Erfrischungen nachgewiesen worden, in Antikorrosionsmitteln und in Gummiprodukten, z.B. in Saugern für Babyflaschen [18]. Schließlich konnte auch eine endogene Bildung von Nitrosaminen beim Menschen klar nachgewiesen werden [26].

Gemäß unserer allgemeinen Erfahrung in der Krebsforschung spielen jedoch nicht nur die Karzinogene als „Auslöser" von Krebs sondern auch andere „Tumorpromoter" eine wichtige Rolle in der Karzinogenese. Die abnehmende Häufigkeit von einigen Tumoren, z.B. denen des Magens, und eine zunehmende Häufigkeit von Pankreaskarzinomen innerhalb derselben geographischen Areale [10] kann an den wechselnden Lebensbedingungen, besonders an den veränderten Eßgewohnheiten in der westlichen Hemisphäre liegen. Unsere jüngsten Beobachtungen bei Autopsien bei 83 Pankreaskrebspatienten zeigen eine 10%ige Krebsinzidenz – eine beunruhigende Zahl, die die beobachteten und erwarteten Krebsfälle in unserer Region weit übertrifft [20]. Jedoch waren die meisten dieser Läsionen von mikroskopischer Größe und riefen keine klinischen Symptome hervor. Dies mag beweisen, daß die aktuelle Pankreaskarzinominzidenz viel höher ist als bisher angenommen und daß die meisten der Pankreaskarzinome zunächst verborgen bleiben, wie z.B. beim Prostatakarzinom, bis dann ein wachstumsauslösender Schub sich einstellt. Rauchen könnte ein solcher Faktor sein. Der auslösende Effekt von fettreicher und proteinreicher Diät auf experimentell erzeugte Pankreaskarzinome [2, 15] stimmt mit epidemiologischen Erhebungen überein, die einen erhöhten Fett- und Proteinkonsum als Auslöser des menschlichen Pankreaskarzinoms anschuldigen [7].

Die Rolle der Pankreatitis beim Pankreaskarzinom des Menschen ist bereits des öfteren diskutiert worden [21]. Experimentell löst die Pankreatitis per se kein Pankreaskarzinom aus. Obwohl jedoch die akute Pankreatitis keinen Einfluß auf die Tumorauslösung durch Karzinogene hat, fördert eine rezidivierende Pankreatitis das Tumorwachstum [21]. Somit muß die Rolle der Pankreatitis beim menschlichen Pankreaskarzinom, wenn überhaupt, eher als unterstützend denn als auslösend angesehen werden. Alkohol wurde ebenfalls angeschuldigt als eine der Ursachen des menschlichen Pankreaskarzinoms [22]. Unsere experimentellen Erhebungen jedoch lassen eher das Gegenteil vermuten. Hohe Konzentrationen von Äthanol (im Trinkwasser), verabreicht über lange Zeit, inhibieren signifikant nach einer Einzeldosis eines Karzinogens die Auslösung von Pankreaskarzinomen [27]. Eine niedrige Konzentration von Alkohol hat jedoch keinen Einfluß auf die Krebshäufigkeit [22].

Diese Erhebungen stimmen überein mit unseren eigenen klinischen Studien, die keine Beziehung zwischen Alkoholmißbrauch und der Entwicklung von hyperplastischen, präneoplastischen und neoplastischen Läsionen zeigen. Es muß darauf hingewiesen werden, daß in den meisten epidemiologischen Studien die Qualität und die Quantität des Alkoholkonsums nicht berücksichtigt wurde. Solche detaillierte Information ist jedoch notwendig, da die karzinogene Kontamination von einigen alkoholreichen Erfrischungsgetränken, und nicht der Alkohol selbst [5], die ätiologische Bedeutung haben kann.

Die Beziehung des Diabetes, der bei einigen Patienten mit Pankreaskarzinom zu beobachten war [12], zur Ursache und Entwicklung des Pankreaskarzinoms ist unbekannt. Untersuchungen von Sommers et al. [24] wie von uns selbst zeigten jedoch eine deutlich höhere Inzidenz von prämalignen duktulären Veränderungen bei Diabetikern im Vergleich zu Nicht-Diabetikern. Die Beteiligung des endokrinen Gewebes während der Pankreaskarzinogenese [14] zeigt, daß der Diabetes beim Pankreaskarzinompatienten ein Teil der klinischen Manifestation der Erkrankung sein kann. In anderen Worten bedeutet dies, daß Diabetes und Pankreaskarzinom assoziierte Erkrankungen sein können. Diese Vermutung wird sehr durch unsere eigenen Experimente unterstützt, die eine deutlich ausgeprägte Proliferation der Somatostatinzellen während der ersten Phase der Karzinogenese zeigten (nicht publiziert). Eine erhöhte Menge von Somatostatinzellen, die möglicherweise für die Hypoinsulinämie verantwortlich sind, konnte bei Patienten mit Diabetes, Typ II, nachgewiesen werden [6]. Die Beziehung zwischen diesen zwei Erkrankungen benötigt jedoch noch eine weitere Aufklärung.

Verbesserungen der Methodik bei der Definierung möglicher ätiologischer Faktoren beim Pankreaskarzinom sind notwendig. Die Notwendigkeit für solche Untersuchungen wird vor allem deutlich, wenn man gewisse widersprüchliche Resultate epidemiologischer Untersuchungen sieht, wie z.B. solche in bezug auf Alkohol und Rauchen. Bei eigenen morphologisch-epidemiologischen Studien zum möglichen Zusammenhang zwischen Rauchen und beobachteten Pankreasläsionen konnte kein Zusammenhang zwischen Rauchen und hyperplastischen sowie neoplastischen Veränderungen des Pankreas festgestellt werden. In der Tat wurde sogar eine negative Korrelation zwischen Rauchen und präkanzeröser duktulärer Proliferation gefunden; dies ist zu vereinbaren mit einer französischen Untersuchung [1], widerspricht aber den meisten anderen epidemiologischen Untersuchungen [26]. Andererseits jedoch waren unter den Pankreaskarzinomfällen, die in unserem pathologischen Department zwischen 1956 und 1977 untersucht wurden, nur 3 Fälle eines Kleinzellkarzinoms des Pankreas (vergleichbar dem kleinzelligen Karzinom der Lunge) und alle 3 Patienten waren starke Raucher. Auf der anderen Seite wurde eine größere Häufigkeit von dysplastischen Azinarzellymphknoten bei Rauchern als bei Nichtrauchern gefunden [1]. Diese Ergebnisse könnten darauf hinweisen, daß Rauchen für die Entwicklung von spezifischen Tumortypen verantwortlich sein könnte. Falls dies zutrifft, ist die Rolle des Rauchens bei der Auslösung des Pankreaskarzinoms zu vernachlässigen, da diese Typen der Pankreastumoren nur sporadisch auftreten, und da die dysplastischen Azinarzellknoten, die vermeintlichen Wegbereiter des Tumors [11], jüngst als eher degenerative denn als neoplastische Veränderungen eingestuft wurden [9]. Ein Gesichtspunkt jedoch könnte dieses offensichtliche Mißverhältnis zwischen verschiedenen Untersuchungen in bezug auf die Rolle des Rauchens bei der Auslösung des Pankreaskarzinoms verdeutlichen. In unserem Untersuchungsmaterial wurde eine statistisch signifikante Vergesellschaftung zwischen Rauchen und Inselzelltumoren (keine exokrinen Tumoren) gefunden. Da aber epidemiologische Studien nicht klar unterscheiden zwischen endokrinem und exokrinem Pankreaskarzinom, kann es durchaus möglich sein, daß die verschiedenen berichteten Verbindungen zwischen Rauchen und Pankreaskarzinom eher zu Inselzelltumoren als zu exokrinen Tumoren in Beziehung zu bringen sind. Eine andere Möglichkeit besteht darin, daß die Art des Tabaks und somit die Qualität und Quantität der Tabakkontamination (von Unkraut und Insektenvertilgungsmitteln, etc.) von Bedeutung sein könnte, ebenso wie die Zwischenreaktion von Tabakingredienzien mit anderen Umweltchemikalien.

Zusammenfassung

Unsere vergleichenden experimentellen und Untersuchungen am Menschen zeigen, daß experimentelle Studien, vorausgesetzt, es wird ein geeignetes Modell benützt, von ungeheurer Wichtigkeit für das Verständnis von Histogenese, Ätiologie, Diagnose, Vorbeugung und Therapie des menschlichen Pankreaskarzinoms sind. Für den Erfolg solcher Untersuchungen jedoch ist eine enge Zusammenarbeit zwischen den experimentell tätigen Wissenschaftlern, den Pathologen, Klinikern, Verdauungs- und Ernährungsspezialisten im Rahmen eines multidisziplinären Programmes notwendig. Man sollte stets daran denken, daß der Krebs ein „gut programmierter" Feind ist, der nur durch ein „gut programmiertes" Forschungsvorhaben besiegt werden kann.

Literatur

1. Benhamou S, Clavel F, Rezvani A, Doyon F (1982) Étude de la relation entre la mortalité par cancer du pancréas et certaines consommations alimentaires et de tabac en France. Biomed Pharmacother 36:389–392
2. Birt DF, Salmasi S, Pour PM (1981) Enhancement of experimental pancreatic cancer in Syrian golden hamsters by dietary fat. J Natl Cancer Inst 67:1327–1332
3. Cubilla AL, Fitzgerald PJ (1976) Morphological lesions associated with human primary invasive non-endocrine pancreas cancer. Cancer Res 36:2690–2698
4. Cubilla AL, Fitzgerald PJ (1980) Surgical pathology of tumors of the pancreas. In: Moossa AR (ed) Tumors of the pancreas. Williams & Wilkins, Baltimore London, pp 159–193
5. Durbec JP, Chevillotte G, Bidart JM, Berthezene P, Sarles H (1983) Diet, alcohol, tobacco and risk of cancer of the pancreas: A case-control study. Br J Cancer 47:463–470
6. Fenoglio CM, King DW (1983) Somatostatin: An update. Human Pathol 14:475–479
7. Hirayama T (1981) A large-scale cohort study on the relationship between diet and selected cancers of digestive organs. In: Bruce WR, Correa P, Lipkin M, Tannenbaum SR, Wilkins TD (eds) Banbury Report No 7: Gastrointestinal cancer: endogenous factors. Cold Spring Harbor Laboratory, pp 409–429
8. Issenberg P, Conrad EE, Nielsen JW, Klein DA, Miller SE (1983) Determination of N-nitrosobis(2-hydroxypropyl)amine (BHP) in environmental samples. Eight International Meeting on N-Nitroso Compounds: Occurrence and Biologic Effects. Banff, Alberta, Canada, 4.–9. September 1983
9. Kodama T, Mori W (1983) Atypical acinar cell nodules of the human pancreas. Acta Pathol Jpn 33:701–714

10. Krain LS (1972) Cancer incidence. The crossing of the curves for stomach and pancreatic cancer. Digestion 6:356–366
11. Longnecker DS, Shinozuka H, Dekker A (1980) Focal acinar cell dysplasia in human pancreas. Cancer 45:534–540
12. Moossa AR, Lewis MH, Bowie JD (1980) Clinical features and diagnosis of pancreatic cancer. In: Moossa AR (ed) Tumors of the pancreas. Williams & Wilkins, Baltimore London, pp 429–442
13. Pour PM, Salmasi SZ (1979) Ductular origin of pancreatic cancer and its multiplicity in man comparable to experimentally induced tumors. A preliminary study. Cancer Lett 6:89–97
14. Pour PM, Wilson R (1980) Experimental pancreas tumors. In: Moossa AR (ed) Tumors of the pancreas. Williams & Wilkins, Baltimore London, pp 37–158
15. Pour PM, Birt DF (1983) Modification of pancreatic carcinogenesis in the hamster model. 4. The effect of dietary protein. J Natl Cancer Inst 71:343–353
16. Pour PM, Krüger FW, Althoff J, Cardesa A, Mohr U (1974) The effect of beta-oxidized nitrosamines on Syrian golden hamsters. 3. 2,2-dihydroxy-di-n-propylnitrosamine. J Natl Cancer Inst 54:141–146
17. Pour PM, Althoff J, Nagel D (1979) Induction of epithelial neoplasms by local application of N-nitrosobis(2-hydroxypropyl)amine and N-nitrosobis(2-acetoxypropyl)amine. Cancer Lett 3:109–113
18. Pour PM, Salmasi S, Helgeson S, Stepan K (1980) Induction of benign and malignant tumors in Syrian hamsters by topical application of N-nitrosobis(2-oxopropyl)amine and N-Nitrosobis(2-hydroxypropyl)amine. Cancer Lett 10:163–167
19. Pour PM, Runge RG, Birt DF, Gingell R, Lawson T, Nagel D, Wallcave L (1982a) Current knowledge of pancreatic carcinogenesis in the hamster and its relevance to the human disease. Cancer 77:137–152
20. Pour PM, Sayed S, Sayed G (1982b) Hyperplastic, preneoplastic and neoplastic lesions found in 83 human pancreases. Am J Clin Pathol 77:137–152
21. Pour PM, Takahashi M, Donnelly K, Stepan K (1983) Modification of pancreatic carcinogenesis in the hamster model. 9. Effect of pancreatitis. J Natl Cancer Inst 71:607–613
22. Pour PM, Reber HA, Stepan K (in press) Modification of pancreatic carcinogenesis in the hamster model. 12. Dose-related effect of ethanol. J Natl Cancer Inst
23. Runge R, Pour PM (1980) Blood group specificity of pancreatic tumor mucin. Cancer Lett 10:351–357
24. Sommers SC, Murphy SA, Warren S (1954) Pancreatic duct hyperplasia and cancer. Gastroenterology 27:629–640
25. Takahashi M, Pour PM, Althoff J (1977) Sequential alteration of the pancreas during ductal carcinogenesis. Cancer Res 37:4602–4607
26. Tannenbaum SR (1983) N-Nitroso compounds: A perspective on human exposure. The Lancet 19:629–631
27. Tweedie JH, Reber HA, Pour PM, Pounder DM (1981) Protective effect of ethanol on the development of pancreatic cancer. Surg Form 32:222
28. Wynder EL, Hall NEL, Polansky M (1983) Epidemiology of coffee and pancreatic cancer. Cancer Res 43:3900–3906

3 Histopathologie des Pankreaskarzinoms

3.1 Chirurgische Pathologie der Tumoren des exokrinen Pankreas*

A. L. Cubilla[1] und P. J. Fitzgerald[2]

Adenokarzinome des Pankreaskopfes und der Ampulla Vateri

In einer prospektiven Studie über Patienten, bei denen die klinische Diagnose eines Pankreaskopfkarzinoms gestellt worden war, machten wir bei Untersuchungen zum Ort der Entstehung der Tumoren die Feststellung, daß 25% der Tumoren der Pankreaskopfregion keine primären Pankreasgangkarzinome waren (Tabelle 1). Dies ist auf die Anatomie dieser Region zurückzuführen, wo vier Strukturen in enger Beziehung zueinander stehen: der Ductus Wirsungianus, der Ductus choledochus, die Ampulla Vateri und die Duodenalschleimhaut. Es erscheint angebracht, den Ausgangsort der verschiedenen Tumortypen dieser Region zu differenzieren, da bekanntlich das Ampullenkarzinom nach kurativer chirurgischer Behandlung eine bessere Prognose hat als das Karzinom des Pankreasganges (Tabellen 2 und 3).

Wir fanden verschiedene Typen von Adenokarzinomen der Ampulle: Tumoren, die in oder innerhalb der Ampulle ihren Ausgang nehmen, periampulläre Läsionen

Tabelle 1. Ausgangsort der Karzinome der Pankreaskopfregion. (Aus [10])

Pankreasgangkarzinome	75%
Nicht vom Pankreas ausgehende Karzinome	25%

Tabelle 2. Adenokarzinome der pankreatikoduodenalen Region

Lokalisation	Patientenanzahl	5-Jahres-Überlebensrate
Exokrines Pankreas	508	1
Gallenwege, extrahepatische	80	6
Ampulle	33	18
Duodenum	15	10
Keine Zuordnung	40	0
Ausgeschlossen	280	–

* Übersetzt von S. Block

1 Department of Pathology, National Institute of Cancer, National University, Asunció, Paraguay
2 Department of Pathology and Oncology, University of Kansas Medical Center, Kansas City, KS, USA

Das Pankreaskarzinom
Hrsg. H. G. Beger und R. Bittner

Tabelle 3. Adenokarzinome der Ampullenregion. (Aus [7])

Typ	N	Größe, median (cm)	Stadium I (%)	Kurative Resektion (%)	5-Jahres-Überlebensrate	
					Insgesamt	Kurative Resektion
Intraampullär	20	2	65	90	5/20 (25%)	5/15 (33%)
Periampullär	8	4,5	38	88	1/8 (13%)	1/6 (17%)
Kombinationstyp	5	4,5	0	40	0/5 (0%)	0/1 (0%)
Insgesamt	33			82	6/33 (18%)	6/22 (27%)
Pankreasgangkarzinom (Kopf)	172	5	28	37	3/172 (1,7%)	3/51 (6%)

und die großen Tumoren, die sowohl äußere wie innere Anteile der Ampulla Vateri erfassen.

Die intraampullären Tumoren sind gewöhnlich kleine, papilläre Läsionen. Die periampullären Karzinome umwachsen die Papille symmetrisch. Bei den gemischten Tumoren handelt es sich um große Neoplasmen, die zu einer Obliteration der anatomischen Strukturen führen.

Die 5-Jahres-Überlebensrate der 33 Patienten unserer Studie mit Ampullenkarzinomen war 18%, die Überlebensrate bei Karzinomen des Pankreasganges über den gleichen Zeitraum war 1,7% (s. Tabelle 3).

Ein weiteres differenzierendes Merkmal von Ampullen und Pankreaskarzinomen waren die Raten der kurativen Operabilität: Sie beliefen sich auf 82% bei dem Ampullenkarzinom und 37% bei Patienten mit einem Pankreaskopfkarzinom.

Es überrascht, daß Karzinome der Ampulle und Karzinome des Pankreasganges trotz ihres gemeinsamen embryologischen Ursprungs eine so unterschiedliche Prognose aufweisen. Wesentliche Bedeutung kommt der Frage zu, ob dies auf unterschiedliche Kriterien bei der Diagnosestellung, auf den histologischen Typ, die Tumorgröße, das Ausmaß der lymphatischen Aussaat, die Wirkung verschiedener Karzinogene oder auf dem Malignitätstypus immanente Merkmale zurückzuführen ist. Histologisch handelt es sich bei den meisten Karzinomen dieser Region um Adenokarzinome, wobei das intraampullär gelegene meist ein schleimbildendes Adenokarzinom war, das sowohl aus gastrointestinalem Epithel wie aus Epithelien vom Typ des biliopankreatischen Gangsystems aufgebaut war.

Ein papilläres Adenokarzinom fand sich bei 21 Patienten; diese hatten eine mittlere Überlebenszeit von 46 Monaten. Bei vier Patienten, bei denen ein ausgesprochen papillärer Aufbau nicht vorlag, bestand eine mittlere Überlebenszeit von 10 Monaten.

Die Prognose des ampullären Karzinoms wurde von seiner Größe bestimmt. Intraampulläre Tumoren wiesen einen mittleren Durchmesser von 2 cm, die anderen beiden Typen von 4,5 cm auf. Die 13 Patienten, bei denen eine kurative Resektion bei Tumoren von einem Durchmesser von nicht mehr als 2 cm durchgeführt worden war, hatten eine 5-Jahres-Überlebensrate von 31%, während keiner der Patienten mit einem Tumor von mehr als 2 cm über fünf Jahre lebte. Eine ähnliche Beziehung von Tumorgröße und Prognose besteht bei dem Pankreaskarzinom. Pankreaskarzinome von nicht mehr als 2 cm Größe sind ungewöhnlich und zwei von unseren drei Patienten, die nach Resektion eines Pankreaskopfkarzinoms fünf Jahre überlebten, hatten Tumoren dieser Größe.

Die Karzinome des ampullären Typs wurden in unterschiedlichen Stadien vorgefunden: 65% des intraampullären Typs, 38% des periampullären und keiner der Tumoren vom gemischten Typ waren dem Stadium I zuzuordnen (Krebs innerhalb der Organgrenzen oder eines Bereichs ohne Lymphknotenbefall). Keiner der Patienten mit einem Karzinom im Stadium II erreichte die 5-Jahres-Überlebensgrenze (Lymphknotenbefall).

Diese Fakten führen zu der Frage, ob die unterschiedlichen Überlebensraten bei Karzinomen der Ampulle und des Pankreas auf diesen Tumoren immanente Eigenschaften zurückzuführen sind. Gehen sie auf den Einfluß unterschiedlicher karzinogener Umweltfaktoren zurück, wobei sich verschiedene Konzentrationen von Karzinogenen in Galle und Pankreassaft auswirken könnten? In ätiologischer Hinsicht sind diese Überlegungen von grundlegender Bedeutung. Es ist aber auch denkbar, daß sich kein signifikanter Unterschied bei den beiden Tumoren zeigt, vorausgesetzt, sie werden im Hinblick auf Größe, Lymphknotenbefall und Resektionsrate sorgfältig untersucht.

In einer Untersuchung zum Lymphknotenbefall bei dem Adenokarzinom der Pankreaskopfregion beobachteten wir, daß Tumoren der Ampulle häufiger die Tendenz zur Metastasierung in weniger Lymphknotengruppen und gewöhnlich nur im pankreatikoduodenalen oder suprapankreatischen Bereich zeigten. Vom Pankreasgang ausgehende Karzinome jedoch bezogen eine größere Anzahl von Lymphknotengruppen im gesamten Pankreaskopf/-korpus-Bereich ein. Es ist demnach die Resektion nach Whipple ausreichend, um alle ein ampulläres Karzinom drainierenden Lymphknoten zu erreichen, nicht jedoch für die Neoplasmen des Pankreasganges.

Morphologische Typen des exokrinen Pankreaskarzinoms – Klassifikation (Tabelle 4)

Bei der Einteilung der Pankreastumoren in solche vom Gangzell-, Azinuszell- und mesenchymalen Typ wurde die normale Pankreashistologie zugrundegelegt.

Duktales Pankreaskarzinom

Das duktale Karzinom repräsentiert den häufigsten Typ und kann als Prototyp angesehen werden. Wegen des in den meisten Fällen vorgefundenen Muzingehaltes, des Fehlens von Zymogengranula und der Inzidenz eines Karzinoma in situ im Gangepithel bei mindestens 24% der Fälle, wird angenommen, daß dieser Tumor aus Duktus- (oder Duktulus-) Epithelien hervorgeht.

Tabelle 4. Primär maligne Neoplasien des nicht-endokrinen Pankreas[a]

	Anzahl der Patienten (%)		Anzahl der Patienten (%)
Ausgehend von Gangepithelien	572 (88,7)	*Ausgehend vom Bindegewebe*	40
Gangzellkarzinom (495)		Leiomyosarkom (1)	
Riesenzellkarzinom (27)		Malignes fibröses Histiozytom (1)	
Riesenzellkarzinom (Osteoklasten-Typ) (1)		Malignes Hämangioperizytom (1)	
Adenokanthom (20)		„Osteogenes" Sarkom (1)	
Adenokanthom (Spindelzell-Typ)		Fibrosarkom (1)	
Mikroadenokarzinom (16)		Rhabdomyosarkom	
Muzinöses Karzinom (9)		Malignes Neurilemom	
Zystadenokarzinom (muzinös) (5)		Liposarkom	
Muzinöses Karzinoid		*Unklare Histiogenese*	60
Karzinoid		Pankreatikoblastom	
Onkozytäres Karzinoid		Pankreatikoblastom (Mischtyp) (1)	
Onkozytäres Karzinom		Papillärer zystischer Tumor (1)	
„Haferzell"-Karzinom		Nicht klassifizierbar (58)	
Zylinderepithel-Karzinom		großzellig (50)	
Ausgehend von Azinuszellen	8 (1,0)	kleinzellig (7)	
Azinuszell-Karzinom (7)		hellzellig (1)	
Azinuszell-Zystadenokarzinom (1)		*Maligne Lymphome*	
Mischtypen	1 (0,2)	Histiozytär	
Gang-Inselzelle (1)		Plasmozytom	
Gang-Insel-Azinuszelle			
Azinus-Inselzelle			
Karzinoid-Inselzelle			

[a] Klassifikation der malignen Läsionen des Pankreas und die relevante Häufigkeit der Typen im Memorial Hospital, New York, N.Y. Daten von über 500000 chirurgischen Resektaten und 13882 Autopsien. 821 Patienten hatten ein Pankreas- (Nicht-Inselzell-) Karzinom. Das für die Studie benötigte klinische und pathologische Material stand bei 645 Patienten zur Verfügung. Diagnosen ohne Nummern weisen darauf hin, daß das Karzinom bei Patienten des Memorial Hospital in der Zeit der Untersuchung (1949–1978) aufgetreten ist, daß in der Literatur darüber berichtet wurde oder es nach 1978 von uns diagnostiziert wurde

Unsere Adenokarzinome vom duktalen Typ fanden sich vorwiegend bei älteren (6. und 7. Dekade), männlichen (Geschlechtsverteilung männlich/weiblich 5:1) und weißen (92%) Patienten.

Die Lokalisationen des Karzinoms waren der Pankreaskopf bei 60% der Patienten, der Pankreaskörper bei 13%, der Pankreasschwanz bei 5% und eine Kombination dieser Lokalisationen bei den restlichen 20 Patienten. Ein Stadium I (Karzinom auf die Drüse beschränkt) fand sich bei 14%, ein Stadium II (Beteiligung von regionalen Lymphknoten) bei 21% und ein Stadium III (Fernmetastasen) bei 65% der Patienten. Die Größe der Karzinome war unterschiedlich. Bei Karzinomen des Pankreaskopfes bestand ein Maximaldurchmesser von weniger als 3 cm bei nur 13% der Patienten, während dieser bei 60% der Patienten mehr als 5 cm betrug. Korpus- und Kaudatumoren waren durchschnittlich 10 cm groß.

Die Lymphknotenbeteiligung bei Karzinomen des Pankreaskopfes betraf am häufigsten die Region am Oberrand des Pankreaskopfes und die hintere pankreatikoduodenale Gruppe, jedoch auch die Region oberhalb des Pankreaskorpus, die am Unterrand des Pankreaskopfes gelegenen und die vorderen pankreatikoduodenalen Lymphknoten. Metastasen bildeten sich zuerst in der Leber und den regionalen Lymphknoten, um sich dann weiter auszubreiten.

Ausgeprägte Atypien der Duktusepithelien sowie Karzinome in situ konnten nur bei Patienten mit Pankreaskarzinom nachgewiesen werden, nicht jedoch bei der Kontrollgruppe. Die Überlebensrate wurde, unabhängig von der Art der Behandlung, von der Lokalisation (am längsten beim Kopftumor), der Größe (länger bei kleineren Tumoren) und dem Stadium des Tumors (je niedriger das Stadium, um so höher die Überlebensrate) bestimmt. Die mittlere Gesamtüberlebenszeit war vier Monate. Die „curative“ chirurgische Behandlung führte zu einer Überlebensrate von 21% nach einem Jahr; nach fünf Jahren lebten noch drei Patienten (1%), die nach 60, 63 und 90 Monaten an dem Tumorleiden starben.

Azinuszellkarzinome

Das Azinuszellkarzinom ist seit langem als ein besonderer Typ bekannt. Bei vier von sechs Patienten fand sich als erstes eine Fernmetastasierung ohne zunächst bekannten Primärtumor. Bei keinem unserer Patienten kam es zu subkutanen oder knöchernen Fettgewebsnekrosen.

Korpus oder Kauda des Pankreas waren in drei Fällen, das Caput in ebenfalls drei Fällen betroffen. Die Tumoren waren groß – mittlerer Durchmesser 5 cm – und von grauer bis brauner Farbe sowie fest bei nur geringer Stromafibrose. Häufig bestand eine Nekrose.

Vielfach formierten sich die malignen Zellen zu Azini mit einem kleinen zentralen Lumen. Die Azinuszellen waren groß und polyedrisch, sie wiesen einen basalen runden Kern und reichlich grobe Granula enthaltendes, körniges Zytoplasma auf. An einigen Stellen fanden sich azinusartige Formationen, an anderen anaplastische Herde, bestehend aus runden bis polyedrischen, mit reichlich eosinophilem grobscholligen Zytoplasma versehenen, Zellen. In einigen Bereichen waren kleine runde Zellen, ähnlich denen eines Lymphoms, zu sehen. In einigen Fällen konnten herdweise drüsenartige Strukturen identifiziert werden, die aus dem Pankreasgangepithel ähnlichen Zellen mit Muzin im Bereich der apikalen Zellmembran bestanden. Elektronenmikroskopisch handelte es sich um Zymogengranula.

Bei der Autopsie von vier Patienten wurden ausgedehnte metastasierende Karzinome vorgefunden. Eine Tumorresektion war nicht erfolgt. Bei fünf Patienten war eine palliative Behandlung durchgeführt worden. Die mittlere Überlebenszeit betrug neun Monate.

Kürzlich sahen wir ein Zystadenokarzinom vom Azinuszelltyp, einen sehr ungewöhnlichen Tumor. Der Patient verstarb 15 Monate nach der pathologisch-anatomischen Diagnose an dieser Erkrankung.

Karzinoma in situ des Pankreasganges

Ein Karzinoma in situ (CIS) im Bereich des Pankreasgangsystems ist bei mindestens 24% der Pankreata mit infiltrierend wachsenden Karzinomen vom duktalen Typ zu finden (Tabelle 5). Es wurde zuerst von Oliver 1894 [12] beschrieben. Die Läsion kann einen oder mehrere, vorwiegend in den invasiv wachsenden Tumor benachbarten Bereichen gelegene, Duktus oder Duktuli einbeziehen.

Nach unserer Erfahrung läßt sich ein CIS nur selten in tumorfernen Bereichen finden. Es sind weitere Arten von duktalen Läsionen beim Pankreaskarzinom beschrieben worden (s. Tabelle 5), über deren biologische Bedeutung aber wenig bekannt ist.

Oft wird die Multizentrizität von Pankreaskarzinomen als Argument für chirurgische Behandlungsmethoden angeführt. Uns ist jedoch keine eingehende Untersuchung zu dieser Frage bekannt, und soweit wir es beurteilen können, steht der Beweis dieser Hypothese aus.

Nach unserer Erfahrung sind multizentrische Karzinome des exokrinen Pankreas in den chirurgischen Resektionspräparaten eine Rarität und in nicht mehr als 5% der Fälle anzutreffen, allerdings würden sorgfältige Untersuchungen vollständig eingebetteter Pankreata möglicherweise weiterhelfen. Bei der Autopsie fanden sich unter sieben Patienten, die die Resektion eines Pankreaskopfkarzinoms nach Whipple überlebt hatten, in vier Fällen Lokalrezidive. Ob diese Tumoren auf eine Metastasierung, eine ungenügende Resektion oder die Multizentrizität des Tumors zurückzuführen waren, ist unklar. Möglicherweise schließen das schnelle Tumorwachstum, die hohe Letalität und die Diagnosestellung in einem späten Tumorstadium die Auffindung von multizentrischen Karzinomen aus.

Tabelle 5. Veränderungen des Gangepithels beim Pankreaskarzinom

	Operation (100 Fälle) (%)	Autopsie (127 Fälle) (%)	Beides (227 Fälle) (%)	Kontrolle[a] (100 Fälle) (%)
Plattenepithel-Metaplasie	7	6	6	12
Pylorusdrüsen-Metaplasie	31	18	24	17
Hypertrophie der schleimbildenden Zellen	48	24	35	28
Fokale Epithelhyperplasie	7	6	6	5
Papilläre Hyperplasie	50	26	37	12
Schwere atypische Hyperplasie	27	14	20	0
Karzinoma in situ	24	13	18	0

[a] 100 Autopsien von Patienten mit anderen Karzinomen, im Hinblick auf die Alters- und Geschlechtsverteilung mit den wegen Pankreaskarzinomen autopsierten Patienten übereinstimmend

Das Vorkommen eines CIS läßt daran denken, Pankreasgangepithelien in der 4. und 5. Lebensdekade, also vor dem Gipfel ihres Auftretens in der 6. und 7. Dekade, zu untersuchen unter der Fragestellung, ob zwischen dem Erscheinen des In-situ-Karzinoms und dem des invasiven Karzinoms eine signifikante Latenzperiode liegt. Wenn dies der Fall ist, so ließe sich daraus die Möglichkeit ableiten, mit wirksameren diagnostischen Mitteln, wie der endoskopischen retrograden Cholangiopankreatikographie und zytologischen Untersuchung von Gangepithelien oder der Analyse des Pankreassaftes oder Serums auf Isoenzyme beziehungsweise immunologische Marker, eine frühere Diagnosestellung und dadurch, so ist zu hoffen, eine Verbesserung der derzeit bedrückenden 5-Jahres-Überlebensrate zu erreichen.

Zusammenfassung

Bei nur 75% der Patienten mit der klinischen Diagnose eines Pankreaskopfkarzinoms hat der Tumor seinen Ursprung im Pankreasgangsystem. Bei 25% der Patienten ist der Ausgangsort der Ductus choledochus, die Ampulla Vateri und die Duodenalschleimhaut. Die Unterscheidung zwischen diesen verschiedenen Tumortypen ist aufgrund einer unterschiedlichen Prognose wichtig. So betrug die Operabilität beim Ampullenkarzinom 82% und beim duktalen Pankreaskopfkarzinom 37%. Die 5-Jahres-Überlebensrate beim Ampullenkarzinom war 18%, dagegen beim duktalen Pankreaskarzinom nur 1,7%. Weiterhin ist die Prognose entscheidend von der Tumorgröße abhängig. War beim ampullären Karzinom die Tumorgröße unter 2 cm, so betrug die 5-Jahres-Überlebensrate 31%, während keiner der Patienten mit einem Tumor von mehr als 2 cm 5 Jahre überlebte. Eine ähnliche Beziehung fand sich beim duktalen Karzinom. Die Ursache der unterschiedlichen Überlebensraten ist noch unklar. Möglicherweise wurden die ampullären Karzinome in einem früheren Tumorstadium operiert.

Ein besonderes Problem stellt das Karzinoma in situ im Bereich des Pankreasgangsystems dar. Es war bei mindestens 24% der Pankreata mit infiltrierend wachsenden Karzinomen vom duktalen Typ zu finden. Seine klinische Bedeutung, hier vor allem der Zusammenhang zum invasiven Karzinom, ist noch unklar. Multizentrische Karzinome scheinen nach unseren Erfahrungen eine Rarität zu sein und treten in nicht mehr als 5% der Fälle auf. Möglicherweise jedoch schließen das schnelle Tumorwachstum, die hohe Letalität und die zu späte Diagnosestellung die Auffindung von multizentrischen Karzinomen aus.

Es ist vor allem eine Aufgabe des Pathologen, einen Beitrag zum besseren Verständnis der Pathogenese dieser zunehmend in Verbreitung begriffenen Krankheit zu leisten, indem er die Zelle oder den Zelltypus identifiziert, von denen der Tumor seinen Ausgang nimmt, und darüber hinaus klärt, ob zwischen den Phasen des Karzinoma in situ und des invasiven Karzinoms ein nennenswertes Intervall der Latenz liegt, wie es auch bei Karzinomen anderer Organe der Fall ist.

Addendum. Die meisten Daten und Tabellen, die in diesem Vortrag gezeigt wurden, stammen aus früheren Untersuchungen, die in dem Memorial Sloan Kettering Cancer Center in der Zeit von 1972 bis 1981 in Zusammenarbeit mit Herrn Dr. Patrick J. Fitzgerald durchgeführt worden sind.

Literatur

1. Cantrell B, Cubilla AL, Erlandson RA, Fortner JG, Fitzgerald PJ (1981) Acinar cell cystadenocarcinoma of human pancreas. Cancer 47:410
2. Cubilla AL, Fitzgerald PJ (1975) Morphologic patterns of nonendocrine human pancreas carcinoma. Cancer Res 35:2234–2246
3. Cubilla AL, Fitzgerald PJ (1976) Morphological lesions associated with human primary invasive non-endocrine pancreas cancer. Cancer Res 36:2690–2698
4. Cubilla AL, Fitzgerald PJ (1978a) Pancreas cancer. 1. Duct cell adenocarcinoma. Pathology Annual 13:241–287
5. Cubilla AL, Fitzgerald PJ (1978b) Pancreas cancer (non-endocrine), a review. Part I: Clin Bull 8:91–99; Part II: Clin Bull 8:143–155
6. Cubilla AL, Fitzgerald PJ (1980a) Surgical pathology of tumors of the exocrine pancreas. In: Moossa A (ed) Tumors of the pancreas. Williams & Wilkins, Baltimore London
7. Cubilla AL, Fitzgerald PJ (1980b) Surgical pathology aspects of cancer of the ampulla-head of pancreas region. The pancreas. International Academy of Pathology Monograph. Williams & Wilkins, Baltimore London
8. Cubilla AL, Fitzgerald PJ (1983) Tumors of the exocrine pancreas. In: Carter D et al (eds) Atlas of tumor pathology. Second Series, Fascicle 19. Castle-House, London
9. Cubilla AL, Fortner J, Fitzgerald PJ (1978) Lymph node involvement in carcinoma of the head of the pancreas area. Cancer 41:880–887
10. Fitzgerald PJ, Fortner JG, Watson RC et al (1978a) The value of diagnostic aids in detecting pancreas cancer. Cancer 41:868–879
11. Fitzgerald PJ, Sharkey FE, Fogh J, Varricchio F, Cubilla AL, Pour P (1978b) The nude mouse as a tissue amplifier for studies of experimental and human pancreas cancer. In: Fogh J, Giovanella BC (eds) The nude mouse in experimental and clinical research. Academic Press, New York, pp 267–279
12. Olivier E (1894) Études sur le developpement du cancer pancréatique. Beiträge zur Pathologischen Anatomie und zur Allgemeinen Pathologie 15:351–374
13. Slosser H, Cubilla AL, Fitzgerald PJ (in preparation) Carcinoma in situ of the pancreatic ducts.
14. Williams JA, Cubilla AL, McLean BJ, Fortner JG (1979) 22-year experience with periampullary carcinoma at Memorial Sloan-Kettering Cancer Center. Am J Surg 138:662–665

3.2 Feinstruktur des menschlichen Pankreaskarzinoms*

H. F. KERN[1], M. VON BÜLOW[2], H. D. RÖHER[3] und G. KLÖPPEL[4]

In zahlreichen histopathologischen Studien an umfangreichem Autopsie- bzw. Biopsiematerial wurde das tubuläre Adenokarzinom als mit Abstand häufigster maligner Tumor des Pankreas klassifiziert [3, 4, 5, 7, 8]. Lichtmikroskopische und histochemische Befunde unterstützen die Annahme, daß sich das tubuläre Adenokarzinom von Zellen des Gangsystems herleitet. Bisher fehlen jedoch eingehende elektronenmikroskopische Untersuchungen an einer größeren Zahl von Tumoren, insbesondere ein Vergleich der Tumorzellen mit den verschiedenen Zelltypen des normalen Gangsystems des Menschen und ihrer feinstrukturellen Varianten in den verschiedenen Differenzierungsgraden des Adenokarzinoms. Im nachfolgenden Beitrag von Klöppel et al. wird erstmals mittels histologischer, zytologischer und immunzytochemischer Charakteristika eine Unterteilung der bisher als einheitliche Gruppe behandelten Adenokarzinome in drei Differenzierungsgrade vorgenommen, deren feinstrukturelle Merkmale im folgenden dargestellt und mit der normalen Struktur des Gangsystems des Menschen verglichen werden sollen.

Material und Methodik

Von insgesamt 35 Adenokarzinomen, die in den zurückliegenden 2 Jahren in den Chirurgischen Universitätskliniken Mainz (Direktor: Prof. Dr. F. Kümmerle) und Marburg (Direktor: Prof. Dr. H. D. Röher) operiert wurden, sind unmittelbar während der Operation mehrere Proben (2–8 je nach In-situ-Befund) aus verschiedenen Abschnitten des Tumors und zum Teil aus Metastasen der regionalen Lymphknoten und der Leber entnommen und durch Immersion in einem Gemisch aus 2,5% Glutaraldehyd und 2% Formaldehyd in 0,1 *M* Kakodylatpuffer, pH 7,4, für 2 Stunden fixiert worden. Die Entwässerung und Einbettung der Proben in Epon 812 erfolgte nach Standardmethoden. Von jeder Probe wurden 10 Semidünnschnitte (0,5 μ) mit 1% Azur II angefärbt, um daran die Zuordnung zum jeweiligen Differenzierungsgrad und die Auswahl repräsentativer Gewebsareale für die elektronenmikroskopische Untersuchung vorzunehmen. Ultradünnschnitte wurden mit Uranylazetat und Bleizitrat [11] kontrastiert und am Zeiss EM 9S Elektronenmikroskop ausgewertet. Als

* Mit Unterstützung der Deutschen Forschungsgemeinschaft (Ke 113/14-1)

1 Institut für Anatomie und Zellbiologie der Philipps-Universität, Robert-Koch-Str. 6, D-3550 Marburg
2 Chirurgische Universitäts-Klinik, Langenbeckstr. 1, D-6500 Mainz
3 Chirurgische Klinik der Universität, D-3550 Marburg
4 Pathologisches Institut der Universität, Martinistr. 52, D-2000 Hamburg 20

Das Pankreaskarzinom
Hrsg. H. G. Beger und R. Bittner

Vergleichsmaterial zur Untersuchung des normalen Gangsystems des Menschen dienten Proben von 10 Patienten beiderlei Geschlecht (Alter 19–58 Jahre), die wegen endokriner Pankreastumoren operiert worden waren oder als Organspender fungierten.

Ergebnisse

Feinstruktur des normalen Gangsystems des Menschen

Nach den sorgfältigen lichtmikroskopischen Untersuchungen von Neubert [9] kann das Ausführungsgangsystem im menschlichen Pankreas in zwei größere Abschnitte unterteilt werden, die kontinuierlich ineinander übergehen, von denen der Anfangsteil innerhalb der Struktur der Läppchen (intralobulär) verläuft, während der Endteil bis hin zum Hauptausführungsgang in das Bindegewebe zwischen den einzelnen Läppchen (interlobulär) zusammen mit den größeren Gefäßen und Nerven eingebettet liegt.

Intralobuläre Gänge

Der initiale Abschnitt des intralobulären Gangsystems wird von den unmittelbar an die Drüsenendstücke (Azini) anschließenden Schaltstücken gebildet, die aus flachkubischen bis isoprismatischen Epithelzellen aufgebaut sind und meist eine kurze Strecke in das Innere der Azini „eingestülpt" sind, weshalb sie in Schnittbildern als zentroazinäre Zellen imponieren (Abb. 1a). Im feinstrukturellen Aufbau bestehen keine Unterschiede zwischen Schaltstücken und den übrigen intralobulären Gängen, lediglich im Kaliber des jeweiligen Gangabschnitts.

Während die Azinusepithelzellen an ihrer dem Lumen zugekehrten Oberfläche je nach sekretorischer Aktivität wechselnd dicht mit fingerförmigen Mikrovilli besetzt sind [6], erscheint die Oberfläche der Schaltstücke und intralobulären Gänge glatt (Abb. 1b). Das Zytoplasma ist besonders reich an Mitochondrien, die meist in der Umgebung des Golgi-Apparates konzentriert sind und matrixreich erscheinen (s. Abb. 1b). Der Golgi-Apparat besteht aus 4–6 abgeplatteten membranbegrenzten Zisternen und zahlreichen kleinen, 0,1 μm im Durchmesser betragenden Vesikeln, die außerdem überall im apikalen Zytoplasma und unterhalb der luminalen Plasmamembran vorkommen (Abb. 1c). Ihre funktionelle Bedeutung, möglicherweise bei der Bikarbonat- und Wassersekretion ist bisher nicht sichergestellt worden. Das Zytoplasma enthält sonst wenige Elemente des rauhen endoplasmatischen Retikulum (RER) und zahlreiche freie Ribosomen (Abb. 1b, d). Als charakteristische Struktur insbesondere der Epithelzellen der Schaltstücke und intralobulären Gänge sind solitäre Kinozilien beschrieben worden [6], die von einem Basalkorn im Zyto-

→

Abb. 1a–d. Feinstruktur des normalen intralobulären Gangsystems des Menschen. **a** Übersicht über ein Schaltstück, beachte den Reichtum an Mitochondrien. *Za,* zentroazinäre Zelle; *L,* Lumen. Vergrößerung: × 3200. **b** Detail einer intralobulären Gangzelle, der Pfeil bezeichnet lokale Interdigitation. *G,* Golgi-Komplex, *L,* Lumen. Vergrößerung: × 13400. **c** Apikaler Pol einer intralobulären Gangzelle, beachte die Vesikel *(V)* und zytoplasmatischen Filamente *(F). L,* Lumen. Vergrößerung: × 46000. **d** Laterale Interdigitationen zwischen Zellen des intralobulären Ganges *(Pfeile). BM,* Basalmembran, *L,* Lumen. Vergrößerung: × 6700

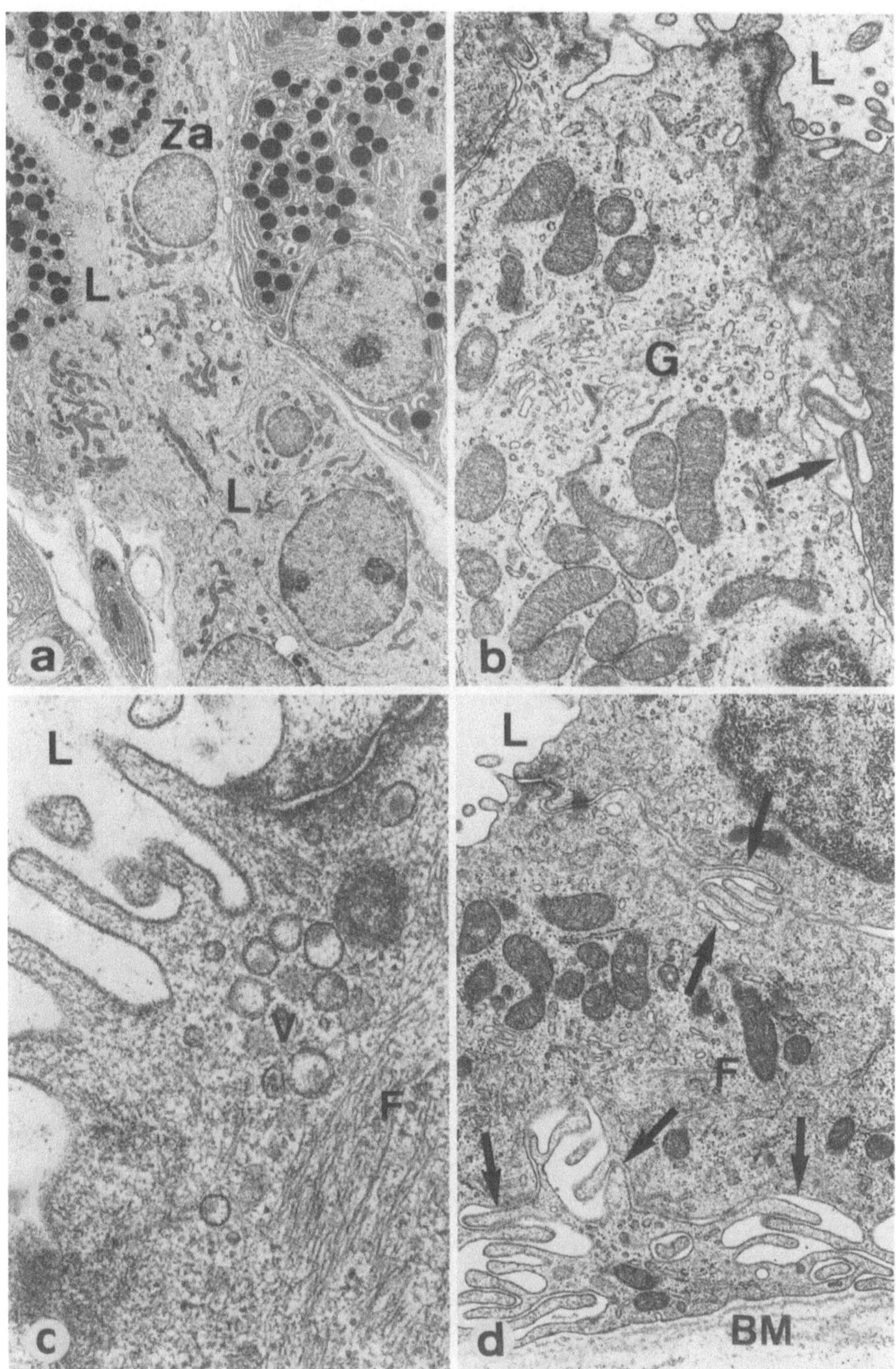

Abb. 1a–d

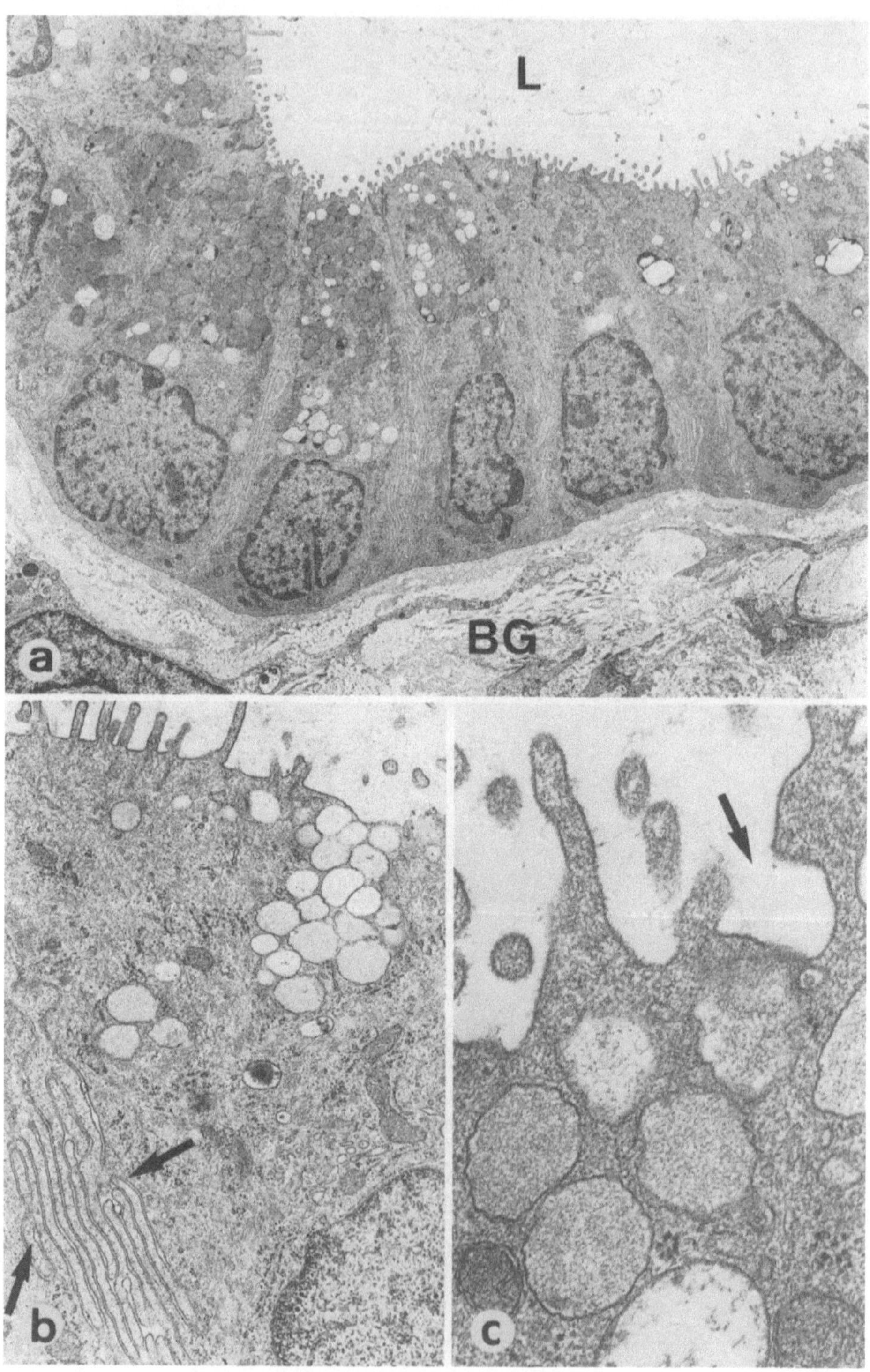

Abb. 2a–c

plasma entspringen und als rundlicher (möglicherweise beweglicher) Zellfortsatz über eine Strecke von 5 bis 10 μm frei im Lumen des initialen Gangsystems liegen. Ein weiteres Kennzeichen dieses Gangabschnitts bilden Interdigitationen der lateralen Plasmamembran benachbarter Gangzellen, die typischerweise meist nur eine umschriebene Strecke der sonst parallel verlaufenden lateralen Membran einnehmen (s. Abb. 1d). Im allgemeinen werden solche fingerförmigen Verzahnungen zwischen Zellen als Ausdruck der Oberflächenvergrößerung, hier möglicherweise im Dienst des Ionen- und Wassertransports verstanden. Von den interzellulären Verschlußzonen, insbesondere von den Desmosomen strahlen Bündel von Intermediärfilamenten ins Zytoplasma aus und bilden ein dichtes Netzwerk (Zytoskelett, s. Abb. 1c, d).

Interlobuläre Gänge

Die Wand der interlobulären Gänge wird von iso- bis hochprismatischen Epithelzellen gebildet, die an ihrer luminalen Oberfläche mit kurzen Mikrovilli besetzt sind und im apikalen Zytoplasma zahlreiche Sekretgranula enthalten (Abb. 2a). Entsprechend dieser deutlichen sekretorischen Funktion ist die basale Region der Zelle, in der der Zellkern liegt, angefüllt mit Profilen des RER und Mitochondrien, während die supranukleäre Zone den Golgi-Apparat und verschiedene Reifestadien der Sekretgranula aufweist (Abb. 2b). Interdigitationen der lateralen Plasmamembran sind ausgeprägter als bei den intralobulären Gangabschnitten, ebenso ist das Zytoskelett dichter (s. Abb. 2b). Entsprechend histochemischer Befunde haben Robert u. Burns [12] vier Typen von Mukoproteinen in den Granula der interlobulären Gangzellen des Menschen unterschieden, elektronenmikroskopisch stellt sich der Granuluminhalt als wenig elektronendichtes, feinfaseriges Material dar. Es gibt Hinweise, daß die Granula durch Verschmelzung mit der luminalen Plasmamembran (Exozytose) ihren Inhalt in das Ganglumen abgeben (Abb. 2c). Bisher ist die genaue Funktion und die physiologische Regulation der Abgabe (nerval, hormonal) dieser Mukoproteine weitgehend unbekannt. Von Perfusionsstudien am Hauptausführungsgang der Katze wurde ihre Beteiligung am Aufbau einer Mukosabarriere gefordert, welche die Rückdiffusion von Bikarbonationen verhindern und die Epithelzellen vor Noxen schützen soll [10]. Die Epithelzellen des Hauptausführungsgangs des Menschen zeigen den gleichen feinstrukturellen Aufbau wie die der interlobulären Gänge, sie sind lediglich eher iso- als hochprismatisch und enthalten häufiger Becherzellen innerhalb des Epithelverbands.

Feinstruktur der verschiedenen Grade des menschlichen Adenokarzinoms

Grad-I-Tumoren

Die am höchsten differenzierten Adenokarzinome bilden gangähnliche Tubuli, die aus hochprismatischen Zellen in einem meist einschichtigen Verband gebildet wer-

Abb. 2a–c. Feinstruktur des normalen interlobulären Gangsystems des Menschen. **a** Hochprismatisches Gangepithel umgeben von periduktulärem Bindegewebe *(BG)*. *L*, Lumen. Vergrößerung: × 4350. **b** Interlobuläre Gangzelle mit Muzingranula und ausgeprägten Interdigitationen *(Pfeile)*. Vergrößerung: × 13400. **c** Exozytose *(Pfeil)* aus einer Gangzelle. Vergrößerung: × 46000

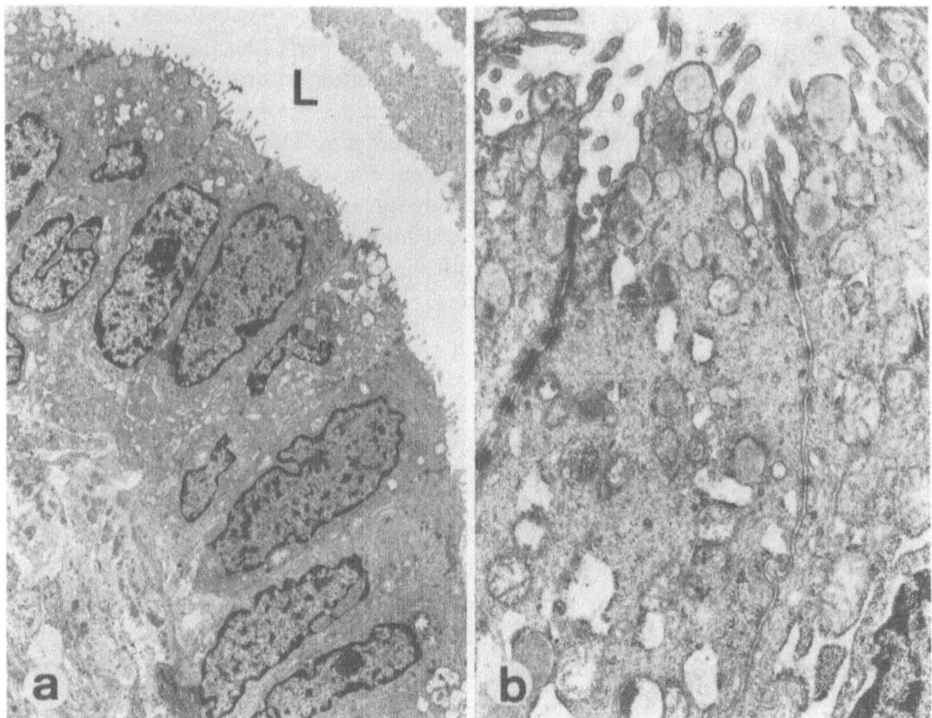

Abb. 3a, b. Feinstruktur von Grad-I-Tumoren. **a** Ausschnitt aus einem hochdifferenzierten Tubulus aus granulahaltigen Zellen aufgebaut. *L*, Lumen. Vergrößerung: × 3200. **b** Muzingranula im apikalen Pol von Tumorzellen. Vergrößerung: × 6700

den (Abb. 3a). In ihrem feinstrukturellen Aufbau unterscheiden sich die Epithelzellen kaum von den normalen Zellen der interlobulären Gänge, außer einer leichten Polymorphie der Zellkerne. Ihr Zytoplasma ist reich an RER und der apikale Zellpol ist angefüllt mit Muzingranula, die sich ebenfalls nicht von den Granula normaler Zellen unterscheiden (Abb. 3b). Exozytotische Freisetzung der Granula und feinfädiges Material im Tubuluslumen werden häufig nachgewiesen, so daß die Schlußfolgerung erlaubt ist, daß die Grad-I-Tumoren sekretorisch aktiv sind. Wie bei den normalen Gängen sind die Zellen der Grad-I-Tumoren miteinander durch typische Membranverbindungen (zonula occludens, Desmosomen) verbunden, sie tragen auf ihrer luminalen Oberfläche Mikrovilli (s. Abb. 3a, b).

Während der überwiegende Teil aller von uns untersuchter Grad-I-Tumoren ($n = 5$) in ihrem feinstrukturellen Aufbau weitgehend den interlobulären Gangzellen entsprachen, wurde ein Fall beobachtet, bei dem die hochdifferenzierten Tubuli nur aus mitochondrienreichen Zellen aufgebaut waren (Abb. 4a). Das Zytoplasma der meist isoprismatischen Tumorzellen ist dicht gepackt mit großen Kristae-reichen Mitochondrien, dazwischen liegen hauptsächlich freie Ribosomen, die Golgikomplexe sind klein und spärlich. Im apikalen Zellpol werden neben wenigen elektronendichten Granula (etwa 0,3–0,4 μm Durchmesser) hauptsächlich kleine, optisch leere Vesikel gefunden, die luminale Plasmamembran ist meist glatt (Abb. 4b). Die lateralen

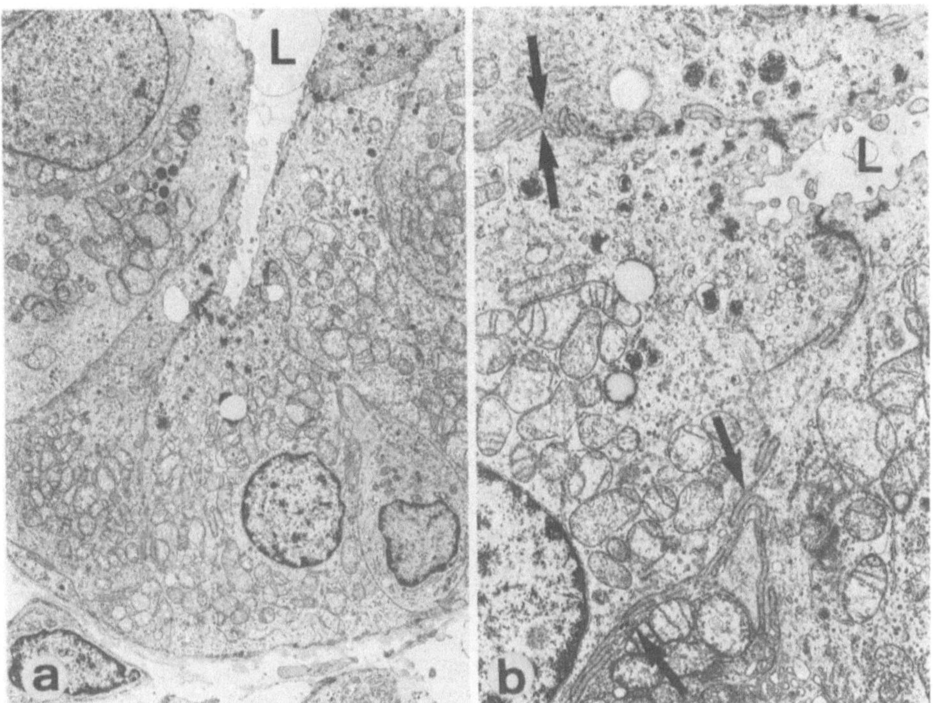

Abb. 4a, b. Feinstruktur von Grad-I-Tumoren. **a** Der hochdifferenzierte Tubulus ist nur aus mitochondrienreichen Zellen zusammengesetzt. *L,* Lumen. Vergrößerung: × 3200. **b** Im apikalen Zellpol enthalten die Tumorzellen wenige elektronendichte Granula und viele kleine Vesikel. Die *Pfeile* bezeichnen Interdigitationen. Vergrößerung: × 6700

Plasmamembranen sind durch ausgeprägte Interdigitationen verzahnt, von den reichlich vorhandenen Desmosomen strahlen Bündel von Intermediärfilamenten ins Zytoplasma aus. Elektronenmikroskopisch entsprechen diese Tumorzellen weitgehend der Struktur der Schaltstücke und intralobulären Gänge, so daß angenommen werden muß, daß von beiden Zellarten (intra- und interlobulären Gangzellen) Karzinome entstehen können.

Grad-II-Tumoren

Beim mittleren Differenzierungsgrad wachsen die Tumoren in einem polymorphen Drüsenmuster, d.h. neben tubulär gebauten Anteilen werden solide und zapfenartige Tumorabschnitte gefunden. Erstere sind meistens aus den bereits bei Grad-I-Tumoren beschriebenen granulahaltigen (muzinproduzierenden) und mitochondrienreichen Tumorzellen gemischt aufgebaut (Abb. 5a). Die soliden Anteile sind sehr wechselnd gestaltet, meist findet man Verbände von Tumorzellen, die auf ihrer gesamten, ins umliegende Bindegewebe vorwachsenden Oberfläche kurze Mikrovilli tragen und deren Zytoplasma angefüllt ist von Mitochondrien, ausgeprägten Elementen des RER, aber nur wenigen Granula (Abb. 5b). In anderen Abschnitten der solid-wachsenden Tumoranteile bilden die Zellen bizarr geformte Lumina, die so-

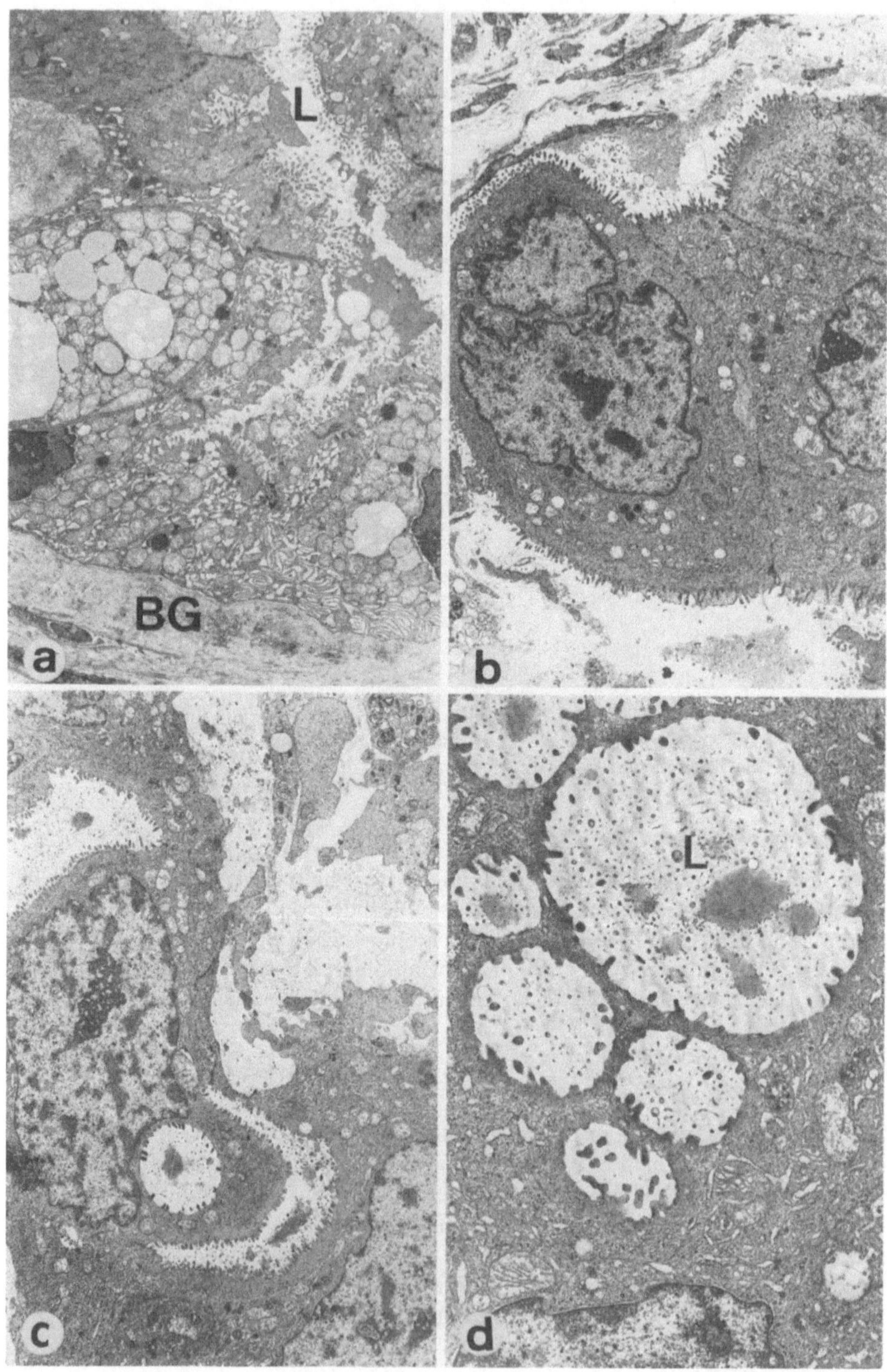

Abb. 5a–d

wohl zwischen benachbarten Tumorzellen als auch innerhalb des Zytoplasmas ein und derselben Zelle entstehen (Pseudolumen, Abb. 5c, d). Die den Lumina zugekehrte Oberfläche der Tumorzellen ist mit kurzen, plumpen Mikrovilli besetzt, im Lumen selbst werden neben homogenem Material zahlreiche kleine Vesikel beobachtet, wie sie ähnlich auch im Zytoplasma vorkommen (s. Abb. 5d). Bisher ist nicht klar, ob die verschiedenen Lumina mit den höher-differenzierten tubulären Abschnitten kommunizieren und möglicherweise auch Anschluß an das normale Gangsystem des tumorös befallenen Pankreas haben.

Grad-III-Tumoren

Die am wenigsten differenzierten Grad-III-Tumoren bestehen in der Hauptsache aus lockeren Verbänden von undifferenzierten Tumorzellen mit nur gelegentlicher Drüsenbildung und seltener Produktion von Muzin. Licht- und elektronenmikroskopisch fallen die Kernpolymorphie mit starker Verschiebung der Kern-Plasma-Relation und die großen Nukleolen auf (Abb. 6a). Die Zellen bilden kaum noch interzelluläre Kontakte aus, typische Muzingranula werden selten beobachtet. Ultrastrukturell ist die Ausprägung von Zellorganellen (RER, Golgi-Komplex, Mitochondrien) sehr wechselnd. Man findet Zellen, die hauptsächlich nur noch freie Ribosomen in ihrem Zytoplasma enthalten (Abb. 6b), in anderen ist es dicht angefüllt mit 0,1 bis 0,2 μm im Durchmesser betragenden Vesikeln, die von Bündeln von Intermediärfilamenten umgeben sind. Die Vesikel erscheinen meist leer, daneben liegen im Zytoplasma multivesikuläre und lysosomale Körper, die wohl als Ausdruck eines gesteigerten zytoplasmatischen Membranumsatzes gedeutet werden müssen (Abb. 6c).

Die Ausprägung von Mikrovilli auf der Oberfläche von Tumorzellen und die Beteiligung mehrerer Zellen an der Ausbildung von Lumina ist bei Grad-III-Tumoren kaum noch vorhanden. Einzelne Tumorzellen bilden solitäre Einstülpungen ihrer Oberfläche ins Zytoplasma, die dann von Mikrovilli besetzt sind (s. Abb. 6b), bei anderen sind die Mikrovilli regellos über Abschnitte der Zellmembran verteilt. Typische Membranverbindungen (zonulae occludentes, Desmosomen) fehlen in der Regel zwischen den Tumorzellen, Interdigitationen formieren sich selten und dann nur als frustrane Gebilde (Abb. 6d). Dabei sind die Membranen benachbarter Tumorzellen zwar in regelmäßigen Abständen eingefaltet, es kommt aber nicht mehr zur Verzahnung, wie dies bei höherdifferenzierten Tumorzellen gesehen werden kann (s. Abb. 4b).

Diskussion

Die überwiegende Zahl der histopathologischen Arbeiten zum Pankreaskarzinom gehen von der Vorstellung aus, daß der Großteil dieser Tumoren (75–80%) als tubu-

←

Abb. 5a–d. Feinstruktur von Grad-II-Tumoren. **a** Tubulär gebaute Abschnitte sind aus granulahaltigen und mitochondrienreichen Zellen aufgebaut. Zum Lumen *(L)* polare Orientierung von Mikrovilli, innerhalb des Lumens elektronendichtes Material (Muzin). *BG,* Bindegewebe. Vergrößerung: × 3200. **b** Solide ins Bindegewebe vorwachsender Tumoranteil, Verteilung der Mikrovilli über die gesamte Zelloberfläche. Vergrößerung: × 3200. **c** Solider Tumoranteil mit bizarrer Lumenbildung. Vergrößerung: × 3200. **d** Pseudolumina in einer Tumorzelle. Vergrößerung: × 13400

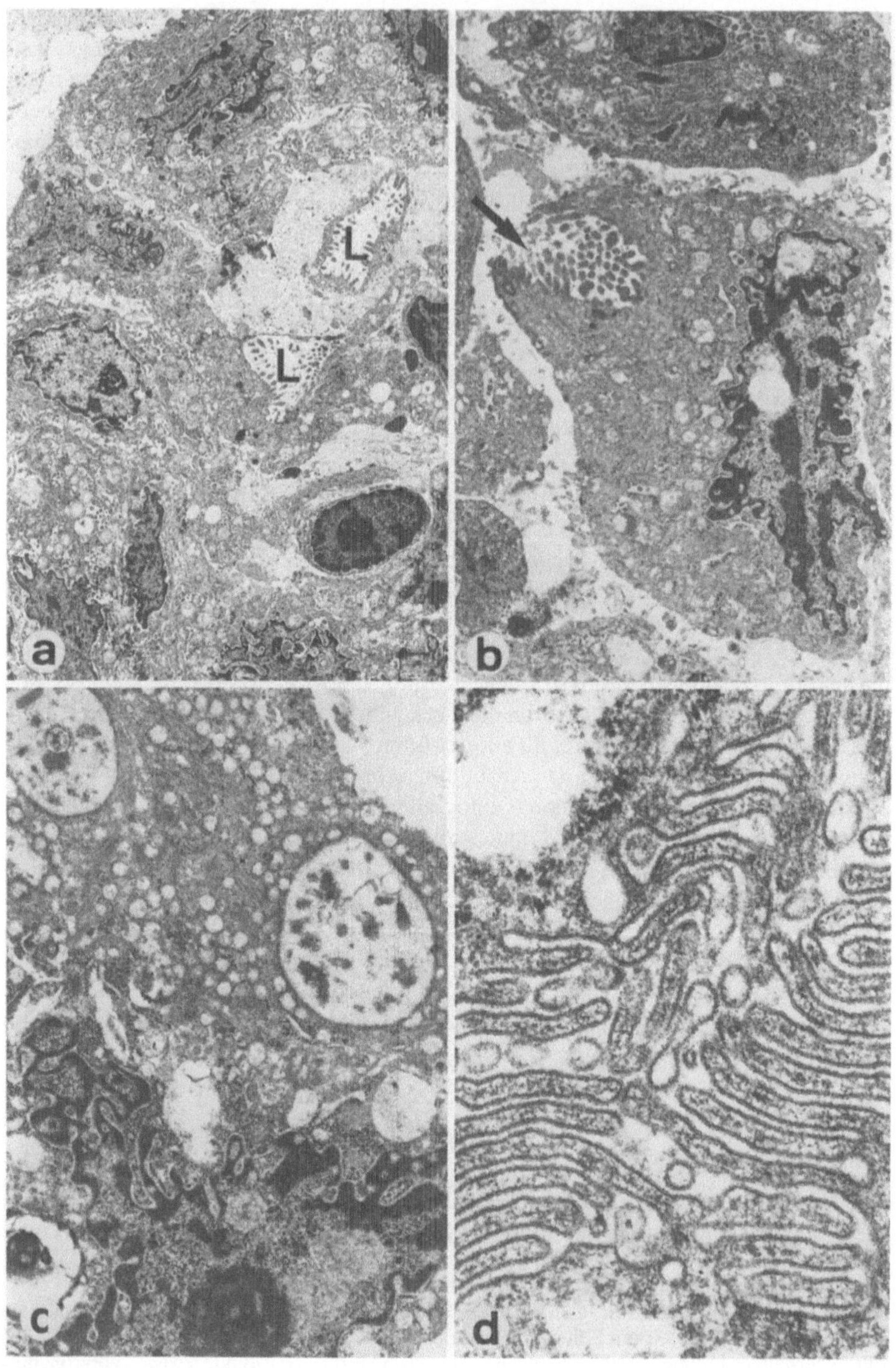

Abb. 6a–d

Tabelle 1. Feinstrukturelle Charakteristika beim Pankreaskarzinom

Grad	Vorherrschende Zelltypen	Zytoplasma-Inhalt	Polarität der Zellen	Membran-Spezialisierungen
I A	Granulierte Zellen	*Muzin-Granula* RER Golgi-Komplex Filamente	Monotopische Verteilung der Mikrovilli (luminal)	Reguläre junktionale Komplexe Interdigitationen
B	Mitochondrienreiche Zellen	*Mitochondrien* Golgi-Komplex Wenige elektronendichte Granula und Vesikel *Filamente*	Monotopische Verteilung der Mikrovilli	Reguläre junktionale Komplexe *Interdigitationen*
II	Gemischte Population von granulierten Zellen mitochondrienreichen Zellen agranulären Zellen	Muzin-Granula Mitochondrien Vesikel (0,1–0,2 μ)	Polytopische Verteilung der Mikrovilli Bizarre Lumenbildung	Variabel
III	Agranuläre Zellen	Kleine Vesikel Lysosomale Körper	Polytopische Verteilung der Mikrovilli Pseudolumen-bildung	Junktionale Komplexe fehlen Frustrane Interdigitationen

läres Adenokarzinom sich vom Gangsystem herleitet. Neuerdings weisen Bockman et al. [1] auf Grund vergleichender rastermikroskopischer Untersuchungen des Pankreas einiger Tierspezies (Ratte, Hund) und des Menschen unter normalen und pathologischen Bedingungen darauf hin, daß die tubulären Strukturen (auch beim Pankreaskarzinom) durch Entdifferenzierung des Azinusgewebes entstanden sein könnten. Systematische ultrastrukturelle Untersuchungen fehlen bisher sowohl für das normale Gangsystem als auch für das Adenokarzinom des Pankreas des Menschen. Der vorliegende Beitrag hat gezeigt, daß die wichtigsten feinstrukturellen Merkmale der beiden Hauptabschnitte des menschlichen Gangsystems – Mitochondrien-Reichtum in den Schaltstücken und intralobulären Gängen, Muzingranula in den interlobulären Gangabschnitten – bei den Adenokarzinomen wiedergefunden werden. Zusammen mit dem Reichtum an zytoplasmatischen Filamenten und den aus-

←

Abb. 6a–d. Feinstruktur von Grad-III-Tumoren. **a** Loser Verband von entdifferenzierten Tumorzellen. *L*, Pseudolumina. Vergrößerung: × 3200. **b** Einzelne Tumorzellen mit lumenartiger Einsenkung, in die Mikrovilli hineinragen *(Pfeil)*. Beachte die fehlenden interzellulären Kontakte. Vergrößerung: × 6700. **c** Tumorzelle mit zahlreichen Vesikeln und lysosomalen Körpern. Vergrößerung: × 13400. **d** Frustrane Interdigitationen von zwei benachbarten Tumorzellen. Vergrößerung: × 46000

geprägten Interdigitationen (die bei Azinusepithelzellen spärlicher sind oder fehlen) wird die Zuordnung des Adenokarzinoms zum Gangsystem noch zwingender.

Die erstmals von Klöppel et al. vorgeschlagene Unterteilung der großen Gruppe der Adenokarzinome in 3 Differenzierungsgrade wird durch die elektronenmikroskopischen Befunde bestätigt und erweitert. In Tabelle 1 sind die feinstrukturellen Merkmale der drei hauptsächlichen Zelltypen zusammengefaßt, die in unterschiedlicher Ausprägung in den 3 Tumorgraden gefunden werden. Mit zunehmender Entdifferenzierung verlieren die Zellen die Polarität und die Fähigkeit, interzelluläre Membranverbindungen und damit tubuläre Strukturen auszubilden. Die Abnahme von Zellen mit spezifischen Muzingranula und die Zunahme von Zellen mit kleinen Vesikeln mit zunehmender Entdifferenzierung haben wir vorläufig so gedeutet, daß die hauptsächlich sekretorisch aktiven Tumorzellen bei Grad-I-Tumoren in membranumsetzende Zellen bei Grad-III-Tumoren umgewandelt sind. Es bleibt weiteren biochemischen und immunologischen Untersuchungen vorbehalten, die genauen funktionellen Merkmale der verschiedenen Zelltypen herauszuarbeiten. Erste Ergebnisse mit einem monoklonalen Antikörper gegen die Zellinie eines Grad-III-Tumors deuten darauf hin, daß diese am weitesten entdifferenzierte Tumorzelle gemeinsame Merkmale mit Monozyten (also phagozytierenden Zellen) besitzen [2].

Zusammenfassung

Mittels Elektronenmikroskopie werden die feinstrukturellen Merkmale des Adenokarzinoms des Pankreas in Abhängigkeit vom Differenzierungsgrad dargestellt und mit der normalen Struktur des Gangsystems des Menschen verglichen. Die Untersuchungen zeigen, daß die wichtigsten feinstrukturellen Merkmale der beiden Hauptabschnitte des menschlichen Gangsystems – Mitochondrien-Reichtum in den Schaltstücken und intralobulären Gängen, Muzingranula in den interlobulären Gangabschnitten – bei den Adenokarzinomen wiedergefunden wird. Ebenso spricht der Reichtum an zytoplasmatischen Filamenten und ausgeprägten Interdigitationen für die Zuordnung zum Gangsystem. Außerdem kann die histologisch-zytologische Unterteilung der Adenokarzinome in drei Differenzierungsgrade durch die elektronenmikroskopischen Befunde bestätigt und erweitert werden.

Literatur

1. Bockman DE, Boydston WR, Parsa J (1983) Architecture of human pancreas: Implications for early changes in pancreatic disease. Gastroenterology 85:55–61
2. Bosslet K, Kern HF, Bülow M v, Röher HD, Klöppel G, Schorlemmer HU, Kurrle R, Sedlacek HH (1983) A human monocyte cell surface antigen highly expressed on an established pancreatic carcinoma cell line (Tu II). Dig Dis Sci 28:928
3. Cubilla AL, Fitzgerald PJ (1975) Morphological patterns of primary nonendocrine human pancreas carcinoma. Cancer Res 35:2234–2248
4. Cubilla AL, Fitzgerald PJ (1978) Pancreas cancer. 1. Duct adenocarcinoma. A clinical-pathologic study of 380 patients. In: Sommers SC, Rosen PP (eds) Pathology annual, part 1. Appleton-Century Crofts, New York, pp 241–289
5. Cubilla AL, Fitzgerald PJ (1979) Classification of pancreatic cancer (nonendocrine). Mayo Clin Proc 54:449–458

6. Kern HF, Ferner H (1971) Die Feinstruktur des exokrinen Pankreasgewebes vom Menschen. Z Zellforsch 113:322–343
7. Klöppel G, Held G, Morohoshi T, Seifert G (1982) Klassifikation exokriner Pankreastumoren. Histologische Untersuchungen an 167 autoptischen und 97 bioptischen Fällen. Pathologie 3: 1–10
8. Morohoshi T, Held G, Klöppel G (1983) Exocrine pancreatic tumours and their histological classification. A study based on 167 autopsy and 97 surgical cases. Histopathology 7:645–661
9. Neubert K (1927) Bau und Entwicklung des menschlichen Pankreas. Arch Entwickl mech Organismen 111:29–118
10. Reber HA, Roberts C, Way LW (1979) The pancreatic duct mucosal barrier. Am J Surg 137: 128–134
11. Reynolds ES (1963) The use of lead citrate at high pH as an electron opaque stain in electron microscopy. J Cell Biol 17:208–212
12. Roberts PF, Burns J (1972) A histochemical study of mucus in normal and neoplastic human pancreatic tissue. J Pathol 107:87–94

4 Probleme des Tumorstagings

4.1 Tumorgrading des menschlichen Pankreaskarzinoms im Nacktmausmodell und Resektionspräparat*

G. Klöppel[1], G. Lingenthal[1], R. Klapdor[1], U. Klapdor[1], M. von Bülow[2], K. Rückert[2] und H. F. Kern[3]

Einleitung

Innerhalb der Klassifikationen der exokrinen Pankreasneoplasmen ist das duktale Adenokarzinom mit einer relativen Häufigkeit von 80–90% der vorherrschende Tumor [2, 11, 14]. Durch seine generell schlechte Prognose – nur etwa 2% der behandelten Patienten überleben die 5-Jahresgrenze [5] – und seine zunehmende Häufigkeit in den letzten 20 Jahren [12] ist das duktale Pankreaskarzinom zu einer der großen Herausforderungen in der Onkologie geworden.

Auf dem Weg, diese fatale Situation zu verbessern, ist es notwendig, die morphologischen Parameter des Tumorwachstums, Staging und Grading, für die Vergleichbarkeit vorhandener und künftiger Therapiekonzepte zu präzisieren. Für das Staging des Pankreaskarzinoms existieren bereits eine Anzahl von Vorschlägen, ohne daß bislang ein System gefunden wurde, welches bei hinglänglicher Praktikabilität mit größtmöglicher Exaktheit die Tumorausdehnung standardisiert [6, 9, 15]. Ein fundiertes Grading des duktalen Pankreaskarzinoms fehlt dagegen weitgehend. Hier ist lediglich die auf dem System von Broder aufbauende Arbeit von Miller et al. [13] zu nennen, in der mitgeteilt wird, daß „high grade"-Tumoren größer waren und häufiger metastasiert und zu venösen Thrombosen geführt hatten als „low grade"-Tumoren.

Die vorliegende Arbeit hat zum Ziel, ein Gradingsystem für das duktale Pankreaskarzinom zu entwickeln, welches praktikabel und biologisch relevant ist. Ausgangspunkt hierfür sind experimentelle Untersuchungen zur Struktur und zum Wachstumsverhalten von duktalen Adenokarzinomen des Pankreas nach Transplantation auf die nackte Maus [1]. Mit Hilfe des dort erarbeiteten Gradingsystems, welches bereits in präliminärer Form vorgestellt worden ist [7, 10], wurde die Tumorstruktur von 75 resezierten Pankreaskopfkarzinomen analysiert und mit den klinischen Angaben zur Symptomdauer bis zur Diagnose und zur Überlebenszeit korreliert.

* Mit Unterstützung durch die Deutsche Forschungsgemeinschaft (Kl 366/4-1 und SFB 215) und die Hamburger Stiftung zur Förderung der Krebsbekämpfung

1 Institut für Pathologie und Medizinische Klinik der Universität, Martinistr. 52, D-2000 Hamburg 20
2 Chirurgische Klinik der Universität, D-6500 Mainz
3 Institut für Anatomie und Zellbiologie der Universität, D-3550 Marburg

Das Pankreaskarzinom
Hrsg. H. G. Beger und R. Bittner

Material und Methoden

Experimentelle Untersuchungen

Tumortransplantation. Chirurgisch entferntes Gewebe von 7 menschlichen Pankreaskarzinomen wurde erfolgreich direkt auf NMRI-nu/nu-Mäuse transplantiert. Je 15–20 Mäuse erhielten 2 × 2 mm große Tumorteilstücke unter die Haut der rechten Flanke transplantiert.

Tumorwachstum. Die subkutane Tumorgröße wurde in zwei Dimensionen gemessen und als das Produkt dieser Durchmesser berechnet. Anhand der Tumorgröße wurde in der Phase des exponentiellen Tumorwachstums die Tumorverdoppelungszeit bestimmt.

Licht- und Elektronenmikroskopie. Gewebe von Originaltumoren und von den auf der nackten Maus gewachsenen Tumortransplantaten wurde in Bouinscher Lösung fixiert und für die Routinehistologie aufgearbeitet. Zur Bestimmung der Mitosefrequenz im transplantierten Tumorgewebe wurde die Zahl der Mitosen in der Peripherie der Tumoren in 10 zufällig ausgewählten Gesichtsfeldern (GF) bei starker Vergrößerung (40er Objektiv, Fläche 31142 μ^2) ermittelt. Zur Elektronenmikroskopie wurden 0,5–1 mm große Tumorfragmente in einem Gemisch von Glutaraldehyd und Formaldehyd gepuffert mit Kakodylat sofort nach Entnahme fixiert. Das in OsO_4 nachfixierte Gewebe wurde im Routineverfahren für die Untersuchung im Elektronenmikroskop aufgearbeitet.

Gradingkriterien. Histologisch wurde willkürlich zwischen gleichmäßig hochdifferenzierten, ungleichmäßig differenzierten und nur angedeutet ausgebildeten Drüsenstrukturen mit intensiver, fokal betonter oder minimaler Schleimproduktion unterschieden. Zytologische Kriterien der hochdifferenzierten Tumorzellen waren polare Anordnung nur geringfügig polymorpher Zellkerne und eine Mitosenzahl unter 5 in 10 GF. Die mittelgradig differenzierten Tumorzellen zeigten Polymorphie der Zellkerne und Nukleoli mit weitgehend aufgehobener polarer Anordnung der Zellkerne und einer Mitosenzahl zwischen 5 und 10 in 10 GF. Die niedrig differenzierten Tumorzellen wurden bei aufgehobener polarer Anordnung der Kerne durch eine stark verschobene Kern-Plasma-Relation und einen deutlichen Kernpolymorphismus sowie eine Mitosezahl von über 10 in 10 GF charakterisiert. Ultrastrukturelle Kriterien der hochdifferenzierten Tumorzellen waren ein deutlich polarisierter Zellaufbau mit Mikrovilli und Muzingranula am apikalen Pol sowie einem gut entwickelten endoplasmatischen Retikulum. Kennzeichnend für die mittelgradig differenzierten Zellen waren die stark variierende Ausbildung der obengenannten Kriterien. Aufgehobener polarer Zellaufbau, Verlust von Muzingranula bei zunehmendem Auftreten von multivesikulären Körpern im gesamten Zytoplasma charakterisierten die niedrig differenzierte Zelle. Eine ausführliche Darstellung der feinstrukturellen Merkmale der Pankreaskarzinomzellen ist Gegenstand der vorangehenden Arbeit von Kern et al.

Klinisch-pathologische Untersuchungen

Operationspräparate. 75 partielle oder totale Duodenopankreatektomiepräparate mit Pankreaskopfkarzinom (Chirurgische Klinik der Universität Hamburg, Chirurgische Klinik der Universität Mainz, Chirurgische Abteilung des Marienkrankenhauses Hamburg, Chirurgische Abteilung des Krankenhauses Pinneberg) wurden histologisch (HE, PAS, Aldehydfuchsin) auf Tumortyp, -ausdehnung und -differenzierung untersucht. Von jedem Fall lagen mindestens 5 Blöcke vor.

Tumorstaging. Die Tumorausdehnung wurde in dem von uns vorgeschlagenen Schema erfaßt [9]. In diesem auf Praktikabilität ausgerichteten Staging bedeutet T_1: Tumor auf Pankreas beschränkt; T_2: Tumor greift auf parapankreatische Gewebe über; T_3: Tumor infiltriert benachbarte Organe wie Duodenum (T_{3D}), Magen u. a.; N_1: Lymphknoten regional (parapankreatisch, paraduodenal) befallen; N_2: Lymphknoten juxtaregional befallen (portohepatisch u. a.); M: hämatogene Metastasen.

Tumorgrading. Das Grading der Tumoren erfolgte nach den oben erläuterten Kriterien.

Klinische Auswertung. Die Resektionen der Pankreaskarzinome erfolgten in dem Zeitraum zwischen 1975 und August 1982. Zur Bestimmung der präoperativen Symptomendauer bis zur Diagnose wurden aus den Krankenakten die anamnestischen Angaben zu den drei wichtigsten Symptomen des Pankreaskarzinoms herangezogen, dem Oberbauchschmerz, Gewichtsverlust und/oder Ikterus. Wurde die Diagnose bereits vor der Pankreasresektion gesichert (ERCP, Zytologie, Probelaparotomie), so blieb der dazwischenliegende Zeitraum unberücksichtigt. Die postoperative Überlebenszeit der Patienten wurde bis zum August 1983 verfolgt. Patienten, die an Komplikationen der Operation verstarben, sind nicht in die postoperative Auswertung miteinbezogen worden.

Ergebnisse

Wachstum der Tumortransplantate

Die Angehrate des transplantierten Pankreaskarzinomgewebes lag in der ersten Phase bei 50–60% und konnte für einige Tumoren in weiteren Passagen auf über 90% gesteigert werden. Die Latenzzeit zwischen Transplantation und meßbarem Tumorwachstum variierte zwischen 25 und 55 Tagen.

Grading und Wachstumskinetik der Tumortransplantate

Histologisch und ultrastrukturell fanden sich keine Unterschiede zwischen den originären Pankreaskarzinomen und dem transplantierten und auf der Nacktmaus gewachsenen Karzinomgewebe. Für zwei Tumorlinien trifft diese Aussage auch nach einer inzwischen über 28 Monate durchgeführten Serientransplantation zu.

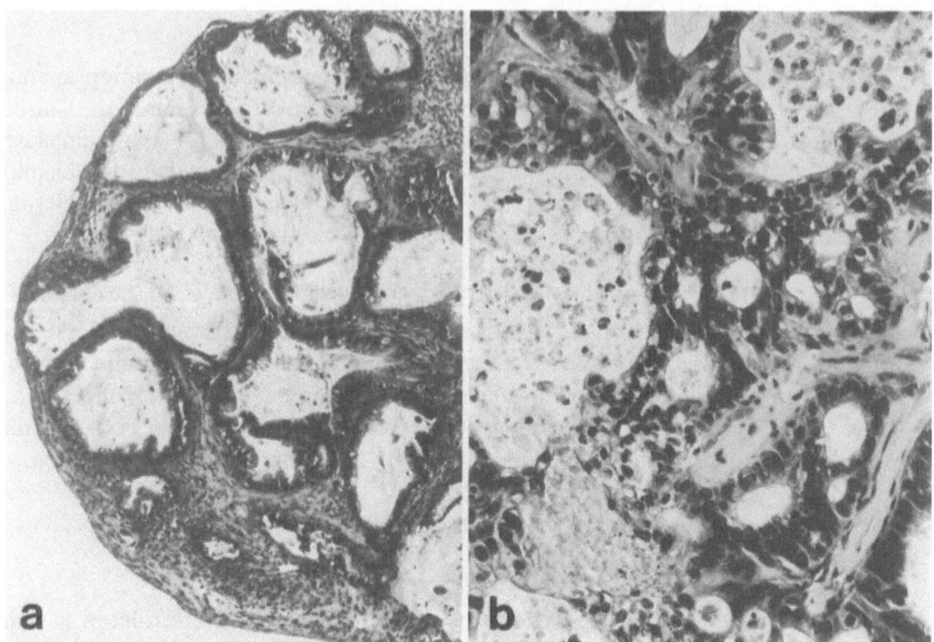

Abb. 1a, b. Xenotransplantiertes Pankreaskarzinom, Grad I (1. Passage). **a** Hochdifferenzierte Drüsenstrukturen mit intensiver Schleimbildung; **b** geringe bis mäßige Polymorphie der neoplastischen Zylinderepithelien. HE, × 95 und × 190

Anhand des histologischen und zytologischen Musters ergab sich folgende Differenzierung der transplantierten Karzinome: Zwei der Karzinome zeigten gleichmäßig hochdifferenzierte glanduläre Formationen mit den entsprechenden zellulären Charakteristika wie polare Kernanordnung, Bildung von Muzingranula und niedriger Mitosenzahl (<5/10 GF) (Abb. 1). Diese Tumoren wurden als G-I-Tumoren bezeichnet. Ihre Tumorverdoppelungszeit betrug 18,5–21,8 Tage. Vier der Karzinome waren unregelmäßig glandulär differenziert und zeigten deutliche Zellpolymorphie sowie Mitosenzahlen zwischen 5–10/10 GF (Abb. 2). Diese Tumoren erhielten ein G-II-Grading. Innerhalb von 11,8–14,5 Tagen hatten sie sich in ihrer Größe verdoppelt. Das letzte Karzinom dieser Serie schließlich war weitgehend undifferenziert mit mukoepidermoiden Arealen und wurde als G-III-Tumor eingestuft (Abb. 3). Die Verdoppelungszeit dieses Tumors lag bei 8 Tagen.

Grading und Staging in Resektionspräparaten

34 von 75 duktalen Adenokarzinomen des Pankreas wurden aufgrund ihrer histologischen und zellulären Differenzierung als G-I-Tumoren eingestuft (Abb. 4). Bei den meisten dieser Karzinome lag die Mitosenzahl zwischen 1–3 pro 10 GF. 4 von 34 (11%) gehörten dem T_1N_0-Stadium an, 12 von 34 (35%) dem T_2N_0-, 8 von 34 (24%) dem T_2N_1-, 2 von 34 (6%) dem $T_{3D}N_0$- und 8 von 34 (24%) dem $T_{3D}N_1$-Stadium.

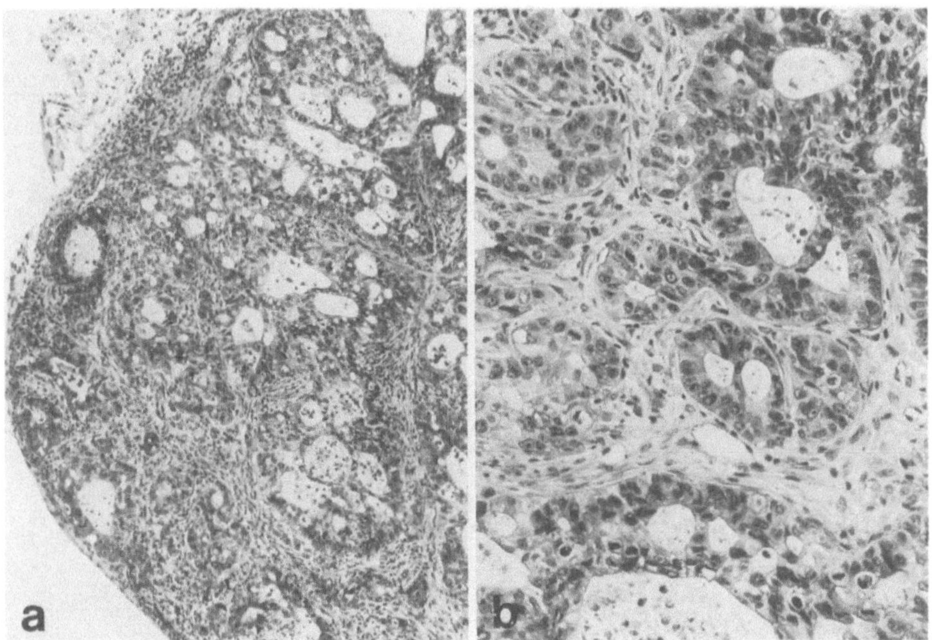

Abb. 2a, b. Xenotransplantiertes Pankreakarzinom, Grad II (1. Passage). **a** Tumorgewebe mit unregelmäßiger Ausbildung von Drüsenstrukturen; **b** deutlicher Polymorphismus der neoplastischen Zylinderzellen. Unregelmäßiges Kernchromatin. HE, × 95 und × 190

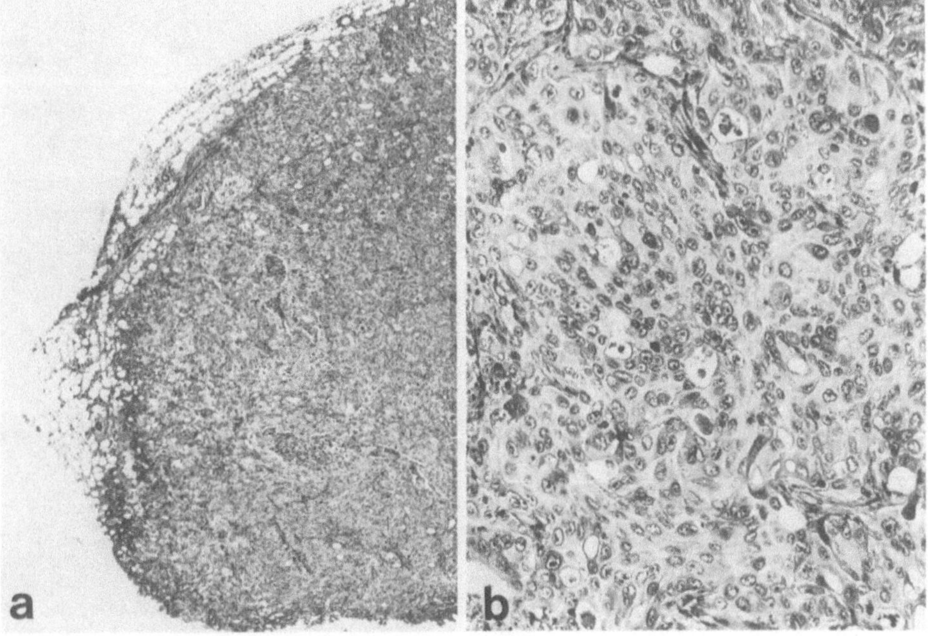

Abb. 3a, b. Xenotransplantiertes Pankreaskarzinom, Grad III (1. Passage). **a** Undifferenziertes und nur gelegentlich mikroglandulär strukturiertes Tumorgewebe; **b** ausgeprägter Zell- und Kernpolymorphismus. HE, × 95 und × 190

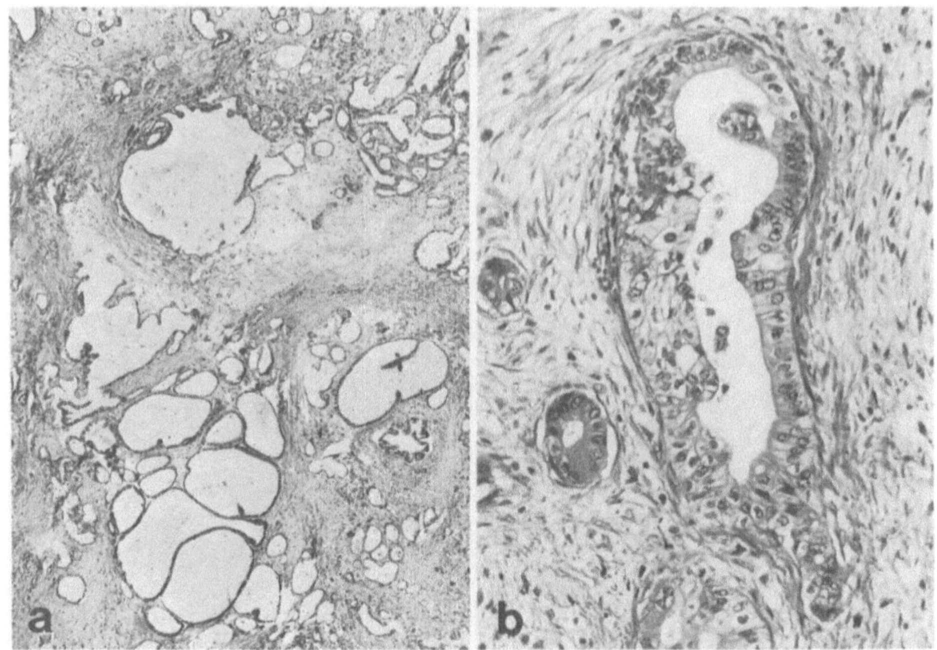

Abb. 4a, b. Duktales Adenokarzinom des Pankreas, Grad I. **a** Übersicht mit unregelmäßig angeordneten großkalibrigen atypischen Gangkomplexen, eingebettet in ein seröses Stroma; **b** atypische gangähnliche Drüsenstruktur mit nur geringer Zellpolymorphie. HE, × 31 und × 190

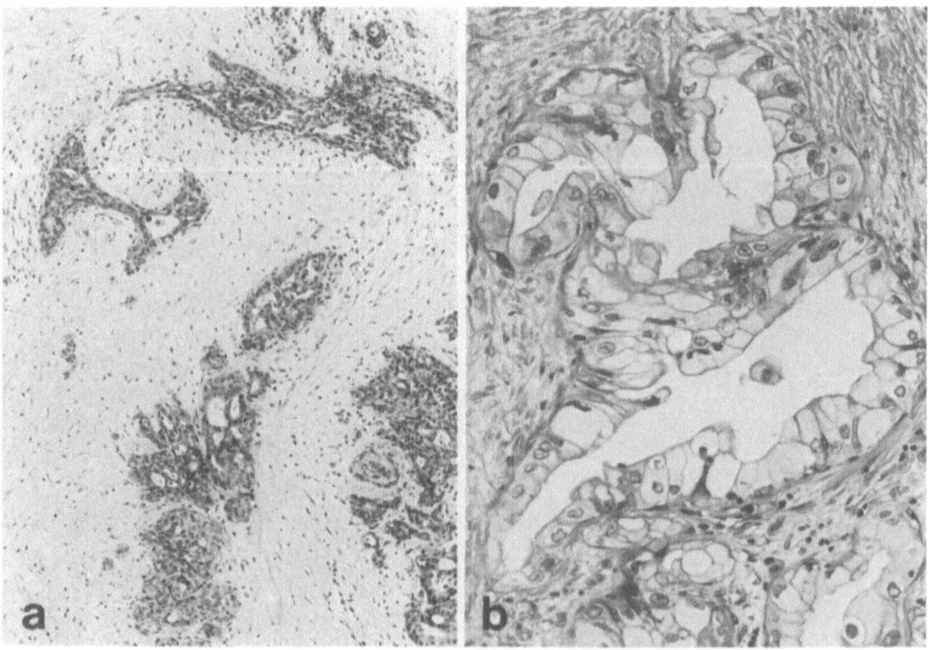

Abb. 5a, b. Duktales Adenokarzinom des Pankreas, Grad II. **a** Unregelmäßig angeordnete und deutlich unregelmäßig strukturierte Drüsenkomplexe, eingebettet in zellarmes Bindegewebe; **b** Drüsenstruktur mit erheblichem Zell- und Kernpolymorphismus. HE, × 95 und × 190

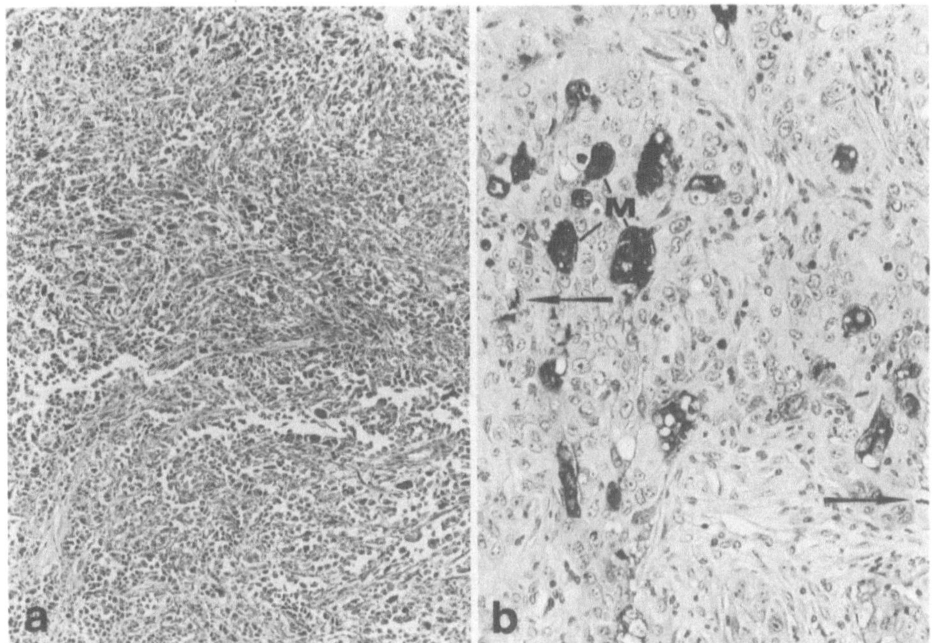

Abb. 6a, b. Duktales Adenokarzinom des Pankreas, Grad III. **a** Tumorgewebe mit nur noch angedeuteter drüsiger Differenzierung und Übergang in pleomorphe, undifferenzierte Strukturen; **b** polymorphe mikroglanduläre Drüsenkomplexe mit erheblichem Zellpolymorphismus und Mitosen *(Pfeile)*. Minimale Schleimbildung *(M)*. HE, × 95 und PAS, × 190

33 von 75 Pankreaskarzinomen zeigten ein G-II-Grading (Abb. 5). 4 dieser Tumoren lagen mit ihrer Mitosezahl bei 5–6 pro 10 GF. Bei den übrigen Karzinomen fanden sich 7 bis 10 Mitosen pro 10 GF. 3 von 33 (9%) gehörten dem T_1N_0-Stadium an, 2 von 33 (6%) dem T_2N_0-, 13 von 33 (40%) dem T_2N_1-, 4 von 33 (12%) dem $T_{3D}N_0$-, 8 von 33 (24%) dem $T_{3D}N_1$- und 3 von 33 (9%) dem $T_{3D}N_2$-Stadium.

8 von 75 Pankreaskarzinomen wurden als G-III-Tumoren eingestuft (Abb. 6). 3 von 8 gehörten dem T_2N_0-Stadium an, 3 von 8 dem T_2N_1- und 2 von 8 dem T_3N_1-Stadium.

Grading, Symptomendauer und postoperative Überlebenszeit

Die Abhängigkeit des Grading von der Symptomendauer bis zur Diagnosestellung einerseits und von der postoperativen Überlebenszeit andererseits ist in Abb. 7 wiedergegeben. Die durchschnittliche Symptomendauer und postoperative Überlebenszeit liegt für die G-I-Tumoren bei 8 bzw. 12,7 Monaten, für die G-II-Tumoren bei 2,5 bzw. 6 Monaten und für die G-III-Tumoren bei 1,4 bzw. 6,2 Monaten. Zum Zeitpunkt, da diese Untersuchung abgeschlossen wurde, lebten 4 Patienten mit G-I-Tumoren und 1 Patient mit einem G-II-Tumor.

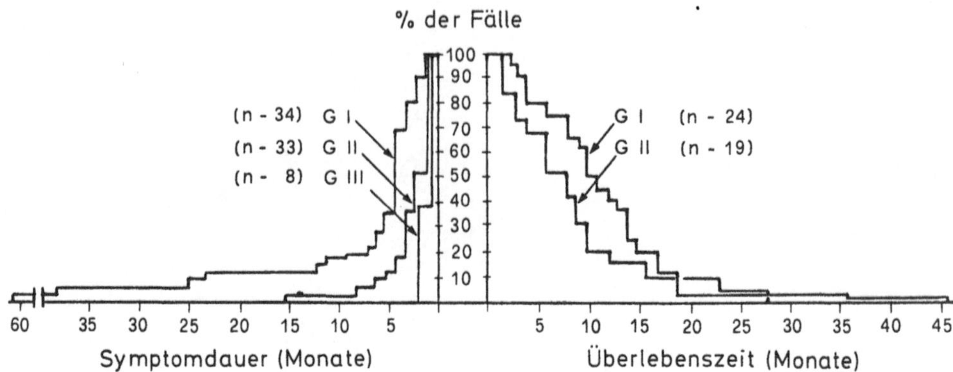

Abb. 7. Symptomdauer bis zur Diagnose und postoperative Überlebenszeit bei 75 resezierten duktalen Pankreaskopfkarzinomen mit unterschiedlichem Grading *(G)*

Diskussion

Unter den exokrinen Pankreastumoren ist das duktale Adenokarzinom mit 80–90% der am häufigsten vertretene Tumor [3, 14]. Das duktale Pankreaskarzinom wird bislang im wesentlichen als Einheit betrachtet und lediglich nach hoch differenzierten und niedrig differenzierten Formen unterschieden [14]. Dies beruht auf der Tatsache, daß in den meisten Pankreaskarzinomen ein Nebeneinander zwischen relativ hoch differenzierten, an normale Pankreasgänge erinnernde Strukturen und niedrig differenzierten glandulären Formationen besteht. Nur selten ist der Gesamttumor aus durchweg niedrig differenziertem Drüsengewebe aufgebaut.

Klinische Beobachtungen sowie unsere experimentellen Untersuchungen an 7 auf die nackte Maus transplantierten Pankreaskarzinomen zeigen aber, daß künftighin eine individuelle Differenzierung des duktalen Adenokarzinoms des Pankreas angestrebt werden sollte. Klinisch fällt auf, daß bei gleichem Staging der Pankreaskarzinome im Resektionspräparat unterschiedlich lange Verläufe festzustellen sind [16] und sogar bei nachgewiesener Metastasierung in die regionalen Lymphknoten Überlebenszeiten von mehreren Jahren beobachtet werden können [4]. Ferner wird ein unterschiedliches Ansprechen auf eine Chemotherapie mitgeteilt [17, 8]. Schließlich konnten wir experimentell bei unseren auf die Nacktmaus transplantierten Pankreaskarzinomen eindeutig zeigen, daß die Tumorverdoppelungszeit, gemessen an der Größenzunahme der Tumoren, mit dem jeweiligen Grading der Tumoren korrelierte. Als besonders sensible Gradingparameter zur Abschätzung der Proliferationskinetik der einzelnen Pankreaskarzinome erwiesen sich dabei der Grad der Kernpolymorphie und vor allem die Bestimmung der Mitoserate. Dies galt insbesondere für die Unterscheidung der G-I- von den G-II-Tumoren. Zur adäquaten Beurteilung der Mitosefrequenz reichte es nach unserer Erfahrung aus, 10 beliebig ausgewählte Gesichtsfelder in starker Vergrößerung (40er Objektiv) auszuwerten. Es war jedoch bei den transplantierten Tumoren darauf zu achten, daß die Mitosen in der Tumorperipherie bestimmt wurden, da das Tumorzentrum durch nekrobiotische Veränderungen auf der Basis von wahrscheinlich vaskulären Ernährungsstörungen oft nicht repräsentativ für die Proliferationskinetik der Tumoren war.

Ultrastrukturell drückt sich das Grading in einer unterschiedlichen Ausprägung funktionsorientierter Strukturen in den Tumorzellen aus. Wie im einzelnen an anderer Stelle ausführlich diskutiert (s. den Beitrag Kern et al. in diesem Band), spiegelt auf dieser Ebene das Gradingsystem den Übergang von sekretorisch aktiven in Membran-umsetzende Zellen wider.

Die relativ kleine Zahl von 75 Resektionspräparaten, die zur klinisch-pathologischen Auswertung des Gradings zur Verfügung stand, läßt nur vorsichtige Schlüsse zur prognostischen Relevanz unseres Gradingsystems zu. Einige Ergebnisse deuten jedoch darauf hin, daß das vorgestellte Gradingsystem das proliferative Verhalten der Tumoren wiedergibt. Dies drückt sich in der durchschnittlich längeren Symptomendauer vor der Diagnose aus (G-I-Tumoren: 8 Monate, G-II-Tumoren: 2,5 Monate, G-III-Tumoren: 1,4 Monate), wobei uns allerdings bewußt ist, daß die zugrundeliegenden anamnestischen Angaben in diesem Punkt unsicher sein können. Unterschiede finden sich jedoch auch in den Überlebenszeiten für die Patienten mit G-I- und G-II-Tumoren. Die G-III-Fälle wurden wegen insgesamt zu kleiner postoperativer Fallzahl ($n = 4$) nicht ausgewertet. Schließlich zeigt sich, daß trotz der generell kürzeren Symptomendauer der G-II- und G-III-Tumoren zum Zeitpunkt der Operation diese Tumoren häufiger ein fortgeschritteneres Stadium erreicht hatten als die G-I-Tumoren. Der Frage, wie sich das Grading der Tumoren innerhalb der einzelnen Stadien auf die postoperative Überlebenszeit auswirkt, wurde wegen der kleinen Fallzahl innerhalb der einzelnen Stadien noch nicht im einzelnen nachgegangen.

Während der histologische Gradingparameter, d.h. die glanduläre Differenzierung in den Tumoren, gut zur Unterscheidung zwischen G-II- und G-III-Tumoren beitrug, war dieses Kriterium nur von geringer Bedeutung bei der Abgrenzung der G-I- von den G-II-Tumoren. Diese konnten besser anhand der Mitosefrequenz im Zusammenhang mit der Kernpolymorphie voneinander abgegrenzt werden.

Zusammengefaßt ergeben unsere Untersuchungen, daß das von uns vorgeschlagene Gradingsystem offensichtlich die Proliferationskinetik von duktalen Pankreaskarzinomen differenzieren kann. Ob es auch seine klinische Bedeutung besitzt, beispielsweise im Hinblick auf die Möglichkeit, im voraus das Ansprechen auf eine Chemotherapie abzuschätzen, müssen weitere Untersuchungen abklären.

Zusammenfassung

Zur individuellen Charakterisierung und besseren Beurteilung des Wachstumsverhaltens duktaler Adenokarzinome des Pankreas wurde ein histologisch-zytologisches Gradingsystem entwickelt. Dieses berücksichtigt als histologisches Kriterium den Grad der glandulären Differenzierung in den Tumoren. Wesentliche zytologische Kriterien sind der Kernpolymorphismus und die Mitosenfrequenz, die als Mitosenzahl pro 10 Gesichtsfelder bei Vergrößerung mit dem 40er Objektiv angegeben wird. Auf der Basis dieser Kriterien werden drei Tumorgrade unterschieden. Bei 7 duktalen Adenokarzinomen des Pankreas, die auf die nackte Maus transplantiert werden konnten, korrelierte das Grading mit dem Wachstumsverhalten im Nacktmausmodell. In einer zusätzlichen klinisch-pathologischen Auswertung von 75 Resektionspräparaten mit Pankreaskopfkarzinomen aus den Jahren 1975–1982 zeigte sich eine deutlich längere Symptomendauer bis zur Diagnose bei G-I-Tumoren ($n = 34$)

als bei den G-II- ($n = 33$) und den G-III-Tumoren ($n = 8$). Gleiches galt für die postoperative Überlebenszeit bei den G-I- ($n = 24$) und G-II-Tumoren ($n = 19$). Außerdem fand sich bei den G-I-Tumoren zum Zeitpunkt der Operation ein generell niedrigeres Staging als bei den G-II- und G-III-Tumoren. Die Ergebnisse deuten an, daß die vorgeschlagene Graduierung der duktalen Adenokarzinome des Pankreas das biologische Verhalten dieser Tumoren widerspiegelt und damit von prognostischer Relevanz sein kann.

Danksagung. Frau Ruth Malik und Frau Susanne Peters sowie Frau Uschi Lehr danken wir für die ausgezeichnete technische Assistenz. Herrn Prof. Dr. Schreiber und Prof. Dr. Eichfuß, Abt. für Allgemeinchirurgie der Universität Hamburg, sowie Herrn Prof. Dr. Thoenes, Institut für Pathologie der Universität Mainz, und Herrn Prof. Dr. Saeger, Abt. für Pathologie des Marienkrankenhauses Hamburg, danken wir für die Unterstützung bei der klinischen Auswertung sowie für die Überlassung von Resektionspräparaten zur histologischen Begutachtung.

Literatur

1. Bülow M v, Klöppel G, Kern HF, Schärfe T (1982) Establishment and growth kinetics of tumors from exocrine pancreas transplanted into NMRI nu/nu mice. Digestion 25:18 (Abstract 21)
2. Cubilla AL, Fitzgerald PJ (1979) Classification of pancreatic cancer (nonendocrine). Mayo Clin Proc 54:449–458
3. Cubilla AL, Fitzgerald PJ (1980) Surgical pathology of tumors of the exocrine pancreas. In: Moossa AR (ed) Tumors of the pancreas. Williams & Wilkins, Baltimore London, pp 159–193
4. Edis AJ, Kiernan PD, Taylor WF (1980) Attempted curative resection of ductal carcinoma of the pancreas. Mayo Clin Proc 55:531–536
5. Gudjonsson B, Spiro HM (1978) Biopsy techniques in the diagnosis of pancreatic cancer. Gastroenterol 75:726–728
6. Hermreck AS, Thomas CY, Friesen SR (1974) Importance of pathologic staging in the surgical management of adenocarcinoma of the exocrine pancreas. Am J Surg 127:653–657
7. Kern HF, Klöppel G, Bülow M v (1982) Fine structure of human pancreatic adenocarcinoma before and after transplantation into athymic nude mice. Digestion 25:42 (Abstract 75)
8. Klapdor R, Lehmann U, Klöppel G, Schreiber HW, Greten H (1982) Palliative treatment of pancreatic carcinoma with 5-FU + BCNU and FAM: A prospective carcinoma study. Digestion 25:43 (Abstract 76)
9. Klöppel G, Sosnowski J, Eichfuss H-P, Rückert K, Klapdor R (1979) Aktuelle Aspekte des Pankreaskarzinoms. Klinische und morphologische Analysen zur Diagnostik und Therapie. Dtsch Med Wochenschr 104:1801–1805
10. Klöppel G, Kern HF, Bülow M v (1982a) Human pancreatic adenocarcinoma grown in nude mice: An analysis of their structural and biological features. Digestion 25:44 (Abstract 78)
11. Klöppel G, Held G, Morohoshi T, Seifert G (1982b) Klassifikation exokriner Pankreastumoren. Histologische Untersuchungen an 167 autoptischen und 97 bioptischen Fällen. Pathologe 3: 319–328
12. Levin DL, Connelly RR, Devesa SS (1981) Demographic characteristics of cancer of the pancreas: mortality, incidence, and survival. Cancer 47:1456–1468
13. Miller JR, Baggenstoss AH, Comfort MW (1951) Carcinoma of the pancreas. Effect of histological type and grade of malignancy on its behavior. Cancer 4:233–241
14. Morohoshi T, Held G, Klöppel G (1983) Exocrine pancreatic tumours and their histological classification. A study based on 167 autoptical and 97 surgical cases. Histopathol 7:645–661
15. Pollard HM (1981) Staging of cancer of the pancreas. Cancer of the pancreas task force. Cancer 47:1631–1637
16. Rückert K, Kümmerle F (1978) Totale Duodenopankreatektomie als Regeloperation beim Pankreascarcinom. Chirurg 47:162–166
17. Zimmerman SE, Smith FP, Schein PS (1981) Chemotherapy of pancreatic carcinoma. Cancer 47:1724–1728

4.2 Perioperatives Staging und Münsteraner TNM-Klassifikation beim Papillen- und Pankreaskarzinom

M. Clemens[1], J. Meyer[2], H. Bünte[2] und W. Sasse[2]

Einleitung

Die Prognose der Patienten mit Karzinomen der Bauchspeicheldrüse hat sich trotz Verbesserung der diagnostischen Möglichkeiten durch endoskopisch retrograde Cholangiopankreatikographie (ERCP), Sonographie und Computertomographie (CT) nicht wesentlich gebessert. Durch diese Verfahren wird zwar eine frühzeitigere, jedoch keine echte Frühdiagnose möglich, da die Grenze der Erkennbarkeit bei diesen Verfahren bei Tumorgrößen um 2 cm liegt [3].

Neben den genannten Methoden hat sich beim Ikterus mit mehr als 5 mg% Bilirubin zur Lokalisation des Verschlusses die perkutane transhepatische Cholangiographie (PTC) bewährt. Während die Bestimmung des karzinoembryonalen Antigens (CEA) und des relativ pankreasspezifischen onkofetalen Antigens (OFP) einen festen Platz in der Diagnostik eingenommen haben, gehört die zytologische Untersuchung des bei der ERCP gewonnenen Pankreassekretes zum Nachweis von Tumorzellen noch nicht zu den standardisierten Verfahren [4, 6].

Die Verschleppungszeit bis zum notwendigen Eingriff beträgt nach Literaturangaben durchschnittlich 6–12 Monate, wobei eine frühzeitigere Erkennung bei Lokalisationen des Tumors im Bereich der Papille aufgrund der dann auftretenden frühen biliären Symptomatik möglich ist [5, 8, 9].

Material und Methoden

Wir konnten an der Chirurgischen Universitätsklinik Münster im Zeitraum vom 1.4.1974 bis Ende 1982 insgesamt 298 Patienten mit Karzinomen der Papille bzw. des Pankreas beobachten. Hiervon nahmen die Pankreaskarzinome mit 85,9% gegenüber 14,1% bei den Papillenkarzinomen den Hauptanteil des Krankengutes ein.

Während in 14,1% der Tumor im Bereich der Papille lokalisiert war, ließ sich im Pankreaskopfbereich mit 77,5% der Hauptanteil der Tumoren lokalisieren. Im Pankreaskörper bzw. Pankreasschwanz waren 4,4 bzw. 4% der Tumoren nachweisbar.

Nur der chirurgische Eingriff, der in einer frühzeitigen Radikaloperation besteht, kann eine Heilung ermöglichen. Das Verfahren der Wahl besteht in der Duodeno-

1 Städtische Kliniken, Natruper Tor Wall 1, D-4500 Osnabrück

2 Chirurgische Klinik und Poliklinik der Westfälischen Wilhelms-Universität, Jungeblodtplatz 1, D-4400 Münster

Das Pankreaskarzinom
Hrsg. H. G. Beger und R. Bittner

pankreatektomie mit partieller oder Totalentfernung der Bauchspeicheldrüse und der distalen ⅔ des Magens. Wegen der Größe dieser Operation scheint sie uns jedoch nur gerechtfertigt, wenn intraoperativ keine Metastasen nachweisbar sind [2, 7].

Aus diesem Grunde wird an der Chirurgischen Universitätsklinik Münster, falls präoperativ keine histologische Sicherung, wie in den Fällen des Papillenkarzinoms möglich ist, intraoperativ durch 8–10 Feinnadelbiopsien mit der Franzen-Nadel aus dem verdächtigen Tumorbereich die Histologie gesichert. In der letzten Zeit sind wir dazu übergegangen, an Stelle der Feinnadelbiopsien eine stärkere Kanüle zu benutzen, mit der die Gewinnung von Gewebszylindern möglich ist, da diese dem Pathologen eine größere Treffgenauigkeit ermöglichen. Zusätzlich erfolgt intraoperativ ein Lymphknotenstaging, das die peripankreatischen Lymphknoten, die Lymphknoten im Bereich des Ligamentum hepatoduodenale, die paraaortalen sowie die Lymphknoten im Bereich des Truncus coeliacus umfaßt. Anhand dieser Schnellschnittuntersuchungen sowie der lokalen Operabilität ergibt sich dann die Indikation zur Resektion. Postoperativ wird gleichzeitig mit dem OP-Bericht das entsprechende Schema ausgefüllt, um den Pathologen eine genaue Information über den vorgefundenen Situs zu geben.

Die Resektionspräparate werden in Zusammenarbeit mit dem Pathologischen Institut nach dem in Münster entwickelten TNM-Schema zur Klassifizierung des Pankreaskarzinoms aufgearbeitet. Da es für Karzinome des Pankreas noch kein allgemeingültiges TNM-Schema gibt, haben wir zur Verbesserung der Nachsorge und um eine konkretere Aussage für die Lebenserwartungen treffen zu können, ein eigenes TNM-Schema entwickelt. Wir sind bei der Aufstellung dieses Schemas von der Tumorgröße ausgegangen, analog der Klassifizierung anderer solider Tumoren, obwohl auch die klinisch operativen Gesichtspunkte hier besonders beim Tumorstadium III eingeflossen sind. Wir glauben, daß man dises Schema auch auf das Papillenkarzinom anwenden kann (Tabelle 1) [1].

T_0 bedeutet, es konnte kein Tumor nachgewiesen werden, T_1 umfaßt für das Papillenkarzinom ein sogenanntes Frühstadium, ohne daß die Papilla Vateri eingeengt ist. Für das Pankreaskarzinom bedeutet das eine Tumorgröße, bei der es noch nicht zur Verdrängung benachbarter Strukturen gekommen ist. In der Regel liegt also hier auch noch kein Ikterus vor. T_2 beinhaltet die Verdrängung benachbarter Struktur, d. h. beim Papillenkarzinom in der Regel Ikterus, und beim Pankreaskarzinom Verdrängung von Duodenum, Magen, großen Gefäßen oder des Ductus choledochus, jedoch ohne Infiltration dieser Nachbarorgane. T_3 umfaßt die Ausdehnung des Tumors über die Organgrenzen hinaus mit lokaler Infiltration angrenzender Organe und Strukturen. Wir haben hierbei T_3 in a, b und c unterteilt, da bei gleicher Tumorgröße je nach Befall der benachbarten Organe lokale Inoperabilität bestehen kann. T_4 bedeutet für uns eine diffuse Ausbreitung des Tumors ohne erkennbare Grenzen der Infiltration. T_x benutzen wir, wenn z. B. bei klinischer Inoperabilität eine Tumorausbreitung aufgrund generalisierter Metastasierung nicht mehr bestimmbar ist.

Wegen der gemeinsamen Lymphabflußwege der gesamten Oberbauchorgane ist die Beurteilung der Metastasierung in die regionären und Sammellymphknoten oft recht schwierig. Diese Lymphknoten müssen intraoperativ gezielt aufgesucht werden und getrennt histologisch aufgearbeitet werden. Schwierigkeiten entstehen hier

Tabelle 1. TNM-Klassifizierung des Pankreas- bzw. Papillenkarzinoms

T = Primärgeschwulst

- T0: Primärtumor nicht nachweisbar
- T1: Der Tumor ist auf das Ursprungsorgan begrenzt ohne Verdrängung benachbarter Strukturen
- T2: Der Tumor ist auf das Ursprungsorgan begrenzt mit Verdrängung benachbarter Strukturen
- T3: Der Tumor infiltriert lokal in Organe und Strukturen der Umgebung
  - T3a Magen, Duodenum, Kolon und Milz
  - T3b dorsal gelegene große Gefäße
  - T3c Kombination von T3a und T3b
- T4: Der Tumor infiltriert diffus in die Umgebung ohne erkennbare Grenzen
- Tx: Tumorausbreitung ist nicht bestimmbar

N = Lymphknotenbefall

- N0: Keine Lymphknotenmetastasen nachweisbar
- N1: Befall der peripankreatischen Lymphknoten (Lnn. pancreatici inferior, Lnn. suprapancratici, Lnn. pancreati-coduodenale, Lnn. gastroepiploici dextr.)
- N2: Befall der Sammellymphknoten (Lnn. coeliaci, Lnn. mesenterici superior, paraaortale Lymphknoten)
- N3: Befall entfernter Lymphknotenstationen, die nicht dem eigentlichen Abflußgebiet angehören (Lymphknotensprung)
- Nx: Lymphknotenbefall ist nicht bestimmbar

M = Fernmetastasen

- M0: Keine Fernmetastasen
- M1: Fernmetastasen nachgewiesen

zum Beispiel bei der Identifizierung reginärer Lymphknoten, wie zum Beispiel der Lymphknotengruppe der Gastroepiploica dextra, die vorn auf dem Pankreaskopf aufliegen. Sie werden daher nicht selten bei PE's oder bei Feinnadelbiopsien mit dem Primärtumor vertauscht, wenn diese Lymphknotengruppen vom Tumorgewebe durchsetzt ist. Das gleiche Problem stellt sich auch bei den Lymphknotengruppen entlang der Gallenwege. Nach unserem Schema beinhaltet die Gruppe N_1 Metastasen in den peripankreatischen Lymphknoten, zu denen die Lymphnoduli pankreatici inferior, suprapancreatici, Pancreatico duodenale sowie gastroepiploicae dextrae gehören (s. Tabelle 1).

Das Stadium N_2 umfaßt Metastasen in den oben beschriebenen Hauptlymphstationen, zu denen die zoeliakalen, mesenterialen sowie paraaortalen Lymphknoten gehören.

Die Klassifikation N_3 bezieht sich auf Lymphknoten, die distal der beschriebenen peripankreatischen bzw. regionären Sammellymphknoten liegen.

Die Gruppe N_x kommt zur Anwendung, wenn der oben definierte Lymphknotenbefall überschritten ist und leitet über zur Klassifizierung M, die die Fernmetastasen beinhaltet.

Im Krankengut der Chirurgischen Universitätsklinik Münster läßt sich nachweisen, daß die Papillenkarzinome aufgrund des intraoperativen Staging in 78,6% einer

Tabelle 2. Operationsarten beim Papillen- bzw. Pankreaskarzinom ($n = 298$)

	Papillen-karzinom ($n = 42$)	Pankreas-karzinom ($n = 256$)
Radikale Eingriffe		
Whipplesche OP	29 = 69%	31 = 12,1%
Tot. Pankreatektomie	4 = 9,6%	6 = 2,3%
Schwanzresektion	0	3 = 1,2%
Palliativeingriffe		
Biliodigestive Anastomose	2 = 4,7%	98 = 38,3%
Gastroenterostomie	0	14 = 5,5%
T-Drainage	3 = 7,1%	12 = 4,7%
Pig-Tail-Drainage	0	3 = 1,2%
Probelaparotomie	3 = 7,1%	73 = 28,5%
Palliativresektion	0	9 = 3,5%
Keine OP	1 = 2,5%	7 = 2,7%

radikalen Operation, wie Whipplescher OP oder totaler Pankreatektomie, zugeführt werden konnten (Tabelle 2). Im Gegensatz hierzu weist das Pankreaskarzinom eine deutlich schlechtere Bilanz auf. Hier konnten von 256 Patienten nur 15,6% einem radikalen Eingriff zugeführt werden. Während die Zahl der Palliativeingriffe beim Papillenkarzinom bei 21,4% liegt, zeigt das Pankreaskarzinom hier fast diametrale Zahlen im Vergleich zu den radikalen Operationen mit 84,4%. Die palliativen Eingriffe umfassen biliodigestive Anastomosen, Gastroenterostomien bei tumoröser Duodenalstenose sowie T-Drainagen und in letzter Zeit zunehmend die Implantation von Pigtail-Kathetern. Diese Maßnahmen verbessern den verbleibenden Lebenskomfort, ohne jedoch eine Verlängerung der Überlebenszeit zu bewirken.

Die TNM-Stadien-Einteilung bei resezierten Papillenkarzinomen zeigt, daß mit weit über 60% hier die Stadien T_1 und T_2 vertreten sind, während das Maximum bei den resezierten Pankreaskarzinomen im Stadium T_3a und T_3b mit 47,5% liegt. Beim Pankreaskarzinom kann das Stadium T_1 nur in 2,5 und das Stadium T_2, T_3 in 20,0 bzw. 2,5% beobachtet werden. Dies entspricht auch den klinischen Beobachtungen, daß die Papillenkarzinome aufgrund ihrer relativ frühen klinischen Symptomatik eher einer operativen Behandlung zugeführt werden als die Pankreaskarzinome.

Ergebnisse

Die kumulativen Überlebenszeiten der Patienten mit Pankreas- bzw. Papillenkarzinomen zeigt bei den palliativen Verfahren, wie der biliodigestiven Anastomose, GE und T-Drainage, einen Median, der zwischen 2,5 und 5 Monaten schwankt (Tabelle 3). Dieser Median ist vergleichbar mit den Patienten, die einer palliativen Resektion zugeführt worden sind. Hier liegt der Median bei 4,5 Monaten. Diese gesamten Maß-

Tabelle 3. Kumulative Überlebenszeiten der Patienten mit Pankreas- bzw. Papillenkarzinomen in Abhängigkeit vom Operationsverfahren

	1 Jahr	2 Jahre	3 Jahre	4 Jahre	5 Jahre	Median	*n*
Biliodigestive Anastomose	18,0%	3,4%	–	–	–	5,00 Mon.	100
GE	0,0%	–	–	–	–	2,25 Mon.	14
T-Drainage	16,7%	–	–	–	–	2,57 Mon.	15
Palliativresektionen	22,2%	–	–	–	–	4,50 Mon.	9
Probelaparotomie	7,0%	3,5%	–	–	–	2,85 Mon.	76
Keine Therapie	0,0%	–	–	–	–	2,25 Mon.	8
Palliativeingriffe	16,0%	2,5%	–	–	–		222

Tabelle 4. Kumulative Überlebenszeiten der Patienten mit Pankreas- bzw. Papillenkarzinomen in Abhängigkeit vom Operationsverfahren

	1 Jahr	2 Jahre	3 Jahre	4 Jahre	5 Jahre	Median	*n*
Radikale Operationen (gesamt)	85,0%	73,0%	54,0%	38,0%	30,0%	38,9 Mon.	73
Whipplesche OP	85,3%	75,1%	58,1%	46,4%	37,1%	40,3 Mon.	60
Tot. Pankreatektomie[a]	80,0%	60,0%	30,0%	–	–	28,0 Mon.	10

[a] Der letzte Patient nach totaler Pankreatektomie verstarb nach 48 Monaten

nahmen zeigen im Vergleich zum Median der Patienten, die keiner spezifischen chirurgischen Therapie zugeführt worden sind, daß wesentliche Unterschiede zwischen Palliativresektion, Enteroanastomose und keiner Therapie nicht bestehen. Jedoch muß auch hier der verbesserte Lebenskomfort für die verbleibende Überlebenszeit betont werden.

Die kumulative Überlebenszeit der Patienten mit Pankreas- bzw. Papillenkarzinom in Abhängigkeit vom Operationsverfahren ergibt bei den gesamt primär als radikal angesehenen Operationen einen Median von 38,9 Monaten (Tabelle 4).

Die Whipplesche Operation weist einen Median von 40,3 Monaten auf. Dieser Median resultiert aus dem überwiegenden Anteil der Patienten mit Papillenkarzinom in dieser Operationsgruppe. Die Gruppe der Totalpankreatektomierten weist hingegen nur einen Median von 28,0 Monaten auf.

Wir führen dieses Verhältnis unter anderem auf die postoperativ schwieriger einzustellende Stoffwechselsituation zurück. Aus den bekannten Gründen sind wir in der letzten Zeit deshalb von der Totalpankreatektomie abgerückt und belassen immer einen kleinen Anteil des Pankreasschwanzes, um eine bessere hormonelle Regulation bzw. Gegenregulation zu gewährleisten.

Die kumulativen Überlebenszeiten der Patienten mit einem Pankreas- bzw. Papillenkarzinom nach partieller bzw. totaler Pankreatektomie in Abhängigkeit vom TNM-Stadium zeigten für die Stadien T_1, N_0, M_0 und T_2, N_0, M_0 einen Median von

Tabelle 5. Kumulative Überlebenszeiten der Patienten mit einem Pankreas- oder Papillenkarzinom nach part. bzw. totaler Pankreatektomie in Abhängigkeit vom TNM-Stadium

	1 Jahr	2 Jahre	3 Jahre	4 Jahre	5 Jahre	Median
$T_1N_0M_0$–$T_2N_0M_0$	94,1%	87,4%	79,8%	55,9%	55,9%	63 Mon.
$T_{3x}N_0M_0$	81,3%	63,0%	31,5%	31,5%	+	27 Mon.

63 Monaten. Im Gegensatz hierzu zeigen die Stadien T_3–T_x, N_0, M_0 nur einen Median von 27 Monaten (Tabelle 5).

Diskussion

Wie die vorliegenden Ergebnisse zeigen, ist die Prognose des nichtresezierbaren Pankreaskarzinomes schlecht. In der Regel sterben diese Patienten 3–4 Monate nach der Diagnosestellung. Deutlich bessere Aussichten eröffnen sich bei den radikaloperierten Patienten. Eine weitere Verbesserung der Überlebenszeit ist durch Fortschritte auf dem Gebiet der Früherkennung bzw. systemisch adjuvanten Chemotherapie zu erwarten, da das operative Vorgehen weitgehend standardisiert und ausgeschöpft ist.

Zusammenfassung

Es wird über 298 Patienten mit einem Karzinom der Papille bzw. des Pankreas berichtet. Während beim Papillenkarzinom bei 33 (78,6%) von 42 Patienten ein resezierender Eingriff durchgeführt werden konnte, waren es beim Pankreaskarzinom nur 40 (15,6%) von 256 Patienten. Die kumulativen Überlebenszeiten zeigen bei Durchführung eines radikal chirurgischen Eingriffes einen Median von 38,9 Monaten, wobei die Whipplesche Operation ($n = 60$) mit 40,3 Monaten deutlich besser abschneidet als die totale Pankreatektomie ($n = 10$) mit 28 Monaten. Nach den palliativen Operationsverfahren wird ein Median der Überlebenszeiten von 2,5–5 Monaten beobachtet, wobei keine wesentlichen Unterschiede zwischen palliativer Resektion, Bypass-Operationen sowie keiner Therapie bestehen. Es ist jedoch eine deutliche Abhängigkeit zwischen der Überlebenszeit und dem Stadium der Erkrankung entsprechend einer selbst entwickelten TNM-Klassifikation zu finden.

Literatur

1. Cancer of the pancreas task force (1981) Staging of cancer of the pancreas. Cancer 47:1631–1637
2. Cooperman AM, Herter FP, Morboe CA, Helmreich ZV, Perzin KH (1981) Pancreatoduodenal resection and total pancreatectomy.—An institutional review. Surgery 90:707–711
3. Fraumeni JF (1975) Cancers of the pancreas and biliary tract: epidemiological considerations. Cancer Research 35:3437–3446
4. Hartveit F, Maehle BO (1982) Concomitant neoplasia in pancreatic cancer. Cancer 49:2410–2413

5. Levin OL, Connelly RR, Devesa SS (1981) Demographic characteristics of cancer of the pancreas: Mortality, incidence, and survival. Cancer 47:1456–1468
6. Lin RS, Kessler R (1981) A multifactorial model for pancreatic cancer in man. JAMA 245: 147–152
7. Longmire WP, Traverso LW (1981) The Whipple procedure and other standard operative approaches to pancreatic cancer. Cancer 47:1706–1711
8. Mac Mahon B (1982) Risk factors for cancer of the pancreas. Cancer 50:2676–2680
9. Wynder EL, Mabuchi N, Fortner JG (1973) A case control study of cancer of the pancreas. Cancer 31:641–648

4.3 Lymphogene Metastasierung des Pankreas- und periampullären Karzinoms – Häufigkeit, Topographie –

P. HERMANEK[1] und J. GIEDL[1]

Die Kenntnis der lymphogenen Ausbreitung operabler maligner Tumoren ist von beträchtlichem Interesse für die Chirurgie, sie kann nur durch sorgfältige systematische pathohistologische Untersuchungen entsprechender Operationspräparate gewonnen werden.

Material und Methodik

In den Jahren 1978 bis 1982 wurde an der Chirurgischen Universitätsklinik Erlangen bei 105 Patienten ein Karzinom des Pankreas oder der periampullären Region operativ entfernt. 50 Tumoren entsprachen duktalen Karzinomen des Pankreas, 11 anderen Pankreaskarzinomen (3 Zystadenokarzinome, 1 „low grade papillary carcinoma", 7 endokrine Karzinome) und 44 periampullären Karzinomen (Definition: Karzinom der Ampulle, des distalen Choledochus, des Endstückes des Ductus Wirsungianus und des Duodenums in unmittelbarer Nachbarschaft der Papille [2, 3]).

Bei 87 Patienten (83%) wurde im Rahmen der radikalen chirurgischen Behandlung auch eine erweiterte systematische Lymphknotendissektion vorgenommen. Darunter wird die Dissektion nicht nur der ersten Lymphknotenstation, sondern auch der zweiten Station verstanden (Abb. 1a, b) [1]. In diesen Fällen wurde der Tumor 37mal durch partielle Duodenopankreatektomie (Whipple), 24mal durch subtotale Duodenopankreatektomie [1], 25mal durch totale Pankreatektomie und einmal durch subtotale Linksresektion entfernt.

Die Operationspräparate wurden prospektiv in einheitlicher standardisierter Technik pathohistologisch untersucht. Alle auffindbaren Lymphknoten und alle Strukturen, die möglicherweise Lymphknoten ensprechen könnten, wurden in Paraffin eingebettet, dabei eine Unterteilung nach den einzelnen Lymphknotengruppen vorgenommen (s. Abb. 1). Die Lymphknoten wurden in Stufenschnitten mit maximalen Intervallen von 200 μm aufgeschnitten [2].

Der arithmetische Mittelwert der Zahl untersuchter Lymphknoten betrug bei 18 Fällen ohne erweiterte Lymphknotendissektion 22,3, bei 87 erweiterten Lymphknotendissektionen 44,9, davon bei 37 partiellen Duodenopankreatektomien (Whipple) 34,8, bei 24 subtotalen Duodenopankreatektomien 47,6 und bei 25 totalen Pankreatektomien 58,0.

1 Abteilung für Klinische Pathologie, Chirurgische Universitäts-Klinik, Maximiliansplatz, D-8520 Erlangen

Das Pankreaskarzinom
Hrsg. H. G. Beger und R. Bittner

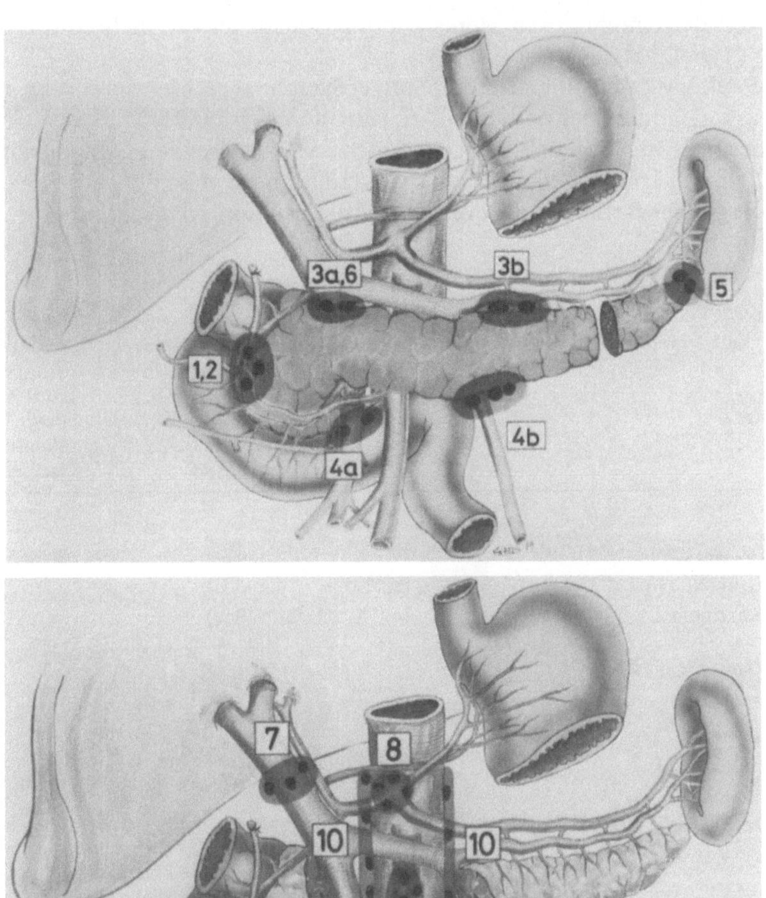

Abb. 1. a Lymphknoten der ersten Station. (Aus [2]). *1* Vordere pankreatikoduodenale, *2* hintere pankreatikoduodenale, *3a* rechte suprapankreatische (im Kopfbereich), *3b* linke suprapankreatische (im Körper- und Schwanzbereich), *4a* rechte infrapankreatische (im Kopfbereich), *4b* linke infrapankreatische (im Körper- und Schwanzbereich), *5* Milzhilus, *6* infrapylorische. **b** Lymphknoten der zweiten Station. (Aus [2]). *7* Portal (entlang Ductus choledochus), *8* zoeliakal (am Tripus), *9* entlang Stamm der Arteria mesenterica superior, *10* obere paraaortale

Häufigkeit der lymphogenen Metastasierung

Insgesamt wurde lymphogene Metastasierung bei 65 der 105 Tumorresektate, somit in 61,9% nachgewiesen.

Die Häufigkeit der lymphogenen Metastasierung war dabei von mehreren Faktoren abhängig (Tabelle 1):

a) duktale Pankreaskarzinome zeigten häufiger lymphogene Metastasierung als andere Pankreaskarzinome oder periampulläre Karzinome ($p<0{,}01$);

b) bei perineuraler Invasion und bei histologisch nachzuweisenden Lymphgefäßeinbrüchen ließen sich lymphogene Metastasen häufiger nachweisen als bei Fehlen derartiger histologischer Befunde im Bereich des Primärtumors ($p<0{,}001$).

Tabelle 1. Häufigkeit lymphogener Metastasierung in Abhängigkeit von verschiedenen pathologischen Befunden

Pathologische Befunde	*n*	Davon Lymphknoten-metastasen	Statistisch signifikante Unterschiede
Tumortyp:			
Duktales Pankreaskarzinom	50	39 (78%)	
Andere Pankreaskarzinome	11	5 (45%)	$p<0{,}01$
Periampulläre Karzinome	44	21 (48%)	
Lokalisation innerhalb des Pankreas:			
Kopf	45	32 (71%)	
Körper oder Schwanz	5	3 (60%)	–
Zwei Regionen oder diffus	11	10 (91%)	
Tumorgröße (bei 2 Fällen unbestimmt):			
≤10 mm	4	2 (50%)	
11–20 mm	23	14 (61%)	–
21–30 mm	32	20 (63%)	
>30 mm	44	31 (70%)	
Infiltration peripankreatischen Gewebes (nur bei Pankreaskarzinomen, einmal unbestimmt):			
Nein	29	20 (69%)	–
Ja	31	23 (74%)	
Perineurale Invasion:			
Nein	58	27 (47%)	$p<0{,}001$
Ja	47	38 (81%)	
Lymphgefäßinvasion (zweimal unbestimmt):			
Nein	53	20 (38%)	$p<0{,}001$
Ja	50	45 (90%)	
Veneninvasion (zweimal unbestimmt):			
Nein	78	46 (59%)	–
Ja	25	19 (76%)	

Tumorgröße, Lokalisation innerhalb des Pankreas, Infiltration peripankreatischen Gewebes und Veneninvasion zeigten keinen statistisch signifikanten Einfluß auf die Häufigkeit lymphogener Metastasierung.

Topographie der Lymphknotenmetastasen

Tabelle 2 zeigt die Häufigkeit von Metastasen in den einzelnen Lymphknotengruppen der ersten und zweiten Station. Am häufigsten befallen waren die vorderen und hinteren duodenopankreatischen Lymphknoten (53%), sodann die infrapankreatischen Lymphknoten im Kopfbereich (24%) und die portalen Lymphknoten entlang des Ductus choledochus (20%). In den anderen Gruppen schwankte die Häufigkeit des Metastasennachweises zwischen 4 und 16%. Am seltensten waren mit 4% die infrapylorischen Lymphknoten befallen.

In der Regel zeigten zunächst die Lymphknotengruppen der ersten Station Metastasen und erst danach die Lymphknoten der zweiten Station (Tabelle 3). Befall beider Stationen war bei 28% der Pankreaskarzinome und bei 14% der periampullären Karzinome festzustellen. Lymphknotensprünge, d.h. Metastasen nur in der zweiten Station (bei tumorfreien Lymphknoten der ersten Station) konnten wir nur in 3 Fällen beobachten. Das entspricht 3% aller Fälle (105) bzw. 5% der Fälle mit Lymphknotenmetastasen (65). Bei allen drei Beobachtungen waren dabei von den Lymphknoten der zweiten Station nur jene am Stamm der Arteria mesenterica superior befallen.

Tabelle 2. Häufigkeit von Metastasen in den einzelnen Gruppen der ersten und zweiten Lymphknotenstation. Gesamtmaterial

Erste Station		
1, 2	Pankreatikoduodenal (vordere, hintere)	49 / 92 = 53%
3a	Suprapankreatisch, rechts (Kopfbereich)	14 / 86 = 16%
3b	Suprapankreatisch, links (Körper- und Schwanzbereich)	8 / 56 = 14%
4a	Infrapankreatisch, rechts (Kopfbereich)	21 / 88 = 24%
4b	Infrapankreatisch, links (Körper- und Schwanzbereich)	7 / 56 = 13%
5	Milzhilus	2 / 18 = 11%
6	Infrapylorisch	3 / 78 = 4%
Zweite Station		
7	Portal (entlang Ductus choledochus)	16 / 82 = 20%
8	Zoeliakal (Tripus)	4 / 71 = 6%
9	Entlang Stamm der Arteria mesenterica superior	11 / 72 = 15%
10	Obere paraaortale	3 / 64 = 5%

Tabelle 3. Häufigkeit der lymphogenen Metastasierung in erster und zweiter Station

Typ der lymphogenen Metastasierung	Pankreas-karzinome ($n = 61$)	Periampulläre Karzinome ($n = 44$)
Keine Lymphoknotenmetastasen	17 (28%)	23 (52%)
Metastasen nur in Lymphknoten der ersten Station	25 (41%)	14 (32%)
Metastasen in Lymphknoten der ersten und der zweiten Station	17 (28%)	6 (14%)
Metastasen nur in Lymphknoten der zweiten Station (Lymphknotensprung)	3 (3%)	1 (2%)

Bei Tumoren des Pankreaskopfes und der periampullären Region waren die pankreatikoduodenalen Lymphknoten in 55% (45/82), die infrapankreatischen Lymphknoten im Kopfbereich in 22% (17/78) und die suprapankreatischen Lymphknoten im Kopfbereich in 13% (10/76) befallen. Von besonderer Bedeutung erscheint uns, daß Metastasen in linksseitigen d.h. im Körperbereich gelegenen infra- und suprapankreatischen Lymphknoten ausschließlich dann nachzuweisen waren, wenn auch die Lymphknoten im Kopfbereich befallen waren. Lymphknoten am Milzhilus zeigten bei keinem unserer Karzinome des Pankreaskopfes oder der periampullären Region Metastasen. Bei diesen Tumoren war die zweite Lymphknotenstation in 24% (21/89) metastatisch befallen, am häufigsten fanden sich dabei Metastasen in den portalen Lymphknoten am Ductus choledochus (10/62 = 16%) und am Stamm der Arteria mesenterica superior (11/71 = 15%).

Folgerungen

1. Bei der radikalen Krebschirurgie des Pankreas sollte eine erweiterte Lymphknotendissektion durchgeführt werden, die die Entfernung auch der Lymphknoten der zweiten Station einschließt. Denn in diesen lassen sich in 31% der Pankreaskarzinome und in 16% der periampullären Karzinome Metastasen nachweisen.

2. Lymphknotensprünge kommen in 3% der operativ entfernbaren Tumoren vor. Dabei fanden sich Metastasen in den Lymphknoten am Stamm der Arteria mesenterica superior, ohne daß die Lymphknoten der ersten Station befallen waren. Daher sollten die Lymphknoten am Stamm der Arteria mesenterica superior stets mitentfernt werden.

3. Bei Tumoren des Pankreaskopfes und der periampullären Region ist die Dissektion der linksseitigen, im Körper- und Schwanzbereich gelegenen supra- und infrapankreatischen Lymphknoten nur erforderlich, wenn in den pankreatikoduodenalen und/oder den rechtsseitigen supra- und infrapankreatischen Lymphknoten im Kopfbereich Metastasen nachzuweisen sind, was durch intraoperative Schnellschnittuntersuchung möglich ist.

4. Die Dissektion der Lymphknoten am Milzhilus ist bei Tumoren des Pankreaskopfes und der periampullären Region nicht erforderlich. Diese Lymphknoten sind nur bei Tumoren in der linksseitigen Pankreashälfte metastatisch befallen.

Literatur

1. Gall FP, Hermanek P, Gebhardt Ch, Meier H (1981) Erweiterte Resektion der Pankreas- und periampullären Karzinome: regionale, totale und partielle Duodenopankreatektomie. Leber Magen Darm 11:179–184
2. Hermanek P (1983) Pathohistologische Begutachtung von Tumoren. Perimed, Erlangen
3. Hermanek P, Wörner U (1979) Pathologie des Pankreaskarzinoms und des periampullären Karzinoms. In: Chirurgie der Bauchspeicheldrüse. Bericht über ein Symposium in Erlangen. Braun-Dexon GmbH, Melsungen

5 Klinik und Labordiagnostik

5.1 Klinische Syndrome bei Pankreaskopftumoren

E. O. RIECKEN[1]

Wie wir den vorangegangenen Darstellungen entnehmen konnten, sind klinische Syndrome bei Tumoren des Pankreaskopfbereiches, von wenigen Ausnahmen abgesehen, auf Karzinome zurückzuführen. Die Tumoren können von drei Regionen ausgehen: dem Pankreaskopf selber, der Papilla Vateri und den extrahepatischen Gallenwegen. Nach Haubrich u. Berk [6] sind bis 1976 weniger als 200 Fälle von Zystadenomen beschrieben worden. Wir haben es daher bei klinischen Syndromen gewöhnlich mit malignen Erkrankungen zu tun, und es ist von vornherein darauf hinzuweisen, daß wir es, wenn wir das klinische Bild der verschiedenen Apudome ausschließen, eher mit einer Vielfalt von Symptomen als mit diagnostisch klar zu umreißenden klinischen Syndromen zu tun haben.

Ein weiterer Gesichtspunkt ist zu berücksichtigen: Wenn wir die bei der Diagnosestellung eines Pankreaskopfkarzinoms bestehende absolut entmutigende Lebenserwartung in Betracht ziehen, kommt der Erkennung von Frühsymptomen eine größere Bedeutung zu als der Diagnose der voll entwickelten klinischen Syndrome, wie etwa Schmerzen bei posthepatischer Gallenwegsobstruktion.

Im Hinblick auf diese Tatsachen ist es von zentraler Bedeutung, daß wir in der konkreten diagnostischen Situation, in der wir es mit mehr oder weniger unspezifischen Symptomen zu tun haben, sorgfältigst und unter Zuhilfenahme aller zur Verfügung stehenden diagnostischen Möglichkeiten ihre Bedeutung und Ursache klären. Wenn die Krankheit fortgeschritten ist, sind alle diagnostischen Bemühungen von geringem Nutzen für unsere Patienten.

Symptome

Das Spektrum der Symptome des Pankreaskopfkarzinoms umfaßt die gesamte Skala unspezifischer Anzeichen, die wir bei unselektierten Patienten mit gastrointestinalen Erkrankungen vorfinden können. Dies geht aus Tabelle 1 hervor, in der Symptome von 1410 unselektierten Patienten mit gastrointestinalen Erkrankungen mit denjenigen einer Gruppe von Braganza u. Howat (1972) [2] verglichen werden. Dies gilt ebenso für das benigne Adenom der Kopfregion (Tabelle 2); bei Adenomen der Papilla Vateri stehen wie beim Karzinom Ikterus, Schmerzen und Gewichtsverlust im Vordergrund [7]. Auch steigt die Altersverteilung, ebenfalls wie bei den malignen Krankheiten, jäh auf über 50 Jahre an (Abb. 1).

1 Medizinische Klinik und Poliklinik, Klinikum Steglitz der FU Berlin, Hindenburgdamm 30, D-1000 Berlin 45

Das Pankreaskarzinom
Hrsg. H. G. Beger und R. Bittner

Tabelle 1. Symptomatik bei Patienten mit Pankreaskarzinom im Vergleich zu Patienten mit anderen gastrointestinalen Erkrankungen

Symptome	Pankreaskopfkarzinome[a] ($n = 67$) %	Unselektiertes Patientengut einer gastroenterolog. Abteilung ($n = 1410$) %
Gewichtsverlust	83	11
Schmerzen	70	36
Ikterus	85	7
Appetitlosigkeit	44	4
Übelkeit	21	10
Durchfall	38	19

[a] Braganza u. Howat 1972 [2]

Tabelle 2. Symptomatik bei Patienten mit gutartigen Papillentumoren ($n = 75$). (Aus [7])

Ikterus	52	69%
Schmerzen	45	60%
Gewichtsverlust	23	31%
Kachexie	5	7%
Fieber, Schüttelfrost	22	29%
Erbrechen	14	18%
Übelkeit	11	14%
Durchfall	3	4%
Hämatemesis, Meläna	1	

Obwohl die Symptome keinen Rückschluß auf die Dignität der Erkrankung zulassen, ist es von großer Wichtigkeit, jedem Symptom volle Beachtung zu schenken. Bei einer großen Anzahl von Patienten können die Häufigkeit des Auftretens, der zeitiche Verlauf und, in einigen Fällen, der spezifische Charakter der Symptome einen Hinweis auf das Vorliegen eines Pankreaskopftumors geben – leider häufig zu spät.

Wie aus Abb. 2 hervorgeht, treten einige Symptome mit unterschiedlicher Häufigkeit bei unselektierten Patienten mit verschiedenen gastroenterologischen Erkrankungen und bei solchen mit Pankreaskopfkarzinomen auf; dies gilt vor allem für die Leitsymptome Gewichtsverlust, Schmerzen und Ikterus.

Es ist von Bedeutung, daß die Häufigkeit der Leitsymptome von der Lokalisation des Tumors innerhalb des Pankreas abhängt (Tabelle 3). Wenn man die verschiedenen Tumorlokalisationen in der Kopfregion gesondert untersucht, zeigt sich, daß *initialer Ikterus* am häufigsten bei dem Karzinom der Ampulle auftritt, und zwar bei mehr als der Hälfte der Patienten, während er nur bei einem Drittel oder weniger der Patienten mit Pankreaskopfkarzinom und Karzinom des extrahepatischen biliären Systems zu finden ist [2].

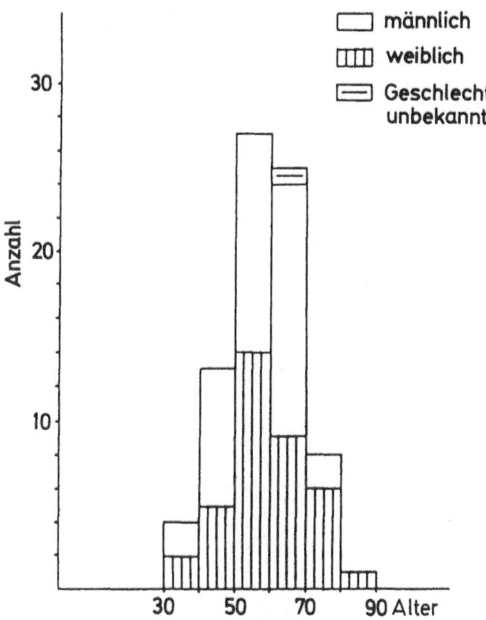

Abb. 1. Alters- und Geschlechtsverteilung bei Patienten mit gutartigen epithelialen Tumoren der Papilla Vateri nach Literaturangaben ($n = 78$). (Aus [7])

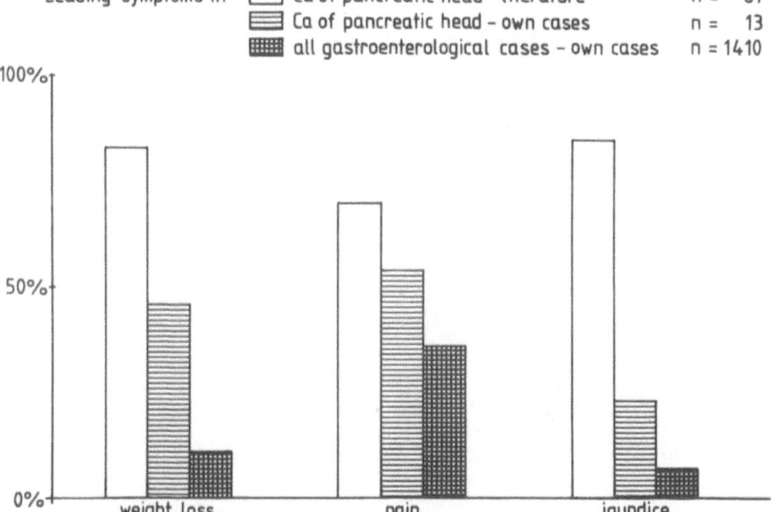

Abb. 2. Häufigkeit von Gewichtsverlust, Schmerzen und Ikterus bei Patienten mit Pankreaskopfkarzinom und unselektierten Patienten mit anderen gastroenterologischen Erkrankungen

Der Zeitpunkt des Auftretens dieses Frühsymptoms ist von entscheidender Bedeutung, denn im späteren Krankheitsverlauf ist er bei den Tumoren aller drei Lokalisationen gleich häufig zu finden, d. h. in etwa 80% der Fälle. Dies ist ein diskriminierendes Merkmal gegenüber Karzinomen des Körpers und Schwanzes, bei denen ein Ikterus nicht zu den Frühsymptomen gehört und in einer Studie von Braganza u.

Tabelle 3. Leitsymptome bei Patienten mit einem Karzinom im Pankreaskopfbereich. (Aus [2])

Symptome	Duktales Kopfkarzinom n (%)	Ampulläres Karzinom n (%)	Extrahepatisches Gallenwegskarzinom n (%)
Insgesamt	67	13	23
Gewichtsverlust	56 (83)	8 (62)	15 (65)
Initial	25	4	11
Schmerzen			
Hauptsymptom	32	5	9
Im Verlauf	47 (70)	7 (54)	16 (69)
Ikterus			
Initial	20	7	7
Hauptsymptom	44	10	21
Im Verlauf	57 (85)	12 (86)	22 (95,5)
Schmerzloser Ikterus			
Zu Beginn	20 (31)	6 (46)	8 (34,5)
Durchgehend	18	6	8

Tabelle 4. Unspezifische und weniger häufig zu beobachtende Symptome beim Karzinom im Pankreaskopfbereich. (Aus [2])

Symptome	Duktales Kopfkarzinom (%)	Ampulläres Karzinom (%)	Extrahepatisches Gallenwegskarzinom (%)
Insgesamt (*n*)	67	13	23
Schwächegefühl	36	38	39
Appetitlosigkeit	44	69	56,5
Übelkeit	21	23	21,5
Erbrechen	32	23	43
Obstipation	14	23	21,5
Durchfall	38	8	13
Thrombophlebitis	8	8	4
Psychische Alterationen	6	8	13

Howat bei nur 22% der Patienten während des Krankheitsverlaufes auftrat (1972) [2].

Schmerzen sind ein Frühsymptom der Karzinome von Pankreaskörper und -schwanz, jedoch nicht derjenigen der Kopfregion. Sie treten jedoch auch bei Pankreaskopftumoren bei der Hälfte bis zu zwei Dritteln der Patienten im Verlauf der Krankheit auf. Diese Schmerzen sind im Epigastrium und im rechten oberen Hypo-

Tabelle 5. Häufigkeit und zeitliche Aufeinanderfolge der Symptome bei Patienten mit einem Adenokarzinom des Pankreas. (Aus [3])

Symptome	Patienten mit Symptomen		Reihenfolge des Auftretens der Symptome (Patientenanzahl)			
	N	% von 239	1.	2.	3.	4.
Schmerzen	213	89	152 (64)	47	12	2
Bauch	190	80	134 (56)	42	9	5
Rücken	139	58	74 (31)	44	20	1
Gewichtsverlust	161	67	Nicht bestimmbar, da graduell/progressiv			
Appetitlosigkeit, Übelkeit oder beides	147	62	74 (31)	47	23	3
Ikterus	101	42	23 (10)	36	32	10
Meteorismus	82	34	48 (20)	26	6	2
Durchfall	60	25	22 (9)	23	8	7
Steatorrhö	25	11	4 (2)	9	6	6
Diabetes mellitus	21	9	7 (3)	5	6	3
Thrombophlebitis	8	3	0	2	4	2
Depressionen	5	2	4 (2)	0	1	0

chondrium lokalisiert. Sie strahlen in Rücken, Schultern, Brust und Unterbauch aus, wo sie kolikartigen Charakter haben können. Eine Änderung der Körperhaltung schafft Erleichterung.

60–80% der Patienten mit Tumoren der Kopfregion erleiden einen Gewichtsverlust, dies ist nur bei etwa 20% der Patienten mit einer Lokalisation des Tumors in Körper und Schwanz der Fall.

Von noch geringerer Bedeutung sind allgemeine, aber bei Karzinomen der Kopfregion weniger häufig auftretende Symptome (Tabelle 4) wie Schwächegefühl, Appetitlosigkeit, Übelkeit, Erbrechen und Änderungen der Stuhlqualitäten. Thrombotische Komplikationen sind häufiger den Karzinomen des Pankreaskörpers und -schwanzes als denjenigen des Pankreaskopfes assoziiert.

Die Häufigkeit der Symptome und die Reihenfolge ihres Auftretens vor Diagnosesicherung, wie sie Gambill (1970) [4] bei 239 Patienten beobachtete, geht aus Tabelle 5 hervor. Schmerzen, Appetitlosigkeit, gastrointestinale Blutung und Ikterus traten am häufigsten als Erstsymptome auf. Abgesehen davon ist die Reihenfolge jedoch ohne diagnostische Bedeutung.

Klinische Zeichen und Laborbefunde

Bei der *körperlichen Untersuchung* (Tabelle 6) findet sich im Falle eines Karzinoms der Pankreaskopfregion gewöhnlich eine infolge der posthepatischen Obstruktion vergrößerte Leber, die jedoch nicht, wie es bei mit einer Metastasenleber einhergehenden Pankreaskopf- und -schwanzkarzinomen der Fall ist, auf eine Inoperabilität schließen läßt.

Tabelle 6. Physikalische Befunde bei Patienten mit einem Karzinom im Pankreaskopfbereich. (Aus [2])

Symptome	Duktales Kopfkarzinom (%)	Ampulläres Karzinom (%)	Extrahepatisches Gallenwegskarzinom (%)
Insgesamt (*n*)	67	13	23
Palpable Leber			
Mit Ikterus	77	61	95,5
Alle Fälle	88	100	100
Palpable Gallenblase	31	46	8,5
Palpabler Pankreastumor	10	0	0
Palpable Milz	9	15	21,5
Aszites	8	0	13

Tabelle 7. Laborbefunde bei Patienten mit einem Karzinom im Pankreaskopfbereich. (Aus [2])

Befund	Duktales Kopfkarzinom (%)	Ampulläres Karzinom (%)	Extrahepatisches Gallenwegskarzinom (%)
Insgesamt (*n*)	67	13	26
Anämie	46	31	26
Erhöhte Pankreasenzymaktivität im Serum	25	15	21,5
Glukosurie und Hyperglykämie	24	8	17
Steatorrhö	28	8	65

Eine *palpable Gallenblase* fand sich bei 31% und 46% der Patienten mit Karzinomen des Pankreaskopfes bzw. der Papilla Vateri in einer Studie von Braganza u. Howat (1972) [2]. Dieses Symptom findet sich bei weniger als 10% der Patienten mit einem extrahepatischen biliären Karzinom. Wenn es bei Karzinomen des Kopfes oder Schwanzes auftritt, kann es als Zeichen dafür angesehen werden, daß der Tumor auf den Pankreaskopf übergegriffen hat.

Ein *palpabler Pankreastumor* ist bei malignen Erkrankungen der Pankreaskopfregion ungewöhnlich. Meistens weist dieses Symptom auf eine fortgeschrittene Krankheit hin; es tritt häufiger bei Karzinomen des Pankreaskörpers und -schwanzes auf. Ebenso findet sich eine Splenomegalie häufiger bei Korpus- und Schwanzkarzinomen. Sie ist gewöhnlich die Folge einer Milzvenenkompression oder -thrombose beziehungsweise eines Milzinfarktes, selten auf Metastasen zurückzuführen.

Laborbefunde (Tabelle 7) haben bei dem Karzinom der Pankreaskopfregion keine diagnostische Wertigkeit, können aber Hinweise geben. Es kann eine Anämie auftreten. Die Pankreasenzyme können erhöht sein wie bei Pankreatitis, die dem Tumor assoziiert sein kann. Bei bis zu 25% der Patienten kann eine Hyperglykämie auftreten und Braganza u. Howat (1972) [2] fanden bei 39 von 81 Patienten eine verringerte Glukosetoleranz. Andererseits kann sich auch in seltenen Fällen eine Hypoglykämie finden. Eine Steatorrhö trat nur bei extrapankreatischen biliären Karzinomen gehäuft auf. Die Leberfunktionstests sind im Frühstadium der Krankheit normal und eine Bilirubinerhöhung kann ohne eine erhöhte Aktivität der alkalischen Phosphatase im Serum auftreten. Häufig ist die Prothrombinzeit verlängert, was entweder auf eine biliäre Obstruktion oder einen Leberzellschaden zurückzuführen ist.

Differentialdiagnose

Karzinome der Pankreaskopfregion können mit einem klinischen Bild einhergehen, das – in Verbindung mit einem oder mehreren der vorgenannten Symptome und klinischen sowie Laborbefunden – die Diagnose sichern läßt. In einigen Fällen kann es sich jedoch um eine andere Erkrankung handeln, es sind daher differentialdiagnostische Überlegungen notwendig. Zu erwägen sind die Pankreatitis, verschiedene thrombotische Syndrome, Hautläsionen infolge von Fettnekrosen und entsprechende Veränderungen an Knochen und Gelenken sowie verschiedene paraneoplastische hormonale Syndrome.

Die *akute und chronische Pankreatitis* können ein Pankreaskarzinom zur Ursache haben. Trapnell (1972) [13] fand bei 8 von 590 Patienten mit akuter Pankreatitis ein Pankreaskarzinom.

Entsprechend sahen Sarles und Gerolami-Santandrea (1972) [11] fünf Fälle von Pankreaskarzinomen bei 250 Patienten mit chronischer kalzifizierender Pankreatitis (2%), Marks et al. (1968) [9] zwei Fälle bei 224 Patienten mit alkoholbedingter Pankreatitis, Paolino-Netto et al. (1960) [10] gaben sogar eine höhere Inzidenz an.

Eine andere Studie befaßte sich mit der histologischen Evidenz einer begleitenden Pankreatitis [4]. Es wurden 255 Patienten mit Pankreaskarzinomen untersucht. Eine Pankreatitis mit ausgeprägten histologischen Alterationen fand sich in 26 Fällen. Bei 18 von ihnen lag ein Pankreaskopftumor vor. Bei nur 10 dieser Patienten wiesen eine oder mehrere Schmerzattacken auf eine vorausgegangene Pankreatitis hin. Die Pankreatitissymptome hatten bis zur Diagnosestellung eines Karzinoms durchschnittlich 8 Monate bestanden. Somit hatte die prädiagnostische Symptomatologie fast doppelt so lange bestanden wie bei den übrigen 90% der Patienten. Die Laparotomie war jedoch auch bei den Patienten, die über Pankreatitisbeschwerden klagten, von begrenztem Wert: Bei 10 der 26 Patienten wurde bei der Operation lediglich die akute Pankreatitis diagnostiziert und die Diagnose eines Karzinoms wurde im Durchschnitt erst fünf Monate später gestellt [4]. Aus diesem Grunde sollte bei der Differentialdiagnose bedacht werden, daß sich hinter der Pankreatitis ein Karzinom verbergen kann.

Verschiedene *thrombotische Syndrome* wurden beim Pankreaskarzinom beschrieben (Tabelle 8). Diese sind beim Karzinom des Körpers und Schwanzes häufiger, treten jedoch auch bei etwa 10% der Patienten mit Pankreaskopfkarzinomen auf. Alle diese Manifestationen werden jedoch ebenso bei pankreatischen Erkrankungen angefunden.

Tabelle 8. Häufigkeit und klinische Manifestation von thrombotischen Syndromen bei Patienten mit Pankreaskopfkarzinom

Häufigkeit:	Etwa 10%
Aber:	Häufiger bei Lokalisation in Körper und Schwanz

Klinische Manifestationen:

A. Thrombophlebitis Migrans
B. Nicht-bakterielle thrombotische Vegetationen im Herzen
C. Intravaskuläre Hämolyse bei mikroangiopathischer hämolytischer Anämie

Ein weiteres klinisches Merkmal sowohl der entzündlichen wie der neoplastischen Pankreaserkrankungen ist die *subkutane Fettnekrose,* die mit Effloreszenzen, ähnlich denen des Erythema nodosum, und entsprechenden Veränderungen an Gelenken und Knochen einhergeht. Als pathogenetisch wirksam werden vermehrt zirkulierende Pankreasenzyme angesehen [11]. Derartige Läsionen gehen meist mit Leukozytose und Eosinophilie einher.

Paraneoplastische hormonale Syndrome

In sehr seltenen Fällen kann ein Pankreaskarzinom von einem paraneoplastischen hormonalen Syndrom begleitet werden. Paraneoplastische hormonale Syndrome werden durch die ektopische Sekretion von Hormonen wie ACTH [1], ADH und Oxytozin [9], Parathormon-ähnliche Substanzen [8] und 5-Hydroxytryptamin [14] verursacht. Die verschiedenen beim Pankreaskarzinom auftretenden Syndrome sind von den durch endokrine Pankreastumoren verursachten Syndromen zu unterscheiden [3]. Dabei ist jedoch zu berücksichtigen, daß die angeführten Veröffentlichungen vor mehreren Jahren erfolgten, in einer Zeit also, als die heutigen subtilen immunohistologischen Untersuchungstechniken noch nicht zur Verfügung standen. Infolgedessen würden heute durchgeführte Untersuchungen möglicherweise endokrines Gewebe als den Ursprungsort der Hormone nachweisen.

Schlußfolgerung

Abschließend kann gesagt werden, daß das klinische Bild der malignen Tumoren der Pankreaskopfregion durch unspezifische Symptome gekennzeichnet ist. Die Leitsymptome (Gewichtsverlust, Schmerzen, Ikterus), ihre Koinzidenz und Reihenfolge des Auftretens bei einem Lebensalter von über 50 Jahren können wegweisend sein, bevor ein Verschlußikterus die maligne Krankheit ausweist. Es erscheint wichtig, einem bei Patienten von über 50 Jahren auftretenden Symptom so früh wie möglich nachzugehen. Verschlußikterus und palpabler Oberbauchtumor kennzeichnen das fortgeschrittene Leiden. Hinter einer Pankreatitis kann sich ein Pankreaskopftumor verbergen. Wichtiger als die, wenngleich notwendigen, aufwendigen Bemühungen um eine Tumorklassifikation, Stadieneinteilung und Korrelation mit klinischen

Daten sind neue Ansätze, d.h. neue Methoden zur Erkennung eines sich entwickelnden Karzinoms in einem früheren, d.h. präklinischen Stadium.

Literatur

1. Amatruda TT Jr, Upton GV (1974) Hydroadrenocortism and ACTH-releasing factor. Ann New York Acad Sci 230:168–180
2. Braganza JM, Howat HT (1972) Cancer of the pancreas. Clin Gastroent 1:219–237
3. Braganza JM, Howat HT (1979) Tumours of the exocrine pancreas. In: Howat HT, Sarles H (eds) The exocrine pancreas. Saunders, London Philadelphia Toronto, pp 484–519
4. Gambill EF (1970) Pancreatic and ampullary carcinoma: Diagnosis and prognosis in relationship to symptoms, physical findings, and elapse of time as observed in 255 patients. South Med J 63:1119–1122
5. Gambill EF (1971) Pancreatitis associated with pancreatic carcinoma: A study of 26 cases. Mayo Clin Proc 46:174–177
6. Haubrich WS, Berk JE (1976) Tumors of the pancreas. In: Bochus HL (ed) Gastroenterology, 3rd edn. Saunders, Philadelphia London Toronto, pp 1102–1121
7. Kniemeyer HW, Meyer W, Borchard F, Kaschner A, Wolf G (1983) Benigne epitheliale Neoplasien der Papilla Vateri. Z Gastroent 21:330–341
8. Lafferty FW (1966) Pseudohyperparathyreodism. Medicine 45:247–260
9. Marks LJ, Berde B, Klein LA, Roth J, Goonan SR, Blumen D, Nabseth DC (1968) Inappropriate vasopression secretion and carcinoma of the pancreas. Am J Med 45:967–974
10. Paolino-Netto A, Dreiling DA, Baranofsky ID (1960) The relationship between pancreatic calcification and cancer of the pancreas. Ann Surg 151:530–537
11. Sarles H, Gerolami-Santandrea A (1972) Chronic pancreatitis. Clin Gastroent 1:167–193
12. Sproul EE (1938) Carcinoma and venous thrombosis. The frequency of association of carcinoma in the body or tail of the pancreas with multiple venous thrombosis. Am J Cancer 34:566–585
13. Trapnell J (1972) The natural history and management of acute pancreatitis. Clin Gastroent 1:147–166
14. Williams ED, Sandler M (1963) The classification of carcinoid tumors. Lancet I:238–239

5.2 Exokrine Pankreassekretion in der Differentialdiagnose von Pankreaskarzinom und chronischer Pankreatitis

P. MALFERTHEINER[1], M. BÜCHLER[2] und H. DITSCHUNEIT[1]

Pankreasfunktionsuntersuchungen stellten durch die von Lagerlöf [15], Dreiling [7] und Lundh [16] geleistete Pionierarbeit für Jahrzehnte die diagnostische Methode par excellence für die Erkennung von Pankreaserkrankungen dar. Durch die Einführung moderner morphologischer Methoden wie die ERCP, die Sonographie, die Computertomographie ist die diagnostische Wertigkeit der Funktionsanalysen keineswegs erschüttert, vielmehr zeichnen sich durch die Fortentwicklung biochemischer Methoden neue Möglichkeiten für den Einsatz der Funktionsuntersuchungen ab. Der als Pankreasfunktionsstandardtest geführte Sekretin-Pankreozymin-Test liegt mit einer Sensitivitätsrate und Spezifitätsrate von ca. 90% in der Erkennung chronischer Pankreaserkrankungen unbestritten mit an der Spitze der diagnostischen Methoden [1, 19].

Auch beim Pankreaskarzinom ist bei 90% der Patienten eine Funktionseinschränkung im Sekretin-Pankreozymin-Test nachweislich [5, 8]. Das Ausmaß der exokrinen Funktionseinschränkung hängt in strengem Maße von der Tumorlokalisation ab und ist in der Regel bei Pankreaskopftumoren infolge der proximalen Gangobstruktion am stärksten ausgeprägt [4, 8]. Sekretionsunterschiede zwischen chronischer Pankreatitis und Pankreaskarzinom weisen nach Braganza [2] folgende Tendenz auf:

a) In den Anfangsstadien des Pankreaskarzinoms, vorausgesetzt es liegt eine Gangbeteiligung vor, findet sich bevorzugt eine Verminderung der Volumensekretion und des Bikarbonatoutputs, während die Bikarbonatkonzentration und Enzymkonzentration (nicht selten auch der Enzymoutput) noch normal sind. Bei chronischer Pankreatitis ist die Bikarbonatkonzentration und -sekretion in der Regel gleichförmig vermindert.

b) Fortgeschrittene Stadien des Pankreaskarzinoms weisen in stärkerem Maße eine ekbole Funktionseinschränkung nach CCK-Stimulation auf; bei fortgeschrittenen Stadien der chronischen Pankreatitis bleibt bevorzugt die Bikarbonatsekretion betroffen [5, 26].

Es darf dabei nicht übersehen werden, daß bei einer Reihe von Fällen mit chronischer Pankreatitis eine Stenose oder ein Gangabbruch vorliegen, die ein identisches Sekretionsverhalten wie beim Pankreaskarzinom aufweisen und somit einen differentialdiagnostischen Aspekt des Sekretionsmusters verwischen. Neben Untersuchungen über die Sekretionskapazität im traditionellen Pankreasfunktionstest wurde in

1 Abteilung für Gastroenterologie und Stoffwechselkrankheiten des Zentrums für Innere Medizin der Universität, Steinhövelstr. 9, D-7900 Ulm

2 Abteilung für Allgemeine Chirurgie der Universität, Steinhövelstr. 9, D-7900 Ulm

Das Pankreaskarzinom
Hrsg. H. G. Beger und R. Bittner

letzteren Jahren zunehmend nach speziellen Tumormarkern im reinen Pankreas- und Duodenalsekret gesucht [9, 10, 17, 18].

Die qualitative Analyse der sekretorischen Proteine [22] durch neue biochemische Methoden, wie beispielsweise die zweidimensionale SDS-Gel-Elektrofokusierung [25], eröffnet weitere diagnostische Möglichkeiten, deren Wertigkeit noch zu bestätigen bleibt.

Eigene Untersuchung

Wir verglichen die exokrine Pankreassekretion von Patienten mit operativ gesichertem Pankreaskarzinom und Patienten mit operativ gesicherter chronischer Pankreatitis. Die Vergleichbarkeit beider Patientenkollektive war durch die Ähnlichkeit der morphologischen Veränderung gegeben. In die Gruppe der Patienten mit chronischer Pankreatitis wurden ausschließlich selektive Fälle einbezogen, die aufgrund von ERCP-Befunden mit Gangstenosierung und Gangabbruch präoperativ nicht mit Sicherheit von Patienten mit einem Pankreaskarzinom unterschieden werden konnten. Die exokrine Pankreasfunktionsuntersuchung wurde über zwei Stunden durchgeführt, wobei über eine doppellumige Lagerlöfsonde während der ersten Stunde in 10-Minuten-Fraktionen Duodenalsaft nach Sekretinstimulation 1 U/kg gewonnen wurde; die Gewinnung von Duodenalsekret in 10-Minuten-Fraktionen während der zweiten Stunde erfolgte unter gleichzeitiger Infusion von Sekretin 1 U/kg und Zeruletid 120 ng/kg pro Stunde.

Die Patientengruppe mit chronischer Pankreatitis umfaßte 15 Patienten (10 Männer, 5 Frauen) im Alter von 30 bis 63 Jahren; die Gruppe mit Pankreaskarzinomen umfaßte 12 Patienten (9 Frauen, 3 Männer) im Alter von 42 bis 71 Jahren.

Ergebnisse

Eine Verminderung des Sekretionsvolumens lag bei 5 Patienten mit chronischer Pankreatitis und bei 5 Patienten mit Pankreaskarzinom vor. Die Einschränkung des Sekretionsflusses war in allen Fällen mit dem morphologischen Substrat einer hochgradigen Stenosierung oder einem Abbruch des Pankreasgangs im Kopfbereich gekoppelt. Die Amylasesekretion/Stunde war bei 9 der Patienten mit Pankreaskarzinom und bei 13 Patienten mit chronischer Pankreatitis reduziert; die Trypsinsekretion war bei 7 Patienten mit Pankreaskarzinom und bei 12 Patienten mit chronischer Pankreatitis reduziert. Ein signifikanter Unterschied in der Enzymsekretion zwischen beiden Kollektiven konnte nicht gefunden werden (Abb. 1). Beachtenswert erscheint, daß in 50% der Fälle mit Pankreaskarzinom eine hochgradige Einschränkung der Amylasesekretion von mehr als 50% des unteren Normwertes vorlag, während bei chronischer Pankreatitis die Amylasesekretion häufiger nur mäßiggradig (<50%) eingeschränkt war (Tabelle 1). Bei 8 Patienten mit Pankreaskarzinom war die Bikarbonatkonzentration, bei 11 die Bikarbonatsekretion (-produktion/h) eingeschränkt, während alle Patienten mit chronischer Pankreatitis eine verminderte Bikarbonatkonzentration und -sekretion aufwiesen. Die im Vergleich zum Pankreaskarzinom stärker reduzierte Bikarbonatkonzentration bei chronischer Pankreatitis stellte somit den einzigen signifikanten Unterschied ($p < 0{,}05$) im Pankreassekre-

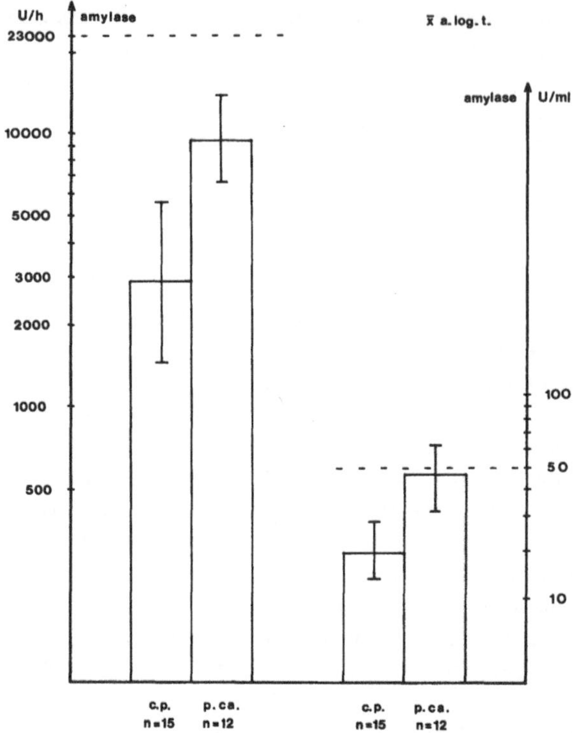

Abb. 1. Amylasekonzentration und -sekretion/h nach Stimulation mit Sekretin 1 U/kg und Zeruletid 120 ng/kg bei Patienten mit chronischer Pankreatitis *(c.p.)* und Pankreaskarzinom *(p.ca.)*. Die Errechnung der Mittelwerte erfolgte nach logarithmischer Transformierung der Einzelwerte; die gestrichelte Linie entspricht dem unteren normalen Grenzbereich

Tabelle 1. Einschränkung der exokrinen Pankreassekretion bei chronischer Pankreatitis und Pankreaskarzinom, die einzelnen Sekretionsparameter betreffend. Der Grad der Einschränkung in % bezieht sich auf die unteren Normwerte bei gesunden Kontrollpersonen ($\bar{x}$–2s): Amylasesekretion 27000 U/h, Bikarbonatsekretion 15 mmol/h, Bikarbonatkonzentration 50 mmol/l, Trypsinsekretion 3000 U/h

	Amylase-sekretion/h	Bikarbonat-konzen-tration	Bikarbonat-sekretion/h	Trypsin-sekretion/h
Pankreaskarzinom ($n = 12$)				
Normal	3	4	1	5
Eingeschränkt < 50%	3	5	3	3
Eingeschränkt > 50%	6	3	8	4
Chronische Pankreatitis ($n = 15$)				
Normal	2	–	–	3
Eingeschränkt < 50%	9	5	7	5
Eingeschränkt > 50%	4	10	8	8

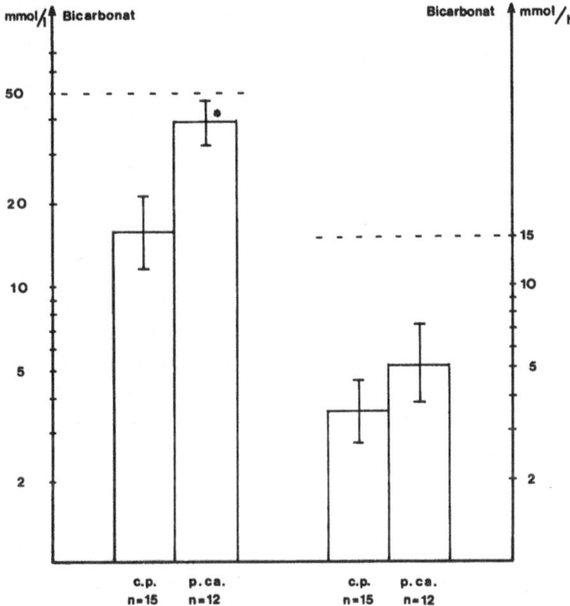

Abb. 2. Bikarbonatkonzentration und -sekretion/h nach Stimulation mit Sekretin 1 U/kg bei Patienten mit chronischer Pankreatitis *(p.c.)* und Pankreaskarzinom *(p.ca.)*. Die gestrichelte Linie begrenzt den unteren Normbereich

tionsverhalten dar (Abb. 2). Eine stark verminderte Bikarbonatkonzentration von mehr als 50% unter dem Normbereich (50 mmol/l) fand sich bei 10 Patienten mit chronischer Pankreatitis und nur bei 3 Patienten mit Pankreaskarzinom. Ein normaler Sekretionsbefund wurde bei einem Patienten mit einem kleinen Pankreaskopfkarzinom gefunden. Bei diesem Patienten wurde in der ERCP lediglich eine umschriebene anuläre Striktur ohne prästenotischen Gangaufstau beschrieben.

Auch ein Patient mit chronischer Pankreatitis zeigte eine normale exokrine Pankreasfunktion mit dem morphologischen Bild einer Pankreasgangverdrängung durch einen großen entzündlichen zystischen Tumor.

Die bei allen Patienten durchgeführte Laktoferrin-Bestimmung im Duodenalsekret wies bei 12 Patienten der Gruppe mit chronischer Pankreatitis eindeutig erhöhte Werte über 10 mg/l auf, war einmal unter 8 mg/l und blieb in 2 Fällen unter der Nachweisgrenze. Bei den Patienten mit Pankreaskarzinom lag der Laktoferringehalt des Duodenalsekretes nur einmal über 10 mg/l, war zweimal im Grenzbereich zwischen 6 und 10 mg/l, in den übrigen Fällen unter 5 mg/l.

Diskussion

Die Ergebnisse unserer Untersuchung über die Pankreasfunktionsleistung bestätigen die begrenzte Differenzierungsmöglichkeit zwischen chronischer Pankreatitis und Pankreaskarzinom. Als stärkster Hinweis für ein Pankreaskarzinom darf die Konstellation einer hochgradigen Reduktion der Bikarbonatkonzentration gesehen werden. Dieser Befund deckt sich mit Ergebnissen früherer Untersuchungen [4, 8].

Eine stärkere Reduktion der Enzymsekretion bei neoplastischen im Vergleich zu entzündlichen Prozessen in der Pankreaskopfregion findet sich andeutungsweise in unserer Untersuchung, ohne daß dieser Beobachtung eine praktisch-diagnostische Bedeutung zu entnehmen ist. Der von Grant et al. [12] mitgeteilte Befund, daß menschliche Pankreasadenokarzinome keine Enzyme vom Typ der Amylase und Trypsin bilden, läßt sich theoretisch gut für eine Erklärung reduzierter Enzymsekretion beim Pankreaskarzinom anwenden. Für die praktische Auswertung dieser Erkenntnis bleibt die Einschränkung, daß sich neben dem proliferierenden Wachstum neoplastischer Zellen immer noch enzymproduzierende normale Azinuszellen finden können. Möglicherweise findet zudem eine adaptive parenchymale Hypertrophie proximal einer durch den Tumor ausgelösten Gangokklusion statt [6]. Die Bestimmung der Sekretionsleistung erfaßt immer nur den Endpunkt zahlreicher biologischer Kombinationsmöglichkeiten und verwischt die zugrundeliegende differenzierte Dynamik des Sekretionsprozesses. Für den klassischen exokrinen Funktionstest darf somit zusammenfassend dargelegt werden, daß seine Wertigkeit in der Erkennung einer Funktionsminderung unbeeinträchtigt bleibt und eine Sensitivität beim Pankreastumor um 90% aufweist [4, 5, 8].

Ein differentialdiagnostischer Hinweis gegenüber der chronischen Pankreatitis kann für das Pankreaskarzinom durch normale oder leicht verminderte Bikarbonatkonzentration bei starker Reduktion der Bikarbonatsekretion/Stunde erhalten werden.

Qualitative Aspekte der Pankreassekretion

Neue Trends in der Sekretionsanalyse befassen sich mit dem Nachweis selektiver Marker und sekretorischer Proteinprofile bei den verschiedenen Pankreaserkrankungen im reinen Pankreas- oder Duodenalsekret. Die Bestimmung von CEA im Sekretin-stimulierten Duodenalsekret konnte sich nach anfänglich positiven Mitteilungen [9, 14, 15, 17] letztlich als positiver Tumormarker für das Pankreaskarzinom nicht bewähren [5]. Dasselbe gilt für das onkofötale Protein. Ohne Reaktion blieb bislang auch die Beobachtung einer signifikanten Erhöhung der Immunglobuline insbesondere vom Typ der IgG und IgA im reinen Pankreassekret bei Pankreaskarzinom [11]; zur Bestätigung einer diagnostischen Bedeutung dieses Befundes fehlte das Vergleichskollektiv mit chronischer Pankreatitis. Nicht definiert ist bislang auch der diagnostische Stellenwert des Galaktosyltransferase-Isoenzyms-2 [20] als Marker für das Pankreaskarzinom. Die Bedeutung des Laktoferrins blieb in unseren Untersuchungen hinter den Erwartungen [18] hinsichtlich eines differentialdiagnostischen Beitrags [3] zurück. Abzuwarten bleibt, ob die Bestimmung monoklonaler Antikörper den Durchbruch in der diagnostischen Charakterisierung des Pankreaskarzinoms schaffen wird.

Sekretionsstudien von besonderem Interesse wurden von der Arbeitsgruppe um Rinderknecht und Renner durchgeführt, die durch Erstellung sekretorischer Enzymprofile in selektiv gewonnenem Pankreassekret eine spezielle qualitative Sekretionsdynamik bei Pankreaskarzinomen beschreiben konnten [22, 23]. Diese Untersucher fanden eine Steigerung der lysosomalen Enzymaktivität (α-D-Glukosidase, β-D-Glukosaminidase) bei gleichzeitiger Verminderung der digestiven Enzyme (positiver Quotient von lysosomalen Enzymen: digestive Enzyme) bei allen Patienten mit Pankreaskarzinom und nur in 3 von 25 Patienten mit chronischer Pankreatitis. Ähnlich wie Reber u. a. [21] konnten Rinderknecht u. Mitarb. [24] am Tiermodell des syrischen Hamsters nach Tumorinduktion durch Nitrosamin (BOP) eine stufenweise sich vollziehende Veränderung der Pankreassekretion beschreiben, die sich parallel zum histologischen Grad der Karzinogenese entwickelte. Eine Differenzierung des Pankreassekretionsverhaltens beim Karzinom konnte auch von anderen Untersuchern [13] am Tiermodell mit einem Pankreasazinuszelltumor gezeigt werden; dabei ließ sich das Sekretionsmuster beim Tumor mit der Sekretzusammensetzung am 19. Tag des embryonalen Lebens des gesunden Tieres vergleichen. Zur Charakterisierung des biologischen Tumorverhaltens scheinen diese Untersuchungen Entscheidendes beitragen zu können. Allerdings ist es unrealistisch, daraus eine Erwartung für die diagnostische Praxis ableiten zu wollen. Dies würde voraussetzen, daß Patienten im Anfangsstadium neoplastischer Zellveränderungen am Pankreas (d.h. vermutlich in Abwesenheit von irgendwelchen Symptomen) für eine Pankreasfunktionsanalyse zu gewinnen wären. Der realistische Beitrag der Pankreasfunktionsdiagnostik sollte in der Möglichkeit einer raschen und genauen Zuordnung der Patienten mit klinischen Symptomen zu einer neoplastischen oder chronisch entzündlichen Pankreaserkrankung liegen. Die qualitative Sekretionsanalyse scheint der Diagnostik den richtigen Weg zu weisen.

Zusammenfassung

Der exokrine Pankreasfunktionstest mittels Aspiration von Duodenalsekret nach exogener hormoneller Stimulation besitzt einen unverändert hohen Stellenwert in der Diagnostik chronischer Pankreaserkrankungen. Ein typisches Sekretionsmuster, das mit absoluter Zuverlässigkeit eine Unterscheidung zwischen Pankreaskarzinom und chronischer Pankreatitis erlaubt, gibt es nicht. Als stärkster Hinweis für ein Pankreaskarzinom gilt die verminderte Bikarbonatsekretion bei normaler Bikarbonatkonzentration des Sekrets im Gegensatz zur chronischen Pankreatitis, die charakteristischerweise auch eine erniedrigte Bikarbonatkonzentration aufweist. Das Ausmaß der exokrinen Funktionseinschränkung hängt von der Lokalisation des Tumors und vom Grad der Gangobstruktion ab. Tumormarker im Pankreassekret (Duodenalsekret) wie CEA und onkofötales Protein erlauben ebensowenig eine sichere Differentialdiagnose wie das Laktoferrin, das als biochemischer Marker der chronischen Pankreatitis angesehen wird. Ein künftiger differentialdiagnostischer Beitrag ist aus der verfeinerten Proteinanalytik des Sekretes und dem Einsatz spezifischer monoklonaler Antikörper gegen das Pankreaskarzinom zu erwarten.

Literatur

1. Arvanitakis C, Cooke AR (1978) Diagnostic tests of exocrine pancreatic function and disease. Gastroenterol 74:932–948
2. Braganza JM, Howat HT (1979) Tumours of the exocrine pancreas. In: Howat HT, Sarles H (eds) The exocrine pancreas. Saunders, London Philadelphia Toronto, pp 484–519
3. Malfertheiner P, Büchler M, Kraus C, Ditschuneit H (1984) Laktoferrin bei chronischer Pankreatitis, Pankreaskarzinom und entzündlichen Darmerkrankungen. Verh Dtsch Ges Inn Med 90:582–585

4. Burton P, Evons DG, Harper AA, Howat HT, Oleesky S, Scott JE, Varley H (1960) A test of pancreatic function in man bared on the analysis of duodenal contents after administration of secretin and pancreozymin. Gut 1:125–139
5. DiMagno ED, Malagelada JR, Moertel CG, Go VLW (1977) Prospective evaluation of the pancreatic secretion of immunoreactive carcinoembryonic antigen, enzyme and bicarbonate in patients suspected of having pancreatic cancer. Gastroenterol 73:457–461
6. DiMagno EP, Malagelada JR, Go VLW (1979) The relationship between pancreatic ductal obstruction and pancreatic secretion in man. Mayo Clin Proc 54:157–162
7. Dreiling DA, Hollander F (1948) Studies in pancreatic function. I. Preliminary series of clinical studies with the secretin test. Gastroenterol 11:714–729
8. Dreiling DA (1970) The early diagnosis of pancreatic cancer. Scand J Gastroenterol [Suppl] 6: 115–122
9. Farini R, Nitti D, Del Favero G et al (1980) CEA concentration and cytology in duodenal fluid collected during the secretin-pancreozymin test. Attempt at an "early" diagnosis of pancreatic carcinoma by means of simple procedures. Hepatogastroenterol 27:213–216
10. Fedail SS, Salman PR, Harvey RF, Read AE (1978) Radioimmunoassay of lactoferrin in pancreatic juice as a test for pancreatic diseases. Lancet 1:181–182
11. Goodale RL, Condie RM, Dressel TD, Taylor TN, Gajl-Peczalska K (1979) A study of secretory proteins, cytology and tumor site in pancreatic cancer. Ann Surg 189:340–344
12. Grant AG, McGlashan D, Hermon-Taylor J (1978) A study of pancreatic secretory and intracellular enzymes in pancreatic cancer tissue, other gastrointestinal cancers, normal pancreas and serum. Clin Chem Act 90:75–82
13. Iwanij V, Jamieson JD (1982) Comparison of secretory protein profiles in developing rat pancreatic rudiments and rat acinar tumor cells. J Cell Biol 95:742–746
14. Kawanishi H, Sell JE, Pollard HM (1975) Carcinoembryonic antigen and cytology of pancreatic fluid. Gastroenterology 68:1033
15. Lagerlöf HO (1942) Pancreatic function and pancreatic disease: studied by means of secretin. Act Med Scand [Suppl] 128:1–289
16. Lundh G (1962) Pancreatic exocrine function in neoplastic and inflammatory disease; a simple and reliable new test. Gastroenterol 42:275–280
17. Molnar IG, Vandevoorde JP, Gitnick GL (1976) CEA levels in fluids bathing gastrointestinal tumors. Gastroenterol 70:513–515
18. Multigner L, Figarella C, Sarles H (1981) Diagnosis of chronic pancreatitis by measurement of lactoferrin in duodenal juice. Gut 22:350–354
19. Otte M (1979) Pankreasfunktionsdiagnostik. Internist 20:331–340
20. Podolsky DK, Me Phee MS, Alport E, Warshaw AL, Isselbacher KJ (1981) Galactosyltransferase isoenzyme II in the detection of pancreatic cancer. N Engl J Med 304:1313–1318
21. Reber HA, Tweedie JH, Austin JL (1977) Pancreatic secretion in hamsters with pancreatic cancer. Surgery 82:34–41
22. Rinderknecht H, Renner IG, Carmack C (1979) Trypsinogen variants in pancreatic juice of healthy volunteers, chronic alcoholics, and patients with pancreatitis and cancer of the pancreas. Gut 20:886–891
23. Rinderknecht H, Renner IG, Stace NH (1983) Abnormalities in pancreatic secretory profiles of patients with cancer of the pancreas. Dig Dis Sci, vol 28 / 2:103–110
24. Rinderknecht H, Haberfelde G, Maset R, Collias K, Carmack C (1983) Pancreatic secretory abnormalities precede appearance of tumors of the pancreas in hamsters treated with Bis-(2-Oxopropyl)-N-Nitrosamine. Dig Dis Sci, vol 28 / 6:526–538
25. Scheele GA (1981) Human pancreatic cancer: Analysis of proteins contained in pancreatic juice by two dimensional isoelectric focusing/sodium dodecyl sulfate gel electrophoresis. Cancer 47:1513–1515
26. Wormsley KG (1978) Tests of pancreatic secretion. Clin Gastroenterol 7:529–544

5.3 Simultane Tumormarkerbestimmung (GICA, POA, CEA, AFP) im Pankreassekret und Serum bei malignen und nicht malignen Pankreaserkrankungen*

W.-H. Schmiegel[1], W. Eberl[2], C. Kreiker[2], R. Arndt[2], K. Jessen[5], H. Kalthoff[2], R. Klapdor[1], G. Klöppel[3], E. Kraas[4] und N. Soehendra[4]

Neben konventionellen Tumormarkern (CEA, AFP) sind in den letzten Jahren verschiedene Tumormarker für das Pankreaskarzinom beschrieben worden [1, 2, 3, 8, 13, 15, 17]. Der Einsatz dieser sogenannten pankreasspezifischen Tumormarker ist bislang von begrenztem diagnostischen Wert gewesen, was entweder auf unzureichende Spezifität oder auf das Fehlen standardisierter Meßsysteme zurückzuführen ist.

Mit Hilfe der Hybridomatechnologie ist ein radioimmunometrischer Assay vor kurzem entwickelt worden, und erste Messungen eines Carbohydratantigens (sialinisierte Lacto-N-Fuco-Pentaose II) [9] mit Hilfe des monoklonalen Antikörpers 19-9 [6, 7, 11] im Serum von Patienten ergaben eine hohe Spezifität (98,5%) und Sensivität (79%) für das Pankreaskarzinom [18].

Material und Methode

In einer retrospektiven Studie wurden die Pankreassekrete von 349 Patienten auf ihren Gehalt an Tumormarkern (GICA/CA 19-9, AFP, CEA, POA) analysiert. 269 Fälle erfüllten vorab definierte Kriterien der Diagnosesicherung (ERCP, Sonographie, CT, Angiographie, Laparotomie, Histologie/Autopsie, klinischer Verlauf), so daß sie zu einer statistischen Auswertung herangezogen werden konnten.

Hinsichtlich der Diagnosen ergab sich folgende Verteilung: Gruppe I: Pankreaskarzinom ($n = 76$), Gruppe II: Pankreatitis ($n = 79$), Gruppe III: extrapankreatische nicht maligne Erkrankungen ($n = 80$). Zusätzlich zu den Pankreassekretanalysen konnten ebenfalls Tumormarkerbestimmungen in Serumproben durchgeführt werden (Gruppe I: $n = 55$, Gruppe II: $n = 45$, Gruppe III: $n = 42$).

Ergebnisse und Diskussion

Während die Bestimmung von AFP und POA sowohl im Pankreassekret als auch in Serumproben von Patienten mit verschiedenen pankreatischen und extrapankreati-

* Unterstützt vom BMFT-DFVLR 01 ZO 041

1 Medizinische Klinik der Universität, Universitäts-Krankenhaus Eppendorf, Martinistr. 52, D-2000 Hamburg 20
2 Abteilung für Klinische Immunologie, Martinistr. 52, D-2000 Hamburg 20
3 Pathologisches Institut der Universität, Martinistr. 52, D-2000 Hamburg 20
4 Chirurgische Klinik, D-2000 Hamburg 20
5 Abteilung für Gastroenterologie, Medizinische Universitäts-Klinik, D-6000 Frankfurt (Main)

Das Pankreaskarzinom
Hrsg. H. G. Beger und R. Bittner

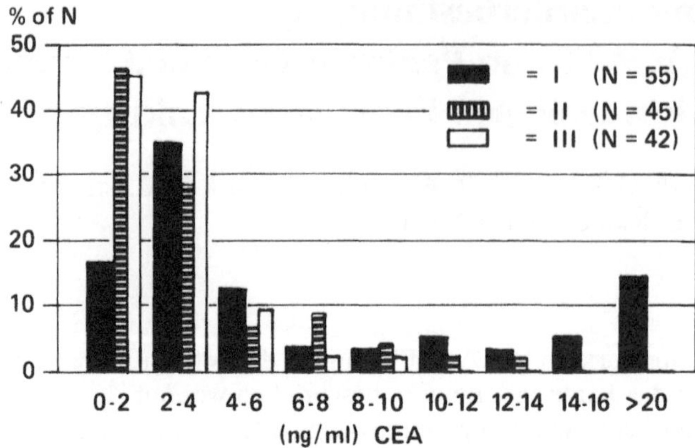

Abb. 1. Relative Häufigkeitsverteilung von Serum-CEA-Bestimmungen (ng/ml). *Gruppe I:* Pankreaskarzinom, *Gruppe II:* Pankreatitis, *Gruppe III:* Kontrollpatienten

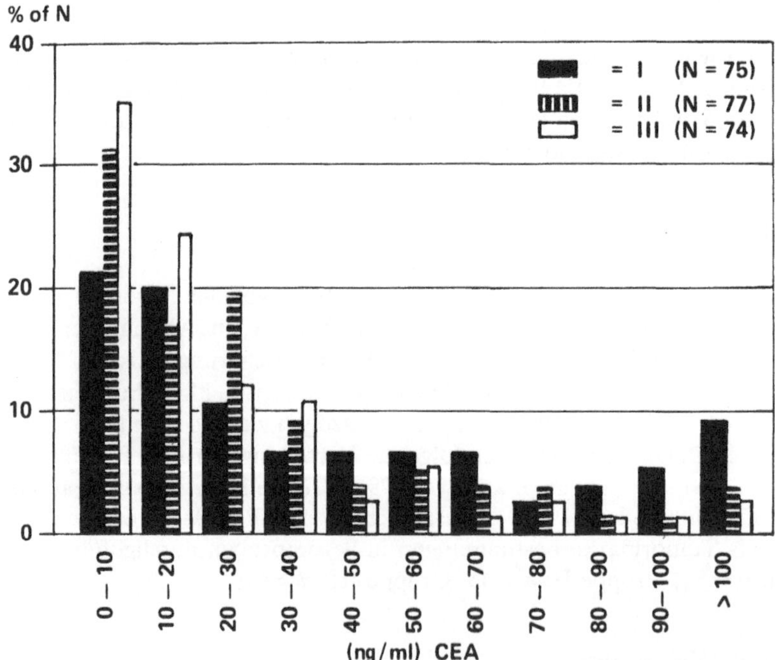

Abb. 2. Relative Häufigkeitsverteilung der Pankreassekret-CEA-Bestimmung (ng/ml). *Gruppe I:* Pankreaskarzinom, *Gruppe II:* Pankreatitis, *Gruppe III:* Kontrollpatienten

schen Erkrankungen keine differentialdiagnostische Aussage ermöglicht, war bei den Serum-CEA-Bestimmungen bei 30% der Pankreaskarzinompatienten und nur bei 5% der Pankreatitispatienten ein Wert über 10 ng/ml zu verzeichnen (Abb. 1). Im Pankreassekret war eine CEA-Konzentration über 40 ng/ml in 40% der Pankreaskarzinompatienten, in 23% der Pankreatitispatienten und in 17% der Patienten mit nicht malignen extrapankreatischen Erkrankungen nachzuweisen (Abb. 2).

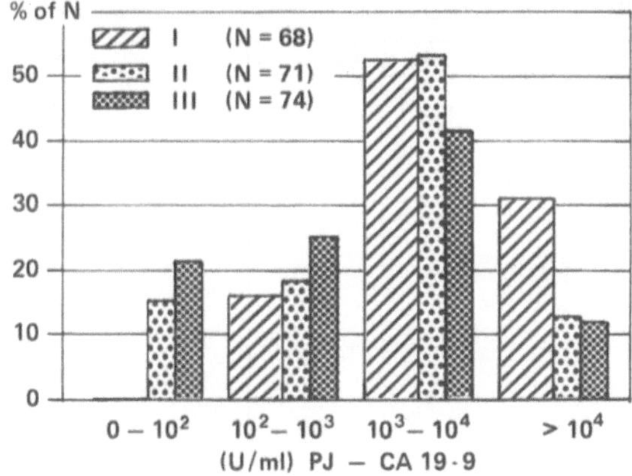

Abb. 3. Relative Häufigkeitsverteilung von GICA/CA-19-9-Bestimmungen im Pankreassekret. *Gruppe I:* Pankreaskarzinom, *Gruppe II:* Pankreatitis, *Gruppe III:* Kontrollpatienten

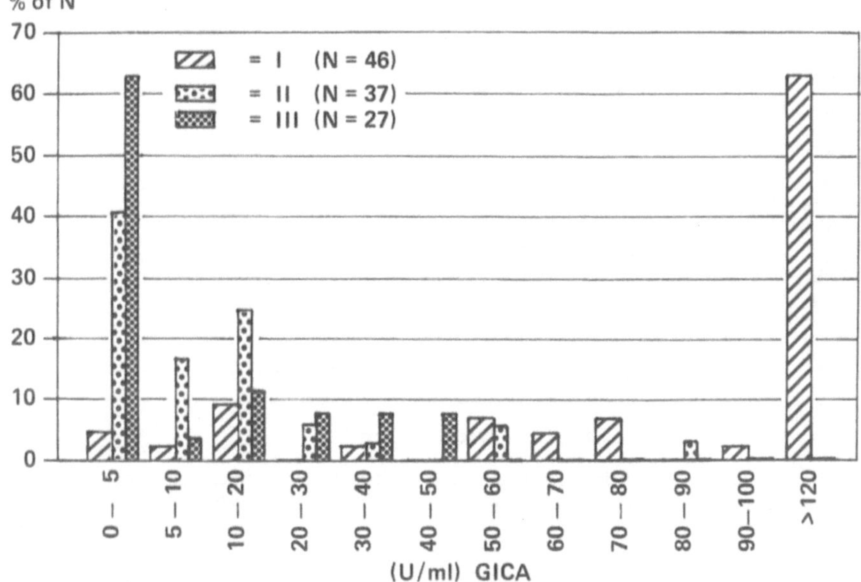

Abb. 4. Relative Häufigkeitsverteilung von GICA/CA-19-9-Bestimmungen im Serum. *Gruppe I:* Pankreaskarzinom, *Gruppe II:* Pankreatitis, *Gruppe III:* Kontrollpatienten

Die Bestimmung des „Gastrointestinal Cancer Associated Antigen" (GICA/CA 19-9) in Pankreassekreten ergab, daß 30% der Pankreaskarzinompatienten (Gruppe I) einen Spiegel von mehr als 10^4 U/ml aufwiesen gegenüber 12% der Pankreatitispatienten (Gruppe II) und 11% der Patienten mit nicht malignen extrapankreatischen Erkrankungen (Gruppe III) (Abb. 3).

Ungleich stärker war die Trennschärfe bei Bestimmungen des Serum GICA (Abb. 4). Bei Anlage einer oberen Normalgrenze von 37 U/ml blieben 85% der Pankreaskarzinompatienten darüber, jedoch nur 14% aus der Gruppe II und nur 15% aus der Gruppe III. Bei Erhöhung der Trenngrenze auf 50 U/ml weisen 83% der

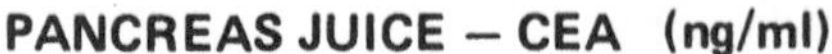

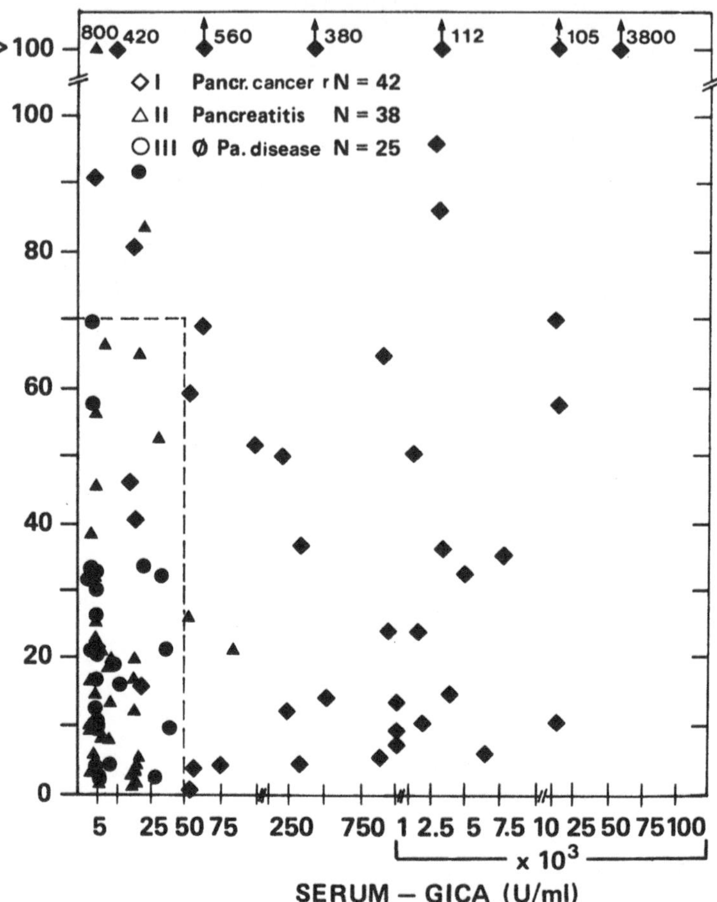

Abb. 5. Serum-GICA/CA-19-9-Bestimmungen und CEA-Bestimmungen im Pankreassekret. *Gruppe I:* Pankreaskarzinom, *Gruppe II:* Pankreatitis, *Gruppe III:* Kontrollpatienten

Pankreaskarzinompatienten und nur noch 8,5% der Patienten aus Gruppe II bzw. kein Patient aus der Gruppe III Werte auf, die darüber liegen. Als Ursache für derartige abweichende Ergebnisse bei der Messung von GICA/CA 19-9 im Pankreassekret und im Serum ist neueren Erkenntnissen zufolge [10, 14] die Beobachtung zu diskutieren, daß der monoklonale Antikörper 19-9 einen identischen Epitop (CA 19-9) auf zwei verschiedenen Molekülen erkennt. Hierbei handelt es sich zum einen um ein Glykolipid (Gangliomonosialotetraose), zum anderen um ein Glukomuzin (Mg $> 5 \times 10^6$). Im Serum von Pankreaskarzinompatienten ist bislang nahezu ausschließlich das Glukomuzin nachgewiesen worden. Es ist zu diskutieren, ob im Pankreassekret neben dem für das Pankreaskarzinom möglicherweise spezifischen Glukomuzin ebenfalls das Glykolipid mit in den Nachweis eingeht und so die Rate ‚falsch-positiver' Ergebnisse bei CA 19-9 Pankreassekretanalysen von Patienten der Gruppe II und III bedingt.

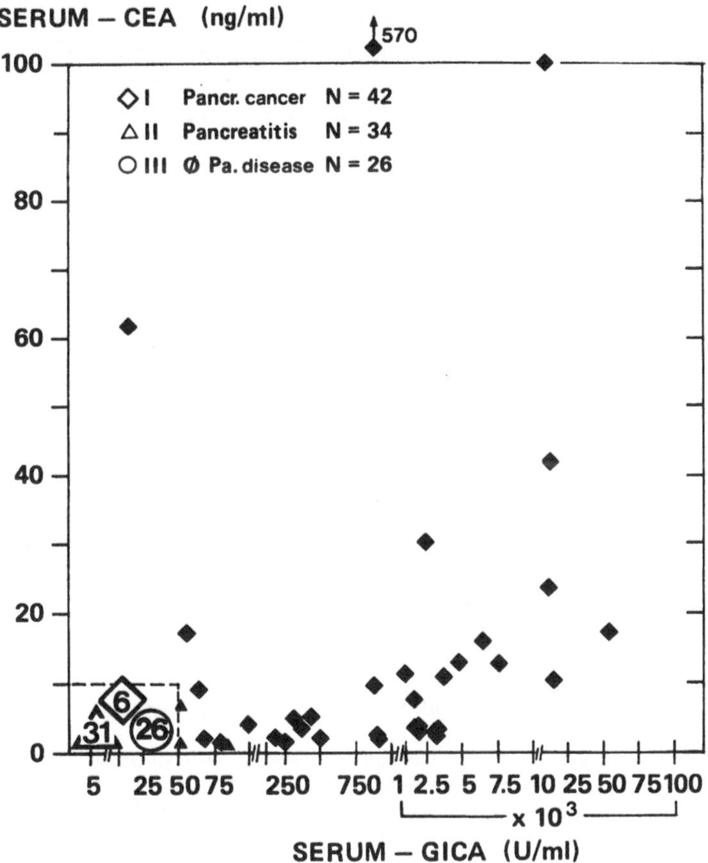

Abb. 6. GICA/CA-19-9-Bestimmungen und CEA-Bestimmungen in Serum. *Gruppe I:* Pankreaskarzinom, *Gruppe II:* Pankreatitis, *Gruppe III:* Kontrollpatienten

Von diagnostischer Seite interessant erwies sich ferner die Kombination von Tumormarkerbestimmungen. So ergab die gleichzeitige Bestimmung von Serum CA 19-9 (> 50 U/ml) und Pankreassekret CEA (> 70 ng/ml) eine gesteigerte Sensitivität für das Pankreaskarzinom von 90,5% (38/42) bei maximal 7,5% falsch-positiver Resultate (Abb. 5). Bei simultaner Bestimmung von Serum GICA (> 50 U/ml) und Serum CEA (> 10 ng/ml) konnte eine Sensitivität für das Pankreaskarzinom von 85,7% erzielt werden, bei lediglich 8,8% falsch-positiver Ergebnisse (Abb. 6), die hier ausnahmslos aus der Gruppe der Pankreatitispatienten (Gruppe II) herrührten, während Patienten mit extrapankreatischen nicht malignen Erkrankungen keine falsch-positiven Ergebnisse aufwiesen.

Zusammenfassung

Ungeachtet der noch zu lösenden immunologischen Probleme hinsichtlich der Antigenspezifität bestätigen die hier dargestellten Ergebnisse wie auch andere Arbeiten

[4, 5] die Bedeutung des CA 19-9 für die Pankreaskarzinomdiagnostik [18]. Darüber hinaus wird die Steigerung der diagnostischen Treffsicherheit durch die Kombination verschiedener Tumormarkerbestimmungen dargestellt, welche die mögliche prospektive Bedeutung weiterer monokolonaler Antikörper gegen Pankreaskarzinomzellstrukturen [12, 16] unterstreicht.

Literatur

1. Banwo O, Versey J, Hobbs JR (1974) New oncofetal antigen for human pancreas. Lancet I: 643–645
2. Chu TM, Holyoke ED, Douglas HO (1977) Isolation of a glycoprotein antigen from ascites fluid of pancreatic carcinoma. Canc Res 37:1525–1529
3. Gelder FB, Reese CJ, Moossa AR, Hall T, Hunter R (1978) Purification, partial characterization, and clinical evaluation of a pancreatic oncofetal antigen. Canc Res 38:313–324
4. Klapdor R, Lehmann U, Bahlo M, Greten H, Ackeren H v, Dallek U, Kraas E (1983) Ca 19-9 RIA for differentiation between pancreatic adenocarcinoma and chronic pancreatitis/endocrine tumors. Digestion 28:29 (Abstract)
5. Klapdor R, Lehmann U, Bahlo M, Greten H, Ackeren H v, Dallek M, Schreiber H (1983) CA 19-9 in der Diagnostik und Differentialdiagnostik des exokretorischen Pankreaskarzinoms. Tumor Diagn u Ther 4:197–201
6. Koprowski H, Steplewski Z, Mitchell K et al (1979) Colorectal carcinoma antigens detected by hybridoma antibodies. Somatic Cell Genet 5:957–972
7. Koprowski H, Herlyn M, Steplewski Z, Sears HF (1981) Specific antigen in serum of patients with colon carcinoma. Science 212:53
8. Kuntz DJ, Archer SJ (1979) Extraction and identification of a human pancreatic tumour-associated antigen. Oncology 36:134–138
9. Magnani J, Nilsson B, Brockhaus M et al (1982) The antigen of a tumour specific monoclonal antibody is a ganglioside containing sialylated lacto-N-fuco-pentaose II. Fed Proc 41:898
10. Magnani JL, Steplewski Z, Koprowski H, Ginsburg V (1983) The gastrointestinal and pancreatic cancer-associated antigen detected by monoclonal antibody 19/9 in the sera of patients is a mucin. Canc Res 43:5489–5492
11. Mastrangelo MJ, Herlyn M, Clark WH et al (1982) Specific antigens to colorectal carcinoma in sera of patients are detected by monoclonal antibodies. Canc Res 40:3602–3609
12. Metzgar RS, Gaillard MT, Levine SJ, Tuck FL, Bossen EH, Borowitz MJ (1982) Antigens of human pancreatic adenocarcinoma cells defined by murine monoclonal antibodies. Canc Res 42:601–608
13. Mihas AA (1978) Immunologic studies on a pancreatic oncofetal protein. J Natl Canc Inst 60:1439–1443
14. Raux H, Labbe F, Fondaneche MC et al (1983) A study of gastrointestinal cancer-associated antigen (GICA) in human fetal organs. Int J Canc 32:315–319
15. Schmiegel WH, Becker WM, Arndt R, Hamann A, Soehendra N, Jessen K, Classen M, Thiele HG (1981) Pancreatic oncofetal antigen in pancreatic juices. Scand J Gastroent 16:1033–1040
16. Schmiegel WH, Kalthoff H, Arndt R (1983) Monoclonal antibodies to pancreatic and cholangiotumour markers. Immunobiology 165:353
17. Schultz DR, Yunis AA (1979) Tumour-associated antigen in human pancreatic cancer. J Natl Cancer Inst 62:777–785
18. Villano BCD, Brennan PB, Brock P et al (1983) Radioimmunometric assay for a monoclonal antibody-defined tumour marker, CA 19-9. Clin Chem 29:549–552

5.4 Die Wertigkeit des monoklonalen Antikörpers CA 19-9 in der Differentialdiagnose von Pankreaserkrankungen

F. Safi[1], R. Bittner[1], M. Büchler[1], P. Malfertheiner[2] und H. G. Beger[1]

Einleitung

Trotz der modernen diagnostischen Methoden ist die Frühdiagnose des Pankreaskarzinoms auch heute noch ein seltenes Ereignis, so daß die Resektionsraten bzw. 5-Jahres-Überlebenszeiten kaum 10–20% [6, 9] überschreiten. Darüber hinaus ist die Abgrenzbarkeit zur chronischen Pankreatitis mangelhaft, da sowohl die klinische Symptomatik als auch die morphologischen Veränderungen an Pankreasgang und Parenchym vollkommen gleichartig sein können. Die bekannten Tumormarker, wie CEA, pankreatische Ribonuklease, Peptidhormone, Ferritin und Laktoferrin haben neben den bildgebenden Verfahren keinen Fortschritt gebracht [6, 11, 12, 13, 14].

Das 1979 von Koprowski und Mitarbeiter entdeckte tumorassoziierte Antigen CA 19-9 mit Hilfe eines monoklonalen Antikörpers wurde bei Patienten mit Malignomen des Gastrointestinaltraktes im Blut radioimmunologisch nachgewiesen [10]. Da dem CA 19-9 eine besondere Affinität zum Bauchspeicheldrüsenkrebs zugeschrieben wurde, begannen wir in einer prospektiven Studie, den Wert dieses neuen Tumormarkers bei Pankreaserkrankungen im Vergleich zu verschiedenen klinischen Kontrollgruppen zu prüfen.

Patienten

Die Bestimmung des CA 19-9 im Serum erfolgte bei folgenden Patienten der Abteilung für Allgemeine Chirurgie der Universität Ulm:

Gruppe I

Pankreaskarzinom ($n = 39$), Alter 25–82 Jahre, Median 64, 20 Männer, 19 Frauen. Tumorstadien nach Hermreck [5]: Stadium I (intrakapsulärer Tumor ohne Lymphknotenmetastasen, $n = 2$), Stadium II (Infiltration des Tumors ins Duodenum, $n = 3$), Stadium III (der Tumor infiltriert die Arteria mesenterica superior oder die Vena portae oder die regionären Lymphknoten, $n = 13$), Stadium IV (Pankreastumor mit Fernmetastasen, $n = 21$). Operationsverfahren: partielle Duodenopankreatektomie ($n = 7$), Linksresektion ($n = 2$), totale Pankreatektomie ($n = 1$), palliative Bypassoperation ($n = 23$), Probelaparotomie ($n = 5$). Die Diagnose wurde bei 23 Patienten histologisch gesichert, bei den übrigen 16 Patienten ergab sich intraoperativ ein eindeutiger Pankreaskarzinombefund. Die Operationsletalität betrug 2 von 39 Patienten (5%).

1 Abteilung für Allgemeine Chirurgie der Universität, Steinhövelstr. 9, D-7900 Ulm
2 Abteilung für Gastroenterologie und Stoffwechselkrankheiten des Zentrums für Innere Medizin der Universität, Steinhövelstr. 9, D-7900 Ulm

Das Pankreaskarzinom
Hrsg. H. G. Beger und R. Bittner

Gruppe II

Chronische Pankreatitis ($n = 54$), Alter 20–75 Jahre, Median 48 Jahre, 38 Männer und 16 Frauen. Die Diagnose wurde bei allen Patienten durch eine präoperativ durchgeführte ERCP und/oder ein Pankreas-CT oder einen Sekretin-Takus-Test gesichert und bei 40 Patienten histologisch bestätigt. Operationsverfahren: duodenumerhaltende Kopfresektion ($n = 14$), Linksresektion ($n = 11$), Pankreaszystojejunostomose ($n = 14$), partielle Duodenopankreatektomie ($n = 1$), Papillenplastik ($n = 1$), bilio-digestiver Bypass ($n = 2$). Die Operationsletalität betrug 0%.

Gruppe III

Extrapankreatische Malignome ($n = 117$), 35 Patienten mit Magenkarzinom (Alter 50–84 Jahre, Median 71 Jahre, 20 Männer, 15 Frauen), 69 Patienten mit kolorektalem Neoplasma (Alter 33–91 Jahre, Median 69 Jahre, 34 Männer, 35 Frauen) und 13 Patienten mit Karzinomen außerhalb des Gastrointestinaltraktes (Alter 33–77 Jahre, Median 51 Jahre, 8 Männer, 5 Frauen).

Gruppe IV

Akute Pankreatitis ($n = 25$), Alter 19–94 Jahre, Median 45 Jahre, 15 Männer, 10 Frauen. Die Diagnose wurde bei 12 Patienten durch Laparotomie bestätigt, bei den übrigen 13 wurde die akute Pankreatitis durch Pankreas-CT und/oder Serum-Amylase-Verlauf im Einklang mit einer typischen Oberbauchsymptomatik gesichert. Die Letalität betrug 1 von 25 Patienten (4%).

Gruppe V

Patienten mit *benignen Erkrankungen* und nachweislich *gesundem Pankreas* aus dem *allgemeinchirurgischen* Krankengut ($n = 74$, 31 Frauen, Alter 21–81 Jahre, Median 45 Jahre, 43 Männer, Alter 20–79 Jahre, Median 50 Jahre).

Methodik

Das CA 19-9 wurde radioimmunologisch (Centocor, Dreieich) bestimmt. Die Interassayvarianz betrug 5%, die Intraassayvarianz 10%. Blutentnahmen wurden bei allen Patienten prä- und postoperativ morgens nüchtern durchgeführt. Statistische Berechnungen erfolgten mit dem Test nach R. A. Fischer (s. [15]).

Der Meßbereich lag zwischen 6 und 40000 U/ml, wobei ein Unit 0,8 ng/ml reinem Antigen CA 19-9 entspricht. Del Villano et al. empfahlen 1983 [4] nach Untersuchungen an einem Kollektiv von 1200 Kontrollpersonen den Normalwert des CA 19-9 unterhalb von 37 U/ml anzugeben. Konsekutiv errechneten diese Autoren eine hohe Treffsicherheit für das Pankreaskarzinom oberhalb von 120 U/ml. Wir haben an unserem Patientengut diese beiden Richtgrößen übernommen und geprüft.

Ergebnisse

CA-19-9-Serumspiegel

Abbildung 1 faßt die Ergebnisse der CA-19-9-Bestimmungen im Serum bei Pankreaskarzinomen und 4 Kontrollgruppen zusammen. 95% der Patienten mit Adenokarzi-

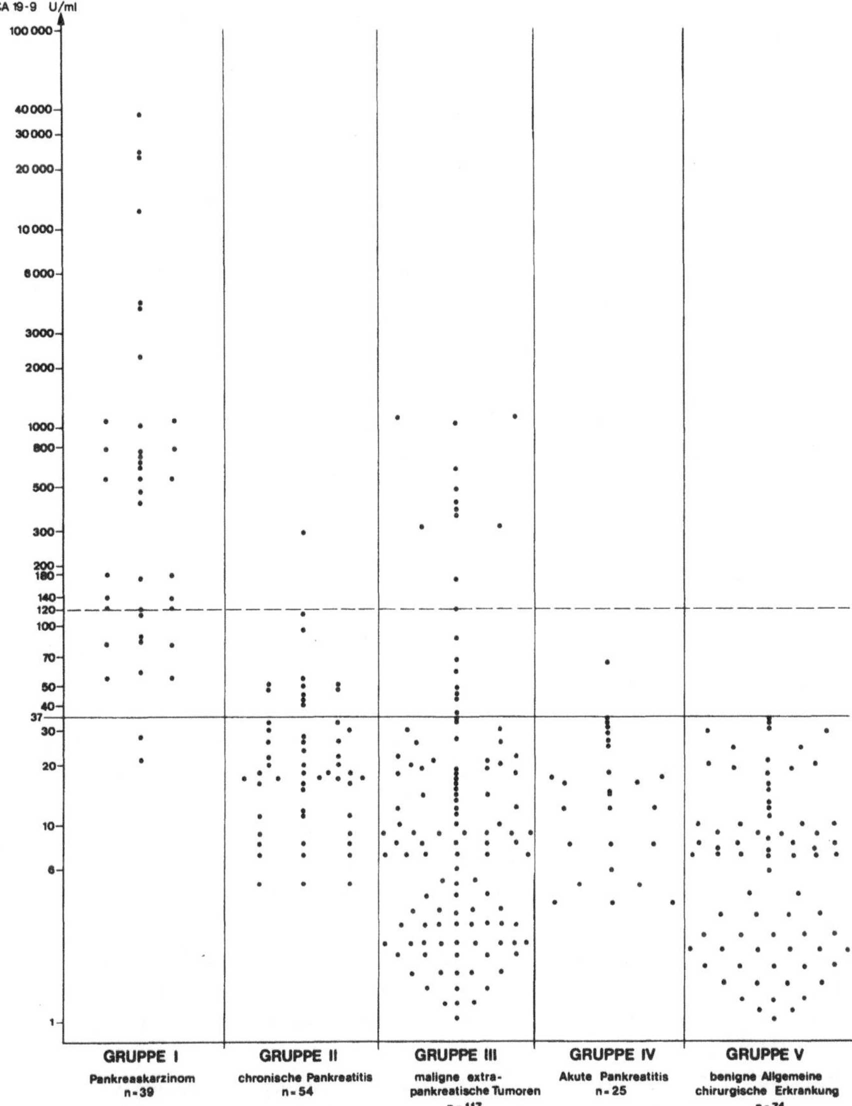

Abb. 1. CA-19-9-Serumspiegel bei den Patienten mit Pankreaskarzinom und den 4 Kontrollgruppen

nom des Pankreas liegen im pathologischen Bereich über 37 U/ml und bei ¾ der Patienten wurden CA-19-9-Werte über 120 U/ml bestimmt. Der Medianwert für diese Gruppe betrug 528 U/ml. 2 Patienten mit Pankreaskarzinom hatten Werte unter 37 U/ml, bei dem ersten Patienten handelt es sich um ein T1N0M0-Stadium, welches histologisch bestätigt und durch eine partielle Duodenopankreatektomie chirurgisch behandelt wurde. Im anderen Fall fand sich ein $T_4N_XM_X$-Stadium, dessen Behandlung durch eine biliodigestive Anastomose möglich war. Dieser Fall ist histologisch nicht gesichert.

Tabelle 1. CA-19-9-Konzentration beim Magenkarzinom in Abhängigkeit vom Tumorstadium ($n = 35$)

CA 19-9 (U/ml)	Stadium I	Stadium II	Stadium III	Stadium IV
6– 37	12	4	4	4
37–120	1	1	2	–
>120	1	4	1	1

Tabelle 2. CA-19-9-Konzentration beim kolorektalen Karzinom in Abhängigkeit vom Tumorstadium ($n = 69$)

CA 19-9 (U/ml)	Stadium I	Stadium II	Stadium III	Stadium IV
6– 37	27	18	8	5
37–120	–	1	1	1
>120	–	1	2	5

Die Gruppe II der Patienten mit gesicherter chronischer Pankreatitis zeigt bei 78% normale Spiegel für CA 19-9: Der Medianwert für diese Gruppe beträgt 18 U/ml. 20% lagen im mäßig erhöhten Bereich zwischen 37 und 120 U/ml, bei einem Patienten mit der histologischen Diagnose „chronisch-sklerosierende Pankreatitis" zeigte sich präoperativ eine erhöhte Antigenkonzentration von 290 U/ml, die nach 4 Monaten bis auf 86 U/ml abfiel. Der Unterschied zwischen Gruppe I und II ist statistisch signifikant ($p < 0{,}0001$).

Die Gruppen IV mit akuter Pankreatitis und V mit allgemeinchirurgischen benignen Erkrankungen zeigen einheitlich bis auf eine Patientin mit akuter Pankreatitis normale Werte prä- und postoperativ. Die Medianwerte lassen sich mit 14 U/ml für die Gruppe IV und 7 U/ml für die Gruppe V errechnen.

Die hinsichtlich der Spezifität des Tumormarkers wichtige Kontrollgruppe III der Patienten mit extrapankreatischen Malignomen muß gesondert analysiert werden. In den Tabellen 1 und 2 ist dieses Kollektiv dargestellt. Es finden sich 35 Patienten mit Magenkarzinom, bei 24 waren die CA-19-9-Werte im Normbereich, die übrigen 11 sind überwiegend fortgeschrittenen Tumorstadien, welche durch einschlägige diagnostische Verfahren als Magenkarzinom präoperativ identifiziert wurden, zuzuordnen.

Bei der Gruppe des kolorektalen Karzinoms war bei 58 von 69 Patienten CA 19-9 im Meßbereich unter 37 U/ml. Die übrigen 11 lassen sich in gleicher Weise wie beim Magenkarzinom fortgeschrittenen Tumorstadien zuteilen. Die restlichen 13 Patienten mit extrapankreatischen Malignomen (Oesophagus, Schilddrüse, Mamma, Niere, Weichteiltumor) zeigten sämtlich CA-19-9-Serumkonzentrationen unter 37 U/ml.

Abhängigkeit des CA-19-9-Serumspiegels von der Tumorgröße

Abbildung 2 stellt die CA-19-9-Werte von 39 Patienten mit Adenokarzinom des Pankreas, geordnet nach dem Hermreckschen Tumorstadium, dar [5]. Im Stadium I finden sich 2 Patienten mit niedrigem CA-19-9-Spiegel (30 und 116 U/ml). Ab Stadium II wurde die CA-19-9-Konzentration zum weitaus überwiegenden Teil im hochpathologischen Bereich über 120 U/ml gemessen, so daß sich hieraus eine gute Korrelation zwischen Tumorgröße und Menge des freizirkulierenden Monogangliosids ergibt.

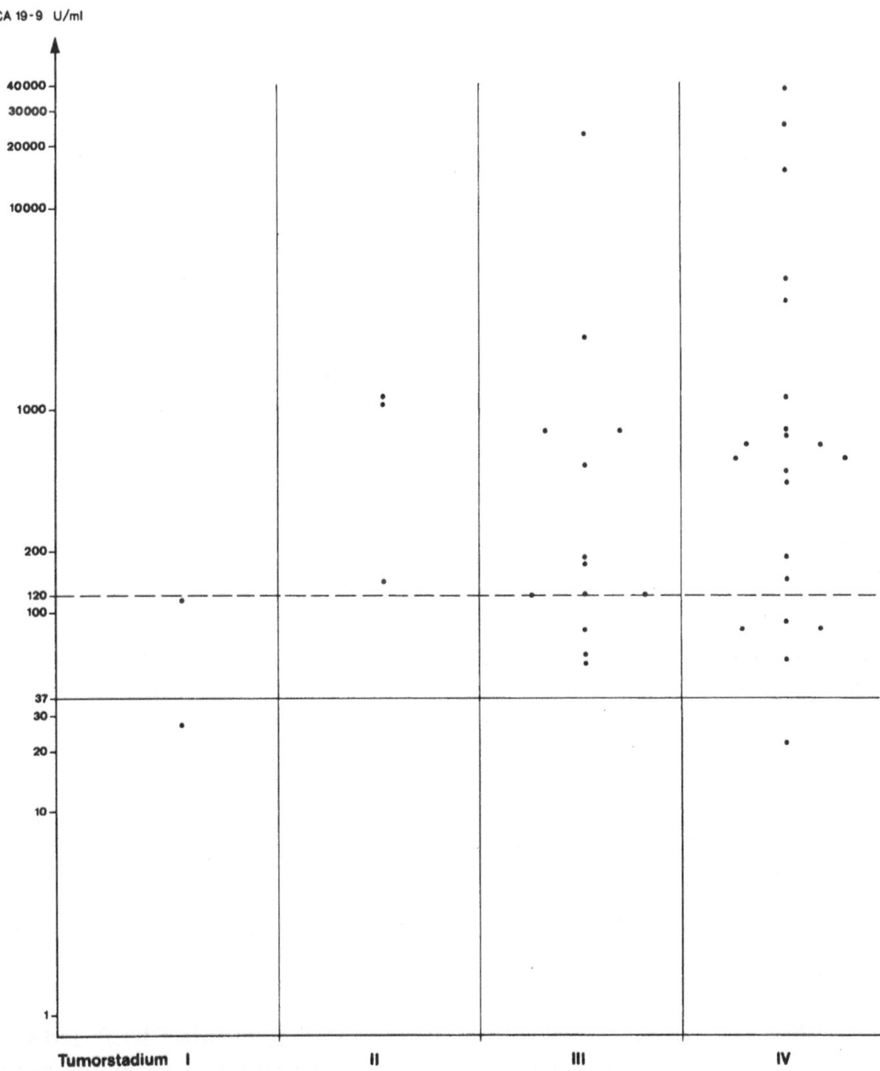

Abb. 2. CA-19-9-Serumkonzentrationen bei Patienten mit Pankreaskarzinom in Abhängigkeit vom Tumorstadium

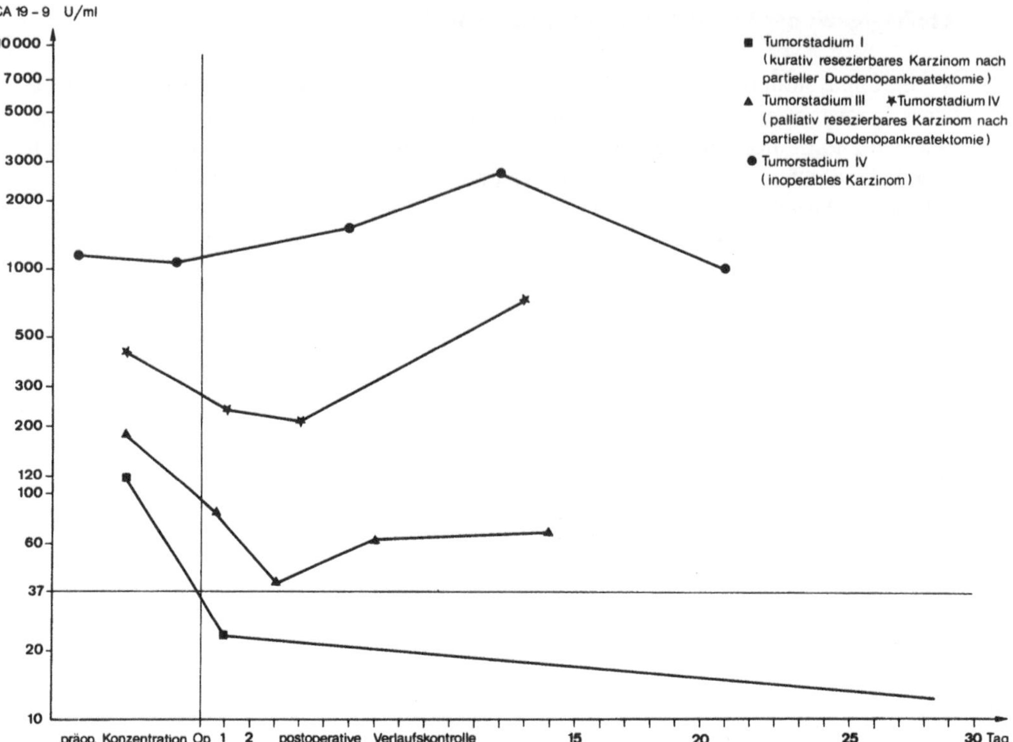

Abb. 3. Perioperativer CA-19-9-Serumspiegelverlauf bei Pankreaskarzinompatienten in Abhängigkeit vom Tumorstadium und Operationsverfahren

Perioperativer CA-19-9-Serumverlauf

Abbildung 3 gibt repräsentativ 4 Serumverläufe bei Pankreaskarzinompatienten mit unterschiedlichen Tumorstadien wieder. Nach chirurgisch kurativer Resektion normalisiert sich das präoperativ erhöhte Antigen (T2N0M0). Nach palliativer partieller Duodenopankreatektomie kommt es postoperativ zu einem Abfall des Serumspiegels, der dann jedoch bereits nach wenigen Tagen wieder deutlich ansteigt.

Bei keiner Bestimmung nach palliativer Resektion konnte jedoch eine Serumkonzentration unter 37 U/ml gemessen werden. Hieraus ergibt sich eine Bestätigung der ausschließlichen Palliation. Da die Tumormasse nach Bypassoperation ($T_4N_XM_X$) nicht verringert werden konnte, blieben die Antigenkonzentrationen kontinuierlich hoch.

Diskussion

Nach Einführung auch modernster diagnostischer Methoden, wie ERCP und CT, besteht das Dilemma in der Diagnose und rechtzeitigen Therapie des Pankreaskarzinoms fort [3]. Die Resektionsrate des Pankreaskarzinoms liegt vor und nach 1965

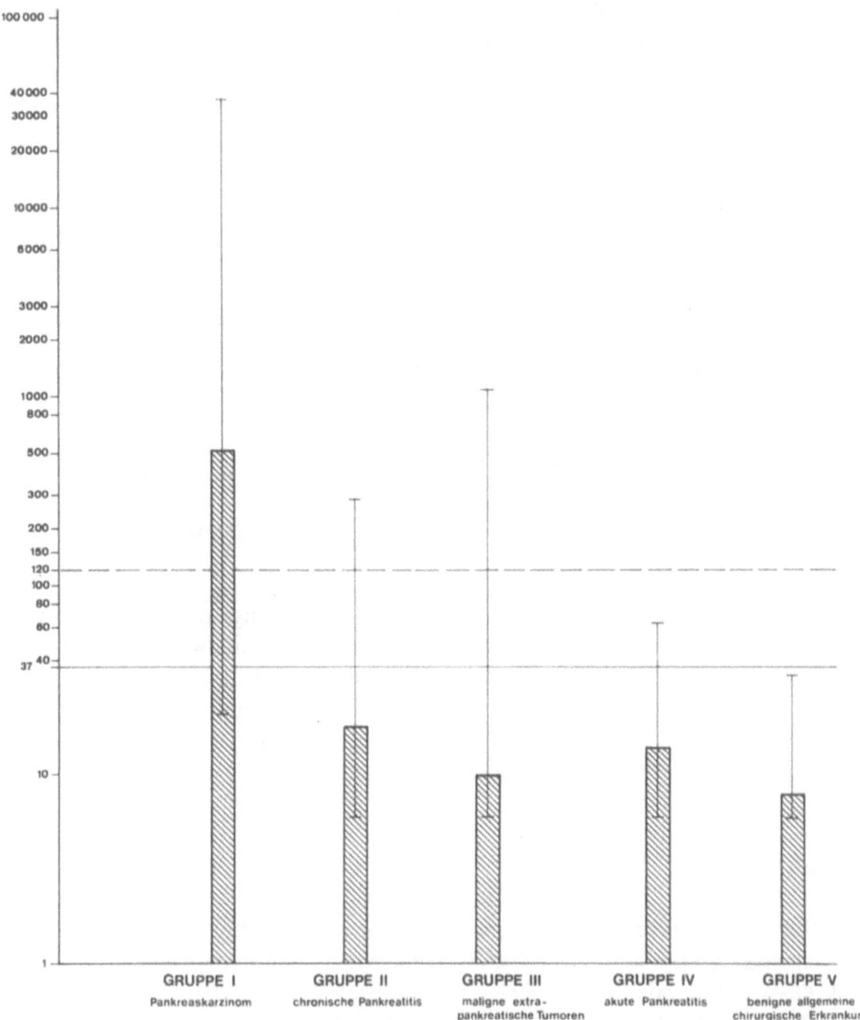

Abb. 4. Medianwert und Streubreite der CA-19-9-Serumspiegel bei Patienten mit Pankreaskarzinom, chronischer Pankreatitis, akuter Pankreatitis, malignen extrapankreatischen Tumoren sowie benignen allgemein-chirurgischen Erkrankungen

unverändert bei etwa 20% [6, 9]. Das karzino-embryonale Antigen und auch andere Tumormarker wie Ribonuklease, Ferritin, Laktoferrin, Pankreatikoonkofetal-Antigen, haben sich bisher nicht als pankreaskarzinomspezifisch erwiesen [2, 6, 7, 8, 12, 13].

Da dem von Koprowski 1981 entdeckten Zelloberflächenantigen CA 19-9 eine hohe diagnostische Bedeutung beim Pankreaskarzinom zugeschrieben wurde [4, 10], führten wir bei insgesamt 309 Patienten prospektiv Bestimmungen für CA 19-9 prä- und postoperativ im Serum durch. Dabei ließ sich eine Sensitivität des Monogangliosid-Antigens für das Pankreaskarzinom von 95% und eine Spezifität von 87% sowie Gesamttreffsicherheit von 88% errechnen. Diese hohe Sensitivität wird durch die Angaben von Klapdor et al. [7] und Del Villano et al. [4] bestätigt. Demnach ist die CA-19-9-Bestimmung im Serum allen anderen bildgebenden Verfahren und Tumormarkern überlegen.

Unsere Ergebnisse zeigen, daß ein CA-19-9-Serumspiegel von über 120 U/ml bei 75% der Pankreaskarzinompatienten im Gegensatz zu 13% der Patienten mit fortgeschrittenen kolorektalen und Magenkarzinomen dokumentiert wurde (Abb. 4). Daraus schließen wir, daß bei einer Messung des Monogangliosid-Antigens von über 120 U/ml eine invasive Diagnostik des Pankreas bei unauffälligem Befund im Magen und Kolorektalbereich angestrebt werden sollte. Die CA-19-9-Bestimmung hat sich zwar nicht als Tumorsuchtest bewährt, doch hat sie besondere Aussagekraft in der Beurteilung radikal, palliativ und inoperabler Tumorpatienten. Wir konnten drei typische Titerverläufe beobachten:

1. die Normalisierung präoperativ pathologischer Werte als Hinweis für eine radikale Operation;
2. den kontinuierlichen Anstieg als Hinweis für eine inoperable bzw. diffuse Tumorabsiedlung;
3. den Abfall und Wiederanstieg der CA-19-9-Werte nach palliativer Resektion als Warnsignal einer Rezidiventstehung.

Die Tumorzellmasse ist von ganz entscheidender Bedeutung (s. Abb. 3), während der Differenzierungsgrad keinen Einfluß auf die im Blut nachweisbare CA-19-9-Menge zeigt, wie bei der Untersuchung von Atkinson et al. bestätigt wurde [1].

Inwieweit durch frühzeitigen Einsatz der CA-19-9-Bestimmung eine Frühdiagnose des Pankreaskarzinoms im T1-2N0M0-Stadium gestellt werden kann, sollte durch weitere Untersuchungen beantwortet werden.

Zusammenfassung

Das CA 19-9, ein tumorassoziiertes Antigen, stellt in der Differentialdiagnose zwischen Pankreaskarzinom und chronischer Pankreatitis einen sensiblen Marker für das Pankreaskarzinom dar, denn 80% der Pankreaskarzinompatienten liegen im hochspezifischen Bereich über 120 U/ml, im Gegensatz zu 4% der chronischen Pankreatitispatienten ($p < 0,0001$). Dies wurde in einer prospektiven Studie an unserem Krankengut von 309 Patienten überprüft. Dabei ließ sich eine Sensitivität von 95%, eine Spezifität von 85% und eine Gesamttreffsicherheit von 88% errechnen.

Die perioperative Bestimmung der CA 19-9 beim Pankreaskarzinom hat eine Aussagekraft bei der Beurteilung radikal und palliativ operierter sowie inoperabler Pankreaskarzinompatienten.

Literatur

1. Atkinson BF, Ernst CS, Herlyn M, Steplewski Z, Sears HF, Koprowski H (1982) Gastrointestinal cancer-associated antigen in immunoperoxidase assay. Canc Res 42:4820–4823
2. Claasen M (1980) Diagnosis with tumor markers. Carcinoembryonic antigen (CEA). In: Kawai H (ed) Clinical features. Early diagnosis of pancreatic cancer. I Gaku-Shorn, Tokio New York
3. Cohn I (1976) Cancer of the pancreas. Detection and diagnosis. Cancer 37:582–588

4. Del Villano BC, Brennan S, Brock P et al (1983) Radioimmunometric assay for a monoclonal antibody-defined tumor marker, CA 19-9. Clin Chem 29:549–552
5. Hermreck AS, Thomas CY, Friesen SR (1974) Importance of pathologic staging in the surgical management of adenocarcinoma of the exocrine pancreas. Am J Surg 127:623–657
6. Kawai H (1980) Clinical features. Early diagnosis of pancreatic cancer. I Gaku-Shorn, Tokio New York
7. Klapdor R, Lehmann U, Bahlo M, Ackeren H v, Dallek M, Schreiber WH (1983) CA 19-9 in der Diagnostik und Differentialdiagnostik des exkretorischen Pankreaskarzinoms. Tumor Diagnostik & Therapie 4. Thieme, Stuttgart New York
8. Klavins JV (1981) Tumor markers of pancreatic carcinoma. Cancer 47:1597–1601
9. Klöppel G, Sosnowski J, Eichfuss H-P, Rückert K, Klapdor R (1979) Aktuelle Aspekte des Pankreaskarzinoms. DMW 104:1801–1805
10. Koprowski H, Steplewski Z, Mitchell K, Herlyn M, Herlyn D, Fuhrer P (1979) Colorectal carcinoma antigens detected by hybridoma antibodies. Som Cell Gen 5/6:957–972
11. Malfertheiner P, Büchler P, Kraus C, Ditschuneit H (1984) Laktoferrin bei chronischer Pankreatitis, Pankreaskarzinom und entzündlicher Darmerkrankung. Verhandlungen Deutsche Gesellschaft für Innere Medizin, Bd 90. Bergmann, München
12. Moossa AR, Levin B (1981) The diagnosis of "early" pancreatic cancer: The University of Chicago experience. Cancer 47:1688–1697
13. Reddi KK (1980) Clinical significance of human serum ribonuclease. In: Kawai H (ed) Clinical features. Early diagnosis of pancreatic cancer. I Gaku-Shorn, Tokio New York
14. Reddi KK, Holland JF (1976) Elevated serum ribonuclease in patients with pancreatic cancer. Proc Natl Acad Sci (USA) 73:2308–2310
15. Weber E (1972) Grundriß der biologischen Statistik, 7. Aufl. Fischer, Stuttgart

5.5 Die Identifizierung von Pankreaskarzinomzellantigenen durch monoklonale Antikörper*

R. Arndt[1], H. Kalthoff[2], W. H. Schmiegel[2], G. Klöppel[3] und V. Lampe[2]

Einleitung

In den vergangenen Jahren wurden immunologische Methoden zur Identifizierung von Tumorzellen und ihrer Produkte d. h. von tumorassoziierten Antigenen in Körperflüssigkeiten vermehrt zur klinischen Diagnose von Tumorerkrankungen [14] verwendet. Der Nachteil traditionell hergestellter Antiseren ist darin begründet, daß sogar ein hochgereinigtes Antiserum Antikörper unbekannter Spezifität enthalten kann [7]. Dieses Problem der mangelnden Spezifität und fehlenden Reproduzierbarkeit wurde mit der Einführung der Hybridomtechnik im Jahre 1975 durch Köhler u. Milstein [4] weitgehend gelöst. Die wichtigste Eigenschaft von monoklonalen Antikörpern ist ihre hohe Spezifität und ihr Vermögen, eine einzige Antigendeterminante (Epitop) in einem Antigenkomplex zu binden [7].

Um ein klinisches Screeningsystem zur Diagnose von Pankreas- und Gallenwegskarzinomen mit monoklonalen Antikörpern gegen tumorspezifische und/oder „oncodevelopmentale" Antigene zu etablieren, wurden Mäuse mit Zellinien von Pankreaskarzinomen immunisiert. Dieses Verfahren basiert auf der Annahme, daß derartige Tumorzellantigene im Tumorgewebe von Patienten wiedergefunden werden können. Nach Durchführung des Hybridomscreenings mittels Enzymimmunoassays und Methoden der Immunhistochemie an normalem und neoplastisch verändertem Gewebe (Immunperoxidasetechnik) konnten 3 verschiedene Zellklone selektioniert werden, die monoklonale Antikörper mit hoher Spezifität synthetisieren. Die entsprechenden Antigene wurden molekular durch Immunpräzipitation charakterisiert. Hierzu wurden solubilisierte Extrakte von in vivo mit 35-S-Methionin markierten Zellinien verwendet.

* Mit Unterstützung des Bundesministeriums für Forschung und Technologie (BMFT-DFVLR 01 Z0 041)

1 Institut für Angewandte Immunologie Hamburg, Poppenbütteler Bogen 25, D-2000 Hamburg 65
2 Medizinische Klinik der Universität, Universitäts-Krankenhaus Eppendorf, Martinistr. 52, D-2000 Hamburg 20
3 Pathologisches Institut der Universität, Martinistr. 52, D-2000 Hamburg 20

Das Pankreaskarzinom
Hrsg. H. G. Beger und R. Bittner

Material und Methoden

Zellinien

Folgende Zellinien wurden verwendet:

NS1 P3 × 63 / Ag8 U1 ×63/Ag8.6 5 3	Myelomzellinien
Capan-1 Colo-357 QGP-1 SW-950	Pankreaskarzinomzellinien
647-V	Gallenblasenkarzinomzellinie
RPMI-7451	Gallenwegskarzinomzellinie

Fusion

Balb/c-Mäuse wurden mit den Pankreaskarzinomzellinien Capan 1 und Colo 357 entsprechend der Methode von Stähli et al. [16] immunisiert. Die Fusion der Milzzellen von immunisierten Mäusen mit Myelomzellinien führten zu Hybridomzellen, von denen 3 Zellinien hier vorgestellt werden, nämlich: C1-N3 (Capan 1, NS 1), C1-P83 (Capan 1, P3 × 63/Ag8. U1) und C54 o A5 (Colo 357, × 63/Ag8.6 5 3). Für die Zellfusion wurden 10^7 Myelomzellen und 2×10^7 Milzzellen verwendet und in 1200 Schalen ausgesät. Zusätzlich wurden 2×10^4 Milzzellen von nicht immunisierten Mäusen pro Schale (200 μl) als „feeder cells" hinzugefügt. Die Klonierung wurde durch „limited dilution" erreicht.

Screeningsystem

Zur Identifizierung und Selektion der Hybridomüberstände wurde ein Enzymimmunoassay durchgeführt. Im folgenden soll er kurz beschrieben werden: Fibroblasten, verschiedene Tumorzellinien und Homogenate von normalem Leber- und Pankreasgewebe wurden kovalent oder nichtkovalent an Polystyrol-Mikrotiterplatten gebunden. Eine unspezifische Bindung wurde durch Blockade mit einer einprozentigen BSA-Lösung verhindert. 150 μl der Hybridomüberstände wurden in jede der beschichteten Schalen pipettiert und über Nacht bei 4° inkubiert. Nach 3 Waschvorgängen wurden die gebundenen Antikörper durch Peroxidase-konjugierte, gegen Mäuse-IgG + -IgM gerichtete Ziegen-Antikörper unter Verwendung von O-phenylendiamin als Substrat identifiziert. Das Reaktionsprodukt wurde photometrisch mit einem Flow microtiter reader bei 492 nm Wellenlänge gemessen. Die Identifizierung von Antigenen in kryostatgefrorenen Gewebsschnitten erfolgte mittels der Immunperoxidasetechnik [11]. Der Immunglobulinisotyp wurde in der Doppelimmunodiffusionstechnik analysiert.

Molekularanalyse

Die Immunpräzipitation des entsprechenden Antigens wurde nach Solubilisierung der 35-S-Methionin-markierten Zellen (Tumorzellinie QGP1 eines squamösen Pankreaskarzinoms und entsprechende Fibroblasten) in Gegenwart des nicht-ionischen Detergenz Triton X-100 [9] durchgeführt. Die solubilisierten Zellen wurden mit den Hybridomüberständen inkubiert, die an Protein-A-Sepharose gekoppelt waren. Gebundenes Material wurde in der SDS-PAGE entsprechend der Methode von Laemmli [6] analysiert und dann einer Autoradiographie unterworfen.

Ergebnisse und Diskussion

Aus verschiedenen Fusionen wurden 3 Klone aufgrund ihrer möglichen klinischen Relevanz für die Diagnose von Pankreastumoren selektioniert. Das Reaktionsverhalten dieser Klone, welche als C1-N3, Ca-P83 und C54-OH5 bezeichnet wurden, mit einer Vielzahl von Zielantigenen wird in Tabelle 1 wiedergegeben.

Tabelle 1. Das Bindungsverhalten der monoklonalen Antikörper C1-N3, C1-P83, C54-OH5 gegenüber zahlreichen Zielantigenen

Zielantigen	C1-N3	C1-P83	C54-OH5
Fibroblastenlinien			
F2	–	–	–
F5	–	–	–
F6	–	–	–
F7	–	–	+/–
Homogenate			
Hpn	+/–	+/–	+/–
HL	–	–	+/–
Erythrozyten	–	–	–
PBL	–	–	–
Krebszellen			
QGP-1	++	++	++
Capan-1	+	+	++
Capan-2	++	–	++
Colo-357	++	–	++
SW-950	–	–	++
RPMI-7451	++	+	++
Gallenblasenkarzinom 647 V	–	–	+

Die Bindung wurde gemessen durch ELISA-Technik. Mit zwei Ausnahmen: die Bindung gegenüber Lymphozyten wurde gemessen durch Immunfluoreszenz und gegenüber Erythrozyten zusätzlich durch Agglutination. – (Keine Reaktion); +/– (sehr schwache Reaktion); + (positive Reaktion); ++ (sehr starke positive Reaktion); Hpn, HL (Homogenate von normalem Pankreasgewebe und normalem Lebergewebe)

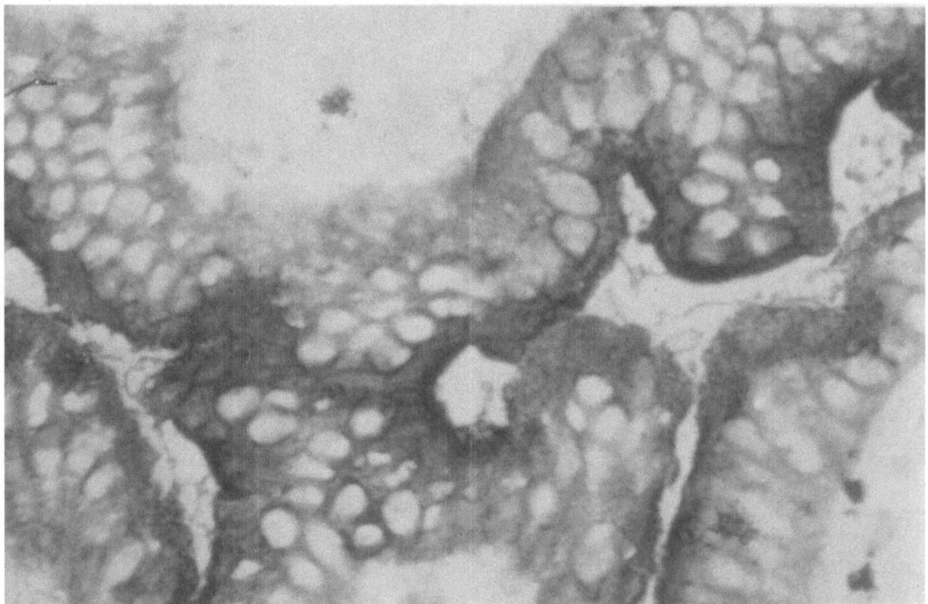

Abb. 1. Immunperoxidasereaktion des monoklonalen Antikörpers C1-N3. Das Gewebe entspricht einem Gefrierschnitt von einem mäßig differenzierten Pankreaskarzinom. Die Antigenantikörperreaktion scheint sich auf den apikalen Zellpol zu konzentrieren

Der Antikörper, der von Klon C1-N3 sezerniert wird, ist ein IgG1-Isotyp (Leichtkettentyp k). Er reagiert stark mit 4/5 Pankreaskarzinomzellinien (Colo-357, QGP-1, Capan-1 und Capan-2) und der Gallenwegskarzinomzellinie RPMI-7451. Keine Reaktion fand sich mit verschiedenen Fibroblastenkulturen und Gallenblasenkarzinomzellinien. Interessanterweise erkennt dieser Antikörper eine antigene Struktur, welche vorzugsweise am apikalen Pol der Pankreaskarzinomzelle lokalisiert ist (Abb. 1). Die immunhistologische Analyse erbrachte eine starke Reaktion von C1-N3 mit 10 von 12 Pankreaskarzinomen, aber keine Reaktion mit 3 von 3 normalen Pankreasgeweben, ebensowenig eine Reaktion mit normalen Geweben von Gallenblase, Milz, Magen oder Niere. Obwohl auch eine Reaktion mit bestimmten Elementen aus normaler Leber und Dickdarmschleimhaut beobachtet wurde, scheint der C1-N3-Antikörper von besonderer diagnostischer Bedeutung zur immunologischen Analyse von Pankreastumorzellen und Tumorzellprodukten im Pankreassekret zu sein, da die Antigenstruktur, welche von C1-N3 erkannt wird, bisher in normalem Pankreasgewebe nicht gefunden wurde. Das C1-N3-Antigen ist stabil gegenüber Formaldehyd oder Bouinschem Fixativ. Aufgrund dieser Charakteristika eignet sich der C1-N3-Antikörper vor allem zur immunhistologischen Tumoranalyse von Pankreaskarzinomen an fixiertem Gewebe. Die Antigendeterminante ist sicherlich keine Lipid- oder Glykolipidstruktur, aber wahrscheinlich ein Protein mit 80 kd (Schmiegel et al., unveröffentlichte Ergebnisse). Der C1-P83-Antikörper ist ein IgG1-Isotyp (Leichtkettentyp k), welcher spezifisch mit der Pankreaskarzinomzellinie QGP 1 und Capan-1 und die Gallengangskarzinomzellinie RPMI-7451 bindet.

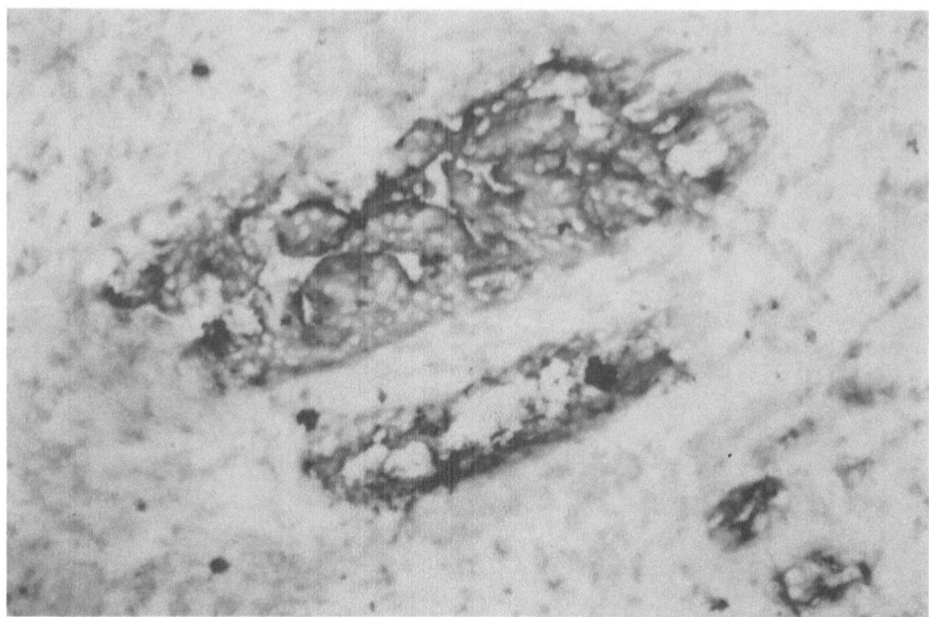

Abb. 2. Der monoklonale Antikörper C1-P83 (vgl. Legende zu Abb. 1)

Keine Reaktion fand sich mit zahlreichen Fibroblastenzellinien, 3 anderen Pankreaskarzinomlinien (Colo-357, Capan-2, SW-950) und mit der Gallenblasenkarzinomlinie 647 V. Immunhistologisch zeigte sich eine starke Reaktion des C1-P83-Antikörpers mit 6 von 6 Pankreaskarzinomen (Abb. 2), aber keine Reaktion mit 3 von 3 normalen Pankreasgeweben, ebensowenig wie mit normalem Gewebe aus Gallenblase, Leber, Dickdarm, Niere und Milz. Vorläufige Ergebnisse lassen die Vermutung zu, daß das Antigen, welches mit C1-P83 reagiert, eine Proteinstruktur hat mit einem Molekulargewicht von 18 kd (Schmiegel et al., unveröffentlichte Ergebnisse).

Das C54-OH5-Sekretionsprodukt ist ein IgG-2b-Isotyp (Leichtkettentyp k), welches intensiv mit allen bisher ausgetesteten Karzinomzellinien reagierte (vgl. Tabelle 1). Immunhistochemisch zeigte sich eine starke Reaktion mit dem basalen Zellpol von Drüsenausführungsgängen in 8 von 8 Pankreaskarzinomen. Obwohl eine leichte Kreuzreaktion mit Elementen von glatter Muskulatur und Bindegewebe zu verzeichnen war, scheint das C54-OH5-Antigen ein interessanter Marker zur Differenzierung verschiedener Tumorzellinien des Dickdarmes, der Gallenblase, der Zervix und verschiedener Melanomzellinien zu sein (Abb. 3). Ausgehend von der Tatsache, daß dieses Antigen nur in kleinen Mengen sezerniert wird von nicht proliferierenden Fibroblastenkulturen, jedoch in hohem Maße produziert wird von exponentiell wachsenden Fibroblasten, kann der Schluß gezogen werden, daß C54 OH5 einen Marker der Zellproliferation darstellt, welcher in einer Reihe von Tumoren ebenso vorhanden ist wie in normalen proliferierenden Zellen. Die Immunpräzipitation ebenso wie die SDS-PAGE-Analyse erbrachten den Nachweis, daß das C54-OH5-Antigen ein Protein mit einem Molekulargewicht von 100 kd ist, welches vornehmlich an der Zellmembran lokalisiert ist. In Anbetracht des Molekulargewichtes und

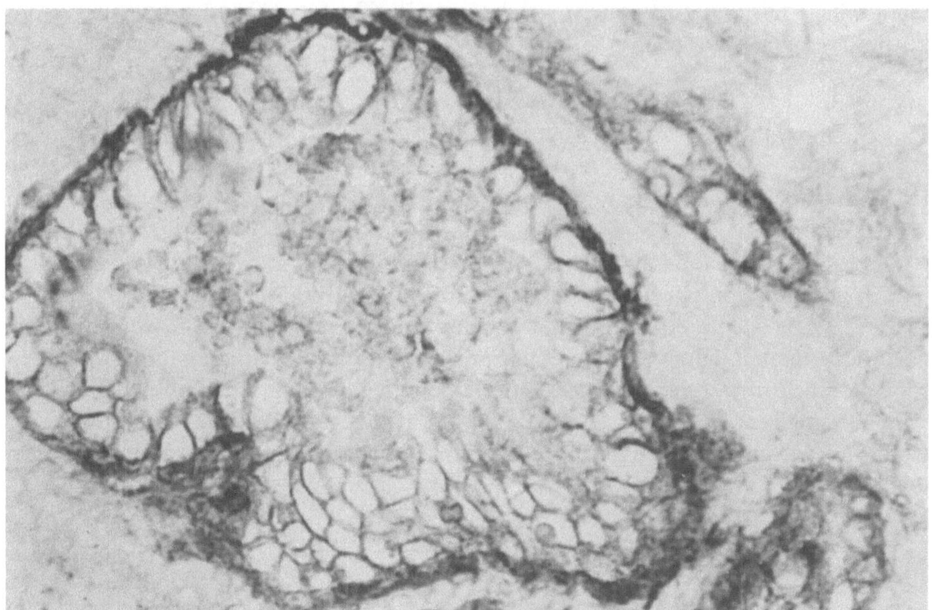

Abb. 3. Der monoklonale Antikörper C54-OH5 (vgl. Legende zu Abb. 1). Das Antigen scheint vorzugsweise am basalen Pol von Drüsenzellen lokalisiert zu sein

seiner Sekretion im Rahmen der Zellproliferation mag eine Beziehung zum Transferrinrezeptor [16] bestehen. Um diese Frage zu beantworten, haben wir verschiedene Untersuchungen in unserem Labor begonnen. Andererseits ist das C54-OH5-Proliferationsantigen nicht mit dem von Gerdes et al. [2] beschriebenen Antigen, welches im Zellkern lokalisiert ist, identisch.

Die verschiedenen Antigene, welche durch monoklonale Antikörper charakterisiert wurden, eröffnen einen vielversprechenden Weg zur immunhistochemischen Analyse von Tumorzellen des Bauchspeicheldrüsenkrebses und seiner Metastasen. Weitere Untersuchungen sind notwendig, um herauszufinden, ob die hier vorgestellten Antigene in Körperflüssigkeiten nachgewiesen werden können. Sollte dies der Fall sein, so könnte ein großer Fortschritt im Screening und der Frühdiagnose von Pankreaskarzinomen erreicht werden. Keines von den beschriebenen Antigenen scheint mit dem gastrointestinalen Krebsantigen (GICA), welches von Koprowski et al. [5] und Magnani et al. [8] beschrieben wurde, identisch zu sein. Dieses GICA ist ein Monosialogangliosidantigen im Gegensatz zu den von uns beschriebenen Antigenen, welche offensichtlich Proteine sind. Ob eine Beziehung zu der Glykoproteinform des GICA besteht, ist nicht bekannt. Ebensowenig scheint aufgrund der molekularen Charakteristika ein Zusammenhang zwischen den oben beschriebenen Antigenen und der Gruppe von onkofetalen Antigenen, welche in unserem Laboratorium [12, 3, 1, 13] analysiert wurden, zu bestehen. Kürzlich beschrieben Metzgar et al. [10] 5 monoklonale Antikörper aus Mäusen gegen Adenokarzinome des Pankreas. Diese monoklonalen Antikörper wurden produziert durch Immunisierung mit der Pankreaskarzinomzellinie HPAF. Es ist nicht klar, ob eines dieser Antigene identisch ist mit den Antigenen, welche mit C1-N3-, C1-P83- oder C54-OH5-Antikörpern reagieren.

Zusammenfassung

Es werden drei Pankreaskarzinom-assoziierte Antigene durch monoklonale Antikörper charakterisiert. Das Tumor-assoziierte Antigen C1-P83 zeigt dabei die höchste Spezifität, da es in allen exokrinen Tumoren des Pankreas nachweisbar ist, nicht jedoch im normalen oder chronisch entzündlichen Pankreasgewebe. Dagegen findet sich das C1-N3-Antigen nicht nur in Tumoren des Pankreas und in verschiedenen gastrointestinalen Tumoren sowie im Pankreassekret von Pankreastumorpatienten, sondern auch in vereinzelten Strukturelementen normaler Leber- und Dickdarmschleimhaut. Das C54-O-Antigen scheint am weitesten verbreitet zu sein, da es sowohl von verschiedenen epithelialen Tumoren als auch zu einem geringeren Maß von normalen Gewebe exprimiert wird.

Literatur

1. Gelder FB, Reese CJ, Moossa AR et al (1978) Purification, partial characterization, and clinical evaluation of a pancreatic oncofetal antigen. Cancer Res 38:313–324
2. Gerdes J, Schwab K, Lunke H, Stein H (1983) Production of a mouse monoclonal antibody reaction with a human nuclear antigen associated with cell proliferation. Int J Cancer 31:13–20
3. Hobbs JR, Knapp MC, Branfoot AC (1980) Pancreatic oncofetal antigen (POA): Its frequency and localisation in humans. Oncodevelop Biol Med 1:37–48
4. Köhler G, Milstein C (1975) Continuous cultures of fused cells secreting antibody of predefined specifity. Nature 256:495–497
5. Koprowski H, Herlyn M, Steplewski Z, Sears HF (1981) Specific antigen in serum of patients with colon carcinoma. Science 212:53–55
6. Laemmli UK (1970) Cleavage of structural proteins during the assembly of the head of bacteriophage T_4. Nature 227:680–685
7. Lloyd KO (1983) Human tumor antigens: detection and characterization with monoclonal antibodies: In: Herbermann RB (ed) Basic and clinical tumor immunology, vol 1. Nijhoff, Boston, pp 159–219
8. Magnani JZ, Brockhaus M, Smith DF et al (1983) Specific antigen in serum of patients with colon carcinoma. Science 212:55–56
9. Maizel JV (1971) Polyacrylamide gel electrophoresis of viral proteins. Meth Virology 5:179–244
10. Metzgar RD, Gaillard MT, Levine SJ et al (1982) Antigens of human pancreatic adenocarcinoma cells defined by monoclonal antibodies. Cancer Res 42:601–608
11. Naiem M, Gerdes J, Abduluziz Z et al (1982) The value of immunohistological screening in the production of monoclonal antibodies. J Immunol Methods 50:145–160
12. Schmiegel W-H, Becker WM, Arndt R et al (1981) Pancreatic oncofetal antigen in pancreatic juices. Partial chemical characterization and diagnostic application of a pancreatic cancer-associated antigen. Scand J Gastroent 16:1033–1040
13. Schultz DR, Yunis AA (1979) Tumour-associated antigen in human pancreatic cancer. J Natl Cancer Inst 62:777–785
14. Sell S (1980) Cancer antigens. Humana, Clifton New Jersey
15. Stähli C, Staehelin T, Miggiano V, Schmidt J, Häring P (1980) High frequencies of antigen-specific hybridomas: Dependence on immunization parameters and prediction by spleen cell analysis. J Immunol Methods 32:297–304
16. Trowbridge IS, Omary MB (1981) Human cell surface glycoprotein related to cell proliferation is the receptor for transferrin. Proc Natl Acad Sci USA 78:3039–3043

5.6 Charakterisierung von Pankreastumorzellantigenen mit Hilfe monoklonaler Antikörper – Perspektiven für die Pankreastumordiagnostik –

W. G. Dippold[1], A. Knuth[1], R. Klingel[1] und K. H. Meyer zum Büschenfelde[1]

Einleitung

Der Analyse von Tumor-assoziierten Antigenen zur möglichen diagnostischen und prognostischen Verwendung gilt das Hauptinteresse von Tumorimmunologen. Im Falle des Pankreaskarzinoms wäre ein serologischer Marker besonders wertvoll, da dieses in der Regel zu einem Zeitpunkt diagnostiziert wird, zu dem eine kurative Maßnahme meist zu spät kommt. An Versuchen, Pankreastumor-spezifische oder -assoziierte Antigene zu identifizieren, hat es deshalb nicht gefehlt (Tabelle 1). Banwo et al [1] berichteten als erste über ein onkofötales Antigen, genannt OPA. Ein Molekül ähnlicher Größe wurde 1981 von Schmiegel et al. [10] beschrieben. Im Jahre 1978 berichteten Gelder et al. [4] über ein „pancreas oncofetal antigen" (POA) verschieden von OPA. Chu [2], Mihas [9], Kuntz [7], Schultz [11] und Shimano et al. [12] identifizierten weitere Proteine, die mit Pankreastumoren assoziiert sind. Die serologische Definition dieser Pankreastumorantigene blieb unvollständig oder zeigte ein Reaktionsmuster, ungeeignet für klinische Diagnostik. Mit Einführung der Hybridomtechnologie [5] hatte die Charakterisierung menschlicher Tumorzellantigene eine neue Dimension bekommen. Nach der Analyse von sechs Antigenen auf malignen Melanomzellen [3], haben wir kürzlich begonnen, Pankreastumorantigene zu untersuchen.

Tabelle 1. Pankreastumor-assoziierte Antigene

OPA	Banwo et al. 1974 [1]	MG: 40000
	Schmiegel et al. 1981 [10]	ca. 40000
POA	Gelder et al. 1978 [4]	ca. 800000
	Chu et al. 1977 [2]	185000
	Mihas et al. 1978 [9]	
	Kuntz et al. 1979 [7]	380000
	Schultz DR et al. 1979 [11]	900000
	Shimano T et al. 1981 [12]	1000000
Du-PAN-1	Metzgar et al. 1982 [8]	
CA 19-9	Koprowski et al. 1979 [6, 14]	Gangliosid

1 I. Medizinische Universitäts-Klinik und Poliklinik der Johannes-Gutenberg-Universität, Langenbeckstr. 1, D-6500 Mainz

Das Pankreaskarzinom
Hrsg. H. G. Beger und R. Bittner

Material und Methoden

Gewebekultur. Zur Etablierung von monoklonalen Antikörpern und zur Kultivierung von menschlichen Zellinien siehe [3]. Dort ist auch auf die Herkunft der meisten Zellinien verwiesen. Die Daten zu folgenden Zellinien sind noch nicht veröffentlicht: Mz-Hep-1 (Dippold, Knuth), SK-Co-10,11,12,13; SK-Lu-12,13,14, Mz-Lu-1 (Knuth, Dippold).

Serologische Methoden. Die kultivierten Zellen wurden mit Azeton/Methanol 1:1 10′ fixiert, mit Phosphatpuffer dreimal gewaschen, mit verdünnten monoklonalen Mausseren 45′ inkubiert, erneut gewaschen, mit FITC-markiertem Kaninchen anit-Maus $F(ab)_2$ 30′ überschichtet und unter einem Leitz-Fluoreszenzmikroskop abgelesen.

Die indirekte Peroxidasetechnik an Gewebeschnitten wurde entsprechend der Methode von Stein et al. [13] durchgeführt.

Ergebnisse

Initiale Testung monoklonaler Antikörper

92 Hybridomzellkulturen wurden aus zwei Fusionen von NS-1-Mausmyelomzellen mit immunen Milzzellen der Maus gewonnen. Drei Pankreastumorzellinien (Capan 1, Capan 2, ASPC) und sechs kultivierte Zellen anderen Typs: zwei Melanome (SK-MEL-28,37), ein Hypernephrom (SK-RC-7), ein Gallengangskarzinom (SK-Bl-1), ein Kolontumor (HT-29) und menschliche Fibroblasten fanden in einem Vortest Verwendung. 89 Hybridomkulturen, die monoklonale Antikörper gegen Melanomzellen und Fibroblasten produzierten, wurden verworfen. Drei Hybridome, die Antikörper mit eingeschränkter Spezifität sezernierten, wurden kloniert und hochtitrige Seren etabliert.

Antikörpertestung an etablierten Tumorzellinien

Die serologische Charakterisierung des Antikörper m-G-14 erfolgte an 44 etablierten Tumorzellinien. Drei untersuchte Pankreastumoren (Capan 1, 2, ASPC), ein Gallengangskarzinom (SK-Bl-1), eines (SK-Co-12) von sechs untersuchten Kolonkarzinomen und einer (Mz-Hep-1) von drei untersuchten Lebertumoren zeigten eine starke zytoplasmatische Fluoreszenz. Keine Reaktivität war nachweisbar mit Tumoren neuroektodermaler Herkunft (6 Melanome: 4 Hirntumoren), mit vier Nierentumoren, 4 Brusttumoren, und je einem Blasenkarzinom, Zervixkarzinom und einem Testistumor. Auch lymphoide Zellen (2 B- und 2 T-Zellinien) und kultiviertes Normalgewebe (2 Fibroblasten, epitheliale Nierenzellen, T-Zellen) waren serologisch negativ.

Antikörpertestung an Gewebeproben

Fünf Pankreaskarzinome und zwei Proben von normalem menschlichen Pankreasgewebe wurden bisher getestet. Der Antikörper m-G-14 zeigte eine positive Anfärbung in der indirekten Immunperoxidase mit allen untersuchten Pankreaskarzinomproben. Im normalen Pankreasgewebe reagierten ausschließlich die Bereiche des exokrinen Systems, nicht jedoch die des endokrinen Systems.

Diskussion

Der vorgestellte monoklonische Antikörper m-G-14 zeigt ein serologisches Reaktionsmuster, das auf die Erkennung eines Differenzierungsantigens in epithelialen Tumoren des Gastrointestinaltraktes mit exkretorischer Funktion schließen läßt. Außer Pankreastumoren ließ sich lediglich in einzelnen Leber-, Gallengangs- und Kolon-/Rektum-Tumorzellinien dieses m-G-14-definierte Antigen zytoplasmatisch nachweisen. Vorläufige Ergebnisse deuten darauf hin, daß das von Antikörper m-G-14-definierte Antigen sezerniert wird. Koprowski et al. [6, 14] stellten kürzlich einen 19-9 benannten monoklonalen Antikörper als Pankreastumormarker vor. Erste klinische Befunde deuten darauf hin, daß nur fortgeschrittene Tumoren der Stadien 3 und 4 mit diesem Antikörper in einem Radioimmunoassay eine positive Reaktion mit Patientenseren zeigen. Die Bedeutung dieses Antigens bei chronisch entzündlichen Erkrankungen des Gastrointestinaltrakts ist nicht geklärt (Prellwitz, persönliche Mitteilung). Kürzlich wurden von Metzgar et al. fünf monoklonale Antikörper gegen Pankreastumoren [8] beschrieben. Die Beziehung dieser Antigene zu dem hier vorgestellten durch Antikörper m-G-14 definierten Antigen kann nur in vergleichenden Studien geklärt werden. Vor einer abschließenden Wertung des vorgestellten Antikörpers muß eine weitere Testung an normalem Gewebematerial und an Tumorgewebsproben verschiedenster Herkunft erfolgen.

Zusammenfassung

Ein zytoplasmatisches Antigen wurde auf Pankreastumorzellen mit Hilfe des monoklonalen Antikörpers m-G-14 definiert. Die Spezifität wurde an 44 Normal- und Tumorzellen unterschiedlicher Herkunft überprüft. Dieser Antikörper reagierte mit drei etablierten Pankreastumorzellinien, einem Gallengangskarzinom, einem von drei Hepatomen und einem von sechs kolorektalen Tumoren. Auf Zellen neuroektodermalen und hämatogenen Ursprungs, auf Fibroblasten, Nierenepithelzellen sowie auf 22 Tumoren epithelialen Ursprungs war keine Reaktion nachweisbar. Bis jetzt wurden fünf Gewebsproben von Pankreastumoren mit Hilfe der Immunperoxidase untersucht. Alle fünf Präparate zeigten eine positive Anfärbung. Im Falle von normalem Pankreasgewebe reagierten ausschließlich exokrine Strukturen. Entsprechend dieser Vorbefunde definiert dieser monoklonale Antikörper offensichtlich ein Differenzierungsantigen von Pankreaszellen.

Literatur

1. Banwo O, Versey J, Hobbs JR (1974) New oncofetal antigen for human pancreas. Lancet 1: 643–645

2. Chu MT, Holyoke ED, Douglass HO (1977) Isolation of a glycoprotein antigen from ascites fluid of pancreatic carcinoma. Cancer Res 37:1525–1529
3. Dippold WG, Lloyd KO, Li LTC, Ikeda H, Oettgen HF, Old LJ (1980) Cell surface antigens of human malignant melanoma: Definition of six antigenic systems with mouse monoclonal antibodies. Proc Nat Acad Sci USA 77:6114–6118
4. Gelder FB, Reese CJ, Moossa AR, Hall T, Hunter R (1978) Purification, partial characterization, and clinical evaluation of a pancreatic oncofetal antigen. Cancer Res 38:313–324
5. Koehler G, Milstein C (1975) Continuous cultures of fused cells secreting antibody of predefined specificity. Nature 256:495–497
6. Koprowski H, Steplewski Z, Mitchell K et al (1979) Colorectal carcinoma antigens detected by hybridoma antibodies. Somatic Cell Genet 5:957–972
7. Kuntz DJ, Archer SJ (1979) Extraction and identification of a human pancreatic-tumor-associated antigen. Oncology 36:134–138
8. Metzgar RS, Gaillard MT, Levine SJ, Levine J, Tuck FL, Bossen EH, Borowitz MJ (1982) Antigens of human pancreatic adenocarcinoma cells defined by murine monoclonal antibodies. Cancer Res 42:601–608
9. Mihas AA (1978) Immunologic studies on a pancreatic oncofetal protein. J Natl Cancer Inst 60:1439–1441
10. Schmiegel W-H, Becker WM, Arndt R et al (1981) Pancreatic oncofetal antigen in pancreatic juices. Scand J Gastroent 16:1033–1040
11. Schultz DR, Yunis AA (1979) Tumor-associated antigen in human pancreatic cancer. J Natl Cancer Inst 62:777–785
12. Shimano T, Loor RM, Papsidero LD et al (1981) Isolation, characterization and clinical evaluation of a pancreas cancer-associated antigen. Cancer 47:1602–1613
13. Stein H, Gerdes J, Schwab U et al (1982) Identification of Hodgkin and Sternberg-Reed cells as a unique cell type derived from a newly detected small cell population. Int J Cancer 30:445–459
14. Villano BC, Brennan S, Brock P, Bucher C et al (1983) Radioimmunoassay for a monoclonal antibody-defined tumor marker, CA 19-9. Clin Chem 29:549–552

6 Instrumentelle und radiologische Diagnostik

6.1 Ultraschalldiagnostik von Pankreaskarzinomen

H. LUTZ[1]

Pankreaskarzinome sind gewöhnlich ab einer Größenordnung von 2–3 cm echographisch zu erfassen, eine geeignete und sorgfältige Untersuchungstechnik vorausgesetzt. Zu dieser gehört neben einem geeigneten, gut auflösenden Gerät die Untersuchung des nüchternen Patienten im Liegen, sowie bei ungünstigen Untersuchungsbedingungen (Meteorismus!) die Untersuchung im Stehen. Nicht selten muß der Magen mit Flüssigkeit aufgefüllt werden und dient so als „akustisches Fenster" besonders zu den distalen Pankreasabschnitten. Auch Wiederholungsuntersuchungen nach diätetischer oder medikamentöser Vorbehandlung eines Meteorismus sind nicht selten hilfreich. Die Empfindlichkeit der Methode wird aber auch bei sorgfältiger Untersuchungstechnik mit 5–10% inadäquaten Resultaten belastet.

Echographisches Bild

Das Pankreaskarzinom zeigt sich gewöhnlich als echoarme Raumforderung mit gleichmäßiger Anordnung der einzelnen feinen Echos. Es hebt sich so gegen das besonders beim älteren Menschen meist dichter strukturierte normale Pankreasgewebe und auch gegen die Umgebung ab. Ab einem Durchmesser von 2 cm führt es zu einer umschriebenen Vergrößerung des Pankreas. Die Abgrenzung des Tumors gegen das Restpankreas und die Umgebung ist oft etwas verwaschen. Nicht selten sind zapfen- oder sternförmige Ausläufer des Tumors in die Umgebung. Bei zunehmender Größe kann das Echobild auf Grund kleiner echofreier Nekrosezonen, meist zentral im Tumor, unregelmäßig werden. Eine von vornherein unregelmäßige Echostruktur des Pankreastumors ist dagegen seltener und deutet auf einen besonderen Aufbau des Tumors, beispielsweise ein verschleimendes Zystadenokarzinom hin.

Als Folge eines proximal sitzenden Tumors findet sich auch echographisch häufiger eine Erweiterung des distalen Pankreasgangs. Entzündliche Veränderungen sind seltener nachweisbar. Auch eine Pseudozystenbildung kann Folge eines Karzinoms sein.

Von den Komplikationen des Pankreaskarzinoms sind mit Ultraschall zu erfassen vor allem der Verschluß und die nachfolgende Dilatation des Gallengangsystems, die seltenere Stenosierung des Duodenums bzw. Magenausgangs mit Ektasie des Magens, die Verdrängung und Ummauerung der mittelgroßen Gefäße im Oberbauch und natürlich Metastasen in der Leber.

1 Medizinische Klinik I, Städtische Krankenanstalten, Kulmbacher Str. 23, D-8580 Bayreuth

Das Pankreaskarzinom
Hrsg. H. G. Beger und R. Bittner

Differentialdiagnostik

Differentialdiagnostisch muß das Pankreaskarzinom zunächst gegen andere Läsionen des Pankreas selbst abgegrenzt werden. Hierbei ist zunächst eine Unterscheidung zwischen dem Pankreaskarzinom und den Tumoren des endokrinen Pankreas kaum möglich. Letztere zeigen allerdings oft eine dichtere Struktur und heben sich dadurch schlechter gegen das umgebende Pankreasgewebe ab. Vereinzelt sieht man auch einen dunklen Ring um den Tumor („halo sign"). Da sie durchschnittlich natürlich auch viel kleiner sind als die Pankreaskarzinome, sind sie insgesamt mit Ultraschall schwerer und weniger zuverlässig zu erfassen.

In der Routinediagnostik spielt aber die Abgrenzung gegen benigne entzündliche Veränderungen des Pankreas die wichtigste Rolle. Ein ähnliches Erscheinungsbild wie der Tumor bieten nämlich sowohl eine umschriebene Nekrose im Rahmen einer akuten Pankreatitis, als auch die umschriebene Vergrößerung des Pankreas bei der chronisch-segmentären Pankreatitis. Die umschriebene Nekrose läßt sich von einem Karzinom also nur auf dem klinischen Hintergrund unterscheiden. es muß dabei aber bedacht werden, daß ein Pankreaskarzinom auch zunächst unter der Symptomatik einer akuten Pankreatitis auftreten kann. Diese differentialdiagnostische Möglichkeit muß besonders bei älteren Patienten mit akuter Pankreatitis nicht biliärer oder alkoholischer Genese beachtet werden.

Die segmentäre chronische Pankreatitis wird im Ultraschallbild auf Grund einer umschriebenen Vergrößerung eines Pankreasabschnittes erfaßt. Das Echomuster des betroffenen Abschnittes ist aufgelockert und echoarm. Kleine Zystchen können vorkommen. Verkalkungen bzw. Gangsteine sind bei dieser chronischen Pankreatitis seltener. Damit ist die segmentäre Pankreatitis im Gegensatz zur diffusen chronischen Pankreatitis vom Pankreastumor kaum zu unterscheiden [11].

Beachtet werden müssen aber auch raumfordernde Prozesse, die von dem Pankreas benachbarten Strukturen ausgehen und in das Pankreas hineininfiltrieren. Dies sind in erster Linie Lymphknotentumoren, und zwar sowohl Lymphknotenmetastasen als auch vor allem maligne Lymphome dieser Region, weiterhin Tumore des distalen Gallengangs und seltener retroperitoneale Sarkome. Ganz gut zu unterscheiden von Pankreastumoren sind dagegen Karzinome der anliegenden Magen- und Darmabschnitte. Wenn diese eine Größe erreichen, die sie mit Ultraschall überhaupt erkennbar werden lassen, zeigen sie meist eine charakteristische Struktur: Der echoarme äußere, häufig ringförmige Bezirk entspricht dem infiltrierten Magen- oder Darmwandabschnitt, während helle Reflexe im Zentrum das Lumen markieren.

Die Tatsache, daß Tumoren aus der Umgebung des Pankreas das echographische Bild eines Pankreaskarzinoms sozusagen nachahmen können, führt eindringlich vor Augen, daß die Ultraschalldiagnostik eine indirekte Methode ist und daher Aussagen etwa über die Dignität, den Malignitätsgrad und die Prognose eines Tumors vermieden werden sollen. Dies wird wohl am eindrücklichsten belegt durch die Möglichkeit, daß ein „inoperabel" eingeschätztes Karzinom durchaus durch ein malignes Lymphom niedrigen Malignitätsgrades mit natürlich wesentlich günstigerer Prognose „vorgetäuscht" sein kann.

Tabelle 1. Sensitivität und Spezifität der Ultraschalldiagnostik beim Pankreaskarzinom nach Angaben verschiedener Autoren

Autor(en)	Jahr	Sensitivität	Spezifität
Rettenmaier	1977 [11]	85%	–
Lawson	1978 [6]	82%	93%
Cotton et al.	1980 [1]	89%	91%
Freeny u. Ball	1981 [3]	73%	87%
Liang et al.	1981 [7]	74%	84%
Pollock u. Taylor	1981 [10]	94%	96%
Weill	1982 [13]	91%	–
Hessel et al.	1982	68%	83%

Treffsicherheit

Die Zuverlässigkeit der Ultraschalldiagnostik hängt wesentlich von der Erfahrung des Untersuchers ab. Das liegt unter anderem daran, daß das Ultraschallbild in der günstigsten Scanrichtung und in der geeignetsten Ebene vom untersuchenden Arzt selbst aufgezeichnet werden muß. Es handelt sich also nicht um eine automatische Abtastung in Standardebenen wie etwa bei der Computertomographie. Das wird vom weniger erfahrenen Untersucher und im Hinblick auf die Reproduktion manchmal als Nachteil empfunden, bedeutet aber für den geübten einen Vorteil, da er sich stets, der Situation angepaßt, eine optimale Schnittebene auswählen kann. Wie oben erwähnt, werden aber die Möglichkeiten der Ultraschalldiagnostik auch durch Hindernisse negativ beeinflußt. Die Sensitivität der Ultraschalldiagnostik bei symptomatischen Pankreaskarzinomen liegt etwa bei 85 bis 90%, wie in Tabelle 1 dargestellt [1, 2, 3, 5, 6, 7, 8, 10, 11, 13].

Ergänzende Verfahren

Als wesentlicher, wenn auch nicht integrierter Bestandteil der Ultraschalluntersuchung kann heute die ultraschallgezielte Feinnadelpunktion angesehen werden. Diese risikoarme Methode kann auch in der echographischen Pankreasdiagnostik, sinnvoll angewendet, einen Teil der oben angegebenen differentialdiagnostischen Probleme lösen. Im einzelnen ist sie geeignet zum Nachweis der Malignität in der Differentialdiagnostik zwischen Pankreaskarzinomen und segmentärer Pankreatitis. Weiterhin lassen sich in gewissen Grenzen auch nach zytologischen Kriterien Pankreaskarzinome von Tumoren der Umgebung, insbesondere malignen Lymphomen, so unterscheiden. Das Risiko der Methode ist im übrigen außerordentlich gering, wenn auch nicht völlig zu vernachlässigen [4]. Als neuere ergänzende Methode kann die Ultraschallendoskopie genannt werden. Hier wird mittels eines an die Spitze eines Fiberendoskops gekoppelten Ultraschallsenders vom Magen oder Duodenum aus das Pankreas echographisch untersucht. Der Vorteil ist die Vermeidung von Hindernissen wie Darmgas und das auf Grund der kurzen Distanz und der dadurch möglichen höheren Ultraschallfrequenz bessere Auflösungsvermögen. Diese Methode, die derzeit an mehreren Zentren klinisch erprobt wird, bedarf natürlich einer technischen Weiterentwicklung und Verfeinerung, um im größeren Rahmen in der Pankreasdiagnostik eingesetzt zu werden. Immerhin konnten wir in einzelnen Fällen schon jetzt nachweisen, daß zusätzliche Informationen zur externen Ultraschalldiagnostik zu erhalten sind und umschriebene Läsionen aufgedeckt werden können, die mit der externen Ultraschalldiagnostik kaum zu erfassen sind [9].

Zusammenfassung

Das Pankreaskarzinom ist ab einer Größenordnung von 2–3 cm echographisch erfaßbar, wobei jedoch auch bei sorgfältiger Untersuchungstechnik die Empfindlichkeit der Methode mit 5–10% inadäquaten Resultaten belastet ist.

Schwierig in der Routinediagnostik kann die Abgrenzung gegen benigne entzündliche Veränderungen sein, da umschriebene Nekrosen bei akuter Pankreatitis sowie eine umschriebene Vergrößerung bei der chronisch-segmentären Pankreatitis ein ähnliches Erscheinungsbild wie der Tumor bieten können. Desgleichen kann es schwierig sein, raumfordernde Prozesse, die von dem Pankreas benachbarten Strukturen ausgehen und in das Pankreas hineininfiltrieren, vom Pankreaskarzinom zu unterscheiden.

Die Zuverlässigkeit der Ultraschalldiagnostik hängt wesentlich von der Erfahrung des Untersuchers ab. Als wertvolle Ergänzung ist heute die ultraschallgezielte Feinnadelpunktion anzusehen, deren Risiko sehr gering ist und die vor allem geeignet ist zum Nachweis der Malignität in der Differentialdiagnose zwischen Pankreaskarzinom und segmentärer Pankreatitis. Eine weitere neuere ergänzende Methode ist die Ultraschallendoskopie, die bereits jetzt schon in einzelnen Fällen zusätzliche Informationen erbringen kann, jedoch insgesamt noch einer technischen Weiterentwicklung und Verfeinerung bedarf.

Literatur

1. Cotton PB, Lees WR, Vallon AG, Cotton M, Croker JR, Chapman M (1980) Grey scale ultrasound and endoscopic pancreatography in pancreatic diagnosis. Radiol 134:453–459
2. DiMagno EP, Malagelada JR, Taylor WF, Go VLW (1977) A prospective comparison of current diagnostic tests for pancreatic cancer. New Engl J Med 297:737–742
3. Freeny CP, Ball TJ (1981) Endoscopic retrograde cholangiopancreatography (ERCP) and percutaneous transhepatic cholangiography (PTC) in the evaluation of suspected pancreatic carcinoma. Cancer 47:1966–1978
4. Hancke S, Holm HH, Koch F (1975) Ultrasoundically guided percutaneous fineneedle-biopsy of the pancreas. Surg Gynaec Obstet 140:361–367
5. Hessel SJ, Siegelmann SS, McNeil B et al (1982) A prospective evaluation of computed tomography and ultrasound of the pancreas. Radiology 143:129–133
6. Lawson TL (1978) Sensitivity of pancreatic ultrasonography in the detection of pancreatic disease. Radiol 128:733–736
7. Liang V, Go W, Taylor WF, DiMagno EP (1981) Efforts at early diagnosis of pancreatic cancer. Cancer 47:1698–1703
8. Lutz H, Petzoldt R, Hofmann KP, Rösch W (1975) Ultraschalldiagnostik bei Pankreaserkrankungen. Klin Wochenschr 53:419–424

9. Lutz H, Lux G, Heyder N (1983) Transgastric ultrasonography of the pancreas. Ultrasound Med & Biol 5:503–507
10. Pollock D, Taylor KJW (1981) Ultrasound scanning in patients with clinical suspicion of pancreatic cancer: A retrospective study. Cancer 47:1662–1665
11. Rettenmaier G (1977/1978) Sonographische Diagnose und Differentialdiagnose des Pankreascarcinoms. In: Kratochwil A, Reinold E (Hrsg) Ultraschalldiagnostik. Kongreßbd Wien 1977. Thieme, Stuttgart
12. Stolte M (1983) Chronische Pankreatitis. Perimed, Erlangen
13. Weill FS (1982) Ultraschall-Diagnostik in der Gastroenterologie. Springer, Berlin Heidelberg New York

6.2 Ultraschallgeleitete, transperitoneale Feinnadelbiopsie solider Raumforderungen der Pankreasloge

W. B. Schwerk[1] und P. Schmitz-Moormann[2]

Einleitung

Die Frühdiagnose eines Pankreaskarzinoms zu einem kurativ operablen Zeitpunkt ist trotz erheblicher Fortschritte bildgebender Pankreasdiagnostik immer noch die Ausnahme.

Röntgenmorphologisch und sonographisch fehlen zudem auch bei nachgewiesenen Raumforderungen nicht selten Kontur- oder Strukturkriterien, die eine hinreichend spezifische Dignitätszuordnung eines Tumors gestatten. Insbesondere erweist sich mitunter die Abgrenzung einer malignen Neoplasie von einer segmentalchronischen Pankreatitis als schwierig. Eine dem histologischen Grading vergleichbare Klassifizierung von Tumoren sowie die Entscheidung ob Primärtumor oder Metastase sind röntgenologisch und sonographisch darüber hinaus unmöglich. Andererseits erfordert der Entschluß zur Resektion eines vermuteten Pankreaskarzinoms, die nach Auswertung einiger Studien die Überlebensrate der Patienten verbessern soll [5, 28], eine sorgfältige Indikationsstellung unter Berücksichtigung der bis zu 21% hohen Mortalitätsrate des Eingriffes [21].

Auch aus diesen Gründen sollte die zytohistologische Qualifizierung einer morphologischen Tumordiagnose präoperativ und möglichst atraumatisch erfolgen unter Verzicht auf die diagnostische Laparotomie. Die Technik der perkutanen Feinnadelbiopsie (FNB) raumfordernder Prozesse unterschiedlichster Lokalisation unter bildgebender Führung von Szintigraphie, Angiographie, Computertomographie oder Ultraschall gewinnt zunehmende Verbreitung. Im folgenden berichten wir über unsere Ergebnisse der zytohistologischen Auswertungen Ultraschall-gezielter transperitonealer FNB raumfordernder Prozesse der Pankreasloge.

Material und Methoden

Die ultraschallgeführten perkutanen, transperitonealen Feinnadelbiopsien (FNB) wurden zum Teil nach der sogenannten Freihandpunktion durchgeführt, z.T. unter Verwendung eines elektronischen, zentralkanalisierten Biopsietransducers. Bei der Freihandpunktion werden – nach sonographischer Ortung des Punktionszieles – die günstigste Punktionsstelle in zwei Schnittebenen auf der Haut markiert und die Punktionstiefe von der Hautoberfläche aus gemessen, wobei die kürzeste Distanz

1 Zentrum Innere Medizin, Abteilung Innere Medizin, Gastroenterologie und Stoffwechsel, Philipps-Universität, Baldinger Straße, D-3550 Marburg

2 Pathologisches Institut, Philipps-Universität, Mannkopffstr. 1, D-3500 Marburg

Das Pankreaskarzinom
Hrsg. H. G. Beger und R. Bittner

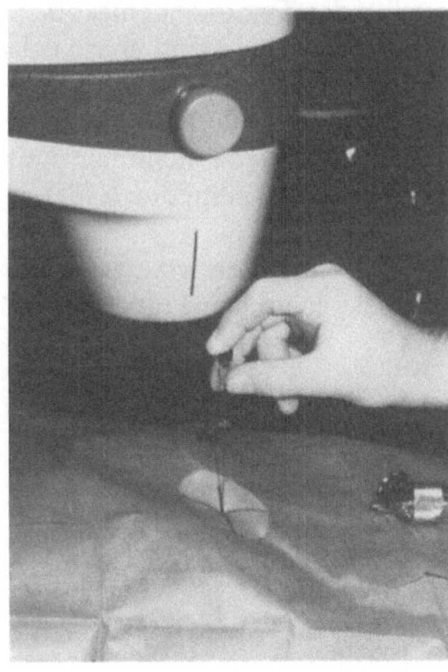

Abb. 1. Darstellung der ultraschallgeleiteten Freihandpunktion

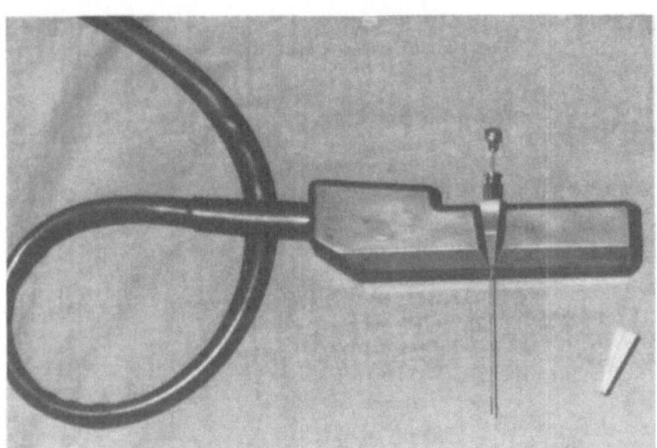

Abb. 2. Zentralkanalisierter Biopsietransducer zur perkutanen FNB unter Sichtkontrolle

zum Tumorziel bevorzugt wird. Die Punktionstiefe kann auf der Nadel mit einem arretierbaren Metallreiter markiert werden; die Punktionsrichtung ist durch die Richtung des Schallstrahles festgelegt (Abb. 1). Der eigentliche Biopsievorgang erfolgt anschließend ohne sonographische Darstellung von Punktionsziel oder Biopsienadel.

Die FNB mit Hilfe zentralperforierter, sterilisierbarer Biopsietransducer (Abb. 2) erlaubt dagegen, die Nadel unter permanenter sonographischer Betrachtung von Tumorziel und Punktionsweg zu applizieren, wobei die Nadelspitze (mehr oder weniger deutlich) als helles Reflexband auf dem Monitor unter der Punktion verfolgt werden kann.

Zur Punktion verwenden wir handelsübliche 20-22-gauge-Einmalkanülen mit stabilisierendem Mandrin und schrägem Spitzenschliff sowie spezielle Schneidbiopsiekanülen mit Stilettmandrin; Lokalanästhesie ist zumeist nicht erforderlich. Unter kurzem Atemstillstand des Patienten wird die Nadel in das Tumorziel eingebracht, wobei das Eindringen nicht selten an einem veränderten Widerstand spürbar ist. Nach Entfernung des Metalldrins wird eine mit wenigen Tropfen Natriumzitrat gefüllte Spritze oder ein spezielles Aspirationsbesteck [24] auf die Punktionsnadel gesetzt und aspiriert. Dabei wird der Tumor bei fortwährendem Sog mehrmals punktiert unter minimaler Änderung der Stichrichtung. Vor Entfernung der Nadel aus dem Tumor wird der Aspirationssog beendet.

Die Aufarbeitung der Aspirate erfolgte entsprechend dem unten erläuterten Vorgehen. Gefärbt wurden die zytologischen und mikrohistologischen Präparate nach May-Grünwald-Giemsa, Hämatoxylin-Eosin und PAS.

Aufarbeitung von Feinnadelpunktaten:

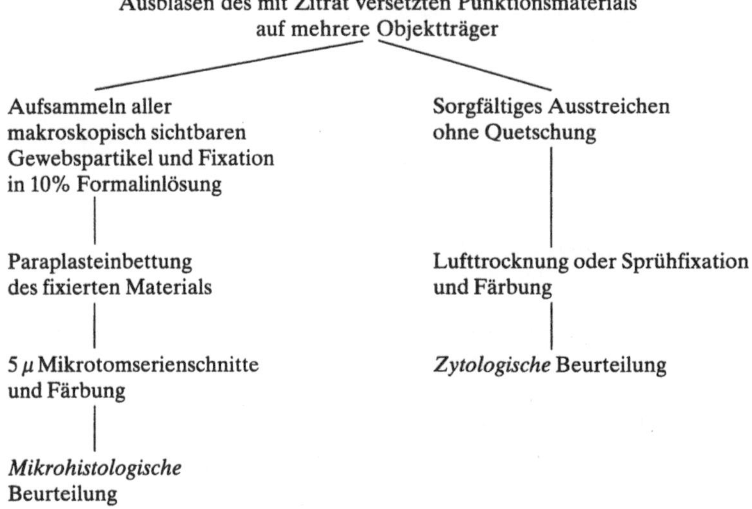

Bei insgesamt 91 Patienten wurden perkutane, transperitoneale FNB nichtzystischer, malignitätsverdächtiger Raumforderungen der Pankreasloge vorgenommen. Dabei handelte es sich um 45 Männer und 46 Frauen im Alter zwischen 30 und 83 Jahren; mittleres Lebensalter 63 Jahre.

Beurteilungskriterien

Unterschiedliche Kenngrößen wurden zur Beurteilung der Wertigkeit sonographisch gezielter FNB berechnet. Diese sind: Treffsicherheit, Spezifität, Sensitivität sowie positiver und negativer Vorhersagewert (PV pos/neg).

$$\text{Sensitivität: } \frac{RP}{RP + FN} \cdot 100\%$$

$$\text{Spezifität: } \frac{RN}{RN + FP} \cdot 100\%$$

Gesamt-Treffsicherheit: $\frac{RP + RN}{RP + FP + RN + FN} \cdot 100\%$

PV_{pos}: $\frac{RP}{RP + FP} \cdot 100\%$; PV_{neg}: $\frac{RN}{RN + FN} \cdot 100\%$

(RP/FP = richtig-/falsch-positiv; RN/FN = richtig-/falsch-negativ)

Ergebnisse

Pankreas-FNB. 69 der 91 punktierten Patienten hatten maligne retroperitoneale Tumoren. Bei 22 Patienten handelte es sich nach Auswertung sämtlicher Untersuchungsbefunde einschließlich der sonographischen Langzeitkontrollen um benigne Raumforderungen (u. a. entzündliche Tumoren bei chronischer Pankreatitis, Pankreasnekrose, Lipom). Die Prävalenz maligner Erkrankungen in dieser Gruppe von Patienten lag demnach bei 75,8%. In 48 Fällen waren die Raumforderungen in der Pankreaskopfregion lokalisiert, 28mal im Korpusbereich und 15mal in der Pankreasschwanzloge. 29 Patienten – davon 25 mit Malignomen – hatten zum Zeitpunkt der perkutanen FNB unterschiedlich ausgeprägt biochemische Zeichen einer obstruktiven Cholestase.

Die Ergebnisse der zytohistologischen Auswertung der Pankreas-FNB sind in den Tabellen 1a und b aufgelistet. Mikrohistologisch auswertbare Gewebepartikel konnten in 58 von 91 Biopsien (63,7%) aspiriert werden. Der kleinste erfolgreich perkutan punktierte Tumor mit richtig-positiver Zytologie hatte einen Durchmesser von 2 cm. Das größte Malignom mit falsch-negativem Aspirat war dagegen ca. 3,5 × 6 cm groß. Die zytologische Auswertung des Feinnadelaspirates bei einem 61jährigen Patienten mit Pankreaskopftumor und Verschlußikterus wurde als malignitätsverdächtig eingestuft und erwies sich als falsch-positiv beurteilt. Die histologische Aufarbeitung des Resektionsmaterials ließ erkennen, daß proliferierende Pankreasgangepithelien aus dem entzündlichen Pankreaskopftumor als malignitätsverdächtig fehlinterpretiert worden waren.

Tabelle 1a. Ergebnisse der zytohistologischen Auswertung von 91 US-gezielten, perkutanen FNB

Biopsien (*n*)	FNB-Zytologie/Histologie (Pankreas)			
	Richtig		Falsch	
	Positiv	Negativ	Positiv	Negativ
91	64	20	1	6
	84		7	
%	70,3	22	1,1	6,6
	92,3		7,7	

Tabelle 1b. Kenngrößen zur Wertigkeit US-gezielter FNB des Pankreas

FNB-Pankreas ($n = 91$)	
Sensitivität	91,4%
Spezifität	95,2%
Ges. Treffsicherheit	92,3%
PV_{pos}	98,5%
PV_{neg}	76,9%

Komplikationen. Der Biopsievorgang wurde von allen Patienten gut toleriert. In einigen Fällen trat unter der Punktion ein kurzdauernder Schmerz auf. Ernsthafte Komplikationen wie andauernder Schmerz, Blutdruckabfall, Blutungen, Sepsis, Fieber, Peritonitis oder Fistelbildung wurden in dieser Serie nicht registriert.

Diskussion

Die *intra*operative Feinnadelbiopsie hat sich als treffsicheres und risikoarmes Verfahren zur Dignitätsdifferenzierung tumoröser Pankreasprozesse erwiesen mit Angaben zur Richtigkeit der Zytologie zwischen 85 und 100% [1, 2, 6, 11, 15, 26].

Im Vergleich hierzu lag nach einer Literaturübersicht von Arnesjö et al. [1] anhand 525 Keilexzisionen und Vim-Silverman-Biopsien von Pankreastumoren die Quote fehlerhafter Diagnosen bei diesen Methoden zwischen 4 und 54% (im Mittel bei 28%). Zudem wurde nach chirurgischen Statistiken das Risiko der intraoperativen Makrobiopsien des Pankreas mit starkkalibrigen Nadeln als nicht unerheblich bewertet: 5- bis 20% der Patienten entwickelten Komplikationen wie Blutungen, Pankreatitis, Fisteln oder Abszesse mit einer Mortalitätsrate von 1,7–3,8% [1, 17, 19]. Die sonographisch gezielte perkutane FNB ermöglicht es demgegenüber, bereits *prä*operativ Material zur zytohistologischen Qualifizierung von Pankreastumoren zu gewinnen (Abb. 3 u. 4). Die Ergebnisse dieses Eingriffes werden durch ganz unterschiedliche Faktoren beeinflußt. Dazu gehören: Erfahrung und Geschick des punktierenden Arztes, die Art der Aufarbeitung des Biopsiematerials und die Erfahrung des (Zyto-)Pathologen.

Angaben zur Treffsicherheit der Methode (Tabelle 2) schwanken – u.a. beeinflußt durch unterschiedlich zusammengesetzte Krankenkollektive mit sehr differenter Prävalenz maligner Erkrankungen – zwischen 78 und 95% [4, 12, 14, 16, 20, 25, 29].

Falsch-positive Resultate, als Fehlinterpretationen der Zytologie, gelten als sehr selten (Spezifität der FNB 97–100%); sie wurden jedoch vereinzelt registriert, wie auch in einem Fall aus unserer Serie. Falsch-negative Ergebnisse der US-geleiteten FNB können bedingt sein durch Fehlpunktionen, Aspiration nekrotischen, zytologisch nicht beurteilbaren Tumormaterials sowie – selten – durch eine Fehlbeurteilung der Aspirationszytologie (Sensitivität der FNB: 72–93%). Dementsprechend ist der positive Vorhersagewert dieser Untersuchung stets höher als der negative Vorhersagewert. In unserer Serie von 91 Pankreas-FNB lag der PV_{pos} bei 98,5% und der PV_{neg} bei 76,9% (s. Tabelle 1b).

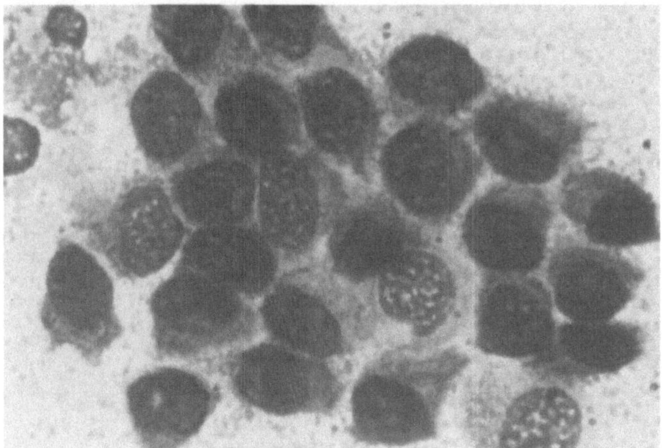

Abb. 3. Ausstrichzytologie einer perkutanen Pankreas-FNB: Karzinomzellverbände

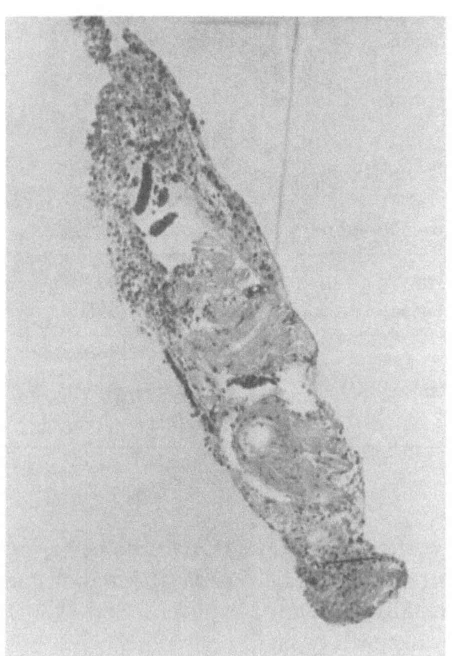

Abb. 4. Mikrohistologisches Präparat von Gewebsbröckchen einer perkutanen Pankreas-FNB: fibröses Bindegewebe mit Lymphangiosis carcinomatosa

Zu den möglichen Komplikationen US-gezielter FNB gehören Blutungen, Sepsis, Peritonitis, Pankreatitis sowie die Verschleppung von Tumormaterial (Impfmetastasen). In Tabelle 3 sind Fallmitteilungen über komplizierte Pankreas-FNB aufgelistet, wobei, wegen der mitunter transhepatischen Punktionsroute, komplizierte Leber-FNB mitaufgeführt wurden [3, 7–10, 13, 18, 22,23, 27]. Insgesamt jedoch gelten Komplikationen bei US-gezielten FNB als selten, auch wenn bei ungünstiger Tumorlokalisation gelegentlich ein transheptischer, transgastraler oder transduodenaler

Tabelle 2. Ergebnisse sonographisch gezielter Feinnadelbiopsien des Pankreas (Literaturübersicht)

Autor	Jahr	*N*	Maligne Präva-lenz (%)	Gesamt-Treff-sicherheit (%)	Spezifität (%)	Sensi-tivität (%)
Hancke et al.	1975	25	84	84	100	81
Mitty et al.	1981	53	78,2	88,7	100	86
Braun u. Dormeyer	1981	30	90	93,3	100	92,6
Weiss et al.	1982	139	36,7	80,6	97,2	76,1
Hovdenak et al.	1982	55	74,5	78,2	100	72,1
Knoflach et al.	1983	68	45,6	95,6	97,3	93,5
Schwerk et al.	1983	70	74,3	92,9	100	90,5

Tabelle 3. Komplikationen bei US-gezielten, perkutanen FNB

Organ	Komplikation / Therapie	Autor
Leber (Hämangiom)	Blutung / Transfusion	Holm (1981)
Leber (Aneurysma A. hep.)	Blutung	
Gallenblase (Obstruktion)	Galleleck / Operation	
Pankreas (Tumor)	Sepsis	Ferrucci et al. (1980)
Pankreas (Zyste)	Chem. Peritonitis / Operation	Schwerk (1981)
Pankreas (Tumor)	Nekrotisierende Pankreatitis	Dzieniszevski et al. (1982)
Pankreas (Tumor)	Gallige Peritonitis / Operation	Livraghi et al. (1983)
Pankreas (Tumor)	Kutane Impfmetastase	Ferrucci et al. (1979)
Pankreas (Tumor)	Kutane Impfmetastase	Smith et al. (1980)
Leber (Hepatom)	Letale Blutung	Riska et al. (1975)
Pankreas (Tumor)	Letale nekrot. Pankreatitis	Evans et al. (1981)
Leber (Hämangiom)	Letale Blutung	Brandt et al. (1981)

Punktionsweg gewählt werden muß. In der vorliegenden Literatur wurde bisher nur 1 Fall einer nekrotisierenden Pankreatitis mit letalem Verlauf nach perkutaner Pankreas-FNB mitgeteilt [8]. Ernsthafte Zwischenfälle haben wir in unserer Serie von 91 Punktionen solider Raumforderungen der Pankreasloge nicht registriert.

Die perkutane US-geleitete FNB des Pankreas erweist sich in der Hand des Erfahrenen als ein wenig risikobeladenes, hochwertiges Verfahren zur präoperativen zytohistologischen Qualifizierung solider raumfordernder Prozesse.

Zusammenfassung

Bei 91 Patienten mit sonographisch lokalisierten tumorverdächtigen Raumforderungen der Pankreasloge wurden perkutane, transperitoneale Ultraschall-geleitete

Feinnadelbiopsien vorgenommen. Punktiert wurde nach der sogenannten Freihandpunktion sowie mittels zentral kanalisiertem Linear-array-Biopsieschallkopf.

Die Prävalenz maligner Erkrankungen in der Patientengruppe lag bei 76%.

In 64% der Fälle konnten mikrohistologisch auswertbare Gewebepartikel aspiriert werden. Die Gesamttreffsicherheit der zytologischen Auswertung der Aspirate lag bei 92,3% (Spezifität 95,2%; Sensitivität 91,4%) mit einem hohen positiven Vorhersagewert von 98,5% und einem weniger zufriedenstellenden negativem Vorhersagewert von 76,9%.

Komplikationen im Zusammenhang mit dem transperitonealen Punktionsvorgang wurden in dieser Serie nicht registriert. Die Ergebnisse werden anhand der Literatur diskutiert.

Literatur

1. Arnesjö B, Stormby N, Akerman M (1972) Cytodiagnosis of pancreatic lesions by means of fine-needle biopsy during operation. Acta Chir Scand 138:363–369
2. Bodner E, Lederer B (1976) Die Feinnadelsaugbiopsie, ein treffsicheres und risikoloses Verfahren zur intraoperativen Abklärung von Pankreastumoren. Zentralbl Chir 101:1353–1358
3. Brandt M, Gebel M, Freise J et al (1981) Potential hazard in ultrasonically guided puncture. 4th European Congress on ultrasonics in medicine. Excerpta Medica 547:106
4. Braun B, Dormeyer H (1981) Ultrasonically guided fine-needle aspiration biopsy of hepatic and pancreatic space-occupying lesions and percutaneous abscess drainage. Klin Wochenschr 59: 707–712
5. Brooks JR, Culebras JM (1976) Cancer of the pancreas. Palliative operation, Whipple procedure or total pancreatectomy? Amer J Surg 131:516–520
6. Christoffersen P, Poll P (1970) Peroperative pancreas aspiration biopsis. Acta Path Microbiol Scand [Suppl] 212:28–30
7. Dzieniszewski G, Neher M, Linhart P, Frank K (1982) Nekrotisierende Pankreatitis nach ultraschallgezielter Feinnadelpunktion. Dtsch Med Wochenschr 107:1438–1440
8. Evans W, Ho C, McLoughlin M, Tao L (1981) Fatal necrotizing pancreatitis following fine-needle aspiration biopsy of the pancreas. Radiol 141:61–62
9. Ferucci J, Wittenberg J, Margolies M (1979) Malignant seeding of the tract after thin-needle aspiration biopsy. Radiol 130:345–346
10. Ferucci J, Wittenberg J, Mueller P et al (1980) Diagnosis of abdominal malignancy by radiologic fine-needle aspiration biopsy. Am J Roentgenol 134:323–330
11. Forsgren L, Ovell S (1973) Aspiration cytology in carcinoma of the pancreas. Surg 73:38–42
12. Hancke S, Holm H, Koch F (1975) Ultrasonically guided percutaneous fine-needle biopsy of the pancreas. Surg Gynec Obstet 140:361–364
13. Holm H (1981) Ultrasonically guided puncture. In: Kujak A, Kratochwil A (eds) Recent advances in ultrasound diagnoses 3. Exerpta Medica, Amsterdam
14. Hovdenak N, Lees W, Pereira J et al (1982) Ultrasound-guided percutaneous fine-needle aspiration cytology in pancreatic cancer. Br Med J 285:1183–1184
15. Kline T, Abramson J, Goldstein F (1977) Needle aspiration biopsy of the pancreas at laparotomy. Amer J Gastroenterol 68:30–33
16. Knoflach P, Judmaier G, Reiner A, Mikuz G (1983) Ultraschallgezielte Feinnadelpunktion. Wien Med Wochenschr 133:514–519
17. Lightwood R, Reber H, Way L (1976) The risk and accuracy of pancreatic biopsy. Amer J Surg 132:189
18. Livraghi T, Lombardi C, Mascia G (1983) Bile peritonitis. Another complication after fine-needle biopsy. Diagn Imag 52:33–35
19. Lund F (1969) Carcinoma of the pancreas. Biopsy or not? Acta Chir Scand 135:515
20. Mitty H, Efranidis S, Yeh H (1981) Impact of fine-needle biopsy on management of patients with carcinoma of the pancreas. Am J Roentgenol 137:1119–1121

21. Morgan R, Wormsley K (1977) Progress report. Cancer of the pancreas. Gut 18:580–596
22. Riska H, Friman C (1975) Fatality after fine-needle aspiration biopsy of liver. Br Med J I:517
23. Schwerk W (1981) Ultrasonically guided percutaneous puncture and analysis of aspirated material of cystic pancreatic lesions. Digestion 21:184–192
24. Schwerk W, Schmitz-Moormann P (1980) Sonographisch gezielte perkutane transperitoneale Aspirationsbiopsie raumfordernder Pankreasprozesse. Dtsch Med Wochenschr 105:1019–1023
25. Schwerk W, Dürr H, Schmitz-Moormann P (1983) Ultrasound guided fine-needle biopsies in pancreatic and hepatic neoplasms. Gastrointest Radiol 8:219–225
26. Shorey B (1975) Aspiration biopsy of carcinoma of the pancreas. Gut 16:645–647
27. Smith F, Macdonald J, Schein P, Ornitz R (1980) Cutaneous seeding of pancreatic cancer by skinny needle aspiration biopsy. Arch Int Med 140:855
28. Tepper J, Nordi G, Suit H (1976) Carcinoma of the pancreas. Review of MGH experience from 1963–1973. Cancer 37:1519–1524
29. Weiss H, Sommer W, Weiss A et al (1982) Die ultraschallgezielte Feinnadelbiopsie umschriebener Pankreasprozesse. In: Kratochwil A, Reinold E (Hrsg) Ultraschalldiagnostik. Georg Thieme Verlag, Stuttgart New York, S 340–341

6.3 Die Wertigkeit der computertomographischen Diagnostik beim Pankreaskarzinom

H. Metzger[1]

Einleitung

Die Diagnostik des Pankreaskarzinoms erweist sich aufgrund der retroperitonealen Lage des Organs sowie der uncharakteristischen klinischen Symptome nach wie vor als sehr schwierig. Die konventionelle Röntgentechnik kann beim Nachweis von typischen Verkalkungen auf der Zielaufnahme den Hinweis auf eine chronische Pankreatitis geben, oder auch auf einen tumorösen Prozeß, wenn unter Verwendung einer Doppelkontrastdarstellung in der Umgebung gelegene Darmschlingen, wie z. B. das Duodenum, verlagert oder infiltriert werden; die Aussagefähigkeit dieser indirekten Untersuchungstechniken ist jedoch eingeschränkt.

Die Angiographie und die ERCP stellen dagegen sehr spezifische Methoden dar, die unter Umständen hohe Trefferquoten erreichen, jedoch den Nachteil eines größeren apparativen Aufwandes und der nicht ungefährlichen Invasivität mit einschließen. Dagegen ist die Computertomographie (CT) neben der Sonographie (US) die einzige Untersuchungstechnik, die auf nichtinvasive Art und Weise das Pankreasparenchym direkt und überlagerungsfrei darzustellen vermag. Wenngleich die CT heute einen vordersten Rang in der modernen Pankreasdiagnostik einnimmt, wird die Zuverlässigkeit der Methodik hinsichtlich der Früherkennung des Pankreaskarzinoms recht unterschiedlich beurteilt, so daß sich die Frage nach der Wertigkeit der einzelnen Untersuchungsmöglichkeiten immer wieder von neuem stellt [6, 11, 16].

Möglichkeiten der computertomographischen Untersuchungstechnik

Mit Ausnahme von kachektischen und überaus schlanken Patienten, die praktisch kein peripankreanes und mesenteriales Fettbindegewebe aufweisen, ist das Pankreas mittels CT nahezu immer und vollständig darstellbar. Aufgrund der mehr oder weniger schräg nach oben verlaufenden Längsachse des Organs sind computertomographisch jedoch mindestens 4–8 transversale Schichtuntersuchungen erforderlich, um sämtliche Pankreasabschnitte vollständig beurteilen zu können. Die wichtigsten Leitorgane der Nachbarschaft sind dann die durch oral verabreichtes Gastrografin (2%) sich abgrenzende Magenhinterwand samt Duodenum sowie die Pfortader und die Milz mit ihrem Gefäßstiel. Als „Zeigefinger" auf das Pankreas ist meist der Abgang der A. mesenterica superior mit dargestellt (Abb. 1).

1 Abteilung Radiologie, Marienhospital, Böheimstr. 37, D-7000 Stuttgart 1

Das Pankreaskarzinom
Hrsg. H. G. Beger und R. Bittner

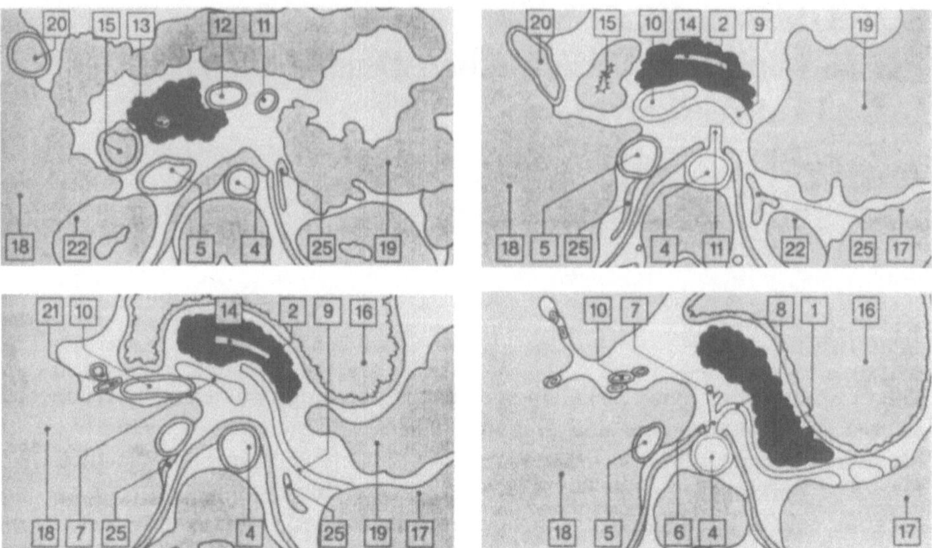

Abb. 1. Schematische Darstellung typischer CT-Schichten des Pankreas. (Aus [18]). *1* Pankreasschwanz, *2* Pankreaskorpus, *3* Pankreaskopf, *4* Aorta, *5* V. cava inf., *6* Tr. coeliacus, *8* A. lienalis, *9* V. lienalis, *10* V. portae, *11* A. mesenterica sup., *15* Duodenum, *16* Magen, *17* Milz, *18* Leber

Neben der direkten Darstellung des Pankreasparenchyms liegt ein wesentlicher Vorteil der CT zudem in der Entdeckung anderer pathologischer Befunde an benachbarten Organen, die ebenfalls Ursache der klinischen Symptomatik sein können.

Der Parenchymsaum des Pankreas läßt sich in jedem beliebigen Organabschnitt sehr exakt in seinem Querschnitt messen; als Normalmaß werden für den Pankreaskopf 25 ± 3 mm, für das Korpus 19 ± 3 mm und für die Kauda 15 ± 2,5 mm angegeben [18]. Als gute Referenzstruktur zur relativen Größenabschätzung hat sich der mitangeschnittene Wirbelkörper erwiesen; danach gilt der Pankreaskopf als vergrößert, wenn sein Durchmesser den des Wirbelkörpers übertrifft; im Korpus- und Kaudabereich sollte der Parenchymsaum kleiner als ⅔ des Wirbelkörperdurchmessers betragen.

Aufgrund der typischen Röntgenabsorptionswerte ist computertomographisch zudem eine exakte Dichtemessung in den verschiedenen Organstrukturen möglich. Während sich Dichtewerte solider Tumoren im Nativzustand meist nicht oder nur wenig vom normalen Pankreasparenchym unterscheiden, ist eine artspezifische Differenzierung bei Zysten und lipomatösen Tumoren leicht zu treffen, indem z. B. rein seröse Flüssigkeit Dichtewerte von 0–10 HE aufweist; mit zunehmendem Protein- oder Zellgehalt, wie z. B. bei einem Exsudat oder einer nekrotischen Einschmelzung, steigen die Dichtewerte auf 20–30 HE an; 50–70 HE sind fast pathognomonisch für eine frische Einblutung. Auf der anderen Seite weisen Dichtewerte von mehr als −100 HE auf einen lipomatösen Tumoranteil (Abb. 2).

Ein wichtiger neuer Aspekt in der computertomographischen Diagnostik ist die Möglichkeit der Beurteilung der KM-Dynamik nach einer intravenösen Bolusinjektion von ca. 50 ml nierengängigem KM [2, 8]. Sie bietet den Vorteil, daß sich unter

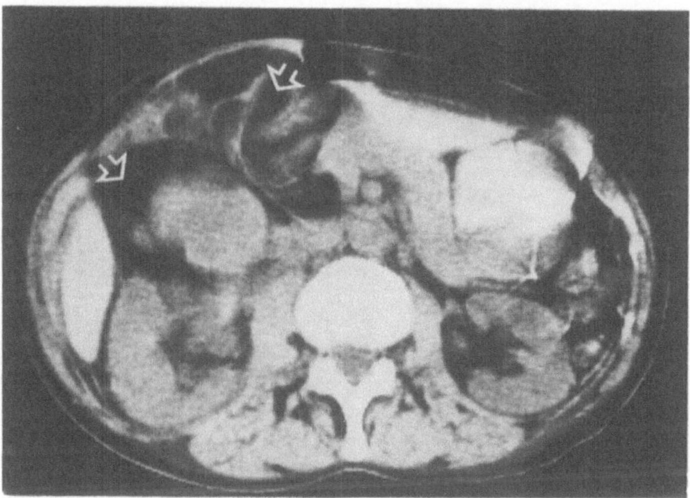

Abb. 2. Fibrolipo-SA des Pankreaskopfes; Dichtewerte bereits optisch mit denen des subkutanen bzw. mesenterialen Fettes zu vergleichen

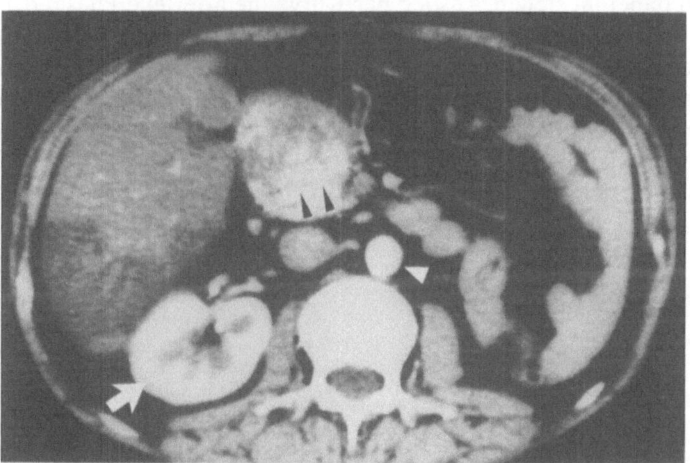

Abb. 3. Tumor im Pankreaskopfbereich nach i.v.-Bolus von 50 ml Rayvist 300; hier: Hypervaskularisation *(schwarze Pfeilspitze)* in Pankreas-Ca; KM-Bolus in Aorta *(weiße Pfeilspitze)*, KM-Verteilung im Nierenkortex *(weißer Pfeil)*

differentialdiagnostischen Aspekten Organ-, Gefäß- und Tumorstrukturen besser voneinander unterscheiden lassen und darüber hinaus eine klare Aussage über den Vaskularisationsgrad einer Raumforderung möglich ist (Abb. 3 u. 4). Neben dieser rein optischen Beurteilbarkeit kann die KM-Dynamik jedoch auch als Dichtezeitdiagramm mathematisch erfaßt und objektiviert werden, wenn die Änderung der Dichtewerte, d.h. das Enhancement, in Abhängigkeit von der Zeit post injectionem automatisch gemessen und graphisch dargestellt wird; dieses Verfahren kann in jeder beliebigen „region of interest" des Körperquerschnitts durchgeführt werden.

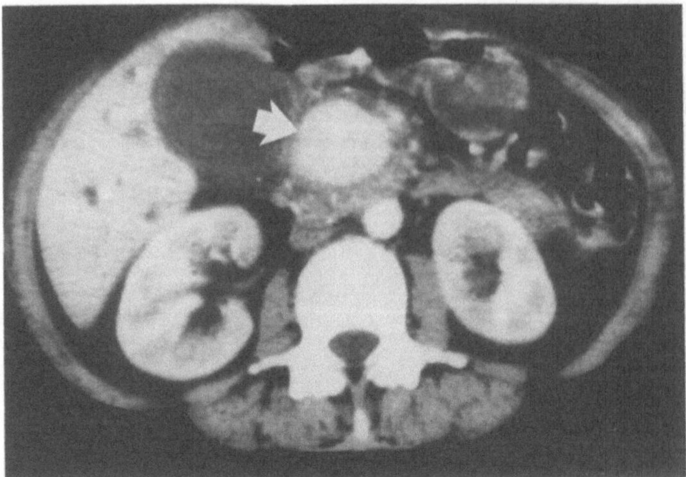

Abb. 4. Retroperitonealer Tumor in der Pankreasloge; hier: KM-durchströmtes Aneurysma *(Pfeil)* der A. mesenterica sup. nach Einbruch in eine Pankreaspseudozyste

Im Grunde kann man dabei im steilen Anstieg der Kurve die arterielle Phase, d.h. den KM-Einstrom in das Organ von dem venösen Abstrom bzw. der parenchymatösen Phase unterscheiden, die je nach Ausbildung des Kapillarbetts bzw. von arteriovenösen „shunts" einen steilen oder mehr schulterförmigen Abfall zeigt, bis die Kurve ein Plateau erreicht, das dem rezirkulierenden KM-durchmischten Blut entspricht (Abb. 5).

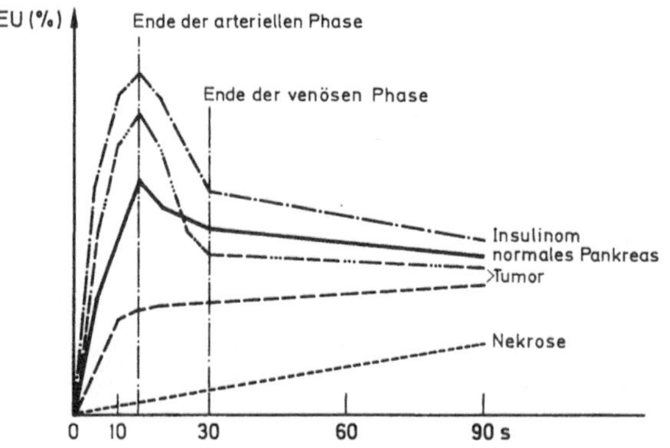

Abb. 5. Typische Dichtezeitdiagramme bei Pankreastumoren

Die hochgesteckten Hoffnungen, damit die artspezifische Diagnose, insbesondere die Unterscheidung von gutartigen und bösartigen Raumforderungen zu verbessern, haben sich bis heute allerdings nicht erfüllt. Die Ausnahme bildet der sichere Nachweis einer Ergußbildung oder eines in Lyse befindlichen Hämatoms bzw. der zentralen Nekrose eines Tumors; auf der anderen Seite sind es die endokrinen Tumoren, wie z.B. das Insulinom des Pankreas, die sich aufgrund des Gefäßreichtums sowohl vom normalen Pankreas wie auch von anderen tumorösen Geweben treffsicher unterscheiden lassen (Abb. 5).

Computertomographische Kriterien eines Pankreaskarzinoms

Die morphologischen Veränderungen beim Pankreaskarzinom hat Haertel et al. [7] aufgrund von CT-Befunden bei 78 Karzinomen sorgfältig untersucht. Die direkten Tumorzeichen sind in Tabelle 1 zusammengestellt: Am häufigsten findet sich demnach eine umschriebene Auftreibung des Organs (Kalibersprung) bzw. eine unharmonische Konturdeformation; im Nativzustand unterscheiden sich die Dichtewerte und die Binnenstruktur des Tumors oft nicht vom umgebenden normalen Pankreasparenchym; derartige Veränderungen müssen unbedingt mittels einer intravenösen KM-Injektion als Bolus weiter analysiert werden (Abb. 6). Die größten differentialdiagnostischen Schwierigkeiten liegen bei einer unspezifischen Anamnese in der Abgrenzung des Karzinoms von einer chronischen Pankreatitis [5, 12]. Diese Schwierigkeiten sind jedoch auch bei anderen Untersuchungsmethoden bekannt und selbst von einem erfahrenen Chirurgen intraoperativ kaum zu unterscheiden. Kleine parenchymatöse Verkalkungen oder kalkdichte Konkremente im D. choledochus kön-

Tabelle 1. CT-Befunde beim Pankreaskarzinom ($n = 78$): direkte Tumorzeichen. (Aus [7])

1. Konturdeformation / Volumenzunahme	95%
2. Unscharfe Randkontur / peripankreane Infiltration	84%
3. Densitätsdefekt / strukturelle Inhomogenität	49%

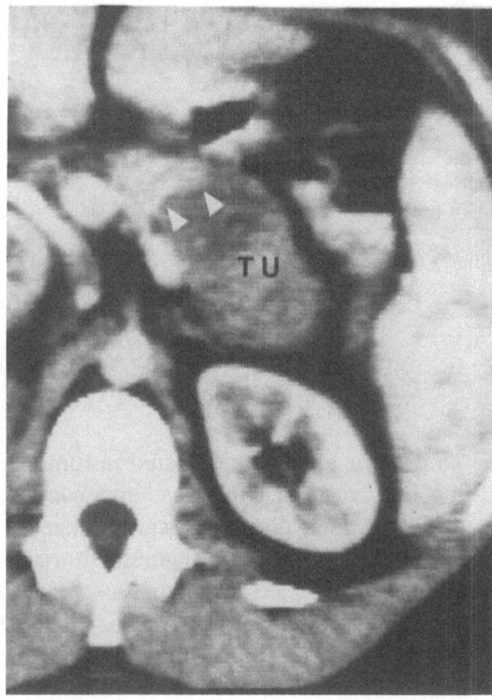

Abb. 6. Auftreibung des distalen Pankreas; Karzinom, das sich nur nach KM-Gabe vom normalen Parenchym abgrenzen läßt

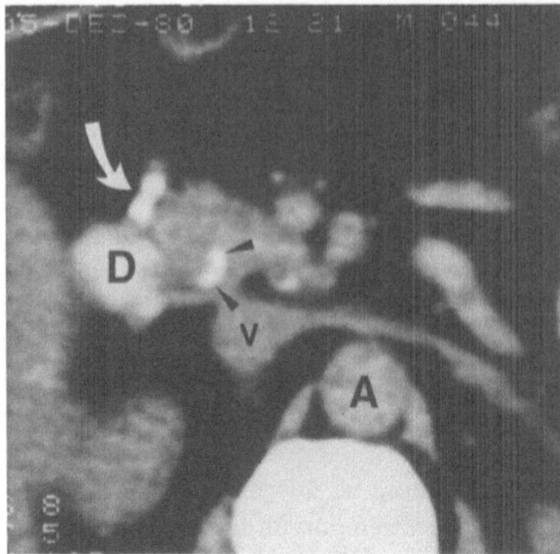

Abb. 7. Knollige Auftreibung im Pankreaskopf; mit Verkalkungen in der Größenordnung von 5 mm *(Pfeilspitzen);* Konkremente im distalen Choledochus *(weißer Pfeil). A,* Aorta; *V,* V. cava; *D,* Duodenum

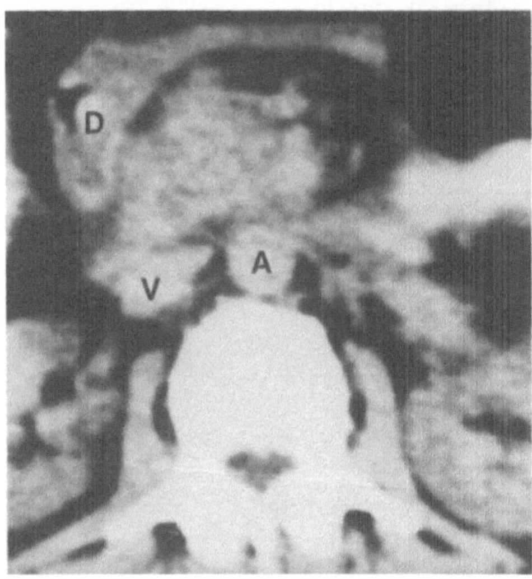

Abb. 8. Pankreaskopf normaler Größe, jedoch mit unregelmäßiger Begrenzung und streifigen Infiltraten peripankrean; inoperables Pankreas-CA. *A,* Aorta; *V,* V. cava; *D,* Duodenum

nen computertomographisch in einer Größenordnung von 3–5 mm bereits erkannt werden und die Diagnose mehr in die Richtung chronisch entzündlicher Veränderungen leiten (Abb. 7).

Zum Zeitpunkt der Diagnosestellung sind mehr als 80% der Pankreastumoren bereits unscharf begrenzt und zum Teil von den Nachbarstrukturen, insbesondere den retropankreanen Gefäßen, nicht mehr zu trennen; dies signalisiert frühzeitig, daß der Tumor die Organgrenzen überschritten hat und in die Umgebung infiltriert (Abb. 8). Besonderes Augenmerk muß dabei auf den Processus uncinatus gerichtet werden, wenn die V. mesenterica superior maskiert oder verlagert ist bzw. solide Pankreasanteile hinter dieser Gefäßstruktur nachzuweisen sind. Infiltrationen zum Duodenum hin sind mittels der hypotonen Duodenographie wesentlich besser nach-

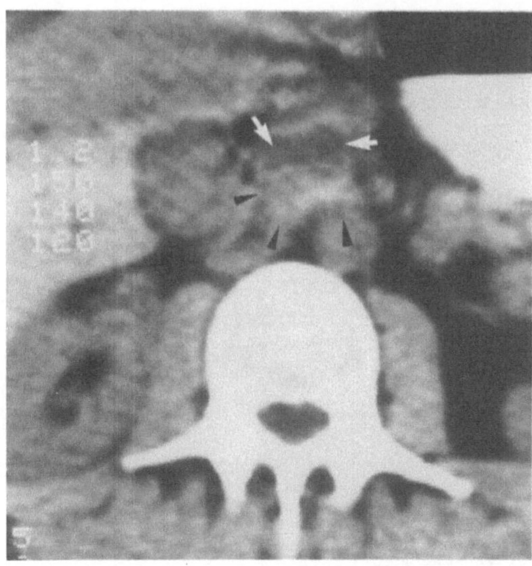

Abb. 9. Kleines Pankreas-Ca mit zystischer Strukturauflockerung *(weiße Pfeile);* schlechte Abgrenzbarkeit zu Aorta und Duodenum durch Infiltration *(schwarze Pfeilspitzen)*

zuweisen [15]. Als hilfreich kann sich auch eine Umlagerung des Patienten erweisen, um die Mobilität des Pankreas in Relation zu den Nachbarorganen abzuschätzen.

Densitätsdefekte bzw. strukturelle Inhomogenitäten können ebenfalls ein wichtiger Hinweis auf ein Pankreaskarzinom sein; diese Veränderungen werden meist durch ein morphologisch noch nicht faßbares Abflußhindernis im Pankreasgangsystem, in seltenen Fällen auch durch Nekrosen, verursacht (Abb. 9). Größere Einschmelzungen können auch das Bild einer Pseudozyste vortäuschen. Ist das Pankreasgewebe im Sinne einer Lipomatosis pancreatis verfettet, stellt sich eine tumoröse Veränderung als hyperdense, solide Struktur dar.

Der Nachweis von indirekten Tumorzeichen (Tabelle 2) ist in den meisten Fällen gleichbedeutend mit einer Inoperabilität des Tumors (Tabelle 3) und schmälert somit die prognostischen Aussichten beim Pankreas-Karzinom wesentlich [9]. Die Abflußbehinderung im D. choledochus bzw. im D. pancreaticus gibt oft den ersten Hinweis auf den Verdacht eines Pankreaskarzinoms. Dabei läßt sich die Diagnose des Aufstaus computertomographisch mit gleich hoher Treffsicherheit wie mittels Ultraschall stellen. Die morphologischen Kriterien eines erweiterten Pankreasganges entsprechen dabei weitgehend denen der ERCP [10], wobei eine glatte oder perlschnurartige Berandung häufiger beim Pankreaskarzinom gefunden wird, während zipflige Ausziehungen und der Nachweis von Konkrementen eher für eine chronische Pankreatitis sprechen (Abb. 10).

Tabelle 2. CT-Befunde beim Pankreaskarzinom ($n = 78$): indirekte Tumorzeichen. (Aus [7])

1. Dilatation des D. choledochus und/oder D. pancreaticus	61%
2. Lymphknotenmetastasen	65%
3. Lebermetastasen	55%
4. Maligner Aszites	13%

Tabelle 3. CT-Kriterien beim Pankreaskarzinom zur Beurteilung der Operabilität ($n = 67$). (Aus [7])

	Operabel	Inoperabel
Konturdeformität, Volumenzunahme	62%	87%
Unscharfe Randkonturen	24%	81%
Infiltration großer Gefäße	0%	93%
Densitätsdefekt	62%	47%
Dilatation des D. pancreaticus	54%	40%

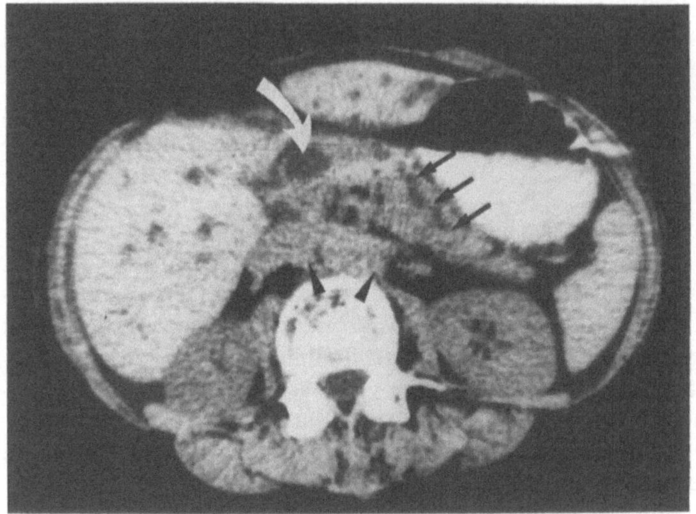

Abb. 10. Dilatierter D. choledochus *(weißer Pfeil)*; perlschnurartige Aufweitung des D. choledochus *(schwarze Pfeile)*; Lymphknotenmetastasen paraaortal *(Pfeilspitzen)*; Pankreaskopf-Ca ohne direkten Nachweis

Im Nachweis von einer lymphogenen Metastasierung ist die CT ebenfalls eine sehr empfindliche Methode, sofern es sich nicht um direkt mit dem Organ verbackene Lymphknoten handelt. Hier kann die Unterscheidung zwischen Lymphknotenmetastasen, möglicherweise auch eines anderen gastrointestinalen Tumors und einer knolligen, polyzyklisch begrenzten Auftreibung eines Organabschnittes durch ein Karzinom große Schwierigkeiten bereiten (Abb. 11). Paraaortale oder retrokaval gelegenen Lymphknoten dagegen sind bereits ab einer Größe von etwa 5 mm computertomographisch nachzuweisen, wenngleich damit keine Aussage über die Dinität bzw. den metastatischen Befall möglich ist.

Der frühe Nachweis von meist symptomlosen Lebermetastasen bzw. eines malignen Aszites, der sich schon ab wenigen ml am hinteren Rand der Leber („Morison-Pouch") darstellen läßt, kann dem Patienten möglicherweise einen wenig erfolgversprechenden, operativen Eingriff ersparen.

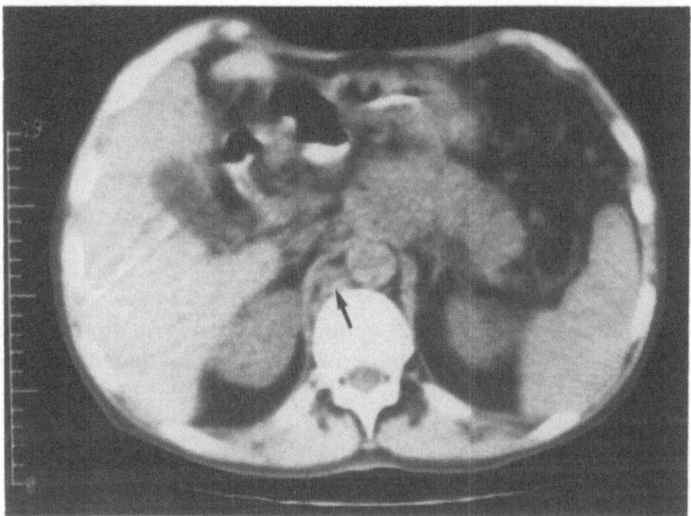

Abb. 11. Knollige Verbreiterung des Pankreaskorpus durch peripankreane LK; LK hinter dem rechten Zwerchfellschenkel *(Pfeil)*; Non-Hodgkin-Lymphom bei normalem Pankreas

Diagnostische Wertigkeit der Computertomographie

Die Frage nach der diagnostischen Wertigkeit dieser Methode im Vergleich zu anderen Möglichkeiten wird in Abhängigkeit von der Fachdisziplin sicherlich unterschiedlich beurteilt [3, 11, 14, 17]. An dieser Stelle seien lediglich vergleichende Untersuchungen und Erfahrungen aus dem neueren radiologischen Schrifttum zitiert (Tabelle 4). Dabei liegt die Sensitivität und Spezifität der heute praktizierten Untersuchungstechniken insgesamt zwischen 60 und annähernd 100%, wobei die CT nach eigenen Erfahrungen eher über- und die US unterbewertet ist; die geringe Sensitivität der hypotonen Duodenographie ist dadurch bedingt, daß damit nur infiltrierend wachsende Prozesse im Pankreaskopf zu erkennen sind.

Tabelle 4. Wertigkeit der diagnostischen Möglichkeiten beim Pankreaskarzinom

	Sensitivität (richtig-positiv)	Spezifität (richtig-negativ)
CT[a]	92%	89%
US[a]	71%	75%
ERCP[a]	93%	96%
Angiographie[a]	97%	96%
Hypotone Duodenographie[b]	60%	94%

[a] Aus [4] [b] Aus [15]

Die Treffsicherheit in der Erkennung der biliären Obstruktion als Folge eines Karzinoms liegt für die CT und die US gleicherweise um 90%. Hinsichtlich der

Tabelle 5. Wertigkeit von CT und US bei biliärer Obstruktion. (Aus [1])

	CT	US
Diagnose	96%	87%
Lokalisation	88%	60%
Zusatzinformationen (Steine, LK, Aszites, Metastasen)	53%	39%

Lokalisation des Abflußhindernisses und auch anderer Zusatzinformationen, wie z.B. der indirekten Tumorzeichen oder auch kleiner Verkalkungen, die auf eine benigne Genese hinweisen, ist die CT den anderen Methoden deutlich überlegen, wie die Untersuchungen von Baron et al. [1, 10] zeigen (Tabelle 5).

Welchen Einfluß hat die CT nun auf das diagnostische und therapeutische Vorgehen beim Pankreaskarzinom? Hierzu liegen Untersuchungen von Levin et al. [13] und Wittenberg et al. [19, 20] vor: Sie bestätigen einmal die bekannte Tatsache, daß sowohl die Angiographierate wie auch die Zahl der Untersuchungen mittels der ERCP seit der Einführung der CT deutlich abgenommen hat und nur bei ganz gezielter Fragestellung eingesetzt werden; dadruch erklärt sich auch die nahezu 100%ige Treffsicherheit dieser beiden Methoden.

Hinsichtlich des therapeutischen Vorgehens ist die CT immerhin in der Lage, in fast einem Viertel der Fälle eine Optimierung des primären Therapieplanes und in 14% der Fälle eine Änderung des therapeutischen Vorgehens zu bewirken (Tabelle 6).

Tabelle 6. Einfluß der CT auf die Therapieplanung ($n = 623$). (Aus [20])

CT bestätigt die Diagnose	52%
CT bestätigt primären Therapieplan	43%
CT verbessert primären Therapieplan	23%
CT veranlaßt Wechsel des Therapieplans	14%

Tabelle 7. Einfluß der CT auf das operative Vorgehen. (Aus [20])

Operationen	Zahl der Patienten (%)
Operation geplant	290
richtig vermieden	56 (19)
nicht richtig vermieden	0
Operation nicht geplant	331
richtig durchgeführt	8 (2)
nicht richtig durchgeführt	4 (1)

Bei der Entscheidung der Operabilität kann aufgrund des computertomographischen Untersuchungsbefundes bei etwa 20% der Patienten ein schwerwiegender Eingriff zu Recht vermieden werden (Tabelle 7).

Nicht zuletzt sei als Vorteil der CT in gleichem Maße wie beim US erwähnt, daß diese nichtinvasiven Methoden auch bei einem schwerkranken Patienten schmerzfrei durchgeführt und jederzeit wiederholt werden können (Tabelle 8).

Tabelle 8. Subjektives Empfinden bei verschiedenen Untersuchungstechniken. (Aus [20])

	Ohne Beschwerden	Unangenehm, schmerzhaft
US	100%	0%
CT	91%	9%
Angiographie	22%	78%
ERCP	0%	100%

Zusammenfassung

Die computertomographische Untersuchungstechnik nimmt heute in der Pankreasdiagnostik einen vordersten Rang ein. Die Vorteile dieser modernen Methode sind folgende:

1. die überlagerungsfreie, direkte Darstellung einer topographisch-anatomischen Übersicht des Pankreasparenchyms und der umgebenden Organe;
2. die Möglichkeit der Dichtemessung von Organstrukturen und damit die eindeutige Unterscheidung von zystischen, lipomatösen und soliden Prozessen;
3. die Beurteilbarkeit des Vaskularisationsgrades eines Tumors durch eine i.v.-Bolusinjektion von nierengängigem KM und
4. die wenig belastende, nichtinvasive Untersuchungstechnik.

Darüber hinaus ist die CT in der Lage, sowohl das weitere diagnostische wie auch das therapeutische Vorgehen entscheidend zu beeinflussen. In Kombination mit den anderen diagnostischen Möglichkeiten, wie der US, der PTC/ERCP, der Angiographie und der hypotonen Duodenographie, wird eine Trefferquote von nahezu 100% erreicht. Das frühdiagnostische und therapeutische Dilemma beim Pankreaskarzinom liegt also weniger bei den heute vorhandenen Untersuchungsmöglichkeiten als vielmehr im Schicksal der Erkrankung selbst, indem die klinischen Symptome meist aus solchen Veränderungen resultieren, die gleichbedeutend mit einer Inoperabilität sind; die Zufallsdiagnose eines symptomlosen Frühkarzinoms wird auch weiterhin die große Ausnahme bleiben.

Literatur

1. Baron RL, Stanley RJ, Lee JKT, Koehler RE, Melson G, Balfe DM, Weyman PJ (1982) A prospective comparison of the evaluation of biliary obstruction using computed tomography and ultrasonography. Radiol 145:91–98

2. Claussen C, Lochner B (1983) Pankreaskarzinomdiagnostik durch Einsatz der dynamischen Computertomographie (Serien-CT). RöFo 139/4:389–393
3. Frederic N, Deltenre M, d'Hondt M, Reuck M de, Hermanus A, Potvliege R (1983) Comparative study of ultrasound and ERCP in the diagnosis of hepatic, biliary and pancreatic diseases: A prospective study based on a continuous series of 424 patients. Europ J Radiol 3:208–211
4. Freeny PC, Marks WM, Ball TJ (1982) Impact of high-resolution computed tomography of the pancreas on utilization of endoscopic retrograde cholangiopancreatography and angiography. Radiol 142:35–39
5. Gmelin E, Weiss H-D, Fuchs H-D, Reiser M (1981) Vergleich der diagnostischen Treffsicherheit von Ultraschall, Computertomographie und ERCP bei der chronischen Pankreatitis und beim Pankreaskarzinom. RöFo 134/2:136–141
6. Haaga JR, Alfidi RJ, Havrilla TR, Tubbs R, Gonzalez L, Meaney TF, Corsi MA (1977) Definitive role of CT scanning of the pancreas. Radiol 124:723–730
7. Haertel M, Zaunbauer W, Fuchs WA (1980) Die computertomographische Morphologie des Pankreaskarzinoms. RöFo 133/1:1–5
8. Hosoki T (1983) Dynamic of pancreatic tumors. AJR 140:959–965
9. Itai Y, Araki T, Tasaki A, Maruyama M (1982) Computed tomographic appearance of resectable pancreatic carcinoma. Radiol 143:719–726
10. Karasawa E, Goldberg HI, Moss AA, Federle MP, London SS (1983) CT pancreatogram in carcinoma of the pancreas and chronic pancreatitis. Radiol 148:489–493
11. Lackner K, Frommhold H, Grauthoff H et al (1980) Wertigkeit der Computertomographie und der Sonographie innerhalb der Pankreasdiagnostik. RöFo 132/5:509–513
12. Levine E (1981) Carcinoma of the pancreas presenting as acute pancreatitis: CT diagnosis. Gastrointest Radiol 6:29–33
13. Levin DC, Wilson R, Abrams HL (1980) The chaning role of pancreatic arteriography in the era of computed tomography. Radiol 136:245–249
14. Moss AA, Federle M, Shapiro HA, Ohto M, Goldberg H, Korobkin M, Clemett A (1980) The combined use of computed tomography and endoscopic retrograde cholangiopancreatography in the assessment of suspected pancreatic neoplasm: A blind clinical evaluation. Radiol 134: 159–163
15. Schörner W, Claussen C, Peter F-W (1983) Der Stellenwert der hypotonen Duodenographie in der Pankreasdiagnostik. RöFo 139/1:15–20
16. Sheedy PF, Stephens DH, Hattery RR, MacCarty RL (1977) Computed tomography in the evaluation of patients with suspected carcinoma of the pancreas. Radiol 124:731–737
17. Triller J, Fischedick AR, Haertel M, Halter F, Scheurer U (1980) Sonographie und endoskopisch retrograde Cholangio-Pankreatikographie zur Diagnostik von Pankreas- und Gallenwegserkrankungen. RöFo 132/3:255–261
18. Wegener OH (1981) Ganzkörper-Computertomographie. Schering
19. Wittenberg J, Fineberg HV, Black EB, Kirkpatrick RH, Schaffer DL, Ikeda MK, Ferrucci JT (1978) Clinical efficacy of computed body tomography, I. AJR 131:5–14
20. Wittenberg J, Fineberg HV, Ferrucci JT, Simeone JF, Mueller PR, Sonnenberg E v, Kirkpatrick RH (1980) Clinical efficacy of computed body tomography, II. AJR 134:1111–1120

6.4 Computertomographische Diagnostik der Pankreastumoren

W. Maier[1]

Die rapide technische Entwicklung der Computertomographie hat in neuerer Zeit ein gewisses Plateau erreicht. Die derzeit zur Verfügung stehenden Scannertypen der jüngsten Generation bieten eine Fülle von technischen Möglichkeiten, welche eine Abbildung der normalen und pathologischen Anatomie des Pankreas mit hoher Präzision erlauben (Abb. 1). Während bei älteren Geräten die Scanzeit in der Größenordnung von 20 Sekunden lag, dauert die Datenerfassung bei modernen computertomographischen Einheiten nur wenige Sekunden. Dadurch wird eine signifikante Reduktion von Bewegungsartefakten erreicht.

Die Erhöhung des Orts- und Dichteauflösungsvermögens gestattet die Diskriminierung kleinster Strukturen (s. Abb. 1). Die Möglichkeit zur Erstellung dünner und dünnster Schichten vermindert den Partialvolumeneffekt und trägt wesentlich zur Erkennung kleiner Strukturen (z. B. Pankreasgang) bei. Durch die sogenannte Angio-

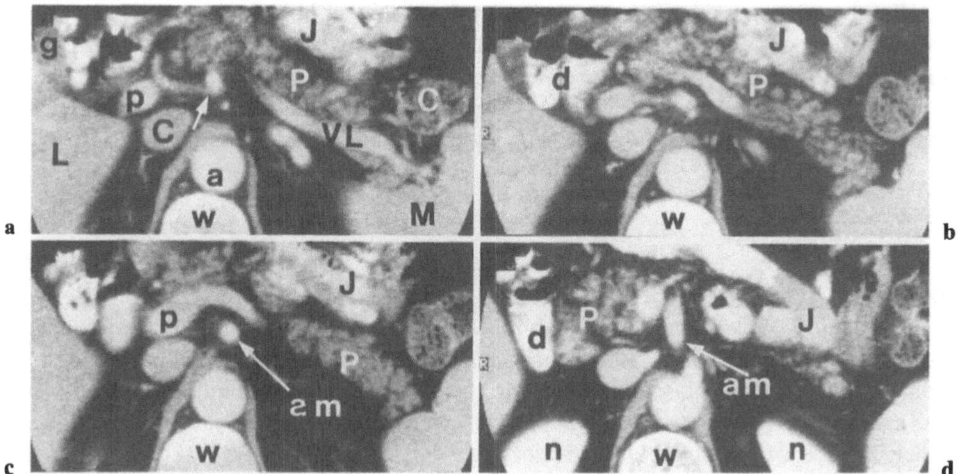

Abb. 1. a–d Normales Computertomogramm des Pankreas. Hochauflösendes, vergrößertes Ausschnittscomputertomogramm nach intravenöser Konstrastmittelinjektion. Dargestellt sind 4 Schichten in kraniokaudaler Sequenz. Die einzelnen Lobuli des Pankreas *(P)* sind deutlich zu erkennen. *g*, Gallenblase; *L*, Leber; *p*, Vena portae; *c*, Vena cava inferior; *a*, Aorta abdominalis; *w*, Wirbelkörper; *kleiner weißer Pfeil*, Abgang der Arteria hepatica communis aus dem Truncus coeliacus; *VL*, Vena lienalis; *M*, Milz; *J*, Jejunum; *C*, Colon; *am*, Arteria mesenterica superior; *d*, Duodenum; *n*, kranialer Nierenpol

1 Zentrum für Radiologie der Universität, Steinhövelstr. 9, D-7900 Ulm

Das Pankreaskarzinom
Hrsg. H. G. Beger und R. Bittner

Tabelle 1. Computertomographische Zeichen der Pankreastumoren

1. Fokale oder globale Größenzunahme des Pankreas
2. Form- und Konturänderungen des Pankreas
3. Änderung der computertomographischen Attenuationswerte
4. Dilatation des Ductus pancreaticus
5. Pankreaszysten
6. Pankreasatrophie
7. Dilatation der Gallenwege
8. Obliteration peripankreatischer Fetträume
9. Vaskuläre und perivaskuläre Infiltrationen
10. Regionale Lymphknotenmetastasen
11. Fernmetastasen
12. Verkalkungen

computertomographie (d.h. die Möglichkeit der Erstellung computertomographischer Scans in schneller Schichtfolge) werden Blutgefäße zuverlässig dargestellt. Weiterhin können durch diese Methode Perfusionsstudien normaler und pathologischer Gewebe durchgeführt werden. Während in der Pankreaskarzinomdiagnostik mit den Scannern früherer Generationen häufig nur die Feststellung einer größeren Raumforderung möglich war, kann mit modernen Geräten eine Fülle von Einzelinformationen zur Diagnostik und zum Staging von Pankreastumoren gewonnen werden.

Ziel des vorliegenden Referates soll es sein, einen Einblick in die modernen Darstellungsmöglichkeiten computertomographischer Einzelzeichen in der Pankreastumordiagnostik zu geben und ihre Bedeutung kritisch zu würdigen.

Tabelle 1 gibt einen Überblick über computertomographische Symptome, welche in der Diagnostik bzw. zum Staging von Pankreastumoren Verwendung finden.

Vergrößerung des Pankreas

Die fokale Vergrößerung des Pankreas ist ein hervorstechendes Merkmal maligner und benigner Pankreastumoren (Abb. 2). Differentialdiagnostisch ist die fokale, pseudotumoröse chronische Pankreatitis abzugrenzen. Dies gelingt in einem Teil der Fälle durch den Nachweis weiterer Charakteristika der chronischen Pankreatitis wie Verkalkungen, Pseudozysten und Duktektasie. Fehlen diese Zeichen der chronischen Pankreatitis, ist eine Differenzierung gegenüber dem Pankreaskarzinom nicht möglich, wenn nicht weitere computertomographische Zeichen (s. u.) eines Pankreaskarzinoms nachzuweisen sind.

Eine diffuse Vergrößerung des Pankreas infolge karzinomatöser Infiltration ist selten. Eine das Karzinom begleitende Pankreatitis kann jedoch zu einer globalen Pankreasvergrößerung führen. Die insgesamt seltenen zystischen Neoplasien des Pankreas führen überproportional häufig zu einer diffusen Pankreasvergrößerung. In die Differentialdiagnose der globalen Pankreasvergrößerung ist weiterhin die chronisch sklerosierende Pankreatitis einzubeziehen.

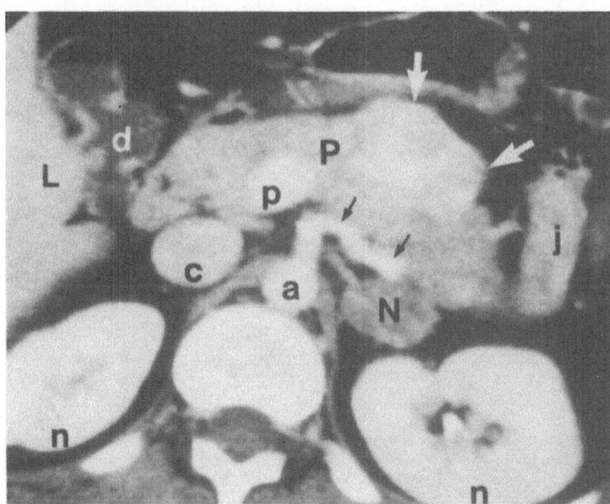

Abb. 2. Computertomogramm eines soliden Pankreaskarzinoms. Scan nach intravenöser Kontrastmittelapplikation. Fokale Vergrößerung des Pankreas-Korpus-Schwanz-Überganges *(weiße Pfeile)*. Der Tumor weist eine inhomogene Kontrastmittelperfusion auf. Normale Perfusion der Vena lienalis *(schwarze Pfeile)*. *P*, Corpus pancreatis; *p*, Vena portae; *d*, Duodenum; *L*, Leber; *a*, Aorta abdominalis mit Abgang der Arteria mesenterica superior; *c*, Vena cava inferior; *N*, Lymphknotenmetastase; *n*, Niere; *j*, Jejunum

Form- und Konturänderungen des Pankreas

Zur Entdeckung *kleinerer* Pankreastumoren haben Konturänderungen eine größere Bedeutung als eine aktuelle Massenzunahme. Benigne und maligne Pankreastumoren können an der Oberfläche der Drüse Vorwölbungen verursachen. Die dadurch bedingten Konturänderungen sind am leichtesten am Pankreaskörper und Pankreasschwanz nachzuweisen (Abb. 3), während sie im Kopfbereich schwierig zu erkennen sind.

Eine Konturalteration des Pankreas als Einzelsymptom läßt die Diagnose eines Pankreastumors nicht zu, da die Drüse nicht selten entsprechende Formvarianten als Spielart des Normalen aufweist. In einem Teil der Fälle wird die computertomographische Diagnose durch den Nachweis weiterer computertomographischer Karzinomzeichen ermöglicht. In anderen Fällen muß eine Abklärung durch ERCP bzw. gezielte Punktion erfolgen.

Änderung der computertomographischen Attenuationswerte

Die nativcomputertomographischen Attenuationswerte von Pankreastumoren liegen häufig in der gleichen Größenordnung wie diejenigen der normalen Drüse. Zystische Pankreasneoplasien wie Zystadenome und Zystadenokarzinome können nativcomputertomographisch bereits hypodens sein (Abb. 4a, b). Nach Applikation eines intravenösen Kontrastmittels (und eventuell Durchführung einer Angiocomputertomographie) zeigen Pankreastumoren häufig ein gegenüber normalem Pankreasgewebe hypodenses Zentrum. Der Perfusionsdefekt läßt dabei – im Gegensatz zur Pankreaszyste – in seinen Randpartien einen scharfen Densitätssprung gegenüber normalem Drüsengewebe vermissen. Zystische Pankreastumoren (z. B. das muzinöse und seröse Zystadenom) können nach Kontrastmittelgabe eine charakteristische Septierung aufweisen und so eine differentialdiagnostische Einengung zulassen (s. Abb. 4a, b).

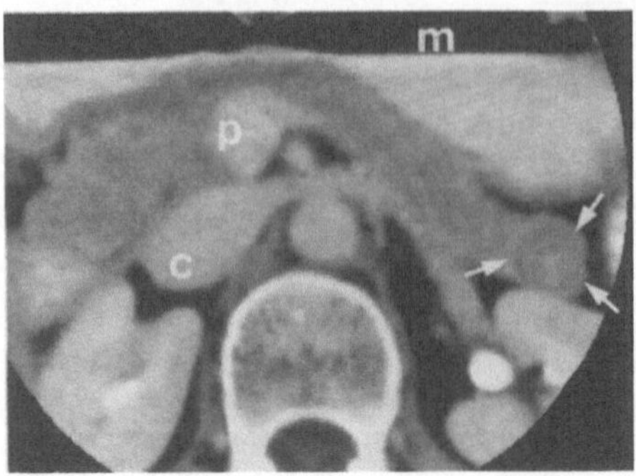

Abb. 3. Kleines Insulinom des Pankreasschwanzes *(Pfeile)*. Der Tumor verursacht durch seine oberflächliche Lage eine Konturalteration im Computertomogramm. *p*, Vena portae; *c*, Vena cava inferior; *m*, Magen mit Spiegelbildung durch Luft und peroral appliziertes Kontrastmittel

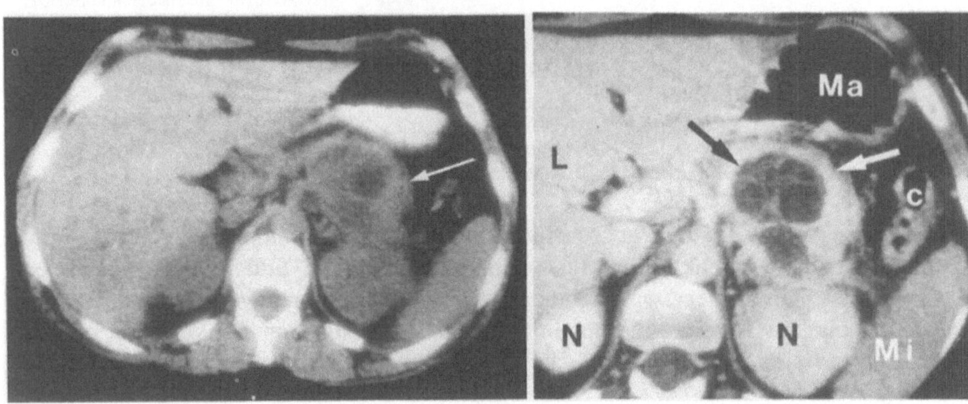

Abb. 4a, b. Seröses Zystadenom des Pankreas. **a** Übersichtscomputertomogramm mit hypodensem Tumor im Pankreasschwanzbereich *(Pfeil)*. **b** Nach intravenöser Kontrastmittelgabe zeigt der zystische Tumor charakteristischerweise zahlreiche Septierungen *(Pfeile)*. *Ma*, Magen; *Mi*, Milz; *N*, obere Nierenpole; *L*, Leber; *c*, linke Kolonflexur

Bei einem kleineren Teil der Pankreastumoren wird nach intravenöser Kontrastmittelapplikation ein vermehrtes enhancement im Tumor nachgewiesen. In charakteristischer Weise zeigen Insulinome (Abb. 5) dieses Kontrastmittelverhalten.

Mit modernen, hochauflösenden Scannern ist es möglich, das fettreiche Interstitium des Pankreas bei einer Pankreaslipomatose darzustellen (s. Abb. 1). Kontur- und Formalterationen des Pankreas, die bei einer vorbestehenden Pankreaslipomatose eine solche Durchsetzung mit Fettgewebe vermissen lassen, können ein relativ frühes Symptom eines Pankreastumors sein (Abb. 6).

Dilatation des Ductus pancreaticus

Ein wichtiges computertomographisches Symptom der Pankreastumoren ist die Duktektasie (Abb. 7 u. 8). Insbesondere bei Tumoren in relativ frühem Stadium kann die Duktektasie einziges Tumorzeichen sein [5]. Differentialdiagnostisch ist bei der Dilatation des Ductus pancreaticus vor allem die chronische Pankreatitis anzu-

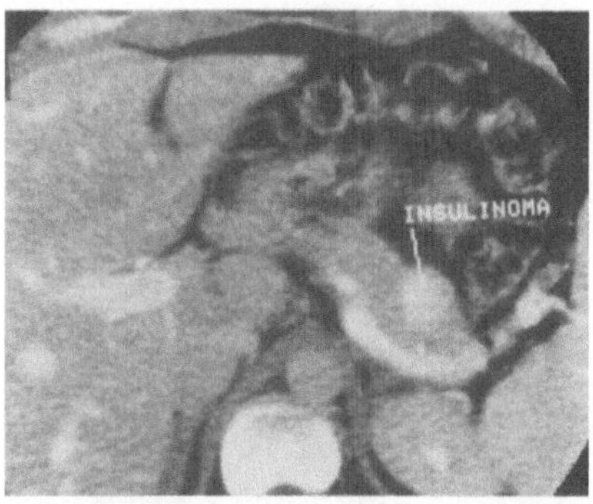

Abb. 5. Kleines Insulinom des Pankreasschwanzes. Dynamisches Computertomogramm. Die Raumforderung zeigt in der früharteriellen Phase eine starke Kontrastmittelaufnahme, welche für den Tumor charakteristisch ist

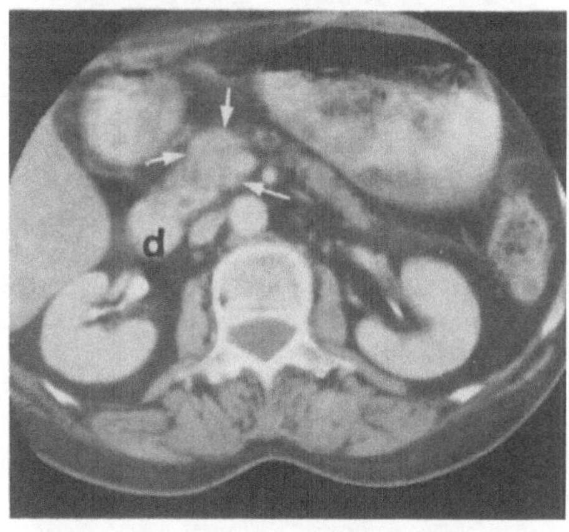

Abb. 6. Pankreaskarzinom bei präexistenter Pankreaslipomatose. Der Tumor *(Pfeile)* zeigt eine homogene Dichte im Gegensatz zur übrigen Drüse, die durch eingelagertes Fettgewebe inhomogene Attenuationswerte aufweist. Die Tumorgrenzen können dadurch deutlich dargestellt werden. *d,* Duodenum

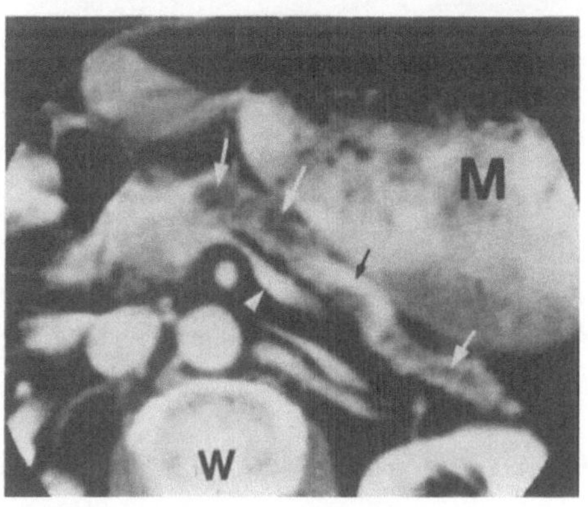

Abb. 7. Pankreaskopfkarzinom mit hochgradiger Dilatation des Ductus pancreaticus *(weiße Pfeile)* distal vom Tumor. Atrophie des Pankreaskorpus und Pankreasschwanzes. *M,* Magen mit Kontrastmittel; *Pfeilspitze,* Vena lienalis; *kleiner schwarzer Pfeil,* Arteria lienalis; *W,* Wirbelkörper

führen, die hier in ähnlicher Häufigkeit vorkommt wie beim Pankreaskarzinom [1, 2, 4].

Die Kontur des dilatierten Ductus pancreaticus ist beim Pankreaskarzinom eher glatt oder perlschnurartig, während sie bei der chronischen Pankreatitis meist unregelmäßig ist [7]. In seltenen Fällen kann die Duktusdilatation durch ein impaktiertes Konkrement bedingt sein (Abb. 9).

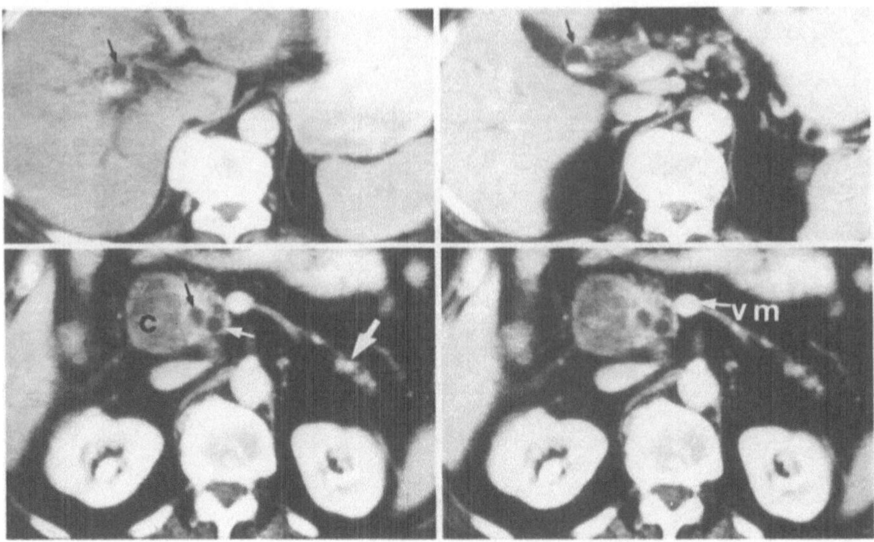

Abb. 8. Sequentielles Computertomogramm bei Pankreaskopfkarzinom. KM-Scan. Dilatation des Ductus hepato-choledochus (*schwarzer Pfeil*, obere Bildreihe). Untere Bildreihe: Darstellung des hypodensen Kopftumors *(c)*, welcher den Ductus hepaticus *(schwarzer Pfeil)* und den dilatierten, quer getroffenen Ductus pancreaticus *(kleiner weißer Pfeil)* nach medial verlagert. *vm*, Vena mesenterica superior; *größerer weißer Pfeil*, hochgradig atrophischer Pankreasschwanz

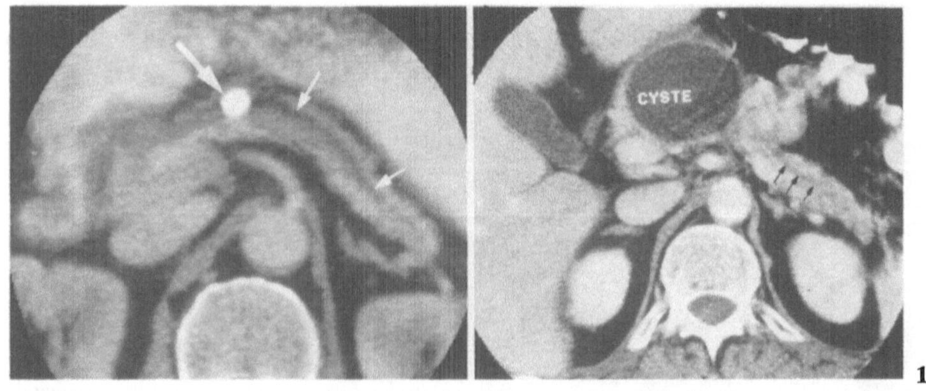

Abb. 9. Impaktiertes Konkrement *(großer Pfeil)* im Pankreasgang. Dilatation des Duktus *(kleine Pfeile)* distal vom Verschluß

Abb. 10. Pankreaskopfzyste. Geringe Dilatation des Ductus pancreaticus im Schwanzbereich *(Pfeile)*

Pankreaszysten

In Zusammenhang mit einem Pankreastumor werden manchmal zystische Läsionen (Abb. 10) gefunden [6]. Die Differentialdiagnose zwischen Retentionszysten auf Grund eines Pankreaskarzinoms einerseits und zwischen Zysten auf Grund einer

Pankreatitis bzw. kongenitalen Pankreaszysten andererseits ist nicht in allen Fällen möglich.

Retentionszysten bei einem Pankreastumor sind naturgemäß immer distal vom Tumor lokalisiert. Bei computertomographischem Nachweis von zystischen Läsionen im Pankreaskorpus- und -schwanzbereich muß nach einem Tumor gefahndet werden, wenn sich aus der Anamnese kein Hinweis für eine abgelaufene Pankreatitis ergibt. Über zystische Tumoren s. S. 195.

Pankreasatrophie

In einem nicht geringen Teil der Fälle von Pankreaskopf- und Pankreaskorpuskarzinom ist eine Atrophie der Drüse distal vom Tumor festzustellen (s. Abb. 6 u. 7). Häufig ist in diesen Fällen zugleich der Pankreasgang dilatiert. Das rarefizierte bzw. komprimierte Drüsenparenchym ist dann computertomographisch als schmaler Streifen beiderseits das hypodensen Duktus nachweisbar (s. Abb. 7).

Eine Pankreasatrophie, verbunden mit einer Duktektasie, kann jedoch auch Folge einer chronischen Pankreatitis sein. Die Differentialdiagnose zum Pankreaskarzinom läßt sich computertomographisch stellen, wenn weitere der chronischen Pankreatitis assoziierte Zeichen nachweisbar sind wie Zysten und Kalzifikationen. Duktale Kalzifikationen sind dabei für eine chronische Pankreatitis fast pathognomonisch.

Eine wichtige Feststellung in der differentialdiagnostischen Einordnung der Pankreasatrophie ist die Tatsache, daß das Verhältnis des Diameters des Ductus pancreaticus zu dem der Gesamtdrüse (unter Einschluß des Duktus) beim Pankreaskarzinom meist über 0,5 liegt, während es bei der chronischen Pankreatitis in der Regel unter 0,5 gefunden wird [6]. Das bedeutet, daß bei einem gegebenen Duktusdiameter beim Karzinom weniger Drüsenparenchym nachzuweisen ist als bei der chronischen Pankreatitis.

Dilatation der Gallenwege

Das Pankreaskopfkarzinom führt in einem hohen Prozentsatz der Fälle zu einem Obstruktionsikterus. Die dilatierten intra- und extrahepatischen Gallengänge lassen sich dabei computertomographisch mit großer Sicherheit darstellen (s. Abb. 8). In einzelnen Fällen kann die Gallenwegsdilatation einziger computertomographischer Hinweis auf ein Pankreaskarzinom sein. Andere Ursachen, die differentialdiagnostisch in Erwägung zu ziehen sind, wie Einklemmung eines Gallensteines sowie die Kopfpankreatitis, sind der computertomographischen Diagnostik zum Teil zugänglich.

Obliteration peripankreatischer Fetträume

Die tumoröse Infiltration peripankreatischer Fetträume kann sich in diskreten, pseudopodienartigen Ausläufern manifestieren (Abb. 11). Bei fortgeschrittenen Pankreas-

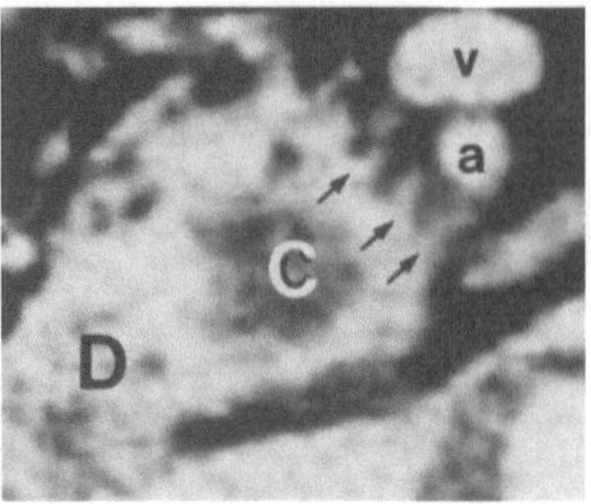

Abb. 11. Pankreaskopfkarzinom. Vergrößertes Ausschnittscomputertomogramm des Pankreaskopfes. Pseudopodienartige Tumorinfiltration *(Pfeile)* in die peripankreatische Region. *C,* Hypodenses (vermindert vaskularisiertes) Zentrum des Karzinoms; *D,* duodenale C-Schlinge, keine scharfe Demarkation zwischen Tumor und Duodenum; *v,* Vena mesenterica superior; *a,* Arteria mesenterica superior

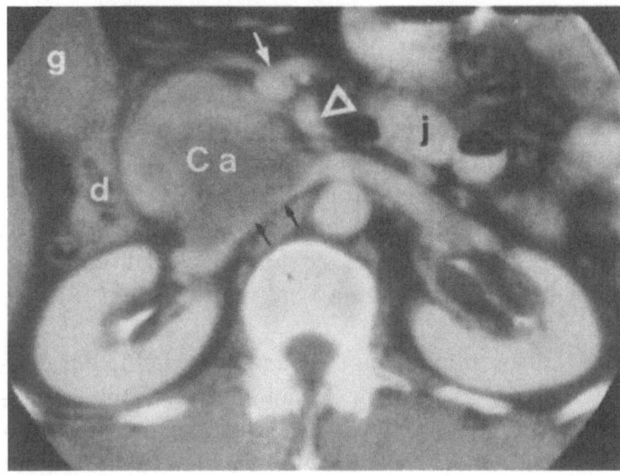

Abb. 12. Pankreaskopfkarzinom *(Ca)* mit flächenhafter Infiltration in den dorsalen parapankreatischen Raum zur Vena cava *(kleine schwarze Pfeile)* bzw. zur linken Vena renalis hin. Partieller Verschluß der Vena cava inferior und der linken Vena renalis. *g,* Gallenblase; *d,* duodenale C-Schlinge; *weißer Pfeil,* Vena mesenterica superior; *j,* Jejunum

karzinomen lassen sich häufig breitflächige, peripankreatische Infiltrationen nachweisen (Abb. 12). Die Dichteanhebung des peripankreatischen Fettkörpers durch Tumorinvasion läßt sich von einer solchen durch eine Pankreatitis in vielen Fällen computertomographisch differenzieren. Es existiert jedoch ein Übergangsbereich (Abb. 13), in welchem die Differentialdiagnose durch die Computertomographie allein nicht gestellt werden kann [3]. Der fehlende computertomographische Nachweis einer peripankreatischen Infiltration schließt naturgemäß eine mikroskopische Invasion nicht aus.

Besonderer Erwähnung bedarf die Tatsache, daß Infiltrationen des Ligamentum hepatogastricum bzw. hepatoduodenale der Computertomographie schlecht zugänglich sind. Peripankreatische Infiltrationen sind im allgemeinen bei kachektischen Patienten sehr viel schwerer nachweisbar als bei adipösen.

Vaskuläre und perivaskuläre Infiltrationen

Die Auslöschung der perivaskulären Fetträume insbesondere um die Arteria coeliaca und die Arteria mesenterica superior kann Zeichen einer Tumorinvasion bei Vorliegen eines Pankreaskarzinoms sein [8]. Dieses Zeichen ist zugleich Hinweis dafür,

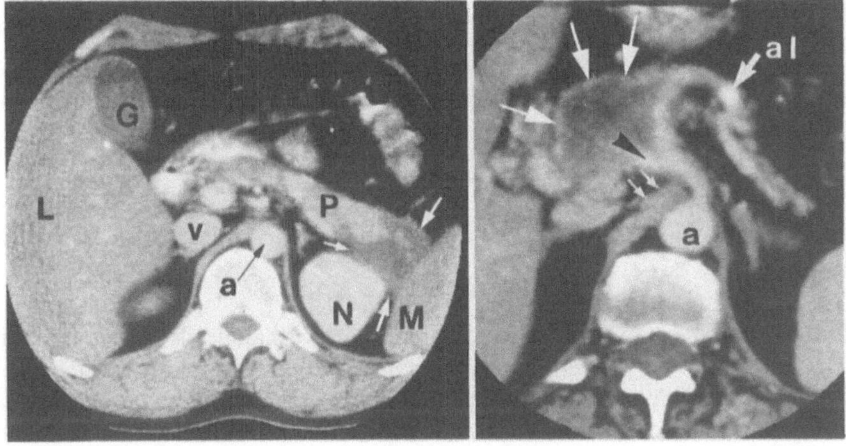

Abb. 13. Akute Pankreatitis mit Exsudatstraße *(weiße Pfeile)* zwischen Pankreasschwanz und Milz *(M)*. Die hypodense Infiltration *(weiße Pfeile)* ist ohne Kenntnis klinischer Befunde von einem Pankreasschwanzkarzinom nicht zu differenzieren. *P*, Pankreas; *G*, Gallenblase; *L*, Leber; *v*, Vena cava inferior; *a*, Aorta abdominalis; *N*, oberer Nierenpol links

Abb. 14. Perivaskuläre Lymphknotenmetastasen eines Pankreaskopfkarzinoms. *Weiße Pfeile*, Lymphom im Bereich des Abganges der Arteria hepatica communis *(schwarze Pfeilspitze)* und der Arteria lienalis *(al)* aus dem Truncus coeliacus; *a*, Aorta abdominalis mit Abgang der Arteria coeliaca nach ventral; *kleine weiße Pfeile*, rechter Zwerchfellschenkel

daß der Tumor nicht resezierbar ist. Partielle oder komplette Gefäßverschlüsse durch Tumorinfiltration können computertomographisch erkannt werden (s. Abb. 12). Dies betrifft insbesondere die Vena cava inferior bzw. die Vena renalis beim Pankreaskarzinom sowie die Vena lienalis beim Pankreaskorpus- und Pankreasschwanzkarzinom. Der durch den venösen Gefäßverschluß resultierende Kollateralkreislauf ist computertomographisch erfaßbar.

Regionale Lymphknotenmetastasen

Pankreaskarzinome metastasieren häufig in die Lymphknotengruppen um die Arteria coeliaca (Abb. 14) und die Arteria mesenterica superior. Hier sind sie computertomographisch durch Dichteanhebung der perivaskulären Räume erfaßbar. Wie bereits erwähnt, kann diese Obliteration der perivaskulären Fetträume jedoch auch durch eine direkte Tumorinvasion bedingt sein.

Von Bedeutung ist die Tatsache, daß die perivaskulären Lymphknotenmetastasen bei einem Teil der Patienten nachweisbar sind, bei denen das Pankreaskarzinom per se computertomographisch nicht erfaßbar ist. Die übrigen Stationen der lymphogenen Metastasierung, wie die paraaortalen, parakavalen, retrokruralen und Leberpfortenlymphknoten, können ebenfalls computertomographisch nachgewiesen werden. Die unmittelbar peripankreatisch gelegenen Lymphknotenmetastasen, insbesondere diejenigen, welche dem Tumor benachbart liegen, sind manchmal von der Drüse bzw. vom Tumor nicht zu differenzieren.

Fernmetastasen

Von den Fernmetastasen des Pankreaskarzinoms haben wegen ihrer Häufigkeit die Lebermetastasen eine besondere Bedeutung. Sie erscheinen im Nativscan als hypodense Läsionen und bleiben in der Regel auch nach Kontrastmittelapplikation hypodens.

Verkalkungen

Verkalkungen kommen in Pankreaskarzinomen mit Ausnahme des Inselzellkarzinoms sehr selten vor. Sie stellen jedoch das typische Indiz einer chronischen Pankreatitis dar. Ein besonderes Problem für die computertomographische Diagnostik stellt die Tatsache dar, daß Pankreaskarzinome eine erhöhte Inzidenz bei präexistenter chronischer Pankreatitis aufweisen. In solchen Fällen kann die computertomographische Diagnose eines Pankraskarzinoms schwierig oder unmöglich sein. Ein Tumor ist nur dann als solcher nachweisbar, wenn er einen deutlichen Dichteunterschied zur restlichen Drüse aufweist oder wenn deutliche Zeichen einer Raumforderung nachweisbar sind bzw. wenn ein metastatischer Befall regionärer Lymphknoten der Leber zu erkennen ist, d. h. bei präexistenter chronischer Pankreatitis ist im allgemeinen ein zusätzlich vorliegender Tumor nur im fortgeschrittenen Stadium nachweisbar.

Zusammenfassung

Während die Computertomographie eine hohe Treffsicherheit in der Diagnostik und im Staging fortgeschrittener Pankreastumoren aufweist, ist die Diagnose von kleinen Neoplasien des Pankreas trotz des hohen technischen Standards derzeitiger CT-Einheiten mit Unsicherheiten belastet. Die im Vorhergehenden beschriebenen computertomographischen Zeichen der Pankreastumoren sind z. T. zugleich Zeichen der Inoperabilität (Gefäßinfiltrationen, Fernmetastasen). Aus diesen Gründen sowie wegen der relativ hohen Kosten ist die Computertomographie als Screeningmethode zur Erfassung eines Pankreasfrühkarzinoms nicht geeignet.

Literatur

1. Berland LL, Lawson TL, Foley WD, Geenen JE, Stewart ET (1981) Computed tomography of the normal and abnormal pancreatic duct: Correlation with pancreatic ductography. Radiology 141:715–724
2. Gold RP, Seaman WB (1981) Computed tomography and the dilated pancreatic duct: An ominous sign. Gastrointest Radiol 6:35–38
3. Haertel M, Zaunbauer W, Fuchs WA (1980) Die computertomographische Morphologie des Pankreas-Carcinoms. Fortschr Röntgenstr 133(1):1–5
4. Hauser H, Battikha JG, Wettstein P (1980) Computed tomography of the dilated main pancreatic duct. J Comput Assist Tomogr 4:53–58

5. Itai Y, Tsutomu A, Masakazu M (1982) Computed tomographic appearance of resectable pancreatic carcinoma. Radiology 143:719–726
6. Itai Y, Moss AA, Goldberg HJ (1982) Pancreatic cysts caused by carcinoma of the panreas: A pitfall in the diagnosis of pancreatic carcinoma. J Comp Assist Tomogr 6(4):772–776
7. Karasawa E, Goldberg HI, Moss A, Federle MP, London SS (1983) CT-pancreatogram in carcinoma of the pancreas and chronic pancreatitis. Radiology 148:489–493
8. Megibow AJ, Bosniak MA, Beranbaum ER (1981) Thickening of the celiac axis and superior mesenteric artery: A sign of pancreatic carcinoma on computed tomography. Radiology 141:449–453

6.5 Erste Erfahrungen in der Pankreasdiagnostik mittels NMR-Tomographie

M. Meves[1]

Nuclear-magnetic-resonance-(NMR)-Tomographie oder Kernspintomographie ist ein neues bildgebendes Verfahren, bei dem die körpereigenen Wasserstoffkerne (der Mensch besteht zu etwa 70% aus Wasser) angeregt werden, Signale auszusenden, die mit geeigneten Methoden detektiert und zur Bilderzeugung verwendet werden können: Protonenimaging. Dabei wird das Signal nicht nur von der Anzahl der Protonen beeinflußt, sondern auch von der Art der Bindung an benachbarte Atomkerne und Molekülgitter.

In chemischen Labors werden spektroskopische Kernmagnetresonanzanalysen seit etwa 30 Jahren erfolgreich angewendet, aber erst 1973 schlug Lauterbur vor, diese Methode auch als bildgebendes Verfahren einzusetzen [3]. Nach anfänglichem Zögern ist dann in den letzten 2 Jahren ein großer Boom erfolgt. Dieses Interesse ist begründet durch erste Mitteilungen, wo die Methode ihre Überlegenheit über Röntgen-CT beim Nachweis von Hirntumoren oder der Multiplen Sklerose bewiesen hat [7]. Es besteht daher bei Herstellern und potentiellen Anwendern optimistische Erwartungshaltung, was sich darin ausdrückt, daß zur Zeit 67 (!) Hersteller (meist größere Röntgenfirmen) weltweit derartige Geräte, die von physikalischer und technischer Seite her sehr anspruchsvoll sind, entwickeln, und daß in Deutschland sowohl Bundesministerium für Forschung und Technik als auch Deutsche Forschungsgemeinschaft je 2 Geräte zur klinischen Erprobung bereitgestellt haben.

Prinzip der Methode

Körper, die eine Ladung und einen Drehimpuls oder Spin besitzen, verhalten sich wie kleine Magnete. In einem sehr starken Magnetfeld präzedieren die Protonen um die Richtung der magnetischen Feldlinien und erzeugen eine resultierende Magnetisierung in Magnetfeldrichtung. Eine mit der Präzessionsfrequenz eingestrahlten HF-Energie (Radioimpuls) kann diese Magnetisierung auslenken. Nach dem Abschalten des Radiosignals kehren die Protonen wieder in ihre Ausgangslage zurück (Relaxation) und geben dabei die aufgenommene Energie wieder ab. Diese wird durch eine um den Körper gelegte Antenne registriert. Durch eine gezielte Inhomogenität des Magnetfeldes (Gradienten) kann eine räumliche Zuordnung der Signale erreicht werden. Dieser Vorgang der Anregung und Registrierung der Relaxation wird bei der Projektions-Rekonstruktions-Methode etwa 120mal wiederholt, wobei die Gra-

1 Krankenhaus Nordwest der Stiftung Hospital zum Heiligen Geist, Radiologisches Zentralinstitut, Steinbacher Hohl 2–26, D-6000 Frankfurt/Main 90

Das Pankreaskarzinom
Hrsg. H. G. Beger und R. Bittner

dienten um insgesamt 180° gedreht werden. Die Signale werden durch spezielle Methoden, wie sie auch bei der Computertomographie verwendet werden, verarbeitet und in einer Matrix als Grauwerte dargestellt, wodurch letztlich ein im Charakter dem CT-Bild vergleichbares Bild entsteht [2].

Der Vorteil des Protonenimaging gegenüber Röntgen-CT ist die Tatsache, daß nicht nur ein Parameter (Schwächung der Röntgenstrahlen), sondern mindestens vier Parameter zum Signal und damit zum Bild beitragen, das heißt, die Information in den Bildern kann weitaus differenzierter sein. Die Parameter sind:

1. Protonendichte
2. Relaxationszeiten, beruhend auf molekularer Struktur, Aggregatzustand und Art der Wasserbindung
   a) *T_1-Relaxationszeit:* bestimmt durch Abgabe der HF-Energie an Nachbaratome, was immer durch thermische Interaktionen geschieht: *Spin-Gitterrelaxation*
   b) *T_2-Relaxationszeit:* Abgabe der HF-Energie durch Beeinflussung benachbarter lokaler Magnetfelder anderer Spins: *Spin-Spinrelaxation*
3. Fluß (durch Bewegungen der Protonen aus der oder in die angeregte Scheibe)
4. Diffusion: Übergänge der Bindung der Protonen bzw. des Wassers (freies, gebundenes Wasser).

Der jeweilige Beitrag dieser Parameter hängt von der speziellen Art der Anregung und Signalauslese ab (Inversion-Recovery-Sequenz oder Spinechosequenz). Diese wiederum bestimmt die Kontraste, das heißt, die Unterscheidbarkeit benachbart liegender Strukturen. Das wesentliche Substrat beim Protonenimaging ist also das Wasser in seiner verschiedenen Bindung [1]. Je nachdem, ob das Wasser in freier Form vorliegt oder an Makromoleküle gebunden ist, erhält man stark unterschiedliche Relaxationszeiten, z.B. ist die T_1 von Plasma 150 ms und von roten Blutkörperchen 540 ms (10,7 mHz, 37°C). Diese (spektroskopischen) Daten sollen die potentiellen Möglichkeiten der Methode andeuten. Ein weiterer Vorteil der Methode ist, daß Schnitte in allen drei Raumebenen frei wählbar sind, so daß eine räumliche Zuordnung von Läsionen erleichtert wird. Schließlich ist das Verfahren nach allen bisher vorliegenden Erkenntnissen frei von Risiken für den Patienten.

Während die Untersuchung von Gehirn- und Rückenmarkstumoren bereits eine gewisse klinische Wertigkeit hat, ist die Untersuchung abdominaler Strukturen erst im Anfangsstadium.

Sowohl die SE-Sequenz als auch die IR-Sequenz kommen zur Anwendung, wobei eine optimale Pulssequenz noch nicht gefunden wurde.

Nach vorläufigen klinischen Erkenntnissen [4, 6] ist das Pankreas eines der am schwierigsten darstellbaren Organe, nur in ca. 60% der Fälle kann die gesamte Drüse abgebildet werden. Darm- und Atembewegungen begrenzen die räumliche Auflösung. Mit den bisher angewendeten Pulssequenzen sind die Grauwerte ähnlich wie die des umgebenden Darms, wo also retroperitoneales bzw. peripankreatisches Fett mit erhöhter Signalstärke fehlt, kann das Organ schlecht abgegrenzt werden.

Adenokarzinome des Pankreas sind mit NMR-Tomographie darstellbar, aber nicht aufgrund unterschiedlicher Relaxationszeiten, sondern aufgrund von Formänderungen des Pankreas oder durch den Nachweis von pseudozystischen oder nekrotischen Arealen innerhalb des Tumors, die aufgrund differenter Signalstärken darstellbar sind. Hier wirkt sich also das Fehlen geeigneter Pulssequenzen und guter

Meßstatistik für die Berechnung reiner T_1- oder T_2-Bilder besonders nachteilig aus. Andererseits bestehen aufgrund der guten Ergebnisse bei Gehirnerkrankungen berechtigte Hoffnungen, daß auch Pankreaskarzinome in vivo (wie in vitro bereits nachgewiesen) eine verlängerte T_2-Zeit aufweisen [4] und so mit geeigneten Verfahren differenzierbar sind.

Zusammenfassung und Schlußfolgerung

Die NMR-Tomographie ist am Anfang einer raschen Entwicklung begriffen. Hinsichtlich der Diagnostik von Pankreastumoren ist die klinische Wertigkeit noch nicht bewiesen, das heißt eine Überlegenheit über andere diagnostische Verfahren wie US und CT besteht zur Zeit nicht. Aufgrund positiver Ergebnisse beim Nachweis von computertomographisch stummen oder zweifelhaften Hirnläsionen ist aber die Annahme berechtigt, daß auch die Erkennung von Erkrankungen des Pankreas – nach Lösen vordergründiger technologischer Probleme – durch die extrem hohe Kontrastauflösung der NMR-Tomographie verbessert werden wird.

Eine weitere, zur Zeit viel diskutierte Möglichkeit der NMR ist die In-vivo-Spektroskopie [5], die es erlaubt, durch Messung lokaler pH-Änderungen im Gewebe oder Änderungen des Phosphatstoffwechsels gesundes von erkranktem Gewebe zu unterscheiden und möglicherweise auch zu charakterisieren und spezifische Aussagen über morphologische Befunde zu gestatten. Dieses Verfahren befindet sich im präklinischen Versuchsstadium.

Literatur

1. Fullerton GD, Potter JL, Dornbluth NC (1982) NMR relaxation of protons in tissues and other macromolecular water solutions. Magnetic Resonance Imaging 1: 209–228
2. Kaufman L, Crooks LE, Margulis AR (1981) Nuclear magnetic resonance in medicine. Igaku-Shoin, New York Tokyo
3. Lauterbur PC (1973) Image formation by induced local interactions: Examples employing nuclear magnetic resonance. Nature 242: 190–191
4. Margulis AR, Higgins CB, Kaufman L, Crooks L (1983) Clinical magnetic resonance imaging. Radiology and Education Foundation, San Francisco
5. Radda GK, Chan L, Bore PB, Gadian DG, Ross BD, Styles P, Taylor D (1982) Clinical applications of ^{31}P NMR. NMR imaging. Proceedings of an International Symposium on Nuclear Magnetic Resonance Imaging held at the Bowman Gray School of Medicine of Wake Forest University Winston-Salem, North Carolina, October 1–3, 1981, The Bowman Gray School of Medecine, Winston-Salem, USA, pp 159–169
6. Smith FW, Reid A, Hutchinson JMS, Mallard JR, Path FRC (1982) Nuclear magnetic resonance imaging of the pancreas. Radiology 142: 677–680
7. Young IR, Bailes DR, Burl M et al (1982) Initial clinical evaluation of a whole body nuclear magnetic resonance (NMR) tomograph. Journal of Computer Assisted Tomography 6: 1–18

6.6 Angiographische Diagnostik von malignen Pankreastumoren

W. Wenz[1]

Selektive Angiographie der Pankreasgefäße war in den 60iger Jahren diagnostische Methode der Wahl zur Darstellung der Bauchspeicheldrüse und ihrer Tumoren. Sie ist durch die modernen, nichtinvasiven bildgebenden Verfahren als Suchmethode überflüssig geworden. Bestehen jedoch Symptome, die auf ein Pankreaskarzinom hindeuten, ist die Arteriographie besonders in Kombination mit ERCP und PTC auch heute noch indiziert [8].

Zur Zeit existiert ein merkwürdiges Mißverhältnis zwischen den großartigen Erfolgsmeldungen von Sonographie und Computertomographie in den Publikationen einerseits und der Realität im rauhen klinischen Alltag andererseits, wenn es um das kleine, das operable Pankreaskarzinom geht. Gezielte röntgenologische Gefäßdarstellung ist hier so wichtig wie eh und je.

Gefäßanatomie

Das Pankreas hat eine komplizierte arterielle Gefäßversorgung mit nicht weniger als 4 Zuflußarterien:

1. A. hepatica mit der A. gastroduodenalis für die Kopfregion;
2. A. lienalis für das Korpus-Schwanz-Gebiet;
3. A. mesenterica superior vorwiegend für den Proc. uncinatus [11];
4. A. mesenterica inferior für den Unterrand der Korpus-Schwanzregion.

Angiographische Technik

Eine *Panarteriographie* in Form der Übersichtsaortographie ist zur Diagnostik wegen der Gefäßüberlagerungen ungeeignet. Verwertbare Ergebnisse vermittelt nur die isolierte Darstellung des Truncus coeliacus und der A. mesenterica superior, evtl. die superselektive Kontrastierung der A. pancreatica und der A. gastroduodenalis.

Die *superselektive Angiographie* erlaubt eine bessere Detaildarstellung, besonders wenn sie mit der Vergrößerungstechnik durchgeführt wird. Nachteilig ist die Verlängerung der Untersuchungsdauer, Erhöhung der Strahlenbelastung und eine höhere Komplikationsquote, die von 1% klinisch bedeutsamen Komplikationen bei der selektiven Viszeralarteriographie auf 7% ansteigt [10].

---

1 Abteilung Röntgendiagnostik der Universität Freiburg, Hugstetter Str. 55, D-7800 Freiburg

Das Pankreaskarzinom
Hrsg. H. G. Beger und R. Bittner

Pathomorphologie

Welche angiographischen Kriterien sind für die Erkennung eines Malignoms der Bauchspeicheldrüse entscheidend? Die Gefäßveränderungen entsprechen dem schlecht durchbluteten Karzinom:

1. *Gefäßinfiltration* innerhalb und außerhalb des Organs: große Gefäße sägezahnartig („serrated" nach Reuter u. Redman [9]); abrupt endende kleine Arterien mit atypischer Abwinkelung und Kaliberschwankungen.
2. *Tumorgefäße* sollen in 60% der Fälle [9] erkennbar sein, wenn die Untersuchung superselektiv durchgeführt wird. Im eigenen Krankengut bilden Tumorgefäße die Ausnahme.
3. *Stenosen und Verschluß abführender Venen* sind wichtige, wenn auch nicht karzinomspezifische Hinweise: im Kopfbereich die Mesenterialvenen; in Höhe des Korpus-Schwanz-Abschnittes die Milzvene.

Unter 61 Pankreaskarzinomen fanden wir nur eine einzige Tumorkontrastierung [13]; diese ist in der Regel beim Inselzelladenom und -karzinom zu erwarten und gilt auch als Leitsymptom für das Zystadenom und das allerdings seltene Zystadenokarzinom [3].

Die Kontrastanreicherung spielt auch eine wichtige Rolle bei der differentialdiagnostischen Abgrenzung des Pankreastumors gegenüber der *chronischen Pankreatitis:* Bogige Gefäßverlagerung bei Organvergrößerung, Verziehung im Stadium der narbigen Schrumpfung, homogene oder fleckförmige Kontrastierung in der Parenchymphase und ein früher, teilweise an arteriovenöse Kurzschlüsse gemahnender venöser Abfluß [6] sind recht charakteristisch. Es ist bedauerlich, daß nur wenige Autoren sich über die Bedeutung der Angiographie bei der chronischen Pankreatitis verbreitet haben.

Größere Erfahrungen liegen bei der differentialdiagnostisch ebenfalls wichtigen *Arteriosklerose der Viszeralarterien* vor mit ihren Kaliberschwankungen und Gefäßabbrüchen, zumal diese etwa in der gleichen Altersgruppe vorkommt wie das Pankreaskarzinom. Der Nachweis generalisierter Gefäßveränderungen an der gesamten dargestellten Strombahn erleichtert hier jedoch meist die Beurteilung.

Malignome benachbarter Organe wie der Gallenwege, gastrointestinale Tumormetastasen und Lymphome sind im Einzelfall sehr schwer gegenüber dem primären Pankreaskarzinom abzugrenzen. Der Nachweis einer die Pankreasregion überschreitenden Raumforderung hingegen kann sehr hilfreich für die Abwägung der Operabilität sein.

Angiographische Spezialtechniken

Nicht zuletzt unter dem Druck konkurrierender Verfahren ist auch die Pankreasangiographie in den beiden letzten Jahrzehnten auf die verschiedenste Weise modifiziert worden.

Genannt wurde bereits die *superselektive Technik,* die in Verbindung mit Vergrößerungsaufnahmen zur Aufdeckung des auf die Bauchspeicheldrüse beschränkten, also die Organgrenzen noch nicht überschreitenden Tumors Anwendung findet [2].

Die bisher üblichen *Subtraktionsverfahren,* photographisch, elektronisch sowie die Subtraktion in Farbe haben keine entscheidenden Fortschritte gebracht. Von der *digitalen Subtraktionsangiographie* darf allerdings zur besseren Parenchymdarstellung in der Zukunft einiges erwartet werden.

Bleibt die *Pharmakoangiographie* mit der Verbesserung der arteriellen Phase durch *Adrenalin* [4], der Intensivierung der parenchymatösen Phase durch *Sekretin* [5] und der Unterstützung des venösen Rückflusses mit Hilfe von *Priscol.* Auch hier keine entscheidende Verbesserung der diagnostischen Aussagekraft, jedoch Erhöhung der Komplikationsquote und deshalb heute gezielte Anwendung von Fall zu Fall!

Ergebnisse

1974 haben wir in einer 10-Jahres-Aufstellung über eine angiographische Trefferquote unter 61 Karzinomen um 70% berichtet [13]. Nur 15 Tumoren waren operabel. Infiltration, Stenose oder Verschluß großer Zuflußarterien wie des Truncus coeliacus, der Hepatica oder Lienalis, sowie Verschluß einer der großen Venen waren immer Hinweise für absolute Inoperabilität.

Unsere Ergebnisse der für diese Tagung ausgewerteten Zahlen der letzten 4 Jahre in Freiburg sind nicht besser, wenn nicht der ausgesprochene Verdacht auf ein Malignom nachträglich in die Aufstellung eingeführt wird. Immerhin sind 2 Karzinome unter 3 cm Durchmesser in dieser Serie, bei denen die Angiographie – in einem Fall auch die ERCP – den entscheidenden Hinweis für die Operation gab.

11 von 16 operablen Karzinomen wurden durch die Angiographie eindeutig lokalisiert. Bei 5 Kranken wurde entweder nur der Verdacht ausgesprochen oder eine chronische Pankreatitis vermutet. Zusammen mit ERCP und/oder PTC wurde die Diagnose in 15 Fällen gestellt.

Da sich das Pankreaskarzinom im Gegensatz zur Hypernephrommetastase nicht durch Tumorkontrastierung oder den Nachweis eines dichten Netzes pathologischer Gefäße verrät [7], kann die Angiographie naturgemäß nur dort fündig werden, wo röntgenologisch nachweisbare, also größere Gefäße infiltriert worden sind. Hieraus resultieren Negativbefunde insbesondere in der Organperipherie und die besseren Ergebnisse durch superselektive Kontrastierung und Vergrößerungstechnik.

Gleiche Verhältnisse liegen bei der Auswertung einer retrograden Pankreasgangdarstellung zugrunde. Die Kombination beider Verfahren jedoch führt zu einer ausgezeichneten diagnostischen Ausbeute:

Ariyama [1] stellte unter 112 Kranken mit Pankreaskarzinom in 84% die richtige Diagnose. 30 Tumoren waren operabel:

	Sensitivität	*Spezifität*
Ultraschall	91%	14%
Computertomographie	84%	32%
ERCP	94%	50%
Angiographie	87%	94%

Er empfiehlt deshalb folgenden Untersuchungsgang:

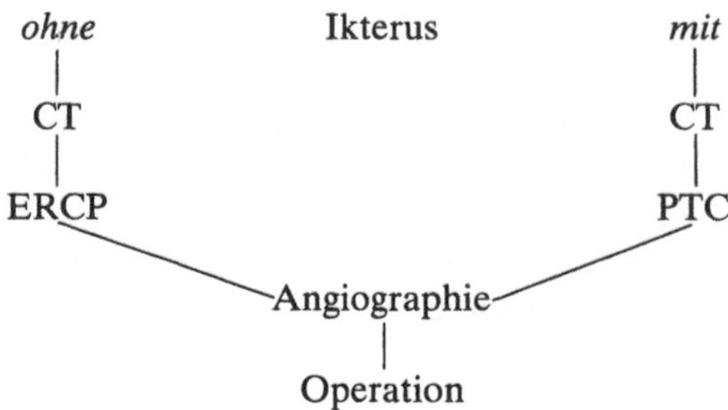

Eine letzte Literaturangabe sei angefügt: Freeny u. Ball [8] haben 1978 100 konsekutive Pankreasangiographien ausgewertet, bei denen US, CT, ERCP oder PTC vorangegangen waren. Die diagnostische Trefferquote lag bei 81%; die Gefäßdarstellung sei bei 68 Kranken von Bedeutung für die einzuschlagende Therapie gewesen.

Eine *Fehldiagnose* soll die Angiographie beim Pankreasmalignom von einer anderen Seite aus beleuchten:

72jähr. Mann mit monatelanger, ulkusähnlicher Symptomatik im rechten Oberbauch. US und CT ohne Hinweis für Tumor; endoskopisch oberflächliche Ulzeration im Duodenum. Nach plötzlich einsetzender, abundanter Gastrointestinalblutung vermag nur die Angiographie eine Blutungsquelle in der pars descendens duodeni zu sichern. Ein dicht kontrastierter Bezirk im Pankreaskopf wird als chronische Pankreatitis angesehen. Chirurgische Ligatur der A. gastroduodenalis mit unmittelbar darauf persistierender Blutung. Embolisation der noch durchgängigen Gastroduodenalis von der Hepatica und der Mesenterica sup. her als ultima ratio. 3 Wochen später Verblutungstod aus einem autoptisch gesicherten kleinen *Karzinoid* des Pankreaskopfes.

Zusammenfassung

Angiographisch ist demnach die Lokalisation auch des kleinen Pankreastumors möglich, sogar die temporäre Beherrschung einer tumorbedingten Gastrointestinalblutung. So überflüssig die Angiographie beim tastbaren Tumor ist, so wichtig wird sie als Hilfe zur Abwägung der Operabilität, zur Operationsplanung, ja sogar zur Kontrolle nach der Tumorchirurgie, wie Vogel u. Mitarb. 1982 [12] nach 35 Eingriffen zeigen konnten. Es ist gut möglich, daß mit der Verbesserung der sog. *digitalen* Subtraktionsangiographie röntgenologische Gefäßdarstellungen wieder zu Routineverfahren beim Pankreaskarzinom werden.

Literatur

1. Ariyama J (1983) Unveröffentlichter Vortrag: 1. German-Japanese Radiological Affiliation. 3. September 1983, Tokyo

2. Ariyama J, Shirakabe H, Shimaguchi S, Autenrieth J (1980) Kritischer Vergleich der Untersuchungsmethoden bei der Frage nach einem Pankreaskarzinom. RöFo 133:6
3. Aspestrand F, Oppedal BR, Eide TJ (1984) Pancreatic cystadenoma: Angiographic and histologic findings illustrated by two cases. Radiologe 24:227–229
4. Boijsen E (1970) Angiography in pancreatic disease. Acta Gastroent Belg 33:391
5. Chérigié E, Mellière D, Bennet J, Doyon D, Chenard JC (1967) Anatomie radiologique de la vascularisation du pancréas. J Radiol Eléctrol 48:346–352
6. Delorme G (1975) Traité de radiodiagnostique, vol 7: Foie-voies biliaires, pancréas, rate. Masson, Paris
7. Drugová B, Jakoubková J (1982) Angiographischer Nachweis der Metastasen des Grawitz-Tumors im Pankreas. RöFo 137:345–346
8. Freeny PC, Ball TJ (1978) Evaluation of endoscopic retrograde cholangio-pancreatography and angiography in the diagnosis of pancreatic carcinoma. Amer J Roentgenol 133:619
9. Reuter S, Redman H (1977) Gastrointestinal angiography, 2. edn. Saunders, Philadelphia London Toronto
10. Sigstedt B, Boijsen E, Lunderquist A, Tylen U (1981) Angiography in pancreatic disease re-evaluated. Acta Rad Diagn 22:235
11. Suzuki T, Manabe T, Tani T, Uchida K, Tobe T (1981) Manifestations of carcinoma of the uncinate process by means of superior mesenteric arteriography. Surg Gynec Obstet 152:163–170
12. Vogel H, Lehmann U, Schoemaker R, Klapdor R, Schreiber HW (1982) Angiographie nach Eingriffen am Pankreas. RöFo 137:177–183
13. Wenz W (1974) Abdominal angiography. Springer, Berlin Heidelberg New York

6.7 Technik und Treffsicherheit der ERCP in der Diagnostik des Pankreaskarzinoms*

G. Lux[1], I. Graf[1], J. F. Riemann[1], P. Lederer[1] und C. Gebhardt[2]

Das Pankreaskarzinom bildet heute in den Vereinigten Staaten das zweithäufigste, in der BRD das dritthäufigste Karzinom des GI-Traktes [3]. Der zunehmenden Häufigkeit steht nach wie vor die schlechte Prognose dieses Leidens gegenüber; die Fünfjahresheilungsquote des Pankreaskarzinoms liegt entsprechend einer WHO-Studie unter 1% [2], da etwa 85–90% aller Pankreaskarzinome zum Zeitpunkt der Diagnosestellung die Organgrenzen bereits überschritten oder metastasiert haben [8, 16, 19, 33]. Da für eine Vorsorgeuntersuchung geeignete Methoden fehlen, ließe sich eine Frühdiagnose, d. h. eine Erfassung des Pankreaskarzinoms im kurablen Stadium nur durch die Untersuchung von Patienten mit frühen klinischen Zeichen eines Pankreaskarzinoms oder durch die Untersuchung von Risikogruppen erreichen. Verbesserungen diagnostischer und operativer Techniken haben zu einer Steigerung der Resektionsrate beim Pankreaskarzinom geführt, in der Chirurgischen Universitätsklinik Erlangen wurden 1978 12%, 1981 35% der Pankreaskarzinome reseziert [12]. Da 90% aller Pankreastumoren vom Gangepithel ausgehen, kommt der Kontrastmittelfüllung des Pankreasganges im Rahmen der endoskopisch-retrograden Cholangio-Pankreatikographie, seltener durch sonographisch geführte Punktion des Pankreasganges, wesentliche Bedeutung in der Diagnostik und präoperativen Planung zu.

ERCP – Indikation und Durchführung

Indikation / Kontraindikation

Als invasive Methode mit Komplikationsmöglichkeiten ergeben sich für die endoskopisch-retrograde Cholangio-Pankreatikographie genau festgelegte Indikationen. Die retrograde KM-Füllung des Pankreasganges ist indiziert bei

- chronischer Pankreatitis, wenn aufgrund der Beschwerden oder sonstiger Komplikation die Indikation zur Operation gegeben ist,
- Verdacht auf Pankreaskarzinom.

Ob bei der akuten Pankreatitis unmittelbar präoperativ eine Pankreasgangdarstellung durchgeführt werden sollte, um anhand des Pankreatogrammes das operationstaktische Vorgehen zu modifizieren, wird derzeit unterschiedlich beurteilt [13].

---

* Herrn Prof. Dr. med. H. P. Hermanek zum 60. Geburtstag gewidmet

1 Medizinische Klinik und Poliklinik der Universität, Krankenhausstr. 12, D-8520 Erlangen
2 Chirurg. Klinik der Universität, Maximiliansplatz 2, D-8520 Erlangen

Das Pankreaskarzinom
Hrsg. H. G. Beger und R. Bittner

Da ⅔ der Pankreaskarzinome die Gallenwege in das Tumorgeschehen miteinbeziehen, sollte immer eine retrograde Füllung des Ductus choledochus bei Verdacht auf Pankreaskarzinom angestrebt werden. Insgesamt ergeben sich zur endoskopisch-retrograden Cholangiographie (ERC) folgende Indikationen:

- Differentialdiagnose des Verschlußikterus,
- Verdacht auf Gallenwegserkrankungen bei negativer oder nicht verwertbarer orthograder Cholangiographie,
- Beschwerden bei bilio-digestiven Anastomosen,
- Kontrastmittelunverträglichkeit bei intravenöser Gabe,
- Verdacht auf Papillenstenose,
- Verdacht auf biliäre Pankreatitis.

Klassischerweise gehören die Cholangitis und die akute Pankreatitis zu den absoluten Kontraindikationen einer ERCP. Mit der retrograden Pankreatikographie sollte mindestens 3–4 Wochen nach Abklingen der akuten Pankreatitis gewartet werden. Kommt jedoch als auslösende Ursache der akuten Pankreatitis oder Cholangitis ein Konkrement in Betracht, oder handelt es sich um eine mit einer internen Prothese zu überbrückende Choledochusstenose, so stellen Cholangitis oder akute Pankreatitis keine Kontraindikationen für eine endoskopisch-retrograde Cholangio-Pankreatikographie dar. Die Anfüllung einer Pankreaszyste ist wegen der möglichen septischen Komplikationen nur unmittelbar präoperativ erlaubt.

Komplikationen

Post-ERCP-Pankreatitis mit den Parametern Schmerzen, Leukozytose und Hyperamylasämie und septische Krankheitsbilder bilden die Hauptkomplikationen der endoskopisch-retrograden Cholangio-Pankreatikographie. Die Komplikationshäufigkeit von 5–8% wurde zunächst durch eine einwandfreie Technik mit Vermeidung der Parenchymographie auf etwa 3% gesenkt. Seit Einführung einer konsequenten Gerätesterilisation und eines aseptischen Arbeitens liegt die Komplikationsrate unter 1% [28].

Vorbereitung

Die Vorbereitung des Patienten entspricht im wesentlichen derjenigen der peroralen Endoskopie mit Bestimmung des Gerinnungsstatus, wobei als untere Grenze ein Prothrombinwert von 50% (in Ausnahmefällen bis 30%) und Thrombozyten von 100000/mm^3 (in Ausnahmefällen bis 50000/mm^3) gelten. Sinnvoll ist ferner eine Oberbauchsonographie zum Ausschluß von Pankreaszysten.

Instrumente

Normalerweise wird die ERCP über ein Duodenoskop mit Seitblickoptik (z.B. JB-B2, JF-B3, Olympus) durchgeführt. Besonders nach Billroth-II-Resektion des Magens ist die Verwendung eines Vorausblickinstrumentes (z.B. GIFQ, Olympus) oft vorteilhaft. Die KM-Instillation erfolgt über einen Teflonkatheter mit oder ohne Metallspitze. Wesentliche Voraussetzung für eine diagnostisch aussagefähige und komplikationsarme Untersuchung ist ein Röntgengerät mit hohem Auflösungsvermögen, um eine Parenchymographie bei der retrograden Pankreatikographie zu vermeiden.

Technik

Die Passage durch den Ösophagus erfolgt mit dem Seitblickendoskop weitgehend ohne Lumensicht. Im Magen wird das Instrument entlang der kleinen Kurvatur bis zum Pylorus geführt. Nach Begradigung durch Aufrichten der Instrumentenspitze bereitet die Pyloruspassage zumeist keine Schwierigkeiten. Die Duodenalschleimhaut fällt durch das zottige Oberflächenrelief auf. Die Untersuchung, die zunächst in Linksseitenlage des Patienten begonnen wurde, wird nun in Bauchlage fortgesetzt. Der Untersucher dreht sich zusätzlich um 90 Grad, so daß das Instrument insgesamt um 180 Grad im Uhrzeigersinn gedreht wird, wodurch der Blick in die Pars descendens duodeni frei wird. Durch Zurückziehen wird das Instrument im Bereich der großen Magenkurvatur begradigt, die Spitze gleitet nach distal. Orientierungspunkte zum Aufsuchen der Papille sind die proximal verlaufende Plica longitudinalis als Ausdruck des intraduodenalen Anteils des Ductus choledochus und das Frenulum, das distal auf die Papille zuläuft. Bei etwa 80% aller Patienten münden Ductus Wirsungianus und Ductus choledochus gemeinsam, in knapp 15% haben beide Gangsysteme eine getrennte Einmündung, bei etwa 5% liegt ein sog. Pankreas divisum vor.

Nach Aufsetzen auf bzw. Einführen des Teflonkatheters in die Papillenöffnung erfolgt die KM-Füllung des Pankreas- und Gallengangsystems. Ein sicheres Verfahren, das nur den gewünschten Gang zur Darstellung bringt, gibt es nicht. Wird der Katheter senkrecht auf die Papille zugeführt, ist eine Darstellung des Pankreasganges zu erwarten, erfolgt die Kanülierung von distal, ist die Kontrastierung des Gallenganges wahrscheinlicher. Bei sehr kleinen und derben Papillen empfiehlt sich die Verwendung eines Metallspitzenkatheters. Bereits während der Füllungsphase erfolgt die Röntgendokumentation (Abb. 1). Bei Stenosen des Gallenganges bzw. Pankreasganges sollte, ebenso wie bei Pankreaszysten lediglich die zur Diagnosestellung erforderliche KM-Menge instilliert werden. Unbedingt vermieden werden muß eine Parenchymographie der Bauchspeicheldrüse wegen der Gefahr der nachfolgenden Post-ERCP-Pankreatitis.

Nachsorge

Zur rechtzeitigen Erkennung von Komplikationen nach ERCP empfiehlt sich eine gewissenhafte Nachkontrolle: die Bestimmung der Körpertemperatur in Abständen von 2–8 Std. während der folgenden 24 Std., eine Puls- und Blutdruckkontrolle in 2stündigen Abständen während der ersten 8 Std. und am Nachmittag des Untersuchungstages bzw. an den beiden folgenden Tagen die Bestimmung von Leukozyten, Amylase, Bilirubin, Gamma-GT und alkalischer Phosphatase.

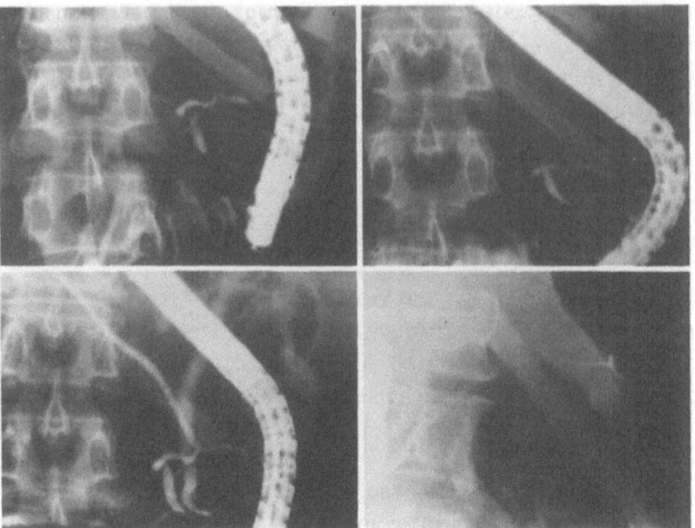

Abb. 1. Endoskopisch-retrograde Cholangio-Pankreatikographie mit unauffälligem Ductus pancreaticus, unauffällige Gallenwege

ERCP beim Papillen- und Pankreaskarzinom

Die endoskopisch-retrograde Cholangio-Pankreatikographie stellt eine kombiniert endoskopisch-radiologische Methode dar. Bereits bei der Passage des Endoskopes durch den Magen ergeben sich Hinweise auf einen Pankreasprozeß durch Impressionen besonders im Bereich der Antrumhinterwand oder durch isolierte Magenfundusvarizen im Rahmen einer Milzvenenthrombose [18]. Wird beim Pankreaskopfkarzinom das Duodenum in den Tumorprozeß einbezogen, so kann in seltenen Fällen die Duodenalpassage und damit die ERCP verhindert werden. Meistens läßt sich die Diagnose bereits durch die Tumorinfiltration der Schleimhaut endoskopisch und histologisch-bioptisch sichern, auch wenn eine Gangdarstellung nicht möglich ist.

Das Karzinom der Papilla Vateri zeichnet sich durch eine bei weitem bessere Prognose mit einer Fünfjahresüberlebensrate von 30–40% aus. 80% der Tumoren sind gut differenziert. Periampulläre Tumoren der Duodenalschleimhaut ähneln histologischen Karzinomen des Kolons. Die Diagnose des Papillenkarzinoms ist dann einfach, wenn es sich um ein polypös wachsendes papilläres Adenokarzinom handelt (Typ I nach Blumgart [5]). Hier bereitet auch die bioptische Sicherung keine Schwierigkeiten. Nicht selten jedoch entwickelt sich das Karzinom primär intramural, so daß die Papilleninspektion einen unauffälligen Befund ergeben kann. Bei entsprechendem Verdacht sollte eine Papillotomie mit anschließender Zangen- bzw. Schlingenbiopsie durchgeführt werden. Grundsätzlich sollte bei einem Papillentumor solange davon ausgegangen werden, daß es sich um einen malignen Prozeß handelt, bis histologisch das Gegenteil bewiesen worden ist [30]. Selbst wenn die Biopsie ein Adenom ergibt, läßt sich nicht selten an anderer Stelle bei der gleichen oder bei späteren Untersuchungen ein Karzinom nachweisen. Beim Papillenkarzinom Typ II nach Blumgart [5] handelt es sich um ein exulzerierendes, schleimproduzierendes, entdifferenziertes Adenokarzinom. Eine Kanülierung ist oft nicht möglich.

Befunde und Ergebnisse der ERCP beim Pankreaskarzinom

Richtungsweisend für die Diagnose Karzinom sind Veränderungen des Pankreatogrammes, die von einer Reihe von Autoren beschrieben sind [11, 15, 22, 29]. Man unterscheidet nach diesen Kriterien den Stenosetyp, den Verschlußtyp, den Taperingtyp und die Nekrosehöhle oder den Zerfallstyp (Abb. 2–7). Von den meisten Untersuchern wird bestätigt, daß ein unauffälliges Pankreasgangbild ein Karzinom weitgehend ausschließt [14], obwohl auch über inoperable Pankreaskarzinome mit unauffälligen Pankreasgangsystemen berichtet wurde [7]. Da in ⅔ der Fälle das Gallenwegsystem in das Tumorgeschehen miteinbezogen wird (Lux 1978), gewinnt besonders das von Freeny 1976 [11] beschriebene „double duct sign" zum Nachweis eines Pankreaskarzinoms besondere Bedeutung.

Um die Wertigkeit der diagnostischen ERCP beim Pankreaskarzinom zu beurteilen, wurden die Daten von 220 Patienten, die von 1971–1981 stationär in der Medizinischen Universitätsklinik Erlangen mit der klinischen Diagnose „Pankreaskarzinom" untersucht wurden, retrospektiv analysiert. Endgültig wurden in die Studie 129 Patienten aufgenommen, bei denen die Diagnose „Pankreaskarzinom" intraoperativ histologisch-bioptisch oder durch Autopsie gesichert werden konnte (Tabelle 1). Das Durchschnittsalter der Patienten betrug 63 Jahre; der jüngste Patient war 37 Jahre, der älteste 87. Von den 129 Patienten waren 100 männlich, 29 Patienten weiblich, das Verhältnis Männer zu Frauen demnach 3,4:1. Die Anamnesedauer betrug bei ⅔ der Patienten weniger als 6 Monate, der Gewichtsverlust betrug im Mittel 9,4 kg in 3,5 Monaten. Eine diabetische Stoffwechsellage war bei ⅓ der Patienten nachweisbar. Ein Ikterus bestand bei 45,7% der Patienten. Weder die laborchemi-

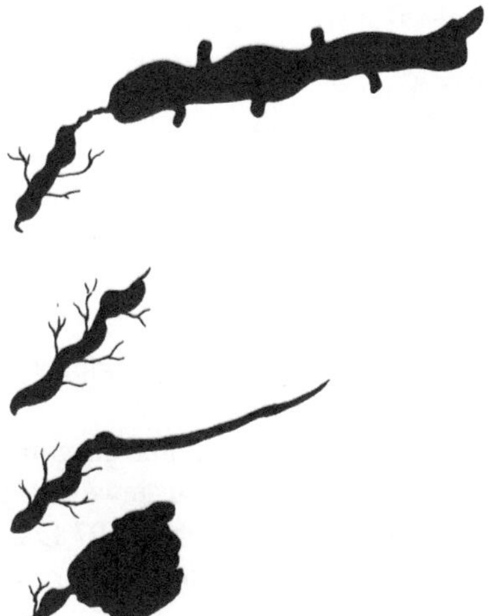

Abb. 2. Schematische Darstellung der Gangveränderungen beim Pankreaskarzinom: Typ I, irreguläre Stenose und prästenotische Dilatation; Typ II, Abbruch des Pankreasganges; Typ III, mit allmählicher Stenosierung und Abbruch des Ganges (Tapering-Type); Typ IV, mit Anfärbung einer Nekrosehöhle

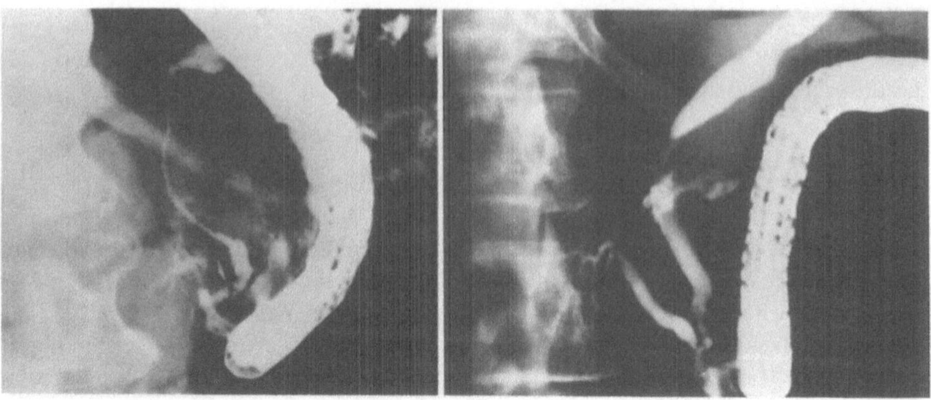

3 4

Abb. 3. Langstreckige Stenosierung des Pankreasganges im Kopfteil der Drüse, prästenotische Dilatation bei inoperablem Pankreaskopfkarzinom

Abb. 4. Abbruch des Pankreasganges und irreguläre, fadenförmige Stenose mit prästenotischer Dilatation des Ductus choledochus bei Pankreaskopfkarzinom

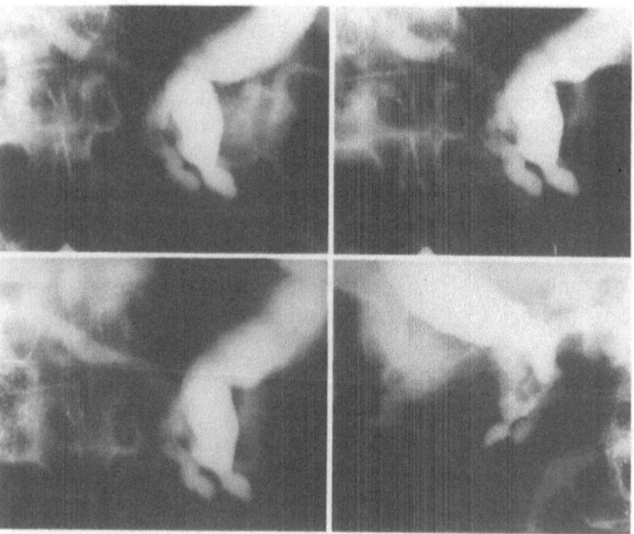

Abb. 5. Dilatation des Pankreas- und Gallenganges bei periampullärem Karzinom

schen Parameter, noch anamnestischer Alkoholverbrauch, Blutgruppe oder der Nikotinkonsum erbrachte Hinweismöglichkeiten für ein Pankreaskarzinom.

Bei allen 129 Patienten wurde eine ERCP durchgeführt. Das Pankreasgangsystem konnte in 109 Fällen dargestellt werden (Tabelle 2). Von den ausgewerteten Pankreatogrammen waren nur 2 Darstellungen unauffällig, die restlichen 107 Darstellungen zeigten pathologische Veränderungen im Sinne der geschilderten Tumorhinweise.

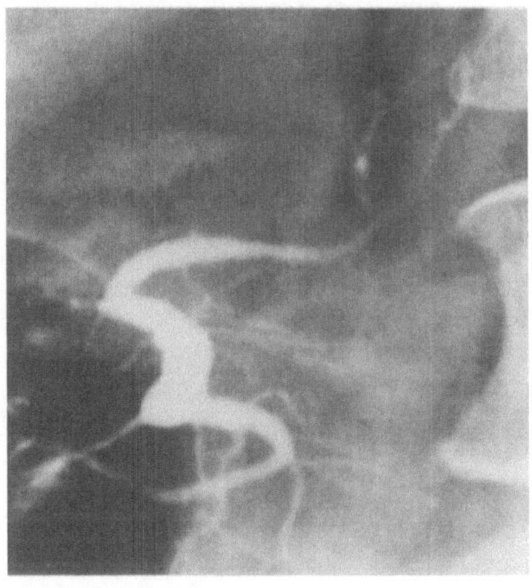

Abb. 6. Allmähliche Stenosierung des Ductus pancreaticus mit Gangabbruch bei Pankreaskorpuskarzinom (sog. Tapering-Type)

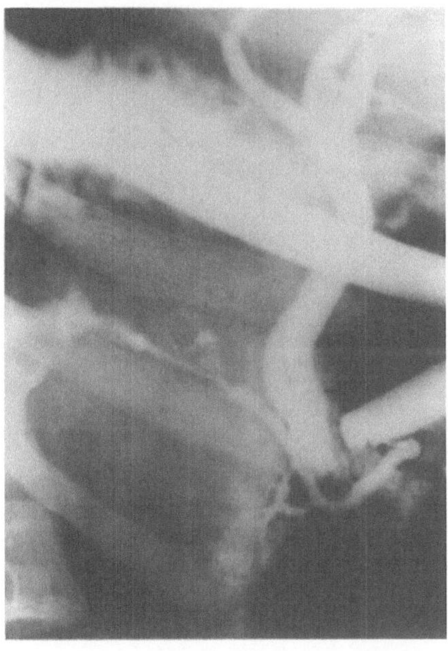

Abb. 7. Karzinom im Bereich des Ductus Santorini mit langstreckiger irregulärer Stenosierung, Anfärben des Gangsystems über die Minorpapille, keine Veränderungen im Bereich der Gallenwege

Das Gallengangsystem wurde bei 66 Patienten dargestellt, 11 Cholangiogramme wurden als unauffällig befundet (Tabelle 3).

Im Pankreatogramm zeigte sich in 50,5% ein KM-Abbruch, in 42% eine Stenose, in 1,9% (2 Patienten) eine Verdrängung des Gangsystems und in 5,6% wurde eine Nekrosehöhle nachgewiesen. Am Gallengang wurde in 9,1% ein KM-Abbruch, in 90,9% eine Stenose dargestellt.

Bei 47 Patienten (36,4%) lag sowohl ein pathologischer Befund des Pankreasgangsystems als auch des Gallengangsystems vor (Tabelle 4). Dabei lag am häufig-

Tabelle 1. Klinische Symptome beim Pankreaskarzinom ($n = 220$) (1971–1981)

129	Histologisch bioptisch autoptisch gesichert
Durchschnittsalter	63 J. (37–87 J.)
Verhältnis Männer : Frauen	3,4 : 1
Anamnesedauer	<6 Monate (bei ⅔)
Gewichtsverlust	9,4 kg in 3,5 Monaten (im Mittel)
Diabetes (manifest)	30% der Patienten
Ikterus	45,7% der Patienten

Tabelle 2. Ergebnisse der retrograden Pankreatikographie beim Pankreaskarzinom ($n = 129$)

Befund	*n*
Kontrastmittelabbruch	54
Stenose	41
Verdrängung	2
Dilatation	4
Nekrosehöhle	6
Ohne Befund	2
Nicht gelungen	20

Tabelle 3. Cholangiogramm (ERC) beim Pankreaskarzinom ($n = 129$)

Befund	*n*
Gangabbruch	5
Stenose	46
Dilatation	4
Ohne Befund	11
Nicht dargestellt	63

sten ein Abbruch des Pankreasgangsystems mit Stenose des Gallenganges (21×) bzw. eine Stenose beider Gangsysteme vor (14×).

Differentialdiagnostische Aspekte für das Pankreaskarzinom bei der ERCP

Die für das Pankreasgangsystem beschriebenen Gangveränderungen finden sich auch bei anderen Pankreaserkrankungen. Gangabbruch, Stenose und Zystenbildung gehören gleichermaßen zum Bild der chronischen Pankreatitis. Als verläßlichste Zeichen eines Pankreaskarzinoms können eine solitäre Stenose mit irregulären Kon-

Tabelle 4. Ergebnisse der ERCP beim Pankreaskarzinom ($n = 129$)

Befund	*n*
Nur Pankreasgang path. verändert (10× Gallengang dargestellt und ohne Befund)	60
Gallengang path. verändert (1× Pankreasgang dargestellt und ohne Befund)	8
Pankreasgang *und* Gallengang path. verändert	47
Pankreasgang ohne Befund (keine Gallengangdarstellung)	1
Gallengang ohne Befund (keine Pankreasgangdarstellung)	1
Nicht gelungen	12

turen sowie das Fehlen poststenotischer Veränderungen, insbesondere an den Nebenästen gelten [1, 11, 29]. Andererseits treten Gangabbruch, Stenose und Zystenbildung auch bei der chronischen Pankreatitis in ca. 10% als isolierte Läsionen auf [6]. Die gleichzeitige Darstellung von Tumorstenosen der Gallenwege erhöht die diagnostische Aussagefähigkeit der ERCP beim Pankreaskarzinom. Es gibt somit keine beweisenden, allenfalls typische Gangveränderungen für das Karzinom der Bauchspeicheldrüse. In Verbindung mit Anamnese und klinischem Befund erlauben tiefe Duodenoskopie und retrograde Cholangio-Pankreatikographie jedoch in über 90% die Diagnose eines Pankreaskarzinoms.

Nach vergleichenden histologischen und radiologischen Untersuchungen am Resektionspräparat waren über 91% der, allerdings fortgeschrittenen, Pankreaskarzinome bereits am Pankreatogramm des untersuchten Präparates diagnostizierbar [31]. Nach Untersuchungen von Ogoshi 1977 [22] finden sich beim Pankreaskarzinom etwa 5% falsch-negative Befunde. Die ERCP zeichnet sich somit in der Diagnostik des Pankreaskarzinoms durch eine Sensitivität, d. h. Rate an positiven Befunden bei vorhandenem Pankreaskarzinom von 90–95% aus, wobei die Untersuchung in 10% der Fälle und mehr jedoch nicht gelingt.

Besondere differentialdiagnostische Aspekte ergeben sich bei der chronischen Pankreatitis. Da das typische Kriterium der chronischen Pankreatitis die Dilatation des Pankreasganges mit korkenzieherartigem Verlauf sowie die zystische Umformung der Nebenäste, auch im Rahmen einer Tumorstenose im prästenotischen Anteil zu finden ist, wurde von Stolte et al. [30] das postmortal oder postoperativ angefertigte Pankreatogramm im Hinblick auf Unterschiede der poststenotischen und der entzündlichen Dilatation untersucht: Beim Kopfkarzinom besteht in 75% der Fälle hinter dem Karzinom eine hochgradige Dilatation des Ductus Wirsungianus, beim Korpuskarzinom unterscheidet sich der Grad der Dilatation nicht von der chronischen Pankreatitis, so daß insgesamt das Ausmaß der Dilatation des Ductus Wirsungianus nicht zur Differentialdiagnose zwischen chronischer Pankreatitis und Pankreaskarzinom ausreicht. Kaliberunregelmäßigkeiten des Ductus Wirsungianus sind beim Caput- und Korpuskarzinom hinter dem Karzinom nur gering ausgeprägt. Die zystische Dilatation der Seitenäste, bei der chronischen Pankreatitis relativ selten, kommt beim Pankreaskarzinom sehr viel häufiger vor.

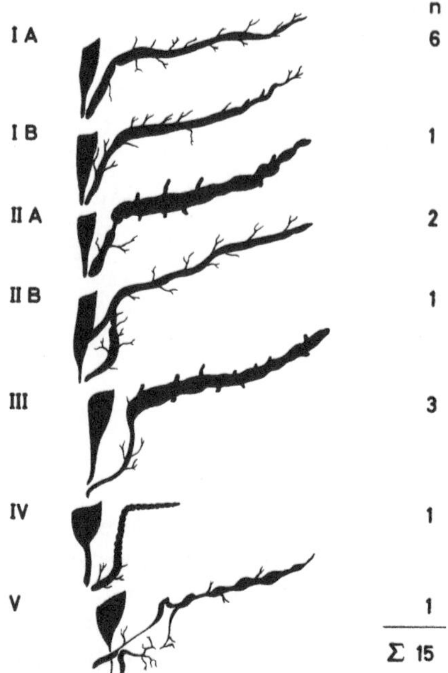

Abb. 8. Schematische Darstellung der Rinnenpankreatitis: Typ I, mit unauffälligem Gangbild bzw. mit geringen Veränderungen des Pankreasganges am Übergang vom Kopf- zum Korpusteil, evtl. (Typ IB) zusätzlich geringfügige entzündliche Veränderungen im Bereich des Pankreasschwanzes; Typ II, mit isolierter Stenosierung und prästenotischer Dilatation bzw. fehlende prästenotische Dilatation (Typ IIB) bei Drainage über den Ductus Santorini; Typ III, mit langstreckiger Stenosierung und Verlagerung des Pankreasganges nach medial, Verbreiterung des Abstandes zwischen Duodenum und Pankreasgang sowie prästenotischer Dilatation; Typ IV, allmähliche Stenosierung mit Abbruch des Pankreasganges im proximalen Korpus, polyzyklische Begrenzung des Pankreasganges; Typ V, mit multiplen Stenosen im Pankreaskopfbereich (Ductus Santorini, Ductus Wirsungianus)

Pankreasparenchymverkalkungen werden bei der chronischen Pankreatitis mit zunehmendem Ausprägungsgrad häufiger gefunden und gelten als pathognomonisch für die chronisch-kalzifizierende Pankreatitis. Obwohl es keine Hinweise dafür gibt, daß die chronische Pankreatitis eine Präkanzerose darstellt, muß auch bei der chronischen Pankreatitis in etwa 1–2% mit einem Pankreaskarzinom gerechnet werden.

Die segmentäre Pankreatitis findet sich bei knapp 10% aller Pankreatogramme mit chronisch-entzündlichen Gangveränderungen, wobei am häufigsten der Schwanzbereich betroffen wird. Gegenüber dem Karzinom ergeben sich hier differentialdiagnostisch selten Probleme [23, 26, 27]. Bei 6% der ERCP wurde ein sog. „Pankreas divisum" gefunden. Dabei handelt es sich um eine Malfusion zwischen ventraler und dorsaler Pankreasanlage. Das ventrale Pankreas mit dem Ductus Wirsungianus erscheint im Pankreatogramm zarter, der Gang verschmälert sich nur allmählich, so daß das Pankreas divisum in aller Regel gut vom Abbruch des Wirsungianus im Kopfteil durch ein Pankreaskarzinom unterschieden werden kann.

Besondere Verhältnisse finden sich bei der von Stolte und Becker beschriebenen Rinnenpankreatitis [4, 32]. Hierbei handelt es sich um eine lokale Narbenbildung im dorso-kranialen Teil des Pankreaskopfes, das den Gallengang und das Duodenum miteinschließt, wobei zunächst ein intaktes Parenchym und ein intaktes Pankreasgangsystem beschrieben wurde. Als typisch beschrieben wurde eine sonographisch und computertomographisch nachgewiesene Vergrößerung des Pankreaskopfes mit Tumorverdacht, Stenosierung des Gallenganges und des Duodenum descendens mit einem normalen oder nur geringfügig erweitertem Pankreasgang. Die Duodenalstenose findet sich bei etwa ⅔ der Rinnenpankreatitiden, hingegen nur bei 22% der segmentalen Pankreatitis und bei 16% der operablen Karzinome [32]. Eine tubuläre

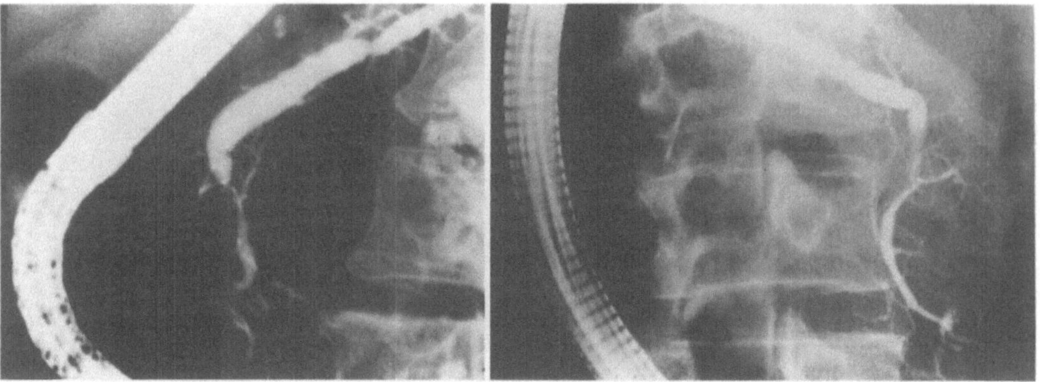

9 10

Abb. 9. Rinnenpankreatitis (Typ II) mit isolierter Stenosierung des Pankreasganges und prästenotischer Dilatation

Abb. 10. Rinnenpankreatitis mit langstreckiger Stenosierung des Pankreasganges im Kopfteil der Drüse, prästenotischer Dilatation, bogiger Verlagerung des Pankreasganges nach medial und Verbreiterung des Abstandes zwischen Duodenum und Pankreasgang

Stenose des Ductus choledochus ist bei der Rinnenpankreatitis in 66% der Fälle, bei der segmentären Pankreatitis in 27% nachweisbar. Für das Pankreaskarzinom ist eine tubuläre Choledochusstenose ungewöhnlich.

Von den bislang 198 wegen chronischer Pankreatitis in der Chirurgischen Universitätsklinik Erlangen von 1978 bis 1983 vorgenommenen Pankreaskopfresektionen wurden 21 wegen einer sog. Rinnenpankreatitis durchgeführt. Hauptindikationen waren Tumorverdacht, Ikterus und Duodenalobstruktion, bei 11 Patienten erfolgte die Laparotomie allein wegen Verdacht auf Pankreaskarzinom. Durch eine retrospektive Analyse des Pankreatogrammes konnten 5 Haupttypen unterschieden werden (Abb. 8): Bei 6 Patienten fand sich ein im wesentlichen normales Pankreasgangsystem, wobei geringgradige Konturunregelmäßigkeiten des Ductus Wirsungianus am Übergang vom Kopf- zum Korpusbereich und eine geringe Dilatation des Ductus Wirsungianus möglich waren. Bei einem Patienten fanden sich zusätzlich entzündliche Veränderungen segmentärer Art im Bereich des Pankreasschwanzes. Beim Typ II findet sich eine Stenosierung des Ductus pancreaticus im Bereich des Überganges vom Pankreaskopf zum Korpusteil sowie eine geringgradige Dilatation im prästenotischen Anteil (Abb. 9); dieser Typ wurde bei 2 Patienten gefunden, bei einem Patienten wurde der Hauptteil der Drüse über den Ductus Santorini drainiert, so daß die prästenotische Dilatation nicht nachweisbar war. Beim Typ III findet sich eine Verbreiterung des Zwischenraumes zwischen Duodenum und Ductus Wirsungianus im Kopfteil der Drüse, wobei der Ductus Wirsungianus in diesem Bereich bogig verlagert und stenosiert erscheint; bei diesem Typ findet sich eine Dilatation des Ductus Wirsungianus im Pankreaskorpus und -schwanzgebiet; dieser Typ wurde bei 3 Patienten nachgewiesen (Abb. 10). Beim Typ IV, der nur bei einer jungen Patientin nachweisbar war, fand sich eine zunehmende Stenosierung des Ductus Wirsungianus bis in den beginnenden Korpusteil mit einer feinen polyzyklischen, sago-artigen Konturunregelmäßigkeit des Ductus Wirsungianus (Abb. 11). Beim

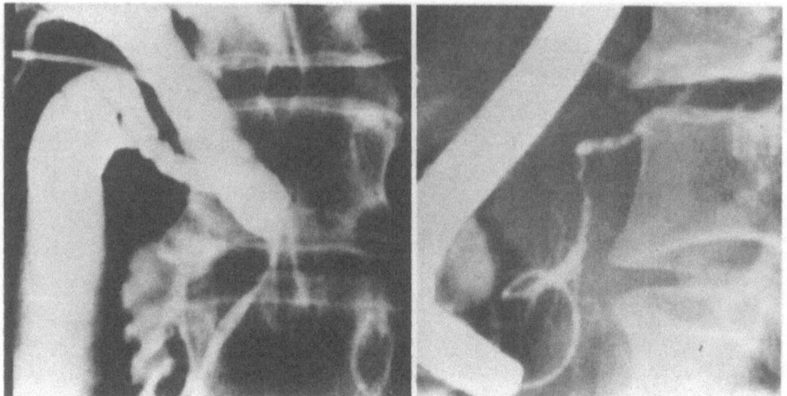

Abb. 11. Allmählicher Abbruch des Pankreasganges mit polyzyklischer Konturunregelmäßigkeit, langstreckige tubuläre Stenose des D. choledochus, prästenotische Dilatation

Typ V fanden sich langstreckige Stenosen des Ductus Santorini und des Ductus Wirsungianus. Bei allen Patienten lag eine tubuläre, glatt begrenzte Stenosierung des Ductus choledochus unterschiedlichen Ausprägungsgrades vor. Bei allen Patienten wurde die Rinnenpankreatitis im Resektat bestätigt.

Mit zunehmender Kenntnis der beschriebenen Befunde der Rinnenpankreatitis und ihrer Veränderungen in der ERCP läßt sich die Diagnose mit zunehmender Sicherheit stellen, obwohl ein Pankreaskarzinom in allen Fällen nur sehr schwer, evtl. erst unter Zuhilfenahme von Zusatzuntersuchungen wie der Zytologie im Pankreasgangaspirat ausgeschlossen werden kann.

Aus diesem Grunde wurden die retrograden Pankreatogramme der 16 Patienten und zusätzlich 13 ERCP-Befunde von am Resektat gesicherten Pankreaskarzinomen „blind“, d. h. ohne Kenntnis der anamnestischen und klinischen Befunde von zwei „erfahrenen“ Untersuchern ausgewertet. In bezug auf die Rinnenpankreatitis fand sich eine Sensitivität von 62 bis 81% und eine Spezifität von 92%. In bezug auf das Pankreaskarzinom lag die Sensitivität bei 85–92%, die Spezifität bei 70–88%. Die Trefferquote entspricht somit derjenigen anderer Autoren, die ebenfalls Pankreatogramme beim Pankreaskarzinom „blind“ ausgewertet hatten [7, 11, 15].

Ergebnisse: Vergleich ERCP und Sonographie

In der an der Medizinischen Universitätsklinik Erlangen durchgeführten retrospektiven Studie an 129 Patienten wurde das Ergebnis der ERCP mit dem Sonographiebefund verglichen. 125 der 129 Patienten waren sonographiert, der Befund war bei 13 Patienten unauffällig, bei 15 Patienten erbrachte die Untersuchung kein verwertbares Ergebnis, so daß bei 77,6% der Patienten Tumorhinweise gefunden wurden (Tabelle 5). Diese Tumorhinweise waren in 96,9% der Fälle durch eine Organvergrößerung, in 50% durch eine echoarme Struktur, in 31,9% durch eine vergrößerte Gallenblase, in 24,7% durch Lebermetastasen und in 2,1% durch regionale Metastasen gegeben (Tabelle 6). In prospektiven Untersuchungen liegt die Sensitivität der

Tabelle 5. Ergebnisse der Sonographie beim Pankreaskarzinom ($n = 125$)

Sonographie:	
Tumorverdacht	97 (77,6%)
Kein pathologischer Befund	13 (10,4%)
Keine Aussage	15 (12,0%)

Tabelle 6. Sonographischer Tumorverdacht beim Pankreaskarzinom ($n = 97$)

Sonographisch Tumorverdacht:	
Vergrößerung	94 (96,9%)
Echoarme Struktur	49 (50,0%)
Lebermetastasen	24 (24,7%)
Regionale Metastasen	2 (2,1%)

Sonographie zwischen 74 und 90% [9, 17, 21]. Die geringere Trefferquote wird erklärbar durch die Beteiligung mehrerer Untersucher unterschiedlichen Ausbildungsgrades am klinischen Routinebetrieb.

Zytologie im Pankreassaftaspirat

Die Untersuchung des bei der retrograden Pankreatikographie aspirierten Pankreassekretes auf atypische Zellen hängt weitgehend von der Erfahrung des Untersuchers ab. Die Trefferquote beim operativ bestätigten Pankreaskarzinom schwankt zwischen 50% [8], 80% [10] und 90% [25]. Die zytologische Untersuchung des aspirierten Pankreassaftes kann eine mögliche Ergänzung zur ERCP darstellen. Vergleichende Untersuchungen von Mackie [20] ergaben 1979 einen zytologisch-positiven Befund bei 50–60% der Pankreaskarzinompatienten bzw. einen falsch-positiven bei 10% der Patienten mit chronischer Pankreatitis. Die Rate positiver zytologischer Befunde der perkutanen Aspirationsbiopsie – sonographisch, angiographisch oder durch das Pankreatogramm geführt – liegt in der Regel deutlich höher, nämlich zwischen 66 und 100% [3, 24].

Weitere Untersuchungen des Pankreasaspirates mit Bestimmung spezieller Tumormarker haben bislang nur wissenschaftliches Interesse.

Rationelles Vorgehen in der Praxis

Als verläßlichste Zeichen, die den klinischen Verdacht auf ein Pankreaskarzinom begründen, haben sich Gewichtsverlust, Diabetes und Ikterus erwiesen. Das weitere diagnostische Vorgehen wird vom Befund der Oberbauchsonographie abhängig gemacht. Wird der klinische Verdacht durch die Sonographie bestätigt und lassen sich keine Lebermetastasen nachweisen, so folgt als sensitivste Methode beim Pankreaskarzinom die endoskopisch-retrograde Cholangio-Pankreatikographie, evtl. in Kombination mit der Absaugung von Pankreassekret aus der Papille zur zytologischen Untersuchung. Gelingt keine retrograde Cholangiographie bei bestehendem Ikterus, so läßt sich zumeist eine komplementäre transkutane, transhepatische Cholangiographie ohne größere Schwierigkeiten durchführen. Erhärtet sich der Verdacht auf ein Pankreaskarzinom durch die retrograde Gangdarstellung, wird als letzte Maßnahme vor der Probelaparotomie bzw. der Pankreasresektion die Pankreasangiographie zur eventuellen Darstellung von Gefäßanomalien durchgeführt, wobei angiographisch nur bedingt eine Aussage über die Dignität des Pankreasprozesses bzw. über die Operabilität gemacht werden kann. Ergibt die am Beginn des diagnostischen Prozedere stehende Sonographie neben dem Verdacht auf ein Pankreaskarzinom gleichzeitig Hinweise für Lebermetastasen, sollten diese laparoskopisch-bioptisch gesichert werden, da bei sicher nachgewiesenen Lebermetastasen in der Regel nur eine palliative Therapie, evtl. in Kombination mit einer nichtoperativen Gallenwegsdrainage in Frage kommt.

Eine adäquate bzw. aussagekräftige sonographische Untersuchung sollte durch die Computertomographie ergänzt werden. Ergibt sich computertomographisch ebenfalls der Verdacht auf ein Pankreaskarzinom, wird als nächster Schritt wieder die ERCP erforderlich, ebenso wenn computertomographisch kein Pankreaskarzinom nachgewiesen wird, aber ein starker klinischer Verdacht bestehen bleibt. Da computertomographisch ein Pankreaskarzinom nicht mit ausreichender Sicherheit ausgeschlossen werden kann, sollte bei negativem computertomographischem Ergebnis ohne klinisch dringenden Verdacht auf ein Pankreaskarzinom eine sonographische Untersuchung der Oberbauchorgane nach einer Frist von 4 Wochen durchgeführt werden. Da auch sonographisch kein sicherer Tumorausschluß gelingt, sollte bei entsprechendem klinischen Verdacht und negativem sonographischem Ergebnis eine Computertomographie durchgeführt werden. Allein bei aussagekräftiger Oberbauchsonographie und nur vagem klinischen Verdacht auf ein Pankreaskarzinom kann auf weitere Schritte in der Regel verzichtet werden, wobei sich ebenfalls eine Kontrollsonographie nach 4 Wochen empfiehlt. Differentialdiagnostisch sollte an segmentäre Pankreatitiden, insbesondere an eine Rinnenpankreatitis gedacht werden, die häufig mit einem geringfügig verändertem Pankreatogramm und mit sonographischem bzw. computertomographischem Tumorverdacht sowie mit Stenosen des Ductus choledochus und des Duodenums einhergeht.

Zusammenfassung

Die ERCP ist indiziert bei klinischem Verdacht auf ein Pankreaskarzinom und fraglichem Sonographiebefund. Bei geringer Komplikationsrate, vor allem in Form der Post-ERCP-Pankreatitis von 1,3%, liegt die Sensitivität der Methode bei etwa 85–92% und die Spezifität bei 70–88%. Richtungweisend für die Diagnose Karzinom sind der Gangabbruch, die Gangstenose, die Gangverdrängung und der Nachweis einer Nekrosehöhle. Bei etwa ⅓ der Patienten kann gleichzeitig ein pathologischer Befund im Bereich des Gallenwegssystems beobachtet werden.

Des weiteren erlaubt die ERCP eine direkte Beurteilung der Mukosa des Duodenums und der Papilla Vateri sowie die Gewinnung von Pankreassaft zur zytologischen Untersuchung. Differentialdiagnostisch schwierig ist stets die Abgrenzung von der chronischen Pankreatitis und hier vor allem von der sogenannten Rinnenpankreatitis, die sowohl mit einem Tumorbefund im Pankreaskopfbereich als auch mit einer Stenosierung des Gallgenganges und des Duodenums einhergehen kann. Die zytologische Untersuchung aspirierten Pankreassaftes kann zwar bei diesen Patienten zur Klärung beitragen, ist jedoch weitgehend von der Erfahrung des Untersuchers abhängig. So wird die Trefferquote in der Literatur mit 50–90% angegeben. Die Bestimmung spezieller Tumormarker im Pankreasaspirat hat bislang nur wissenschaftliches Interesse.

Literatur

1. Anacker H, Weiss H-D, Kramann B (1975) Das Pankreaskarzinom im endoskopischen retrograden Pankcreatico-Cholangiogramm. Fortschr Röntgenstr 122:238–242
2. Aoki K, Ogawa H (1978) Cancer of the pancreas, international mortality trends. World Health Stat Rep 31:2–27
3. Beazley RM (1981) Needle biopsy diagnosis of pancreatic cancer. Cancer 47:1685–1687
4. Becker V (1973) Bauchspeicheldrüse. In: Doerr W, Seifert G, Ühlinger E (Hrsg) Spezielle pathologische Anatomie, Bd VI. Springer, Berlin Heidelberg New York
5. Blumgart LH, Kennedy A (1973) Carcinoma of the ampulla of Vater and duodenum. Brit J Surg 60:33
6. Classen M, Koch H, Wurbs D, Demling L (1974) Diagnostic and therapeutic aspects of ERCP. III. Congr Intern Endosco Gastroint Mexico
7. Cotton PB (1977) Progress report: ERCP. Gut 18:316–341
8. Cubilla AL, Fortner J, Fitzgerald PJ (1978) Lymph node involvement in carcinoma of the head of the pancreas area. Cancer 41:880–887
9. DiMagno EP, Malagelada JR, Taylor WF, Go VLW (1977) A prospective comparison of current diagnostic tests for pancreatic cancer. New Engl J Med 297:737–742
10. Endo Y, Moril T, Tamura H, Okuda S (1974) Cytodiagnostic of pancreatic malignant tumors by aspiration, under direct vision, using a duodenal fiberscope. Gastroenterology 67:944–951
11. Freeny PC, Bilbao MK, Katon RM (1976) "Blind" evaluation of endoscopic retrograde cholangiopancreatography (ERCP) in the diagnosis of pancreatic carcinoma. The "double duct" and other signs. Radiology 119:271–274
12. Gebhardt C (1981) Pancreatic surgery: Critical evaluation and perspectives. Hepato-gastroenterol 28:179–181
13. Gebhardt C, Riemann JF, Lux G (1983) The importance of ERCP for surgical tactic in haemorrhagic necrotizing pancreatitis (preliminary report). Endoscopy 15:55–58
14. Hatfield ARW, Smithier A, Wilkins R, Levi AJ (1976) Assessment of endoscopic cholangiopancreatography (ERCP) and pure pancreatic juice cytology in patients with pancreatic disease. Gut 17:14–21
15. Kasugai T (1975) Recent advances in the endoscopic retrograde cholangio-pancreatography. Digestion 12:76
16. Kümmerle F, Kirschner P, Manegold G (1976) Zur Klinik und Chirurgie des Pankreaskarzinoms. Dtsch Med Wochenschr 101:729–734
17. Lutz H,Petzoldt R, Hofmann KP, Rösch W (1975) Ultraschalldiagnostik bei Pankreaserkrankungen. Klin Wochenschr 53:419–424
18. Lux G, Schaffner O, Rösch W (1976) Laparoskopische Splenoportographie bei chronischer Pankreatitis und Pankreaskarzinom. In: Lindner H (Hrsg) Fortschritte der gastroenterologischen Endoskopie, Bd 7. Witzstrock, Baden-Baden
19. Lux G, Schaffner O, Koch H, Rösch W, Stolte M (1978) Duodenoskopische Diagnose des Papillen- und Pankreaskarzinoms – Erfahrungen in 100 Fällen. In: Lindner H (Hrsg) Fortschritte der gastroenterologischen Endoskopie, Bd 8. Witzstrock, Baden-Baden
20. Mackie LR, Cooper MJ, Lewis MH, Moossa AR (1979) Nonoperative differention between pancreatic cancer and chronic pancreatitis. Ann Surg 189:480–487

21. Moossa AR, Levin B (1981) The diagnosis of "early" pancreatic cancer. Cancer 47:1688
22. Ogoshi K, Niwa M (1977) Diagnostic evaluation of ERCP in biliary and pancreatic cancer. Gastroent Japonica 12:218–223
23. Ott H, Rösch W (1983) Pankreas divisum – Ursache einer Pankreatitis. Med Welt 34:466–468
24. Otto R, Deyhle P, Pedio L (1980) Sonographisch gesteuerte perkutane Feinnadelaspirationspunktion von Pankreastumoren unter permanenter Sicht. Dtsch Med Wochenschr 23:853–857
25. Pollock D, Taylor KJW (1981) Ultrasound scanning in patients with clinical suspicion of pancreatic cancer. Cancer 47:1662–1665
26. Rösch W (1983) Die segmentäre Pankreatitis. Leber Magen Darm 13:49
27. Rösch W, Lux G, Koch H (1978) Die segmentäre Pankreatitis. In: Lindner H (Hrsg) Fortschritte der gastroenterologischen Endoskopie, Bd 9. Witzstrock, Baden-Baden Köln New York
28. Schenk J, Riemann JF, Schroll P, Gräf W (1978) Bacteriological efficiency of a standardized cleansing and desinfection technique for duodenoscope. Endoscopy 10:75
29. Stadelmann O, Safrany L, Löffler A, Barna L, Miederer SE, Popp J, Käufer C, Sobbe A (1974) Endoscopic retrograde cholangiopancreaticography in the diagnosis of pancreatic cancer. Endoscopy 6:84
30. Stolte M, Schaffner O, Becker V (1977) Morphologie und Pathomorphologie der Vaterschen Papille. In: Lindner H (Hrsg) Fortschritte der gastroenterologischen Endoskopie, Bd 8. Witzstrock, Baden-Baden Brüssel
31. Stolte M, Trommsdorf L, Schaffner O, Koch H (1979) Aussagekraft der Pankreatographie – geprüft an der pathologisch-anatomischen Untersuchung der Bauchspeicheldrüse. In: Henning H (Hrsg) Fortschritte der gastroenterologischen Endoskopie, Bd 9. Witzstrock, Baden-Baden
32. Stolte M, Weiß W, Volkholz H, Rösch W (1982) A special form of segmental pancreatitis: "Groove pancreatitis". Hepato-gastroenterol 29:198
33. Trede M, Kersting KM, Hoffmeister A (1977) Das Pankreaskarzinom. Münch Med Wochenschr 119:617

6.8 Wertigkeit der ERCP in der Diagnose des Pankreaskarzinoms

P. Malfertheiner[1], M. Büchler[2], G. Burkhardt[1], F. Safi[2] und U. Junge[3]

Die Sensitivität der endoskopisch-retrograden Cholangio-Pankreatikographie (ERCP) im Nachweis von Gangveränderungen beim Pankreaskarzinom wird in der Literatur mit 70–100% angeführt [2, 9, 14, 19, 22, 23].

In einer prospektiven Untersuchung über die Wertigkeit der kombinierten Anwendung diagnostischer Methoden im Auffinden von Pankreastumoren wurde der ERCP die höchste Treffsicherheit bescheinigt [6]. Durch das diagnostische Vorgehen bei klinischem Verdacht auf ein Pankreaskarzinom, zunächst ein Sonogramm durchzuführen, im Falle eines negativen Ergebnisses einen Pankreasfunktionstest anzuschließen und im Falle der Positivität einer der beiden Untersuchungen eine ERCP folgen zu lassen, konnten DiMagno et al. [6] 88% der Patienten ohne Pankreaserkrankungen und 89% der Patienten mit Pankreaskarzinom richtig identifizieren. Auch im direkten Vergleich morphologischer Methoden zwischen ERCP, Computertomographie und Ultraschall wies die ERCP die höchste Treffsicherheit auf [4, 7, 11, 24]. Die Grenze der ERCP wird durch ihren Mangel an Spezifität aufgezeigt, der ihr eine Differenzierung zwischen Pankreaskarzinom und chronischer Pankreatitis in bestimmten Fällen nicht erlaubt [3]. Die richtige Zuordnung eines pathologischen ERCP-Befundes zu einem neoplastischen oder entzündlichen Pankreasprozeß kann jedoch meist durch Zuhilfenahme anamnestischer und klinischer Daten erfolgen [20]. Auch wenn offensichtlich die Art der Gangveränderungen beim Pankreaskarzinom nicht als pathognomonisch angesehen werden darf, werden folgende charakteristische Merkmale beschrieben:

1. der Gangabbruch,
2. die Stenose mit oder ohne prästenotischen Aufstau,
3. die Kompression (Ummauerung oder Verdrängung des Ganges),
4. die Nekrosehöhle [2, 9, 17, 18].

Gezielte Untersuchungen über die Art der Pankreasgangveränderungen beim Pankreaskarzinom liegen in begrenzter Anzahl vor [9, 10, 13, 14, 19, 23]; häufiger werden Beschreibungen über ERCP-Befunde beim Pankreaskarzinom im Rahmen genereller ERCP-Untersuchungen abgehandelt (Literatur bei [1, 4, 14]). In einer retrospektiven Analyse griffen wir folgende Fragen zur Wertigkeit der ERCP beim Pankreaskarzinom auf:

1. Welches sind die typischen Gangveränderungen und die relative Häufigkeit ihres Auftretens beim Pankreaskarzinom?

1 Abteilung für Gastroenterologie und Stoffwechselkrankheiten des Zentrums für Innere Medizin der Universität Ulm, Steinhövelstr. 9, D-7900 Ulm

2 Abteilung für Allgemeine Chirurgie der Universität Ulm, Steinhövelstr. 9, D-7900 Ulm

3 Städt. Krankenhaus, D-4800 Bielefeld

Das Pankreaskarzinom
Hrsg. H. G. Beger und R. Bittner

2. In welcher Häufigkeit und Form treten Gangveränderungen in Abhängigkeit von der Tumorlokalisation auf?
3. Finden sich in der ERCP Merkmale, die eine Differentialdiagnose zwischen Pankreaskarzinom und chronischer Pankreatitis zulassen?

Eigene Untersuchungen

Im Zeitraum Januar 1979 bis Juni 1983 wurde an der Universitätsklinik Ulm bei 69 Patienten intraoperativ der Befund ‚Pankreaskarzinom' (in 65 Fällen positive histologische Diagnose) gestellt. Bei 48 Patienten war präoperativ eine ERCP durchgeführt worden. Mit Ausnahme von 2 Befunden, die nur schriftlich vorlagen, konnten alle ERCP-Bilder einer erneuten Begutachtung zugeführt werden.

Ergebnisse

Bei 38 von 48 Patienten (79%) war die ERCP gelungen: In 16 Fällen konnten Pankreasgang und Ductus choledochus gemeinsam, in 18 Fällen der Pankreasgang allein, in 4 Fällen die Gallenwege isoliert dargestellt werden. Der Pankreasgang konnte somit wesentlich öfter (in 89% der gelungenen ERCP) als das Gallengangsystem (52%) dargestellt werden. Der Nachweis eines pathologischen Befundes am Pankreasgang und/oder an den Gallenwegen war in 36 von 38 Patienten erbracht worden (94%). In Tabelle 1 ist die Trefferquote der ERCP im Vergleich zu Ultraschall und Computertomographie dargestellt. Die ursprüngliche, präoperative Beurteilung der ERCP hinsichtlich normaler oder pathologischer Bewertung konnte mit Ausnahme von einem einzelnen Fall (Abb. 1) auch bei erneuter Durchsicht bestätigt werden. Die relative Häufigkeit von Pankreasgangveränderungen lag bei 88% (30mal pathologisch bei 34 gelungenen ERP), die der Gallengangveränderungen bei 90% (18 pathologisch von 20 ERC-Darstellungen). Bei der gleichzeitigen Darstellung von Pankreasgang und Ductus choledochus waren in 13 von 16 Fällen beide pathologisch verändert, zweimal der Ductus choledochus allein, in einem Fall der

Tabelle 1. Treffsicherheit morphologischer Methoden im Vergleich zum Nachweis des Pankreaskarzinoms: endoskopisch retrograde Cholangio-Pankreatikographie (ERCP), Computertomographie (CT), Ultraschall (US), bei 69 Patienten mit Pankreaskarzinom (48 Männer, 21 Frauen; Durchschnittsalter 63 Jahre (38–81))

	Durchgeführt	Nicht gelungen (%)	Pathologisch (%)	Normal (%)
ERCP	48	10 (20)	36 (94)	2 (6)
CT	32	0	29 (90)	3 (10)
US	54	5 (9)	39 (79)	10 (21)

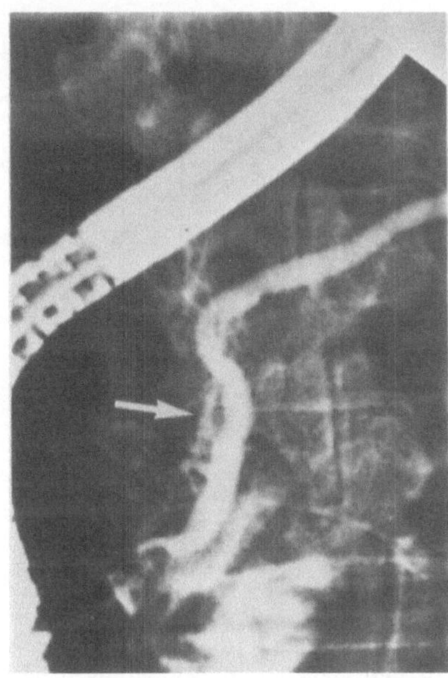

Abb. 1. Geringgradige kurzstreckige (2 cm) Gangunregelmäßigkeit im Kopfsegment mit leichtem Impressionseffekt; dieser Befund entsprach intraoperativ einem ausgedehnten Pankreaskopfkarzinom (*Pfeil* = pathologische Veränderung)

Tabelle 2. Art der Pankreasgangläsion in der ERP in Abhängigkeit von der Tumorlokalisation

Intraoperative Tumorlokalisation	Kopf (41)	Korpus (3)	Korpus-Schwanz (2)	Schwanz (2)	Total (48)
Pankreasgang:					
Normal	4	–	–	–	4
Gangabbruch	7	2	2	2	13
Gangeinengung	7	1	–	–	8
Stenose mit prästenotischer Dilatation	7	–	–	–	7
Verdrängung	2	–	–	–	2
					34
Begleitveränderungen:					
Postnekrosehöhlen	3	2	–	–	
Narbige Einziehungen	4	–	1	1	

Pankreasgang allein. Die Bewertung qualitativer Veränderungen am Pankreasgang (Tabelle 2) zeigte:

a) einen Gangabbruch in 38%,
b) segmentäre Gangstriktur in 23%,
c) Stenose mit prästenotischer Dilatation in 21%,
d) Gangverdrängung in 6% der Fälle.

Als Begleitveränderungen wurden in 15% zystisch-nekrotische Areale, in 18% narbige Gangveränderungen beschrieben. Bei der Gallengangpathologie handelte es

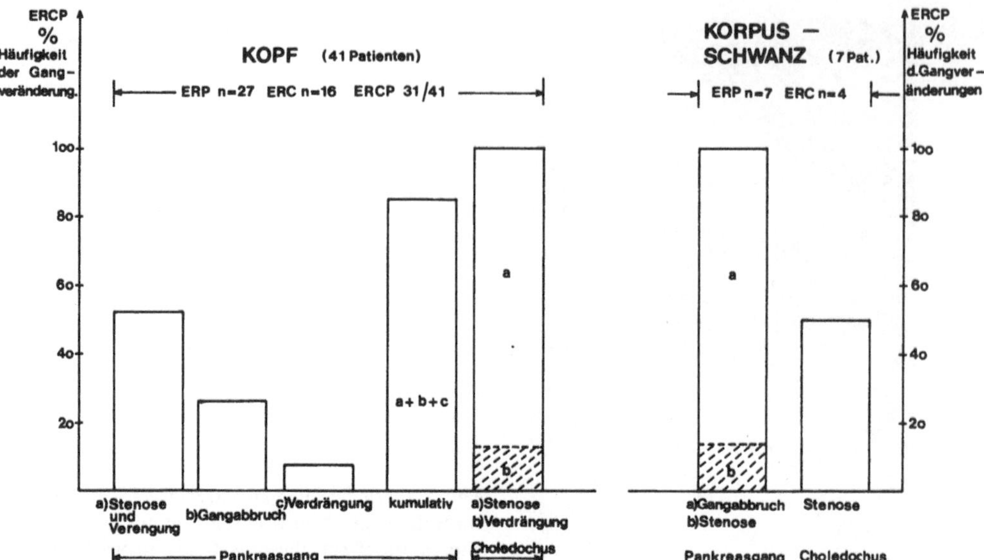

Abb. 2. Relative Häufigkeit der verschiedenen Pankreas- und Gallengangsveränderungen beim Pankreaskarzinom in Abhängigkeit von der Tumorlokalisation

sich in 80% um eine Stenosierung des Choledochus: in 81% der Fälle lag die Stenose im distalen, in 19% im mittleren Choledochus. Bei 10% der Patienten lag eine bogige Verdrängung des Choledochus, bei weiteren 10% ein Normalbefund im retrograden Cholangiogramm vor. Die relative Häufigkeit der einzelnen qualitativen Veränderungen in der ERCP in Abhängigkeit von der Tumorlokalisation ist in Abb. 2 dargestellt. Pankreasgangveränderungen wurden bei 85% der Patienten mit Pankreaskopfkarzinom beschrieben, Veränderungen des Choledochus in 100% bei gelungener Darstellung. Bei Lokalisation des Pankreastumors im Korpus-Schwanz-Bereich lagen in 100% der Fälle Pankreasgangveränderungen, in 50% eine Gallengangmitbeteiligung vor. Die klassische Konstellation der Gangveränderungen beim Pankreaskopfkarzinom war eine Einengung des Ductus Wirsungianus mit oder ohne prästenotischen Aufstau (weniger häufig Gangabbruch) und die Choledochusstenose (Abb. 3). Das klassische Merkmal beim Karzinom im Korpus-Schwanz-Bereich war der Pankreasgangabbruch (in 6 von 7 Fällen). Die endoskopische Betrachtung der Papille konnte in 6 Fällen (12%) eine makroskopische Veränderung der Papille beschreiben. Bei 5 der 10 nicht gelungenen ERCP wurde eine Duodenallumeneinengung, in einem Fall eine tumoröse Wandinfiltration beschrieben; in 4 Fällen konnte ein normal wirkendes Papillenostium nicht intubiert werden.

Zur Frage der Differenzierungsmöglichkeit von Pankreasgangveränderungen bei chronischer Pankreatitis und Pankreaskarzinom wurde die Auswertung von 70 aufeinanderfolgenden ERCPs bei Patienten mit gesicherter chronischer Pankreatitis herangezogen. 12 Patienten wiesen in der ERCP Veränderungen auf, die mit denen beim Pankreaskarzinom vergleichbar waren. Als einziges Unterscheidungsmerkmal konnten bei 3 Patienten mit chronischer Pankreatitis Kalzifikationen im Parenchym gefunden werden, während in einem Fall von Pankreaskarzinom eine große nekroti-

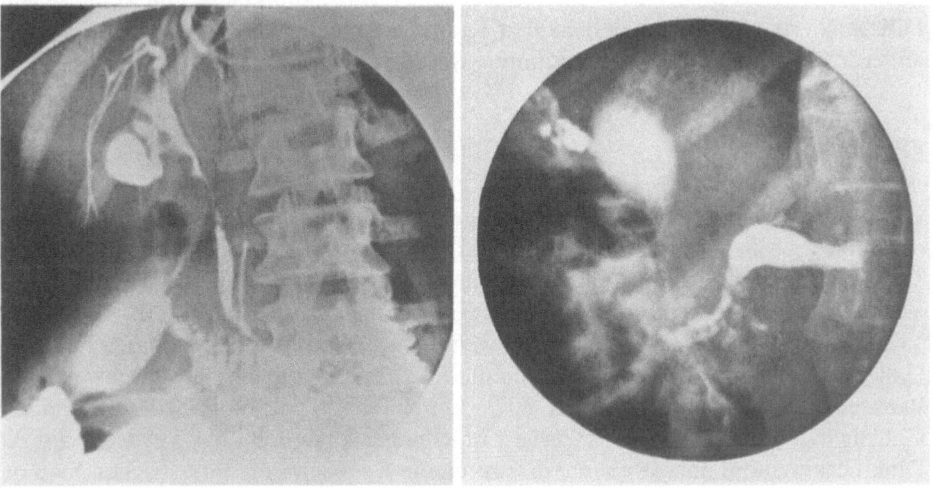

3 4

Abb. 3. Häufiges, *nahezu* pathognomonisches Zeichen in der ERCP bei fortgeschrittenem Pankreaskopfkarzinom: Pankreasgangabbruch und Choledochusstenose

Abb. 4. Chronische Pankreatitis: proximale Stenosierung des Pankreasganges im Kopfbereich mit prästenotischer Dilatation

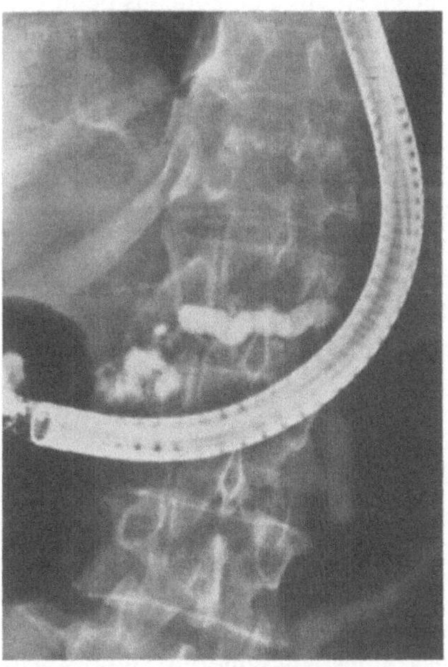

Abb. 5. Pankreaskarzinom: proximale Gangstenose mit nekrotischer Zerfallshöhle im Kopfbereich und prästenotischer Dilatation

sche Höhle im Kopfbereich gefunden wurde. Im Einzelfall kann somit keine sichere Differenzierung zwischen den beiden Krankheitstypen aus der Art der Gangveränderungen in der ERCP vorgenommen werden (Abb. 4 und 5).

Diskussion

Die in unserer Untersuchung beschriebene Häufigkeit von Pankreasgangveränderungen bei 88% der Patienten mit Pankreaskarzinom ist vergleichbar mit der aus einer prospektiven Untersuchung gewonnenen Erfahrung [6] und entspricht der Mehrheit der mitgeteilten Untersuchungsergebnisse [2, 9, 14, 19, 22, 23]. Eine Verbesserung der Sensitivität auf 94% wird durch die zusätzliche Darstellung des Gallengangsystems erzielt. In 5 Fällen unserer Patienten gelang der Nachweis eines Pankreastumors im Kopfbereich allein durch einen pathologischen Befund am Gallengang. Wie wichtig es ist, eine Choledochusdarstellung bei Verdacht auf ein Pankreaskarzinom anzustreben, wird durch die Beobachtung unterstrichen, daß bei Lokalisation des Tumors im Pankreaskopf in 100% unserer Fälle mit gelungener Choledochusdarstellung ein pathologischer Befund vorlag (s. Abb. 2). Auf die Bedeutung der Choledochusdarstellung für die Diagnose des Pankreaskarzinoms war auch in früheren Untersuchungen hingewiesen worden [15], wobei das „double duct"-Zeichen, die gemeinsame Stenosierung von Pankreas- und Gallengang, von Freeny et al. [8] als klassische Veränderung beim Pankreaskopfkarzinom beschrieben wurde. Die seltener angetroffenen Veränderungen am Choledochus beim Pankreaskarzinom in der Untersuchung von Reuben u. Cotton [19] können nur durch die Unterschiedlichkeit ihres Kollektivs hinsichtlich der relativen Häufigkeit von Pankreaskopf- und Korpus-Schwanz-Tumoren erklärt werden. Ähnlich wie in unserer Untersuchung konnten die genannten Autoren ebenfalls weniger häufig das Gallengangsystem als den Pankreasgang retrograd darstellen. Als klinisches Zeichen lag bei unseren Patienten mit Choledochusstenose in 75% der Fälle ein Ikterus vor. In der Bewertung der Pankreasgangveränderungen ist die geringere Treffsicherheit beim Karzinom im Kopfbereich, verglichen mit denen im Korpus-Schwanz-Bereich (85 versus 100%) hervorzuheben. Die beim Kopfkarzinom gefundenen pathologischen Gangveränderungen lassen sich in unserer Untersuchung in 3 Haupttypen subsummieren:

1. Stenose mit Dilatation,
2. Verengung ohne Aufstau,
3. Gangabbruch.

Zystische Veränderungen werden als Begleitveränderungen bevorzugt im Kopfbereich mit einer Stenose vergesellschaftet angetroffen. Narbig-entzündliche Veränderungen eines Segments treten meist im Anschluß an eine Verengung des Gangsystems auf – möglicherweise sind sie Ausdruck eines langsameren Tumorwachstums. Die von uns beschriebenen qualitativen Veränderungen am Pankreasgang bestätigen mit leichter Abweichung diejenigen anderer Untersucher [9, 17, 18]. Durch die relativ große Fallzahl in unserer Untersuchung ließ sich ein weiterer Befund hinzufügen, der auf die relative Häufigkeit der pathologischen Merkmale in Abhängigkeit von der Tumorlokalisation abzielt. Während beim Pankreaskopftumor stenosie-

rende Veränderungen am häufigsten vorkommen, wird beim Karzinom im Korpus-Schwanz-Bereich zu 80% ein Gangabbruch gefunden. Die von einigen Autoren geäußerte Ansicht, daß die Seitenäste des Pankreasganges für die Karzinomdiagnostik besondere Aussagekraft besitzen [8], konnten wir auch bei retrospektiver nochmaliger Analyse der ERCP-Befunde nicht bestätigen. Sicher sind die „indirekten" Tumorzeichen, die durch die Duodenoskopie während der ERCP erfaßt werden, wie Einengung oder Infiltration des Duodenallumens sowie die makroskopische Papillenveränderung, von wesentlich größerer Bedeutung für die Diagnose des Pankreaskarzinoms [16]. Für die differentialdiagnostische Abgrenzung des Pankreaskarzinoms von der chronischen Pankreatitis läßt sich kein definiertes Merkmal herausarbeiten. Selbst wenn die Häufigkeit der vorgestellten Merkmale für das Pankreaskarzinom signifikant über der bei chronischer Pankreatitis liegt, trägt dies zur Klärung des Einzelfalles nicht bei. Ebensowenig wie die kombinierte Choledochus- und Pankreasgangstenose für das Karzinom sind Kalzifikationen für die chronische Pankreatitis als endgültiger Beweis zu werten, da sie immerhin auch in 1–3% der Pankreaskarzinome gefunden werden [12].
Der wesentliche Beitrag für die richtige Zuordnung der ERCP-Befunde erfolgt durch klinisch-anamnestische Erhebungen am Patienten [3]. Der vorrangige Stellenwert der ERCP im diagnostischen Vorgehen zum Auffinden eines Pankreaskarzinoms ist derzeit unbestritten. Eine ERCP sollte in jedem Falle nach Durchführung einer Ultraschalluntersuchung zur Bestätigung, wenn der Befund pathologisch, oder zur weiteren Suche bei negativem Ultraschall und fortbestehendem klinischen Tumorverdacht erfolgen. Der Einsatz des CT ist aufgrund seiner geringen methodischen Anfälligkeit (kein „Nichtgelingen" in unserem Kollektiv) eine wertvolle Ergänzung zum Sonogramm im Suchprozeß nach neoplastischen Veränderungen: bei positivem Nachweis eines Tumors durch andere Methoden ist seine Durchführung zur Dokumentation und Abgrenzung des neoplastischen Prozesses in jedem Fall indiziert. Es bleibt die bittere Erkenntnis, daß bei 95% der Patienten zum Zeitpunkt der Diagnosesicherung ein inkurables Stadium der Erkrankung vorliegt [5].

Zusammenfassung

Die Sensitivität der endoskopisch retrograden Cholangio-Pankreatikographie (ERCP) im Nachweis von Pankreasneoplasien liegt nach dem Ergebnis bisheriger Untersuchungen bei 90%. Die Art der Gangveränderungen in der ERCP läßt jedoch keine sichere Unterscheidung zwischen einem neoplastischen und chronisch-entzündlichen Pankreasprozeß zu. Dieser Mangel an Spezifität kann durch Zuhilfenahme anamnestischer und klinischer Daten häufig kompensiert werden, was letztlich eine richtige Zuordnung des ERCP-Befundes bei der Pankreasneoplasie in den meisten Fällen erlaubt. Die Analyse der ERCP-Befunde an unserem Krankengut von 48 Patienten mit Pankreaskarzinom erlaubte uns, folgende Befunde zu erheben: nur in 4 Fällen lag bei ausreichender Pankreasgangdarstellung ein Normalbefund vor; häufigster pathologischer Befund war ein vollständiger Gangabbruch (38% der gelungenen ERCP), gefolgt von segmentärer Gangstriktur (23%) und Gangstenose mit prästenotischer Dilatation (21%). Selten wurde eine Gangverdrängung gefunden (6%) – als begleitende Veränderungen fanden sich in 15% der Fälle zystisch-nekrotische Areale und in 18% der Fälle diffuse Gangunregelmäßigkeiten. In allen Fällen sollte ein Versuch der retrograden Gallengangdarstellung unternommen werden, da sich bei Tumorlokalisation im Kopfbereich häufig eine Stenose im distalen oder mittleren Choledochusabschnitt darstellt. In zwei Fällen konnte die Diagnose eines Pankreastumors nur anhand der Choledochusstenose bei normalem Pankreasgang gestellt werden. Der Vergleich von ERCP, Computertomographie (CT) und Ultraschall (US) wies der ERCP die höchste Sensitivität von 94% gegenüber 90% (CT) und 79% (US) zu; einschränkend für die ERCP ist die Schwierigkeit in der Durchführung der Methode, die zu häufigerem Nichtgelingen führt, als dies für US und CT der Fall ist.

Literatur

1. Belohlavek D, Koch H, Rosch W et al (1976) 5 years experience in endoscopic retrograde cholangiopancreatography (ERCP). Endoscopy 8:115–118
2. Blumgart LH (1975) Duodenoscopy and endoscopic retrograde choldochopancreatography: Present position in relation to periampullary and pancreatic cancer. J Surg Oncol 7:107–119
3. Cotton PB (1979) Endoscopic retrograde pancreatography. In: Howat HT, Sarles H (eds) The exocrine pancreas. Saunders, London Philadelphia Toronto, pp 278–298
4. Cotton PB, Denyer ME, Kreel L, Husband J, Meire HB, Lees W (1978) Comparative clinical impact of endoscopic pancreatography, grey-scale ultrasonography, and computed tomography (EMI scanning) in pancreatic disease: preliminary report. Gut 19:679–684
5. Dent TL (1981) Palliative therapy for pancreatic adenocarcinoma. In: Dent TL (ed) Pancreatic disease, diagnosis and therapy. Grune & Stratton, New York, pp 407–415
6. DiMagno EP, Malagelada JR, Taylor WF, Go VL (1977) A prospective comparison of current diagnostic test for pancreatic cancer. N Engl J Med 297:737–742
7. Foley WD, Stewart ET, Lawson TL, Geenan J, Loguidice J, Maher L, Unger GF (1980) Computed tomography, ultrasonography, and endoscopic retrograde cholangiopancreatography in the diagnosis of pancreatic disease: A comparative study. Gastrointest Radiol 5:29–35
8. Freeny PC, Bilbao MK, Katon RM (1976) "Blind" evaluation of endoscopic retrograde cholangiopancreatography (ERCP) in the diagnosis of pancreatic carcinoma, the "double duct" and other signs. Radiology 119:271–274
9. Fukumoto K, Nakajima M, Kurakami K, Kwai K (1974) Diagnosis of pancreatic cancer by endoscopic pancreatocholangiography. Am J Gastroent 62:210–233
10. Garabedian M, Shamszad M (1975) Pancreatography in the diagnosis of carcinoma of the pancreas. Medical Clinics of North America 59:239–246
11. Gmelin E, Weiss HD, Fuchs HD, Reiser M (1981) Vergleich der diagnostischen Treffsicherheit von Ultraschall, Computertomographie und ERCP bei der chronischen Pankreatitis und beim Pankreaskarzinom. Fortschr Röntgenstr 134/2:136–141
12. Guien C (1979) Radiological examination of the pancreas. In: Howat HT, Sarles H (eds) The exocrine pancreas. Saunders, London Philadelphia Toronto, pp 176–226
13. Hall TJ, Cooper M, Gughes RG, Levin B, Skinner DB, Moossa AR (1977) Pancreatic cancer screening. Analysis of the problem and the role of radionucleide scanning. Am J Surg 134: 544–548
14. Kasugai T (1975) Recent advances in endoscopic retrograde cholangiopancreatography. Digestion 13:76–99
15. Koch H, Classen M, Demling L (1973) Alterations of the biliary duct system in diseases of the pancreas. In: Demling L, Clasen M (eds) Endoscopy of the small intestine with retrograde pancreatocholangiography. Thieme, Stuttgart, pp 90–94
16. Lux G, Schaffner O, Koch H, Rösch W (1976) Duodenoskopische Diagnose des Papillen- und Pankreaskarzinoms. Erfahrungen bei 100 Fällen. In: Lindner H (Hrsg) Fortschritte der gastroenterologischen Endoskopie, Band P. Witzstrock, Baden-Baden
17. Nakano S, Horiguchi Y, Takeda T, Susuki T, Nakajama S (1974) Comparative diagnostic value of endoscopic pancreatography and pancreatic function test. Scand J Gastroenterol 9:383–390

18. Norton RA, Ogoshi K, Hara Y, Niwa M, Paul RE Jr, Tomas J, Fawaz K (1973) Pancreatographic abnormalities due to pancreatic cancer. Gastroint Endosc 20:13–14
19. Reuben A, Cotton PB (1979) Endoscopic retrograde cholangio-pancreatography in cancer of the pancreas. Surg Gyn Obstet 148:179
20. Reuben A, Johnson AL, Cotton PB (1978) Is pancreatic interpretation reliable? A study of observer variation and error. Brit J Radiol 51:956–962
21. Seifert E (1977) Endoscopic retrograde cholangiopancreatography. Am J Gastroent 68:542–549
22. Silvis SE, Rothermann CA, Vennes JA (1976) Diagnostic accuracy of endoscopic retrograde cholangiopancreatography in hepatic biliary and pancreatic malignancy. Ann Inter Med 84: 438–440
23. Stadelmann O, Safrany L, Löffler A et al (1974) Endoscopic retrograde cholangiopancreaticography in the diagnosis of pancreatic cancer. Experience with 54 cases. Endoscopy 6:84–93
24. Swobodnik W, Meyer W, Brecht-Kraus D et al (1983) Ultrasound, computed tomography and endoscopic retrograde cholangiopancreatography in the morphologic diagnosis of pancreatic disease. Klin Wochenschr 61:291–296

6.9 Wertigkeit diagnostischer Verfahren beim Karzinom des Pankreaskopfes und des distalen Choledochus

M. THERMANN[1], H. HAMELMANN[1] und C. SELLIG[1]

Einleitung

In den letzten Jahren ist es mit zunehmender Erfahrung in den diagnostischen Methoden gelungen, beim peripheren Choledochuskarzinom und beim Pankreaskopfkarzinom bereits präoperativ die richtige Diagnose in einem hohen Prozentsatz zu vermuten oder zu sichern. Neben der schon seit längerem durchgeführten endoskopischen Diagnostik sind es vor allen Dingen die nichtinvasiven Methoden wie die Ultraschallsonographie und die Computertomographie, jedoch auch die invasiven Möglichkeiten der perkutanen transhepatischen Cholangiographie mit der möglichen Drainage oder die transkutanen, CT- oder sonographiegesteuerten Punktionen, die zu dieser Verbesserung der präoperativen Diagnostik beigetragen haben. In den bisher publizierten Serien, die aufgrund der Größe des Patientenkollektivs eine statistische Relevanz haben, geben Gibbons et al. [2] für die perkutane transhepatische Cholangiographie (PTC) an, daß in 96% der Fälle die Tatsache eines peripheren Verschlusses, in 92% die genaue Lokalisation und in 86% die tatsächliche Ursache für die Obstruktion gefunden wurde. Für die Computertomographie beschrieben Karasawa et al. [3] eine Sensitivität für Tumoren des Pankreaskopfes und des Pankreaskörpers von 70%. Für die Ultraschalltomographie fanden Gibbons et al. [2] die Tatsache eines Verschlusses in 66%, den Ort des Verschlusses in 33% und die Ursache in 29% der Fälle. Schwerk et al. [4] konnten bei der Punktion von sonographisch sichtbaren Pankreaskopftumoren bei 70 Patienten mit einer Sicherheit von 92,2% den Tumor zytologisch bestätigen.

Diese Untersuchungen sind von auf diesem Gebiet sehr erfahrenen Untersuchern gewonnen, es handelt sich um retrospektive Analysen eines möglicherweise elektiv ausgesuchten Patientengutes. An einer allgemeinchirurgischen Klinik sind die Patienten meist aus verschiedenen Institutionen zugewiesen. Wir möchten in dieser Zusammenstellung die Ergebnisse der präoperativen Diagnostik zeigen und darstellen, welche Methoden an unserem Patientengut angewendet wurden.

Methodik

Von 1978 bis 1982 haben wir wegen des Verdachtes auf einen papillennahen Tumor beziehungsweise eines Pankreaskopfkarzinoms 104 Patienten an der Abteilung Allgemeine Chirurgie der Universität Kiel behandelt. Bei 29 Patienten ergab erst die

1 Abteilung für Allgemeinchirurgie des Universitätsklinikums, Hospitalstr. 40, D-2300 Kiel 1

Das Pankreaskarzinom
Hrsg. H. G. Beger und R. Bittner

Laparotomie den Tumornachweis, der bei 77 Patienten histologisch, bei 2 Patienten zytologisch und bei 13 Patienten durch den intraoperativen Tastbefund sowie den klinischen Verlauf gesichert wurde. Bei 7 Patienten wurde der Tumor durch eine PTCD diagnostiziert und behandelt, die Sicherung des Malignoms erfolgte entweder durch eine später durchgeführte Selektion oder war nach dem klinischen Verlauf anzunehmen ($n = 3$). Fünf Patienten wurden aufgrund eines sonographisch oder computertomographisch erhobenen Befundes eines Pankreaskopftumors laparotomiert, ein Tumor konnte durch die Operation ausgeschlossen werden.

Zum überwiegenden Teil wurden die Patienten nach vorheriger Diagnostik außerhalb unserer Klinik zugewiesen. An der präoperativen Diagnostik waren beteiligt: I. und II. Medizinische Universitätsklinik Kiel, Medizinische Kliniken des Städtischen Krankenhauses Kiel, Abteilung Radiologie der Universität Kiel, Stadtkrankenhaus Rendsburg, Kreiskrankenhaus Eckernförde, niedergelassene Kollegen oder andere Institutionen.

Die invasive Diagnostik (PTC) wurde nahezu ausschließlich an der Abteilung Allgemeine Chirurgie vorgenommen. Herr PD Dr. Poser und Dr. Glasow (Abteilung Radiologie) befundeten präoperativ alle auswärtigen radiologischen Befunde zusätzlich. Es kamen folgende diagnostische Methoden zur Anwendung:

1. nichtinvasive Techniken: bei Patienten mit einem Bilirubinspiegel unter 3 mg%: intravenöse Gallengangsdarstellung, Ultraschallsonographie und Computertomographie;

2. endoskopische Methoden: Gastroduodenoskopie mit Biopsieentnahme und Zytologieentnahme bei papillen(nahen) Tumoren, ERCP (Dr. Wirtz, Dr. Vestweber, Dr. Fuchs);

3. transkutane invasive Methoden: PTC(D), Angiographie (PD Dr. Poser, Dr. Glasow), transkutane Punktion unter Sonographiekontrolle.

Definitionen

Höhe des Bilirubinspiegels

nichtikterische Patienten:	Bilirubinwerte $\leqq$ 1,4 mg% [1]
subikterische Patienten:	Bilirubin 1,5–3,9 mg%
ikterische Patienten:	Bilirubin über 4 mg%

Positiver Befund im Sinne eines Tumornachweises

i.v.-Galle-Röntgen: erweiterter Choledochus, unregelmäßiger Gangabbruch distal.

Ultraschallsonographie, CT: Nachweis eines tumorverdächtigen Befundes im Pankreaskopfbereich. Erweiterte Gallengänge wurden nicht als positiv im Sinne der Definition gewertet.

Endoskopie: ein histologisch oder zytologisch gesicherter papillen(naher) Tumor.

ERCP: Darstellung eines Teils des Ductus choledochus beziehungsweise des Pankreasgangs mit deutlichem Gangabbruch.

Transkutan invasive Methoden: bei der PTC gestaute Gallengänge mit tumortypischem Gangabbruch im Bereich des distalen Choledochus beziehungsweise des Pankreaskopfes. Bei der transkutanen Punktion Nachweis von Karzinomzellen. Angiografisch Nachweis pathologischer Gefäße im Pankreaskopfbereich.

Bei der Laparotomie wurde der histologische beziehungsweise zytologische Nachweis angesterebt. Bei 10 Patienten wurde intraoperativ eine Gewebeentnahme für die Zytologie oder Histologie nicht vorgenommen. Der intraoperative Befund war jedoch sicher durch einen malignen Tumor erklärt und der Verlauf typisch für eine maligne Erkrankung. Bei 3 Patienten ergab das biopsierte Material entzündlich-nekrotisches Gewebe ohne sicheren Tumornachweis bei klinisch eindeutigem Befund und typischem Verlauf. Eine Sektion wurde bei diesen Patienten verweigert bzw. nicht durchgeführt.

Ergebnisse

Von den 104 laparotomischen Patienten wiesen 99 ein Pankreaskopfkarzinom beziehungsweise ein Karzinom des distalen Choledochus ($n = 4$) auf. Von diesen Patienten waren 18 nichtikterisch, 3 subikterisch und 78 ikterisch. In der folgenden Betrachtung werden lediglich die Gruppen der nichtikterischen und der ikterischen Patienten betrachtet, da die Zahl der subikterischen Patienten für eine relevante Aussage zu klein ist.

Aus Tabelle 1 geht hervor, daß bei den nichtikterischen Patienten viermal unter der Diagnose einer Cholelithiasis beziehungsweise einer Magenausgangsstenose laparotomiert wurde und erst die Operation das Ergebnis eines Pankreaskopfkarzinoms ergab. Die in dieser Patientengruppe überwiegend angewandten Methoden waren die Sonographie und die Computertomographie. Es muß allerdings hinzugefügt werden, daß die Computertomographie erst seit 1980 in Kiel zur Verfügung steht und deshalb ein Teil der Patienten nicht präoperativ dieser Untersuchung unterzogen wurden. Die invasiven Eingriffe wie ERCP, PTC und Angiographie wurden in wesentlich geringerem Maße angewendet. Am erfolgreichsten waren in dieser Patientengruppe die Sonographie und die Computertomographie.

Deutlich anders war das Spektrum der diagnostischen Aussagemöglichkeiten bei Patienten mit einem Verschlußikterus (Tabelle 2). Von den nichtinvasiven Metho-

Tabelle 1. Ergebnisse diagnostischer Verfahren bei 18 Patienten mit papillen(nahen) Karzinomen und normalem Bilirubinspiegel (≙1,4 mg%). Drei Patienten wurden unter der Diagnose „Cholelithiasis", 1 Patient als Magenausgangsstenose unklarer Ätiologie laparotomiert

	Diagnostische Methoden						
	i.v.-Galle	Sonographie	CT	ERCP	PTC	Angiographie	Endoskopie
Erfolgreich	1	10 = 71%	8	2	1	3	2
Nicht erfolgreich	4	4	1	6	0	1	
Angewendet (% d. Kollektivs)	28	*78*	*50*	44	6	22	11

Tabelle 2. Ergebnisse diagnostischer Methoden beim papillen(nahen) Karzinom, Bilirubinspiegel >4 mg%, $\bar{x}$ = 17 (Bereich 4–48 mg%), n = 78

	Diagnostische Methoden					
	i.v.-Galle	Sonographie	CT	ERCP	PTC	Angiographie
Positiv	–	31	18	15	63	9
Negativ	3	29	8	20	2	6
Angewendet (% d. Kollektivs)	4%	78%	33%	45%	83%	19%
Erfolgreich angewendet	–	52%	69%	43%	97%	60%
Erfolgreich angewendet (% d. Kollektivs)	–	40	23	19	*81*	12

den wurde die Sonographie in nahezu 80% der Patienten angewendet, davon in 52% erfolgreich. Die Computertomographie hatte eine höhere Trefferquote, wurde allerdings aus den schon beschriebenen Gründen in unserem Krankengut bisher nur in geringem Maße angewandt. Bei der ERCP überwogen die negativen Ergebnisse, da bei den meisten Patienten die Papille nicht sondierbar war und auch keine histologische oder zytologische Diagnosesicherung erfolgte. In unserem Patientengut wurde überwiegend die PTC durchgeführt, nämlich in 83% des Kollektives und dabei mit einer erfolgreichen Anwendung von 97%. An unserer Klinik wird die PTC routinemäßig bei allen Formen des extrahepatischen Verschlusses angewandt. Sie hat nicht nur eine hohe Sensitivität und Spezifität, sondern bietet auch die erweiterte therapeutische Möglichkeit der Drainage, die sowohl extern als auch intern angelegt werden kann. Neun Patienten wurden lediglich mit einer PTCD diagnostiziert und behandelt, auf weitergehende operative Eingriffe verzichteten wir wegen des schlechten Allgemeinzustandes, des Nachweises von Metastasen oder wegen einer Operationsverweigerung.

Die Angiographie ist in den letzten Jahren zunehmend in den Hintergrund gerückt, da sie lediglich als additive Maßnahme zur Diagnostik, zum Beispiel zur Kenntnis des Gefäßverlaufs bei geplanter Whipplescher Operation, verwendet wurde und sich keine wesentlichen Konsequenzen aus den Resultaten ergaben.

Diskussion

Bei der retrospektiven Analyse von diagnostischen Maßnahmen besteht die Schwierigkeit, daß die Erfahrung einzelner Untersucher unterschiedlich ist. Zusätzlich kommt es zu einer Integration der zunächst nur geringen und später zunehmenden Erfahrung. Es ist anzunehmen, daß bei einer prospektiv durchgeführten Untersuchung mit der Erfahrung eines spezialisierten Untersuchers die Ergebnisse wesentlich besser sind, als sie von uns angegeben wurden. Wenn von einem Untersucher eine Methode favorisiert wird, ist zu erwarten, daß eine andere hierdurch in den Hintergrund gerückt wird. Dies war bei uns der Fall bezüglich der Anwendung der PTC gegenüber der ERCP.

Wir meinen, daß den indirekten Methoden in der Zukunft zunächst der Vorzug gegeben werden sollte, da sie für den Patienten nicht belastend oder gefährdend sind und da durch die zusätzliche transkutane Punktion ein Tumor zytologisch gesichert werden kann. Als großer Vorzug der transkutanen invasiven Methode der PTC ist anzuführen, daß der Verschluß in einem hohen Prozentsatz genau lokalisiert werden kann und der Chirurg weiß, ob zum Beispiel die Möglichkeit einer biliodigestiven Anastomose besteht oder ob bei einem zentralen Verschluß eine operative Therapie nicht mehr gegeben ist. Weiterhin kann die Kombination der PTC mit einer transkutan eingelegten Drainage zu einer präoperativen Entlastung des Gallengangssystems führen oder bei einer Erweiterung dieser Methode durch eine innere Drainage eine Ableitung der Galle in den Darm erreicht werden. Demgegenüber ist das Risiko dieser invasiven Maßnahmen zu nennen. Eine unserer Patientinnen verstarb nach diesem Eingriff an einem galligen Pleuraempyem. Der Drainagekanal führte transpleural, das Gallesekret lief in die Pleurahöhle. Gemessen an der hohen Zahl der postoperativ verstorbenen Patienten, bei denen die Operation lediglich als Palliativmaßnahme durchgeführt wurde, ist jedoch das Risiko der PTCD als deutlich geringer anzusehen.

In unserem Patientengut erfolgte in 5% eine Operation wegen eines sonographisch oder computertomographisch suspekten Prozesses im Pankreaskopfbereich. Zweimal handelte es sich dabei um ein Lymphom, zweimal um eine Pankreatitis, einmal war das Pankreas und das umliegende Gewebe makroskopisch und zytologisch unauffällig. In allen Fällen wurde der Eingriff als Probelaparotomie beendet. Es ist anzunehmen, daß derartige falsch-positive Befunde mit zunehmender Erfahrung bei der transkutanen Zytologiegewinnung geringer werden. Auch in Zukunft wird es allerdings immer wieder Fälle geben, bei denen eine diagnostische Laparotomie wegen eines sonographisch oder computertomographisch suspekten Bezirkes im Pankreasbereich vorgenommen wird.

Zusammenfassend kann festgestellt werden, daß mit einer hohen Wahrscheinlichkeit der Tumor präoperativ gesichert werden kann, daß von den invasiven Methoden an unserer Klinik insbesondere die PTC beim ikterischen Patienten den höchsten Stellenwert hat und daß nach unserer bisherigen Erfahrung bei dem computertomographisch oder sonographisch erhobenen Verdachtsbefund eines Pankreastumors in 5% der Fälle das Ergebnis falsch-positiv ist.

Zusammenfassung

An einem unselektierten Krankengut von 104 Patienten, die wegen des Verdachts auf ein papillennahes bzw. auf ein Pankreaskopfkarzinom behandelt wurden, werden diagnostische Verfahren und ihre Wertigkeit dargestellt. Deutliche Unterschiede in der Aussagefähigkeit der einzelnen Methoden zeigten sich in Abhängigkeit vom Bilirubinspiegel. Während bei den Patienten mit normalem Bilirubinspiegel CT und Sonographie die höchste Trefferquote aufwiesen, war bei den Patienten mit Verschlußikterus die PTC das weitaus erfolgreichste Verfahren. Darüber hinaus konnte bei 9 Patienten, die aus lokalen oder allgemeinen Gründen inoperabel waren, die therapeutische Möglichkeit der Drainage (PTCD) genutzt werden.

Bei der ERCP überwogen in unserem Krankengut die negativen Ergebnisse, wobei dies allerdings nicht verallgemeinert werden sollte, da in Abhängigkeit von der Erfahrung eines spezialisierten Untersuchers die Ergebnisse wesentlich zu verbessern sind.

Literatur

1. Geigy (1971) Wissenschaftliche Tabellen, S 572
2. Gibbons CP, Griffiths GJ, Cormack A (1983) The role of percutaneus transhepatic cholangiography and grey-scale ultrasound in the investigation and treatment of bile duct obstruction. Brit J Surg 70: 494–496
3. Karasawa E, Goldberg H, Moss A, Federle M, London S (1983) CT pancreatogram in carcinoma of the pancreas and chronic pancreatitis. Radiology 148: 489–493
4. Schwerk WB, Dürr H, Schmitz-Moormann P (1983) Ultrasound guided fine needle biopsies in pancreatic and hepatic neoplasm. Gastrointest Radiol 8: 219–225

7 Möglichkeiten und Grenzen der Pankreasresektion

7.1 Intraoperative Diagnostik

7.1.1 Intraoperative Punktionsdiagnostik

E. Bodner[1]

Der Begriff Biopsie, aus den griechischen Wörtern Bios (Leben) und Opsis (Betrachtung) zusammengesetzt, bedeutet so viel wie mikroskopische Untersuchung am Lebenden. Im Gegensatz zur Autopsie, bei welcher das erkrankte Organ dem Pathologen zur Beurteilung unmittelbar vorliegt, erfolgt die Diagnosestellung bei der Biopsie anhand kleinster Gewebsproben, die für diesen Zweck vom Kliniker entnommen wurden. Den Krankheitsherd trägt der Patient zum Zeitpunkt der Befundung noch in sich. Die Biopsie ist also eine prätherapeutische Maßnahme, welche die gesicherte diagnostische Grundlage für die Wahl des am besten geeigneten Behandlungsverfahrens liefern soll. Sie wird im besonderen angewandt zur Verifizierung echter Geschwülste und dient der Indikationsfindung für die radikale Tumorchirurgie.

Ein Biopsieverfahren entspricht dieser Aufgabe nur, wenn es mit hoher diagnostischer Treffsicherheit, ohne wesentliche zusätzliche Belastung oder ernstere Komplikationsgefahr für den Patienten, und vor allem rechtzeitig, d. h. bei intraoperativer Anwendung im Sinne einer schnelldiagnostischen Methode innerhalb von etwa 20 Minuten die exakte Abklärung erlaubt.

Pankreasbiposie: Grundlage für die Indikation zur Pankreasresektion

Betrachtet man diese Überlegungen am Beispiel des Pankreaskarzinoms, so ist davon auszugehen, daß die Duodenopankreatektomie mit einer auch in neueren Sammelstatistiken immer noch bei rund 20% gelegenen Operationsletalität [7, 13] – auch wenn einzelne Operateure persönlich weit bessere Ergebnisse erzielen – einen äußerst schwerwiegenden Eingriff darstellt, der zweifellos eine sehr strenge Indikationsstellung verlangt. Das gilt im besonderen für Patienten mit kleinen Tumoren, die im Fall eines Karzinoms durch die Pankreasresektion eine gewisse Heilungschance haben, für die aber, falls die Veränderung entzündlich ist, ein derart großer und riskanter Eingriff nicht gerechtfertigt erscheint. Dazu kommt, daß es in Fällen, in denen entweder zufällig im Rahmen einer Laparotomie aus anderen Gründen oder bei gezielter Exploration wegen Karzinomverdachts ein verhärteter Bereich im Pankreaskopf gefunden wird, auch für den erfahrenen Chirurgen äußerst schwierig sein kann, zwischen einem pankreatitischen und einem echten Tumor zu unterscheiden. Nicht einmal dann sollte auf eine mikroskopische Abklärung verzichtet werden, wenn die Pankreasresektion schon allein wegen der Größe des pathologischen Pro-

1 II. Universitätsklinik für Chirurgie, Anichstr. 35, A-6020 Innsbruck

Das Pankreaskarzinom
Hrsg. H. G. Beger und R. Bittner

zesses von vornherein, also auch bei entzündlicher Genese des Tumors, angezeigt erscheint, weil die Operationstaktik und vor allem die lokale Ausweitung des Eingriffes von der Art der Erkrankung abhängig zu machen ist.

An der Zweckmäßigkeit der Biopsie von Pankreastumoren kann daher kaum ein Zweifel bestehen. Wenn viele Chirurgen dennoch darauf verzichten und namhafte Autoren auch immer wieder davon abgeraten haben, so erklärt sich das nur durch die vielfache Erfahrung, daß bei den konventionellen Biopsiemethoden die diagnostische Treffsicherheit und das Risiko ernster Komplikationen in keinem günstigen Verhältnis stehen.

Die Feinnadelbiopsie – ein zytodiagnostisches Verfahren

Wir haben daher im Jahre 1970 begonnen, die Feinnadelaspirationsbiopsie am Pankreas experimentell zu erproben und in die Klinik einzuführen. Wir benützen eine 0,6 mm dünne Nadel, die auf eine 20-ml-Spritze aufgesetzt wird. Die Verwendung einer speziellen Spritzenhalterung (Abb. 1) bietet den Vorteil, daß die Punktion damit einhändig ausgeführt werden kann, so daß die zweite Hand das durch ein Kocher-Manöver mobilisierte Duodenopankreas umfassen und den Tumor resp. die Punktionsstelle genau lokalisieren kann. Wir stechen grundsätzlich mindestens 3mal aus verschiedener Richtung, allenfalls auch durch die Nachbarorgane, wie das Duodenum, in den geschwulstverdächtigen Bereich ein. Das in die Kanüle aspirierte Material wird zwischen Objektträgern ausgestrichen und sofort in hochprozentigem Äther-Alkohol-Gemisch oder neuerdings mit Zytospray fixiert. Die Lufttrocknung der Präparate, wie wir sie in der Anfangszeit durchführten, hat sich weniger gut bewährt. Alle Ausstrichpräparate werden gemeinsam gefärbt; die diagnostische Beurteilung erfolgt somit anhand von mindestens 6 Präparaten. Durch Modifizierung des Färbeverfahrens nach Papanicolaou konnte der Zeitaufwand derart verkürzt werden, daß wir den Befund bereits nach 15–20 Minuten vom Pathologen durchgegeben bekommen [12].

Die Zytodiagnostik des Pankreaskarzinoms hat sich als relativ einfach erwiesen (Abb. 2). Sie erfolgt nach zytologischen und histologischen Kriterien, weil durch die Feinnadel teilweise auch größere Zellkomplexe aspiriert werden. Über den Nachweis der Malignität hinaus ist eine differenzierte Aussage über den histologischen

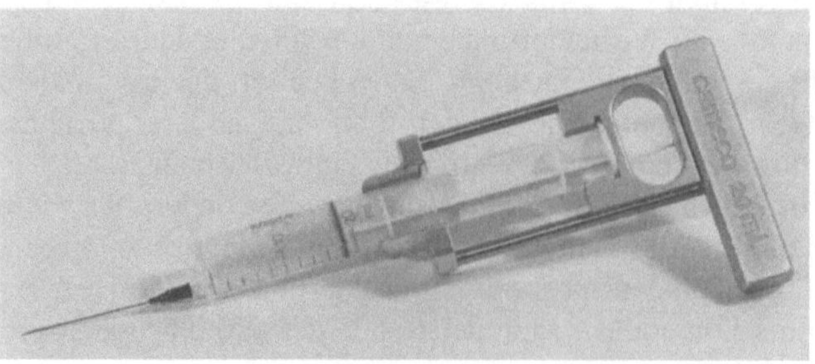

Abb. 1. Spritzenhalterung für die intraoperative Feinnadelbiopsie

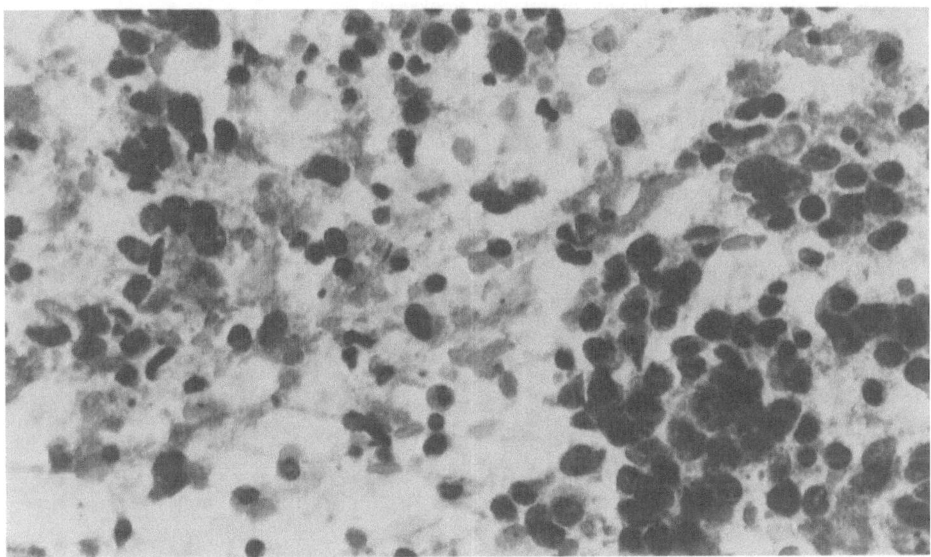

Abb. 2. Intraoperative Feinnadelbiopsie aus duktalem Pankreaskarzinom – eindeutig maligne Tumorzellen (PAP V)

Typ der Geschwulst möglich. Bei pankreatitischer Veränderung findet man im Punktat nur Entzündungszellen und Zelldetritus.

Es ist erstaunlich, wie lange nicht nur bei Klinikern, sondern auch bei Pathologen, vor allem in Deutschland und den USA, die Methode der Feinnadelbiopsie auf Widerstand gestoßen ist. Kürzlich allerdings wurde nun doch von höchst kompetenter pathologischer Stelle in einem Editorial die Überlegenheit der zytologischen Diagnostik bestätigt [11]. Daß sie allgemein für den Pathologen erlernbar ist, haben inzwischen auch die immer zahlreicher werdenden Institutionen, die sich mit der perkutanen Feinnadelbiopsie des Pankreas befassen, unter Beweis gestellt. Die zumindest gleichwertige Validität zytologischer Befunde gegenüber der histologischen Schnellschnittbeurteilung steht somit heute außer Diskussion.

Hohe diagnostische Treffsicherheit bei fehlender Komplikationsgefahr

Unser Material umfaßt bisher 292 Fälle, von denen bei 244 die Diagnose entweder histologisch oder klinisch durch operativ festgestellte Lebermetastasierung resp. eine zumindest 3jährige Verlaufsbeobachtung zweifelsfrei gesichert ist (Tabelle 1). Acht Patienten aus der frühen Entwicklungszeit dieser Methode, bei denen das Biopsiematerial infolge ungenügender Fixierung nicht beurteilbar gewesen ist, haben wir gegenüber früheren Tabellen [3] ausgeschlossen. Um Erfahrung zu gewinnen, wurden über lange Zeit auch die diagnostisch eindeutigen Fälle biopsiert, und nach Möglichkeit haben wir bei den Karzinomen zusätzlich auch immer Gewebe zur histologischen Überprüfung (42mal aus dem Tumor und bei 59 Patienten aus Metastasen) entnommen. Es handelt sich überwiegend um Karzinome des Pankreas oder der

Tabelle 1. Intraoperative Feinnadelbiopsie bei Pankreas- und periampullären Tumoren (bis September 1983)

Fälle insgesamt		292
Material nicht beurteilbar		8
Diagnose nicht gesichert		40
Diagnose gesichert		244
histologisch durch		
totale Duodenopankreatektomie	5	
partielle Duodenopankreatektomie	87	
Hemiduodenopankreatektomie	2	
subtotale Linksresektion (95%)	3	
Splenopankreatektomie (60%)	22	
Tumorenukleation	1	
Exzision aus dem Tumor	42	
Exzision aus Metastasen	59	
Autopsie	8	
klinisch durch		
Metastasen (Leber)	5	
Verlauf (mehr als 3 Jahre)	18	

Tabelle 2. Zytodiagnostische Befunde bei Tumoren der duodenopankreatischen Region

Fälle insgesamt	292	Zytologie	
Diagnose gesichert	244	Positiv	Negativ
Pankreaskarzinome	126	121	5
Periampulläre Karzinome	48	44	4
Papillenkarzinome	8	6	2
Mal. Duodenaltumoren	5	5	–
Intrapankreat. Metastasen	5	5	–
Retropankreat. mal. Tumoren	8	8	–
Insulinom	1	–	1
Chronische Pankreatitis	43	–	43
Zytolog. Beurteilung			
richtig		189	44
falsch		–	11

periampullären Region, daneben um einige seltene Tumoren wie Neurofibrosarkome, Pankreasmetastasen eines Bronchuskarzinoms, Lymphome und ein Insulinom (Tabelle 2). Bei 43 der diagnostisch gesicherten Fälle (Resektion) und wohl einem Großteil der Patienten mit vorerst nicht eindeutig abgeklärter Erkrankung lag ein entzündlicher Pankreastumor vor. Daher sind einschließlich des Insulinoms 44 in Hin-

Tabelle 3. Ergebnisse der intraoperativen Feinnadelbiopsie

Fälle insgesamt	292	
Material nicht beurteilbar	8	
Diagnose nicht gesichert	40	
Diagnose gesichert	244	100,0%
Zytodiagnose		
richtig positiv	189	77,5%
falsch positiv	0	0,0%
richtig negativ	44	18,0%
falsch negativ	11	4,5%
Beurteilung richtig insgesamt	233	95,5%

Tabelle 4. Intraoperative Feinnadelbiopsie bei resekablen periampullären Malignomen (bis September 1983)

Fälle insgesamt	97	100,0%
Zytodiagnose		
positiv	90	92,8%
suspekt	2	2,0%
negativ	5	5,2%
Zytodiagnose		
richtig	92	94,8%

blick auf einen Malignitätsnachweis zytologisch negative Fälle als richtige Diagnosen zu werten, zusätzlich zu 189 Patienten mit positivem Malignombefund. Das entspricht einer diagnostischen Treffsicherheit von 95,5% (Tabelle 3). Hervorzuheben ist, daß wir in keinem Fall einen falsch-positven Befund erhalten haben. Bei den falsch-negativen Ergebnissen war es offenbar nicht gelungen, das Karzinom bei der Punktion richtig zu orten. Es handelt sich daher um Fehler der Gewebsentnahme und nicht der zytologischen Beurteilung. Daß die Rate falsch-negativer Befunde nur bei 4,5% lag, schreiben wir nicht zuletzt der systematischen Mehrfachpunktion zu. Immer wieder teilte uns der Pathologe mit, daß eindeutig maligne Zellen nur in einem oder einem Teil der untersuchten Präparate zu finden waren. Es ist auch vorgekommen, daß das Karzinom nach zunächst negativem Biopsiebefund erst in einer zweiten Serie von Zellausstrichen nachzuweisen war.

Die Leistungsfähigkeit der modernen pankreasdiagnostischen Methoden wird für gewöhnlich an einem Krankengut demonstriert, bei dem es sich zum Großteil um Patienten mit sehr fortgeschrittenen, nicht mehr resekablen und auch klinisch schon eindeutigen Tumoren handelt. Wir haben die Treffsicherheit der Feinnadelbiopsie daher an jenen Fällen überprüft, die wegen ihrer malignen Geschwulst noch radikal operiert werden konnten (Tabelle 4): Von 97 zytologischen Befunden waren 90 positiv, bei 2 atypischen Gewächsen (einem Lymphom und einem Karzinoid) wurde

Tabelle 5. Intraoperative Feinnadelbiopsie bei Pankreastumoren: Literaturübersicht

Jahr	Autor(en)	Fallzahl	Richtige Diagnose in %	Komplikationen	Mortalität
1970	Christoffersen u. Poll	28	97	–	–
1972	Arnesjö et al.	25	89	–	–
1972	Koivuniemi et al.	59	97,4	–	–
1973	Forsgren u. Orell	40	87	–	–
1974	Akashi et al.	122	97,5	?	?
1975	Shorey	21	100	–	–
1975	Kline u. Neal	40	89	–	–
1979	Dekker u. Lloyd	12	92	–	–
1979	Ihse et al.	129	91	–	–
1980	Schick et al.	19	94,7	–	–
Eigenes Krankengut bis September 1983		292	95,5	–	–
Insgesamt		787		0	0
1982	Simms et al.	–	–	1	0

wegen der geringen Erfahrung mit solchen Tumoren zunächst bloß eine Verdachtsdiagnose abgegeben, die später positiv bestätigt wurde, und in 5 Fällen fanden sich keine malignen Zellen. Das sind bis auf eine Ausnahme Patienten mit Duodenal- und Papillenkarzinomen, bei denen die Diagnose schon endoskopisch gesichert war. Hätten Zweifel bestanden, so hätte man durch nochmalige Biopsie wohl auch hier eine richtige zytologische Diagnose erreichen können. Wir glauben daher sagen zu dürfen, daß die Indikation zur Duodenopankreatektomie bei uns heute kaum noch ohne mikroskopisch vorher gesicherte Diagnose gestellt zu werden braucht.

Der größte Vorteil der Feinnadelbiopsie liegt in der fehlenden Komplikationsgefahr der Methode. Es können bedenkenlos so viele Punktionen aus dem Pankreas entnommen werden, als für die diagnostische Abklärung vonnöten sind. Bei rund 200 Patienten unseres Krankengutes, deren Bauchspeicheldrüse nach durchschnittlich 4 Biopsien in situ verblieben ist, haben wir bisher keine ernstere Komplikation wie Nachblutung, Pankreatitis oder Fistelbildung gesehen. Kleine subkapsuläre Blutungen an der Punktionsstelle stehen nach kurzzeitiger Tamponade von selbst.

Diese unsere guten Erfahrungen werden in den bislang zum Thema „Intraoperative Feinnadelbiopsie aus dem Pankreas" erschienenen Publikationen allgemein bestätigt. Die Literaturübersicht in Tabelle 5 [1, 2, 4, 5, 6, 8, 9, 10, 14, 15] umfaßt zusammen mit dem eigenen Krankengut 787 Fälle, bei denen keine einzige auf die Punktion zurückzuführende Komplikation zu beobachten war. Nur in einer kasuistischen Mitteilung aus England [16] wird über eine Pankreasfistel berichtet, die nach Feinnadelbiopsie aufgetreten und nach wenigen Wochen spontan abgeheilt ist; in dieser Arbeit sind keine Fallzahlen angegeben.

Intraoperative und perkutane Feinnadelbiopsie: nicht Konkurrenz, sondern Ergänzung

Zum Schluß noch ein Wort zur perkutanen Aspirationsbiopsie, die von uns selbst unter sonographischer Führung vorgenommen wird. Sie ist keine Konkurrenz gegenüber der intraoperativen Methode. Sie steht am anderen Ende unserer Behandlungsstrategie beim Pankreaskarzinom, weil wir sie nur einsetzen, wenn es gilt, bei inkurablen Fällen ohne Operation die mit den modernen bildgebenden Untersuchungstechniken gestellte Diagnose zu bestätigen. Diese Situation ergibt sich beispielsweise im Falle eines ausgedehnten Pankreaskörperkarzinoms mit Lebermetastasen, wenn keine oder noch keine Veranlassung zu einer Ableitungsanastomosierung und auch sonst keine Möglichkeit zu einer palliativ-chirurgischen Behandlung besteht. Die perkutane Feinnadelbiopsie liefert hier den Beweis des prognostisch infausten Leidens. Solchen Patienten haben wir in den letzten 3 Jahren insgesamt 16mal die rein diagnostisch-explorative Laparotomie erspart.

Zusammenfassung

Bei insgesamt 292 Patienten mit einem Pankreastumor wurde eine intraoperative Feinnadelaspirationsbiopsie mit sofortiger Fixierung, Färbung und zytologischer Untersuchung des Aspirates vorgenommen. Die diagnostische Treffsicherheit betrug 95,5%; ein falsch-positiver Befund wurde in keinem Fall, falsch-negative Befunde in 4,5% erhalten. Diese hohe Erfolgsrate wird nicht zuletzt auf eine systematische Mehrfachpunktion (mindestens 3mal) zurückgeführt.

Ernste Komplikationen wurden auch bei 200 Patienten, deren Bauchspeicheldrüse nach durchschnittlich 4 Biopsien in situ verblieben ist, nicht beobachtet. Die perkutane Aspirationsbiopsie sehen wir nicht als konkurrierendes, sondern als ergänzendes Verfahren, vor allem bei den Patienten, die nach den bildgebenden Untersuchungstechniken nicht mehr kurabel erscheinen und denen dann die explorative Laparotomie erspart werden kann.

Literatur

1. Akashi M, Hemmi T, Kondo N et al (1974) Pancreatic biopsy. Stomach Intest 9:1563–1566
2. Arnesjö B, Stormby N, Akerman M (1972) Cytodiagnosis of pancreatic lesions by means of fine-needle biopsy during operation. Acta Chir Scand 138:363–369
3. Bodner E, Lederer B (1975) Weitere Erfahrungen mit der Feinnadelsaugbiopsie und Zytodiagnostik von Pankreastumoren. Zbl Chir 100:533–540
4. Christoffersen P, Poll P (1970) Preoperative pancreas aspiration biopsies. Acta Pathol Microbiol Scand [Suppl] 212:28–33
5. Dekker A, Lloyd JC (1979) Fine-needle aspiration biopsy in ampullary and pancreatic carcinoma. Arch Surg 114:592–596
6. Forsgren L, Orell S (1973) Aspiration cytology in carcinoma of the pancreas. Surgery 73:38–42
7. Gudjonsson B, Livstone EM, Spiro HM (1978) Cancer of the pancreas. Cancer 42:2494–2506
8. Ihse I, Toregard BM, Akerman M (1979) Intraoperative fine needle aspiration cytology in pancreatic lesions. Ann Surg 190:732–734
9. Kline TS, Neal HS (1975) Needle aspiration biopsy. Am J Clin Pathol 63:16–19

10. Koivuniemi A, Lempinen M, Pantzar P (1972) Fine needle aspiration biopsy of the pancreas. Ann Clin Gynaecol Fenn 61:273–280
11. Koss LG (1980) Thin needle aspiration biopsy. Acta Cyto 24:1–3
12. Lederer B, Bodner E (1974) Intraoperative Abklärung tumoröser Veränderungen des Pankreaskopfes mittels der Feinnadelbiopsie. Dtsch Med Wochenschr 99:993–996
13. Levin B, Remine WH, Hermann RE et al (1978) Panel: Cancer of the pancreas. Am J Surg 135: 185–191
14. Schick P, Goldberg I, Nieberg R et al (1980) Peroperative pancreatic aspiration for evaluating pancreatic disease. Am J Surg 139:851–854
15. Shorey BA (1975) Aspiration biopsy of carcinoma of the pancreas. Gut 16:645–647
16. Simms MH, Tindall N, Allan RN (1982) Pancreatic fistula following operative fine-needle aspiration. Br J Surg 69:548

7.1.2 Intraoperative histologische Diagnostik

P. Hermanek[1]

Pankreaskarzinome sind die einzigen gastrointestinalen Krebse, die auch im Zeitalter der modernen Endoskopie vor der Operation meist nicht zytologisch oder histologisch diagnostiziert werden. Alle klinischen Diagnosen „Pankreaskarzinom“ sind letztlich nur Verdachtsdiagnosen [4, 6, 9]. Die Notwendigkeit einer intraoperativen Diagnose bei Verdacht auf Pankreaskarzinom ist abhängig von der chirurgischen Taktik und den chirurgischen Methoden. Wenn beim Pankreaskarzinom die subtotale oder totale Pankreatektomie mit erweiterter Lymphknotendissektion als Verfahren der Wahl angesehen wird, dann ist natürlich eine verläßliche intraoperative Diagnose von größter klinischer Bedeutung.

Grundsätzlich kann eine mikroskopisch-morphologische Krebsdiagnose entweder zytologisch oder histologisch erfolgen. An der Chirurgischen Universitätsklinik Erlangen folgt man dem Grundsatz, daß radikale Krebschirurgie des Pankreas mit erweiterter Lymphknotendissektion stets einer histologischen Karzinomdiagnose bedarf. Dieser Grundsatz resultiert nicht zuletzt aus den ungünstigen Erfahrungen, die mit andernorts präoperativ gestellten zytologischen Diagnosen gemacht wurden.

Methodik der Materialgewinnung zur intraoperativen histologischen Untersuchung

Das an der Chirurgischen Universitätsklinik Erlangen geübte Vorgehen zeigt Tabelle 1. Wenn möglich, versuchen wir die Diagnose an Hand von Metastasen zu sichern. Ist dies nicht möglich, erachten wir die Stanzbiopsie (Grobnadelbiopsie) mit der Tru-Cut-Nadel (Durchmesser 1,6 mm) als Verfahren der Wahl. Dies gilt insbe-

Tabelle 1. Intraoperative Diagnostik bei Verdacht auf Pankreaskarzinom

1. Metastasen: Leber, Peritoneum, Lymphknoten
2. Primärtumor:
   a) Stanzbiopsie (Grobnadelbiopsie) (Tru-Cut)
      aa) bei Tumoren des Pankreaskopfes: transduodenal
      ab) bei Tumoren von Körper und Schwanz: direkt
   b) Keilbiopsie: nur bei Tumoren, die schon makroskopisch bis an die Oberfläche des Pankreas vorgedrungen sind

1 Abteilung für Klinische Pathologie, Chirurgische Universitätsklinik, Maximiliansplatz, D-8520 Erlangen

Das Pankreaskarzinom
Hrsg. H. G. Beger und R. Bittner

sondere für resezierbare Läsionen. Mit der Stanze erhält man Material aus den tieferen Lagen des Organs, während die herkömmlichen Keilbiopsien oft nur die oberflächliche peritumoröse Entzündung zeigen. Die Stanzbiopsie wird bei Tumoren des Pankreaskopfes transduodenal vorgenommen. Im Gegensatz zu etlichen Berichten aus dem Schrifttum haben wir in Erlangen niemals irgendeine ernstere Komplikation bei der Stanzbiopsie gesehen [4, 6].

Histologische Methodik

Das mit der Tru-Cut-Nadel gewonnene Material kann ohne technische Schwierigkeiten bearbeitet werden. Die unfixierten Stanzzylinder werden mit CO_2 gefroren und dann im Kryostat-Mikrotom geschnitten. Zur Färbung verwenden wir polychromes Methylenblau und decken in Glukose ein [3, 5]. Die Zeit der Bearbeitung im histologischen Laboratorium beträgt bis zur Vorlage der Schnitte zur Befundung 2–3 Minuten. Selbstverständlich wird das verbleibende Material grundsätzlich in Paraffin eingebettet.

Gesamtergebnisse

Tabelle 2 zeigt die Ergebnisse bei 763 Schnellschnittuntersuchungen, die in den Jahren 1978 bis 1982 bei der Operation von 245 Patienten mit Karzinomen des Pankreas und der periampullären Region durchgeführt wurden. 97,4% der Schnellschnittbefunde erwiesen sich als korrekt, falsch-negative Befunde ergaben sich in 1,4%. Bei nur einer von 763 Schnellschnittuntersuchungen war der Schnellschnittbefund falsch positiv: Es handelte sich hierbei um eine ausgeprägte Epitheloidzellreaktion in einem Lymphknoten, die im Schnellschnitt falsch interpretiert wurde. Glücklicherweise hatte dieser falsch-positive Befund keine ungünstigen klinischen Konsequenzen, da die Tumorresektion wie geplant vorgenommen werden konnte.

Tabelle 2. Intraoperative Schnellschnittuntersuchung bei Karzinomen des Pankreas und der periampullären Region. Abteilung für Klinische Pathologie, Chirurgische Universitätsklinik Erlangen 1978–1982, 763 Untersuchungen bei 245 Patienten

Schnell-schnitt-befund	Paraffin-schnitt-befund	*n*		Schnell-schnitt-untersuchung
Maligne	Maligne	269	743 (97,4%)	Korrekt
Unklar	Unklar	9		
Benigne	Benigne	465		
Unklar	Maligne	5	8 (1,0%)	Unklar
Unklar	Benigne	3		
Maligne	Benigne		1 (0,1%)	Falsch positiv
Benigne	Maligne		11 (1,4%)	Falsch negativ

Technische und diagnostische Spezifität und Sensitivität

Zur Beurteilung einer diagnostischen Methode werden heute im allgemeinen vier Parameter herangezogen, nämlich

- die technische Sensitivität,
- die technische Spezifität,
- die diagnostische Sensitivität (positiver Vorhersagewert),
- die diagnostische Spezifität (negativer Vorhersagewert).

Besonders die letzten beiden Parameter sind für den Chirurgen von besonderer Bedeutung. In unserem Untersuchungsgut (Tabelle 3) ergeben sich hierfür Werte von 99,6% bzw. 97,7%. Derartige Ergebnisse werden mit keiner anderen diagnostischen Methode erreicht und unterstreichen die große Verläßlichkeit der intraoperativen Schnellschnittdiagnostik.

Tabelle 4 zeigt die Werte der diagnostischen Sensitivität und der diagnostischen Spezifität (positiver und negativer Vorhersagewert), unterteilt nach Untersuchung

Tabelle 3. Parameter zur Beurteilung des Wertes der intraoperativen Schnellschnittuntersuchungen bei Karzinomen des Pankreas und der periampullären Region. Erlangen 1978–1982

Technische Sensitivität	
Richtig-positive Schnellschnittbefunde unter allen untersuchten malignen Läsionen	269/285 = 94,4%
Technische Spezifität	
Richtig-negative Schnellschnittbefunde unter allen untersuchten benignen Läsionen	465/469 = 99,1%
Diagnostische Sensitivität (positiver Vorhersagewert)	
Richtig-positive Schnellschnittbefunde unter allen positiven Schnellschnittbefunden	269/270 = 99,6%
Diagnostische Spezifität (negativer Vorhersagewert)	
Richtig-negative Schnellschnittbefunde unter allen negativen Schnellschnittbefunden	465/476 = 97,7%

Tabelle 4. Diagnostische Sensitivität und Spezifität bei der Untersuchung des Primärtumors und der Metastasen. Erlangen 1978–1982

Parameter	Primärtumor	Metastasen
Diagnostische Sensitivität (positiver Vorhersagewert)	166/166 = 100%	103/104 = 99,0%
Diagnostische Spezifität (negativer Vorhersagewert)	194/204 = 95,1%	271/272 = 99,6%

Tabelle 5. Verläßlichkeit der intraoperativen Diagnose „kein Karzinom“ an Pankreasresektaten. Chirurgische Universitätsklinik Erlangen 1971–1982

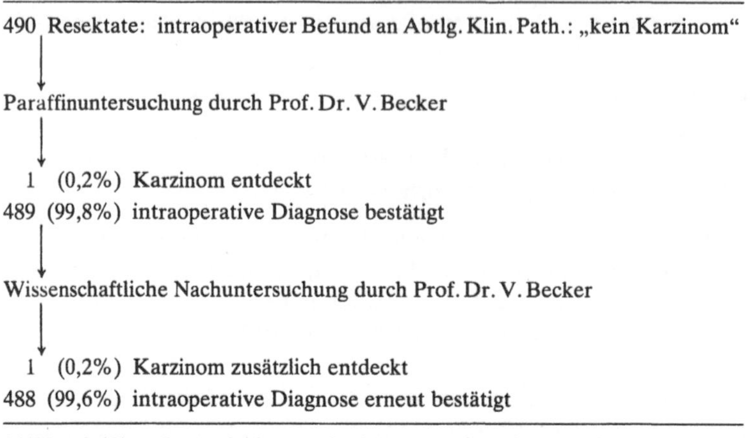

490 Resektate: intraoperativer Befund an Abtlg. Klin. Path.: „kein Karzinom“

↓

Paraffinuntersuchung durch Prof. Dr. V. Becker

↓

1 (0,2%) Karzinom entdeckt
489 (99,8%) intraoperative Diagnose bestätigt

↓

Wissenschaftliche Nachuntersuchung durch Prof. Dr. V. Becker

↓

1 (0,2%) Karzinom zusätzlich entdeckt
488 (99,6%) intraoperative Diagnose erneut bestätigt

2/490 = 0,4% Gesamtfehlerrate der intraoperativen Untersuchung

des Primärtumors und jener von Metastasen. Die Diagnose sollte, wann immer möglich, an Hand von Metastasen gestellt werden, nicht nur um dem No-touch-Prinzip der Tumorchirurgie nachzukommen, sondern auch, weil die diagnostische Spezifität (negativer Vorhersagewert) bei der Untersuchung von Metastasen größer ist als bei der Untersuchung des Primärtumors.

Verläßlichkeit der intraoperativen Diagnose „kein Karzinom“

Angesichts des großen Interesses von Herrn Prof. Dr. V. Becker, Direktor des Pathologischen Institutes der Universität Erlangen, an entzündlichen Pankreaserkrankungen, wurde vor Jahren folgendes Vorgehen vereinbart: Bei allen resezierenden Eingriffen am Pankreas wird das Operationspräparat zunächst intraoperativ an der Abteilung für Klinische Pathologie der Chirurgischen Universitätsklinik untersucht und dabei festgestellt, ob es sich nur um einen entzündlichen Prozeß (chronische Pankreatitis, Pseudozyste) handelt oder aber ein Karzinom zugrundeliegt. Ergibt die intraoperative histologische Untersuchung die Diagnose „kein Karzinom“, wird das komplette Restmaterial an Herrn Prof. Dr. V. Becker zur weiteren Bearbeitung übersandt [4]. Damit ist insofern eine einmalige Situation gegeben, als die Verläßlichkeit der intraoperativen Begutachtung „kein Karzinom“ durch einen zweiten unabhängigen Pathologen überprüft wird. Die Ergebnisse zeigt Tabelle 5. Bei 490 Pankreasresektaten wurde bei der intraoperativen Untersuchung nur zweimal (0,4%) ein Karzinom übersehen.

Intraoperative Histologie versus intraoperative Zytologie

Die Beurteilung der intraoperativen histologischen Pankreasdiagnostik ist im Schrifttum bis heute recht kontrovers. Während vielfach von schlechten Ergebnissen und

Komplikationen gesprochen wird [2, 11, 12], werden von anderen Autoren durchaus günstige Erfahrungen berichtet [1, 7, 8, 10]. Eine Zusammenstellung aus dem Schrifttum [4], bei der nur Publikationen mit mehr als 20 Untersuchungen berücksichtigt und bei der „Verdachtsbefunde" nicht als richtig-positive Befunde bewertet wurden, zeigt, daß die diagnostische Leistungsfähigkeit, beurteilt an Hand der technischen Sensitivität, bei der histologischen Untersuchung 94,3% (683 positive Befunde unter 724 Malignomen) beträgt, bei der zytologischen Untersuchung jedoch nur 83,2% (321 positive Befunde unter 386 Malignomen).

Zusammenfassend kann festgestellt werden:

1. Eine entsprechende Technik vorausgesetzt, ist die Komplikationsrate bei Biopsien zur histologischen Untersuchung keineswegs höher als bei der Feinnadelbiopsie.
2. Die histologische Untersuchung benötigt intraoperativ weniger Zeit als die zytologische Untersuchung (2–4 Minuten gegenüber mindestens 7 Minuten).
3. Die intraoperative histologische Diagnostik besitzt eine höhere Sensitivität, mit einer höheren Zahl positiver Befunde ist zu rechnen.

Damit erscheint die intraoperative Histologie nach wie vor als Verfahren der Wahl auch für die Diagnostik des Pankreaskarzinoms.

Die intraoperative histologische Diagnostik beim Pankreaskarzinom hat sich in Erlangen wie auch an der Mayo Clinic [7] oder in Chicago [8] als komplikationsfrei und sehr zuverlässig erwiesen. Unbeschadet davon bleibt natürlich für jede diagnostische Methode die spezielle Erfahrung des Operateurs bei der Materialentnahme und jene des Untersuchers von entscheidender Bedeutung. Im Einzelfall werden diese Gesichtspunkte die Wahl des Verfahrens mitbestimmen.

Zusammenfassung

Bei 245 Patienten mit Karzinomen des Pankreas und der periampullären Region wurden insgesamt 763 intraoperative histologische Schnellschnittuntersuchungen durchgeführt. Das Biopsiematerial wurde durch Stanzbiopsie (Grobnadel) mit der Tru-Cut-Nadel gewonnen. 97,4% der Schnellschnittbefunde erwiesen sich als korrekt; falsch-negative Befunde ergaben sich bei 1,4%, bei nur 1 Untersuchung war der Befund falsch positiv. Ernste Komplikationen wurden im Gegensatz zu etlichen Berichten aus der Literatur nicht beobachtet.

Die Vorteile der histologischen Untersuchung nach Stanzbiopsie gegenüber einer zytologischen Untersuchung nach Feinnadelbiopsie sind nach unseren Erfahrungen bei gleichem Risiko ein kürzerer Zeitaufwand sowie, wie der Vergleich mit den Ergebnissen einer Literaturzusammenstellung zeigt, eine um etwa 10% höhere technische Sensitivität.

Literatur

1. Ackerman LV, Rosai J (1974) Surgical pathology, 5th edn. Mosby, St. Louis
2. Fuchs K, Becker HD, Peiper HJ (1972) Intraoperative Diagnostik der chronischen Pankreatitis und ihre therapeutischen Konsequenzen. Chirurg 43:505–509

3. Hermanek P (1977) Schnellschnittuntersuchung. MTA, Zeitschrift des dcta 23:397–402
4. Hermanek P (1983a) Intraoperative Diagnostik des Pankreascarcinoms. Langenbecks Arch Chir 359:289–299
5. Hermanek P (1983b) Efficiency of modern frozen section technique in cancer surgery. J Exp Clin Cancer Res 4:381–383
6. Hermanek P (1984) Pankreastumoren. Pathologie. In: Gebhardt C (Hrsg) Chirurgie des exokrinen Pankreas. Thieme, Stuttgart New York
7. Isaacson R, Weiland LH, McIlrath DC (1974) Biopsy of the pancreas. Arch Surg 109:227–230
8. Moossa AR, Dawson PJ (1981) The diagnosis of pancreatic cancer. Pathobiology 11:299–335
9. Moossa AR, Levin B (1981) The diagnosis of "early" pancreatic cancer. The University of Chicago experience. Cancer 47:1688–1697
10. Rosai J (1981) Ackerman's surgical pathology, 6th edn. Mosby, St. Louis Toronto London
11. Seifert G, Klöppel G (1979) Diagnostic value of pancreatic biopsy. Pathol Res Pract 164: 357–384
12. Spohn K, Fux HD, Tewes G, Hahn K (1975) Das Pankreas-Carcinom – Palliative Operationen. Langenbecks Arch Chir 339:267–273

7.2 Operationsverfahren beim Pankreaskarzinom

7.2.1 Therapie des periampullären Karzinoms*

A. L. Warshaw[1]

Einleitung

Bei nahezu allen Patienten mit einem Karzinom der periampullären Region sind Symptomatik und Zeichen des Verschlußikterus zu beobachten. Obgleich diese Tumore der Ampulle, des distalen Ductus choledochus und des Duodenums klinisch nicht vom Karzinom der Bauchspeicheldrüse zu unterscheiden sind, ist jedoch bei der Wahl der optimalen Therapie die Unterscheidung vom Pankreaskarzinom von größter Bedeutung. Während beim Pankreaskarzinom möglicherweise nur weniger als 1% der Patienten von ihrem Karzinom geheilt werden (maximal 10–15% der Patienten mit erfolgreicher kurativer Resektion), liegt die Heilungsrate für die periampullären Karzinome wenigstens 10× höher (etwa ⅓ der resezierten Patienten). Außerdem bevorzugen viele Chirurgen z. Z. beim Pankreaskarzinom die totale Pankreatektomie als Therapie der Wahl, jedoch ist beim periampullären Karzinom die Resektion von Pankreaskopf und Duodenum als ausreichend anzusehen.

Die Heilung des periampullären Karzinoms ist nur durch die chirurgische Therapie möglich. Ebenso wie beim Pankreaskarzinom kann zwar der biliodigestive Bypass die Symptome des Verschlußikterus lindern, jedoch hat er keinen Einfluß auf die Lebenserwartung. Durch eine kurative Resektion wird die Lebenserwartung verlängert, und zwar auch die der Patienten, die im späteren Verlauf dann doch noch dem Karzinom erliegen. Da die Operationsletalität der Pankreatikoduodenektomie 5% nicht überschreiten sollte – und daher nur in den entsprechenden Zentren bzw. von entsprechend ausgebildeten Chirurgen durchzuführen ist –, kann bei den meisten Patienten eine Resektion erwogen werden, vorausgesetzt, daß die Erkrankung noch auf die Bauchspeicheldrüse begrenzt ist. Das Alter der Patienten per se ist keine Kontraindikation für die Pankreatikoduodenektomie, und wir führen diese Operation in ausgewählten Fällen auch bei über 80jährigen Patienten durch.

Präoperatives Management

Das präoperative Management umfaßt die Diagnostik, das Tumorstaging und die Operationsvorbereitung.

---

* Übersetzt von R. Bittner

1 Massachusetts General Hospital, Harvard Medical School, 15 Parkman Street, Suit 336, Boston, MA 02144, USA

Das Pankreaskarzinom
Hrsg. H. G. Beger und R. Bittner

Obwohl durch die sonographische Untersuchung des Gallenwegsystems bereits die mechanische Ursache der Gelbsucht durch den Nachweis dilatierter Gallenwege erkannt werden kann, ist darüber hinaus zur Lokalisationsdiagnostik ebenso wie zum Ausschluß einer möglichen Choledocholithiasis die Cholangiographie notwendig. Die Cholangiographie über eine perkutane transhepatische Punktion oder über eine endoskopische retrograde Katheterisierung ist zwar in einigen Beziehungen gleichwertig, jedoch stellt die endoskopische Technik eine zusätzliche Hilfe bei der Differenzierung zwischen dem periampullären und dem Pankreaskarzinom dar. Das Duodenum und die Ampulla Vateri können direkt beurteilt und sichtbare Tumoren biopsiert werden. Außerdem erlaubt das leicht anzufertigende Pankreatikogramm weitere Informationen von differentialdiagnostischem Wert. Weiterhin kann das Ausmaß einer Magenausgangsstenose festgestellt werden. Die transkutane Feinnadelpunktion mit Aspiration von Tumorzellen zur zytologischen Untersuchung sollte, um eine Verschleppung und Implantation von Tumorzellen entlang des Punktionskanales zu vermeiden, nur den nicht resezierbaren Fällen vorbehalten sein.

Da jetzt die palliative Therapie des periampullären Karzinoms allein durch nichtoperative Maßnahmen möglich ist (perkutane Feinnadelpunktion zur zytologischen Diagnostik; perkutane Cholangiographie zur Lokalisationsdiagnostik; perkutane Punktion und Drainage zur Dekompression der Gallenwege), ist ein präzises präoperatives Staging von größter Wichtigkeit. In der Diagnostik von Lebermetastasen sind Sonographie und Computertomographie der Leberszintigraphie weitaus überlegen. Zum Ausschluß von Lungenmetastasen wird die Röntgenuntersuchung des Thorax, wenn notwendig mit Tomographie, durchgeführt. Die Angiographie ist nach unserer Erfahrung nicht nur zur präoperativen Abklärung der Gefäßanatomie sinnvoll, sondern auch zur Abklärung der Resektabilität. Zwar ist es möglich, eine Ummauerung der A. mesenterica superior oder eine Einengung der V. mesenterica superior nachzuweisen, jedoch insgesamt ist die angiographische Untersuchung eine relativ insensitive Methode. Mit Hilfe des Computertomogramms kann nachgewiesen werden, ob der Tumor die Grenzen der Bauchspeicheldrüse überschritten hat, vor allem bei nur geringer Ausprägung der retroperitonealen Fettschichten. In der Erkennung kleiner Metastasen der Leber, des Peritoneums und des Omentums, die durch die anderen Verfahren nicht dargestellt werden konnten, hat sich die Laparoskopie als höchst aussagekräftig erwiesen. Von 16 untersuchten Patienten hatten 8 bioptisch-histologisch nachgewiesene kleine Metastasen im Bereich des Peritoneums und 8 hatten keine nachweisbaren Metastasen, wobei diese Befunde bei der anschließenden Operation bestätigt werden konnten. Die Laparoskopie ist nicht notwendig, wenn der Patient ohnehin operiert werden muß. Jedoch in einigen Fällen wird durch den Nachweis von peritonealen Metastasen die Entscheidung für ein nichtoperatives Vorgehen oder für eine besondere Therapie, wie die intraoperative Bestrahlung, beeinflußt.

Primäres Ziel der präoperativen Vorbereitung der Patienten ist die Korrektur der Störungen, die in der Folge des Verschlußikterus auftreten können. Störungen der Blutgerinnung können in der Regel leicht durch die parenterale Vitamin-K-Gabe beseitigt werden. Durch eine präoperative Gallenwegsdrainage, entweder perkutan oder über eine nasobiliäre Sonde, kann der Pruritus gebessert werden, jedoch gibt es bisher keinen Nachweis, daß durch diese Maßnahme eine Senkung der Operationsletalität oder Morbidität erreicht werden kann. Unserer Meinung nach ist daher die präoperative Gallenwegsdekompression unnötig, es sei denn, der Serum-Bilirubin-Spiegel übersteigt 20 mg/dl. In gleicher Weise scheint die präoperative intravenöse Hyperalimentation (TPN) keinen Einfluß auf das Ergebnis der chirurgischen Therapie zu haben, und wir wenden sie nur dann an, wenn die Operation aufgrund eines außergewöhnlich hohen Bilirubinspiegels oder wegen der Kachexie des Patienten nicht sofort durchgeführt werden kann.

Chirurgische Technik

Der erste Schritt des operativen Vorgehens ist die Abklärung der Resektabilität des Tumors. Zur Feststellung einer möglichen Metastasierung werden Leber und periportale Lymphknoten untersucht und im Zweifelsfall biopsiert. Der Nachweis von Tumorgewebe außerhalb der Bauchspeicheldrüse stellt eine Kontraindikation zur Pankreatikoduodenektomie dar. Durch das Kocher-Manöver wird der Raum hinter Duodenum und Pankreas freigelegt, um die Beziehung des Tumors zur V. cava abzuklären. Zwar infiltriert das periampulläre Karzinom im Gegensatz zum Pankreaskarzinom nur selten die Mesenterialwurzel bis hin zur Region des Treitzschen Bandes, trotzdem ist dieser Bereich ebenfalls sorgfältig zu untersuchen. Schließlich muß, um eine sichere Pankreatikoduodenektomie durchführen zu können, geprüft werden, ob die Pfortader und die V. mesenterica superior frei von Tumorinfiltration sind. Obwohl dies durch stumpfe Dissektion entweder von oben durch Eingehen zwischen dem Ductus choledochus und der Pfortader oder von unten entlang der V. mesenterica inferior erfolgen kann, bevorzugen wir in den meisten Fällen eine ausgiebige Freilegung dieser Strukturen. Da die periampullären Karzinome die Neigung zeigen, in submukösen Kanälen entlang des Ductus choledochus zu wachsen, verlassen wir uns nicht auf eine eventuelle makroskopische Tumorfreiheit von Gallenblase und Ductus cysticus, sondern entfernen die Gallenblase und durchtrennen den Ductus hepato-choledochus oberhalb der Zystikuseinmündung für die spätere Choledochojejunostomie. Wird der distale Choledochusstumpf kaudalwärts geschlagen, kann unter direkter Sicht in die Schicht zwischen Choledochus und Pfortader eingegangen und eine Tumorinfiltration relativ leicht ausgeschlossen werden. Die Durchtrennung der A. gastroduodenalis nahe ihrem Ursprung an der A. hepatica kann dieses Manöver erleichtern.

Als nächstes muß dann entschieden werden, ob der Magen oder das Duodenum durchtrennt werden. Allgemein üblich ist es, eine distale Magenresektion durchzuführen (in der Regel Antrektomie in Kombination mit einer trunkulären Vagotomie, um das Auftreten von Anastomosenulzera und postoperativer Blutung, die häufig nach Pankreatikoduodenektomie zu beobachten sind, zu verhindern). Kürzlich wurde von Longmire eine Modifikation der Pankreatikoduodenektomie eingeführt, nach der Magen und Pylorus erhalten bleiben und die Linie der Transsektion im proximalen Duodenum 1–2 cm distal des Pylorus verläuft [1]. Mit dieser Modifikation wird beabsichtigt, die Häufigkeit postoperativer Zeichen der Malnutrition sowie von Postgastrektomiesyndromen zu reduzieren. Andererseits könnte in der Anwendung beim periampullären Karzinom der Saum zwischen der Resektionslinie und dem Tumor zu schmal sein und außerdem besteht die Gefahr, daß lymphknotenhaltiges Gewebe entlang der kleinen Magenkurvatur bei dieser pyloruserhaltenden

Operation nicht mitreseziert wird. Es muß daher in jedem Fall geprüft werden, ob nicht bei dem Versuch, Antrum und Pylorus zu erhalten, die Radikalität eines möglichen kurativen Eingriffes eingeschränkt wird.

Nach der Absetzung des Magens oder des Duodenums wird die Bauchspeicheldrüse vor der Pfortader durchtrennt. Im Gegensatz zum Pankreaskarzinom, für das von einigen Autoren die totale Pankreatektomie empfohlen wird, um sicher im Gesunden zu resezieren und mögliche multizentrische Tumorherde zu beseitigen, ist beim periampullären Karzinom lediglich die Entfernung des Pankreaskopfes notwendig.

Das Jejunum wird unmittelbar distal des Treitzschen Bandes mit Hilfe des GIA-Staplers durchtrennt. Die Durchtrennung des Treitzschen Bandes mit vollständiger Mobilisation des Darmes linksseitig der Mesenterialwurzel erleichtert die anschließende Dissektion von rechts und das Hinüberführen des Präparates in den rechten oberen Quadranten.

Schließlich wird der Kopf der Bauchspeicheldrüse nach rechts geschlagen und die Äste der Pfortader und der V. mesenterica superior durchtrennt sowie die Pfortader nach links angespannt. Es können nun die letzten Verbindungen der kaudalen Anteile des Processus uncinatus mit dem Retroperitoneum durchtrennt werden einschließlich der Äste der A. mesenterica superior zum Pankreas. Hierbei empfiehlt es sich, an Stelle einer zeitraubenden Dissektion aller einzelnen arteriellen Äste, den Lobus uncinatus nach rechts hinüberzuziehen und nach digitaler Identifizierung der Lage der A. mesenterica superior das dazwischen liegende und sich anspannende Gewebe nach Setzen von mehreren Klemmen zu durchtrennen. Nach Entfernung des Resektates ist es dann einfach, die entsprechenden Ligaturen durchzuführen.

Zur Rekonstruktion wird der distale Jejunumstumpf nach dem Y-en-Roux-Prinzip benutzt. Der Jejunumstumpf wird zunächst mit einer fortlaufenden Chromcatgut-Naht zur Blutstillung übernäht und dann mit einer zweiten Nahtreihe nach Lembert (Seide) versenkt. Es ist leichter, die Jejunumschlinge durch einen Mesokolonschlitz rechtsseitig von V. und A. colica media zu bringen, als sie unter der Mesenterialwurzel im alten Bett des Duodenums hindurchzuführen.

Die erste Anastomose wird zwischen Pankreasstumpf und Jejunum im Sinne End-zu-Seit genäht. Die Durchführung erfolgt zweireihig, wobei die innere Reihe, mit der die Mukosa von Pankreasgang und Jejunum adaptiert werden, mit einzelnen 4 × 0-Dexon-Nähten und die äußere Reihe mit einzelnen Seidennähten angelegt wird. Ein 5-French-Katheter wird in den Pankreasgang plaziert und nach Sicherung mit einer doppelten Tabaksbeutelnaht durch die seitliche Wand des Jejunums zur postoperativen Entlastung und Schienung der Anastomose nach außen geleitet. Durch die Anwendung dieser Drainage konnte die Zahl der Anastomoseninsuffizienzen, die in früherer Zeit die Haupttodesursache nach Pankreatikoduodenektomie darstellten, wesentlich gesenkt werden.

Die Anastomose zwischen dem Ductus choledochus und dem Jejunum (End-zu-Seit) wird ca. 8 cm distal der Pankreasanastomose angelegt. Im allgemeinen wird diese Anastomose zweireihig genäht, innen fortlaufend Dexon 4 × 0 und außen einzeln Seide. Als letztes wird die Magen-Darm-Passage wiederhergestellt. Ist eine Antrektomie vorausgegangen, wird ein Teil der kleinen Kurvatur des Magens, wie von Hofmeister beschrieben, End-zu-Seit mit dem Jejunum unterhalb des Mesokolons anastomosiert (Abb. 1). Ist der Pylorus erhalten, wird eine End-zu-Seit-

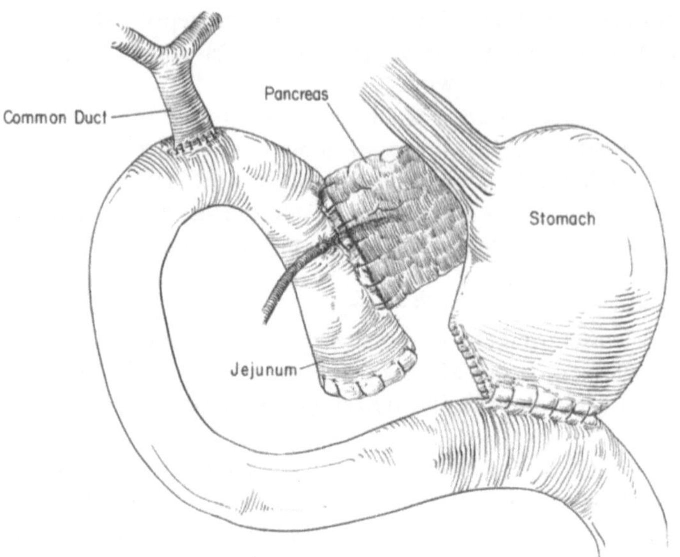

Abb. 1. Vollständige Rekonstruktion nach Pankreatikoduodenektomie mit Antrektomie

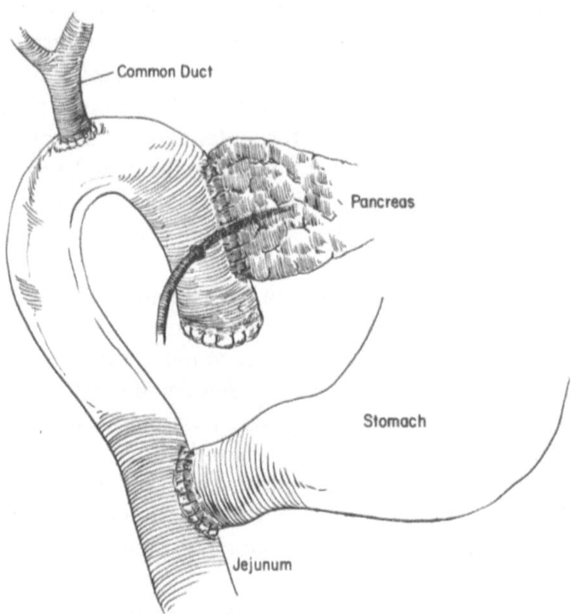

Abb. 2. Pankreatikoduodenektomie mit Erhaltung von Antrum und Pylorus

Duodenojejunostomie oberhalb des Mesokolons und etwa 8 cm distal der Gallenwegsanastomose genäht (Abb. 2).

Zwei geschlossene Drainagesysteme werden in den Bereich der Gallenwegs- und der Pankreasanastomose plaziert.

Ergebnisse

Nach unseren Untersuchungen kann diese Operation ohne nennenswerte operative Letalität und mit nur minimaler operativer Morbidität durchgeführt werden. Der Autor hat im eigenen Krankengut bisher weder einen letalen Ausgang noch eine Anastomoseninsuffizienz beobachten können. Die Magen-Darm-Funktionen sind überraschend gut. Viele Patienten nehmen an Gewicht zu und können eine normale Diät essen. Es sollte jedoch hervorgehoben werden, daß die Modifikation, nach der Antrum und Pylorus erhalten bleiben, offenbar mit einer langsameren Normalisierung der Magenfunktion in der postoperativen Phase verbunden ist, und daher die Anlage eines Gastrostomiekatheters eine vom Patienten und vom Chirurg in gleicher Weise geschätzte Erweiterung der Operation ist. Am Massachusetts General Hospital haben wir für das periampulläre Karzinom eine 5-Jahres-Heilungsrate von etwa 30 bis 35% nach Pankreatikoduodenektomie beobachtet. Dieses Ergebnis steht in Übereinstimmung mit Berichten aus anderen Zentren. Möglicherweise von gleicher Wichtigkeit ist, daß die Qualität und die Dauer der Palliation bei den Patienten mit Pankreatikoduodenektomie im Gegensatz zu denen, bei denen lediglich ein palliativer Bypass angelegt wurde, signifikant besser sind. Die resezierten Patienten haben einen Median der Überlebenszeiten von etwa 20 Monaten und können im allgemeinen noch wenigstens 1 Jahr voll befriedigend ihrer Arbeit nachgehen, auch wenn sie im späteren Verlauf doch ihrem Tumorleiden erliegen.

Zusammenfassung

Das Operationsverfahren der Wahl beim Karzinom der periampullären Region ist die partielle Duodenopankreatektomie. Die Operation ist immer dann indiziert, wenn allgemeine Operabilität besteht, wobei ein hohes Alter per se keine Kontraindikation darstellt, und wenn durch intraoperative Biopsien kein Karzinomgewebe außerhalb des Pankreas nachgewiesen wird. Da die Operationsletalität weniger als 5% betragen kann, sollte die Operation nur in den Zentren durchgeführt werden, in denen dieses Risiko nicht überschritten wird.

Die 5-Jahres-Heilungsrate ist annähernd 30–35%, die mediane Überlebensrate nach Resektion etwa 20 Monate. Darüber hinaus sind Qualität und Dauer der Palliation nach Resektion signifikant besser als nach Anlegen eines palliativen Bypasses.

Bei den Patienten mit Ikterus ist nach den eigenen Erfahrungen eine präoperative Entlastung der Gallenwege nur bei einer Hyperbilirubinämie von über 20 mg/dl notwendig. Eine präoperative intravenöse Hyperalimentation erscheint nur bei den Patienten erforderlich, bei denen die Operation wegen eines schweren Ikterus oder einer Kachexie nicht sofort durchgeführt werden kann.

Um postoperative Ernährungsstörungen und Postgastrektomiesyndrome zu vermeiden, wurde in jüngster Zeit von Longmire eine Modifikation der Duodenopankreatektomie eingeführt, nach der Magenantrum und Pylorus erhalten bleiben. Bei der Entscheidung für diese Modifikation, deren erste Ergebnisse durchaus vielversprechend sind, ist jedoch stets sorgfältig abzuwägen, ob die Erhaltung von Antrum und Pylorus nicht zu Lasten einer möglichen Radikalität geht.

Literatur

1. Longmire WP, Traverso LW (1981) The Whipple procedure and other standard approaches to pancreatic cancer. Cancer 47:1706–1711

7.2.2 Die partielle Duodenopankreatektomie beim Pankreaskarzinom: Indikation, Technik, Ergebnisse

M. TREDE[1] und A. W. HOFFMEISTER[1]

Einleitung

In den vorangegangenen Beiträgen wurden viele Probleme des Pankreaskarzinoms erörtert und wenige Lösungen angeboten. Das wird in unserem Beitrag nicht anders. Im Gegenteil: Wir stoßen gleich auf neue Probleme. Wir fassen noch einmal zusammen:

Das Pankreaskarzinom nimmt an Häufigkeit zu und stellt uns so vor logistische Probleme. Die Frühdiagnose ist ein seltener Zufall, so daß die Operabilität oder Resektionsquote unter 20% liegt. Die Resektionstechnik ist anspruchsvoll, und so liegt die Operationsletalität weltweit noch immer um 20%. Aber selbst nach erfolgreicher, vermeintlich kurativer Operation sind die Langzeitergebnisse sehr enttäuschend: Die 5-Jahres-Überlebensquote liegt weit unter 10%.

Was kann die partielle Duodenopankreatektomie – die sog. Whipplesche Operation – nun zur Lösung dieser Probleme beitragen? Dies ist die Fragestellung unseres Beitrages.

Indikation

Krankengut

In den vergangenen 11 Jahren sahen wir an der Mannheimer Chirurgischen Klinik 460 Patienten mit Pankreastumoren aller Art. Es handelte sich um 251 Männer und 209 Frauen. Die Altersspanne reichte von 28 bis 91 mit einem Durchschnitt von 63 Jahren. Unser jüngster Patient verstarb an einem inoperablen Pankreaskarzinom mit 28 Jahren. Bei der 91jährigen Patientin brachte die endoskopische Papillotomie wegen tumorösen Verschlußikterus (Prof. B. C. M. Manegold) einen guten Palliativeffekt. Die Aufschlüsselung nach Lokalisation (Tabelle 1) zeigt, daß das duktale Karzinom des Pankreaskopfes mit 77% an erster Stelle rangiert.

1 Klinikum Mannheim der Universität Heidelberg, Theodor-Kutzer-Ufer, D-6800 Mannheim

Das Pankreaskarzinom
Hrsg. H. G. Beger und R. Bittner

Tabelle 1. Aufschlüsselung sämtlicher zwischen 1972 und September 1983 in der Chirurgischen Klinik des Klinikum Mannheim erfaßten Pankreas- und Papillenneoplasmen. Die Zahlen der Choledochus-, Magen- und Duodenalkarzinome beziehen sich lediglich auf resektable Tumoren

Pankreas (395)	
-Kopf	340
-Körper	40
-Schwanz	15
Periampulläre Tumoren (65)	
Papille	45
Distaler Choledochus	14
Magen	4
Duodenum	2
Gesamt	460

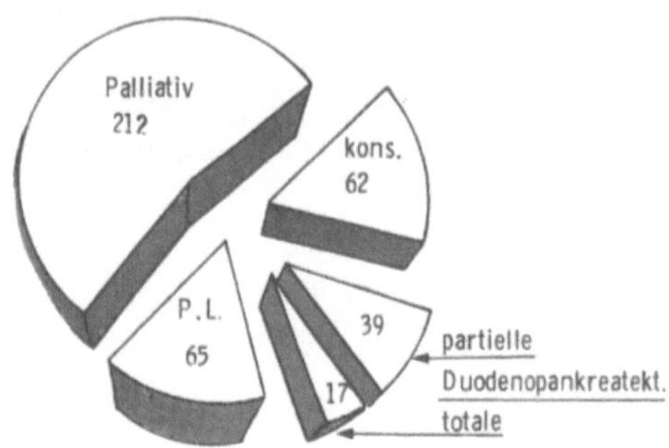

Abb. 1. Analyse der Patienten mit Pankreaskarzinomen, die zwischen 1972 und September 1983 konservativ behandelt *(kons.)*, probelaparotomiert *(P.L.)*, palliativ operiert und reseziert werden konnten

Resektionsquote

Obgleich dieses Krankengut sicher entsprechend vorselektioniert war, bevor es die Chirurgische Klinik überhaupt erreichte, kam eine chirurgische Therapie nur bei 68% der Patienten in Frage (Abb. 1): Bei 62 war nurmehr eine rein konservative Behandlung möglich. Bei weiteren 65 endeten unsere Bemühungen mit einer explorativen Laparotomie. Etwa die Hälfte der Patienten erhielt wenigstens eine palliative Umgehung des blockierten Choledochus oder Duodenums. So bleiben (wohlgemerkt beim Pankreaskarzinom) noch 56 Patienten – 14% –, bei denen der Versuch einer radikalen Resektion unternommen werden konnte: 39mal durch Whipplesche Operation und 17mal durch totale Pankreatektomie.

Die Aufschlüsselung nach Jahrgängen zeigt einmal die sprunghafte Zunahme der überwiesenen Patienten bei gleichzeitigem Anstieg der Resektionsquote (Abb. 2). Man hat den Eindruck, daß dieser bescheidene Fortschritt der Verbreitung bild-

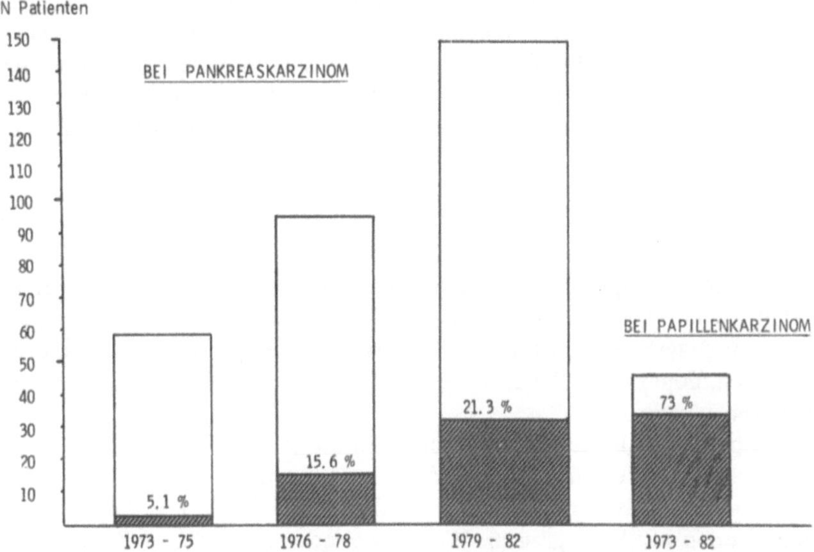

Abb. 2. Resektionsquoten von Pankreas- und Papillenkarzinomen seit 1973: Die Zahl behandelter Pankreaskarzinompatienten nahm sprunghaft zu, in geringerem Umfang auch die Resektionsquoten

Tabelle 2. Peri- und intraoperative Risikofaktoren bei Patienten, die wegen Pankreas- und periampullärer Neoplasmen duodenopankreatektomiert werden mußten

1. Alter über 66 Jahre	28
2. Abdominale Voroperationen	49
3. Erweiterte Resektion mit	
Pfortader	9
Hemikolektomie	2
totaler Gastrektomie	1
4. Dialysepflichtige Niereninsuffizienz	1

gebender Verfahren in- und außerhalb der Klinik mit entsprechend früherer Diagnosestellung zu verdanken ist. Beim Papillenkarzinom übrigens liegt die Resektionsquote mit 73% über das ganze Jahrzehnt hinweg günstiger.

Operationsrisiko

Grundsätzlich wurde die Operationsindikation weit gestreckt und keinem Patienten mit technisch operablem Befund die Radikaloperation versagt. So waren 28 Patienten über 66 Jahre alt (der älteste 75) (Tabelle 2). Bei 49 Patienten erschwerten vorausgegangene Abdominaleingriffe die Operation.

Schließlich kam ein Patient mit Niereninsuffizienz (Serumkreatinin 8 mg%) wegen Zystennieren, einer vorausgegangenen Cholezystektomie sowie B-II-Magenresektion mit einem Verschlußikterus wegen Papillenkarzinom. Er überstand den Eingriff komplikationslos und wurde schließlich der erste Patient, der eine Whipplesche Operation wegen Karzinoms 5 Jahre überlebte bei gleichzeitiger Dauerdialyse.

Operabilität

Bei der Frage nach der Operationsindikation spielen die modernen bildgebenden Verfahren (Ultraschall, CT, ERCP, Angiographie) eine wichtige Rolle. Dabei geht es nicht nur um Diagnosesicherung, sondern um die rechtzeitige Trennung der operablen von den inoperablen Patienten – um den letzteren eine unnötige Laparotomie zu ersparen.

Zu den präoperativen Kriterien der Inoperabilität zählen: ein desolater Allgemeinzustand und bohrende Rückenschmerzen, Tumorinfiltration des Retroperitoneums oder Lebermetastasen im CT sowie eindeutige Tumorstenosen der großen Arterien oder Venen im Angiogramm. Wenn zwei oder mehr dieser Kriterien bei einem anikterischen Patienten zutreffen, sehen wir keine Operationsindikation – nicht einmal zur Probelaparotomie. Aber auch hier gibt es falsch-negative Befunde, so daß sich die Inoperabilität erst bei der Probelaparotomie herausstellt.

Makroskopische Lebermetastasen und Peritonealkarzinose sind zwar schnell entdeckt, kommen aber erstaunlich selten vor angesichts der Aggressivität dieser Tumoren. Ein Lymphknotenbefall ist schon schwieriger zu beurteilen. Meistens ist das Ergebnis intraoperativer Gefrierschnittuntersuchungen negativ, obgleich die spätere Autopsie nach Monaten oder Jahren eben doch eine karzinomatöse Infiltration der Lymphbahnen aufdeckt.

In der Mayo-Klinik-Serie waren die peripankreatischen Lymphknoten in 49% der Resektionspräparate befallen, obgleich nicht eine dieser Lymphknotenmetastasen intraoperativ entdeckt werden konnte [4]. Allerdings besteht für uns Inoperabilität erst mit dem Befall der zweiten Lymphknotenstationen an der Leberpforte, am Tripus Halleri oder in der Mesenterialwurzel.

Entscheidend für die Operabilität ist die lokale Ausbreitung des Tumors. Um eine Infiltration der großen retroperitonealen Gefäße auszuschließen, wird zuerst das Duodenum ausgiebig nach Kocher mobilisiert. Operable Tumoren lassen sich leicht mitsamt dem Pankreaskopf von Vena cava, linker Nierenvene und der Aorta abheben.

Die Infiltration der oberen Eingeweidegefäße läßt sich angiographisch nicht immer darstellen. Sie verrät sich intraoperativ durch einen mehr oder weniger ausgeprägten „Krebsnabel", erkennbar an der Basis des hochgezogenen, angespannten Mesokolons.

Eine Tumorinfiltration der Gefäße von rechts-lateral im Bereich des Processus uncinatus läßt sich selbst bei stumpfer Präparation zwischen Pankreas und Pfortader – ein nicht ungefährliches Manöver übrigens! – nicht immer ausschließen.

Bei 15 unserer Patienten stießen wir erst spät im Verlauf des Eingriffs auf einen derartigen Befund. Sechsmal mußte die Whipplesche Operation somit als „palliativ" bezeichnet werden.

In 9 Fällen konnte der befallene Pfortaderabschnitt mitreseziert und die so entstandene Lücke durch End-zu-End-Naht wieder geschlossen werden.

Spezielle Operationstaktik

Der symptomatische Pankreaskopf-„Tumor"

Es wird immer wieder Fälle geben, bei denen die Differentialdiagnose – Karzinom oder chronische Pankreatitis – auch nach sorgfältiger präoperativer Untersuchung unklar bleibt. Und selbst dem erfahrenen Chirurgen am Operationstisch fällt diese Unterscheidung angesichts eines tastbaren Pankreas-„Tumors" nicht immer leicht.

Grundsätzlich wird vor jeder Radikaloperation die histologische Diagnosesicherung angestrebt. Auf der anderen Seite lassen wir uns durch ein negatives intraoperatives Histologieergebnis bei einem symptomatischen Pankreaskopf-„Tumor" nicht von der Radikaloperation abhalten. Wir befolgen also die Taktik: „Die beste Biopsie ist die Radikaloperation" – vorausgesetzt, daß sie mit vertretbarem Risiko durchführbar ist [3, 9].

Duodenopankreatektomie bei A.-coeliaca-Verschluß

Bei 6 unserer pankreatektomierten Patienten deutete die präoperative Angiographie auf einen Coeliacaverschluß. Die Leberarterien wurden eindeutig über die Pankreasarkaden perfundiert. Arkaden, die einer Pankreaskopfresektion zwangsläufig zum Opfer fallen würden (Abb. 3). Die so resultierende Ischämie wird in Zusammenhang gebracht mit den tödlichen Komplikationen einer Whippleschen Operation (Anastomoseninsuffizienz; Leberversagen) [13].

Diese Sorge erscheint uns begründet. Ob es sich nur um ein arteriographisches Artefakt handelt, ob zusätzliche unerkannte Kollateralen einspringen – in keinem Fall führte Probeabklemmung und schließlich Unterbindung der A. gastro-duodenalis zu meßbarer Minderperfusion der Leber. Alle 6 Patienten überlebten den Eingriff, obgleich nur bei dem ersten eine Coeliacaplastik unternommen wurde.

Präoperative Entlastung beim Verschlußikterus?

Bis vor 1–2 Jahren galt bei uns die Devise: Bei Bilirubinwerten über etwa 15 mg% ist die Entlastung der Gallenwege als erster Schritt einer Whippleschen Operation vorzuschalten. Hierfür gibt es mehr oder weniger nichtinvasive Methoden (endoskopisch-transpapillär oder perkutan-transhepatisch) sowie die operative Entlastung.

Alle Verfahren – gerade auch die bestechend einfachen „nichtinvasiven" – haben ihre Komplikationsrate von rund 7–23% [12] (Tabelle 3). Und so sind wir weitgehend zur einzeitigen Pankreatektomie übergegangen – auch bei Patienten mit Bilirubinwerten bis zu 30 mg%. Wir haben hierdurch keine Nachteile gesehen – ein sog. hepatorenales Syndrom ist nie vorgekommen.

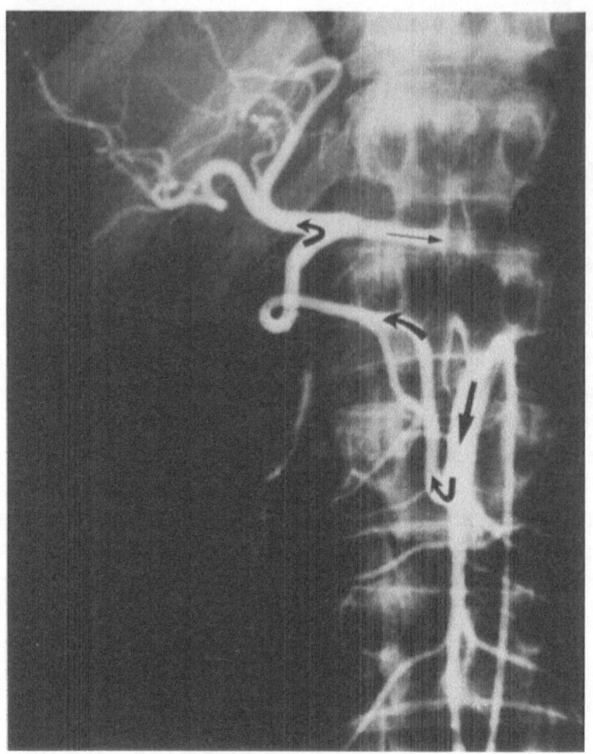

Abb. 3. Patient K.Z., männlich, 45 Jahre: die Angiographie zeigt einen Verschluß des Truncus coeliacus. Die Leberarterien werden über einen Umgehungskreislauf aus der A. mesenterica superior zur A. gastroduodenalis versorgt

Tabelle 3. Von 109 Patienten mit Pankreas- und periampullären Neoplasmen hatten 85 einen Ikterus. Bei 41 von diesen wurde vor der Duodenopankreatektomie operativ oder durch perkutane transhepatische Drainage (PTD) eine Entlastung der gestauten Gallenwege angestrebt

Verfahren	*n*	Gallige Peritonitis	Blutung	Duodenalperforation	Abszeß	Persistierender Ikterus
Cholezystostomie	16	–	–	–	1	2
P.T.D.	12	2	2	1	–	–
Cholezystektomie + T-Drain	8	–	–	–	–	–
Cholezysto-Jejunostomie	4	–	–	–	–	2
Cholezysto-Ileostomie	1	–	–	–	–	–
Gesamt	41	2	2	1	1	4

Sollte ein Chirurg einmal bei einer Verschlußikterusoperation unerwartet auf ein operables Pankreaskarzinom stoßen, das er nicht selber operieren möchte, so empfehlen wir als einfachste Entlastung die Cholezystostomie – möglichst ohne aufwendige Präparation – und die baldige Verlegung in eine geeignete Klinik.

Alternative Operationsverfahren

Selbst wenn alle Probleme der Diagnostik und Operabilität geklärt sind, bleibt am Schluß die Frage nach der bestmöglichen Operation für das Pankreaskarzinom. Es gibt grundsätzlich 3 Alternativen:

Die „Nihilisten“ empfehlen eine (oder zwei) palliative Anastomosen selbst für operable Fälle und begründen dies mit der hohen Operationsletalität und schlechten Langzeitprognose, wenn eine Radikaloperation versucht wird [1]. Dem widersprechen entschieden unsere eigenen Erfahrungen (Abb. 4). Sie besagen, daß nicht nur die mittlere Überlebenszeit, sondern vor allem auch die Qualität dieses Überlebens für die Radikaloperierten deutlich besser liegt.

Die „Aktivisten“ führen die regionale Pankreatektomie mit einer Oberbauchausräumung, 8 Anastomosen und Operationszeiten bis zu 31½ Stunden ins Feld [2]. Auch dieses Verfahren hat bislang keine überzeugende Verbesserung der Langzeitergebnisse gebracht – ganz zu schweigen von der Operationsletalität.

So bleibt als realistische Alternative der goldene Mittelweg mit seinen beiden Varianten: die partielle oder totale Pankreatektomie.

Wenn hier die partielle Duodenopankreatektomie als Regeloperation propagiert wird, so geschieht das ohne Ausschließlichkeitsanspruch. Immerhin stehen im eigenen Krankengut 26 totale 83 partiellen Eingriffen gegenüber. Wir glauben aber, zeigen zu können, daß die partielle der totalen Operation in nichts nachsteht: nicht was die Operationsletalität, die Morbidität oder die Langzeitergebnisse betrifft.

Zuvor sei der Hinweis erlaubt, daß die erste Duodenopankreatektomie bereits im Sommer 1909 zweizeitig von Prof. Kausch [7] in Berlin-Schöneberg durchgeführt wurde (Abb. 5). Es handelte sich um einen 49jährigen Kassenboten mit Verschluß-

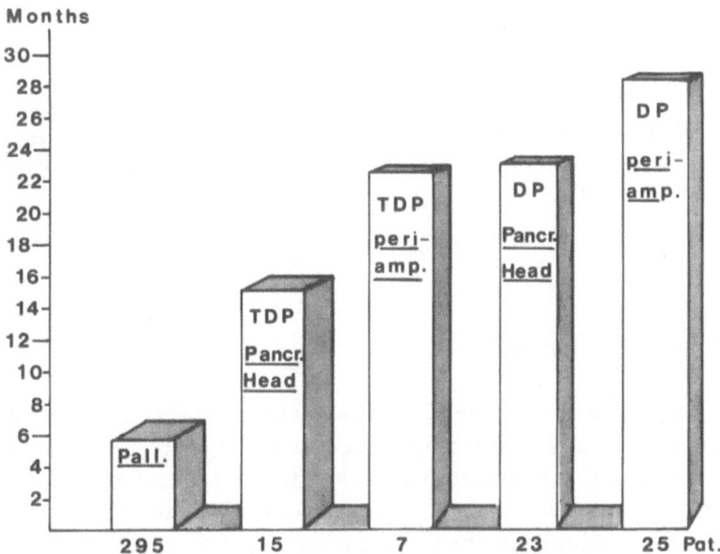

Abb. 4. Durchschnittliche Überlebenszeiten bei Pankreas- und periampullären Karzinomen nach palliativer Therapie, partieller oder totaler Duodenopankreatektomie

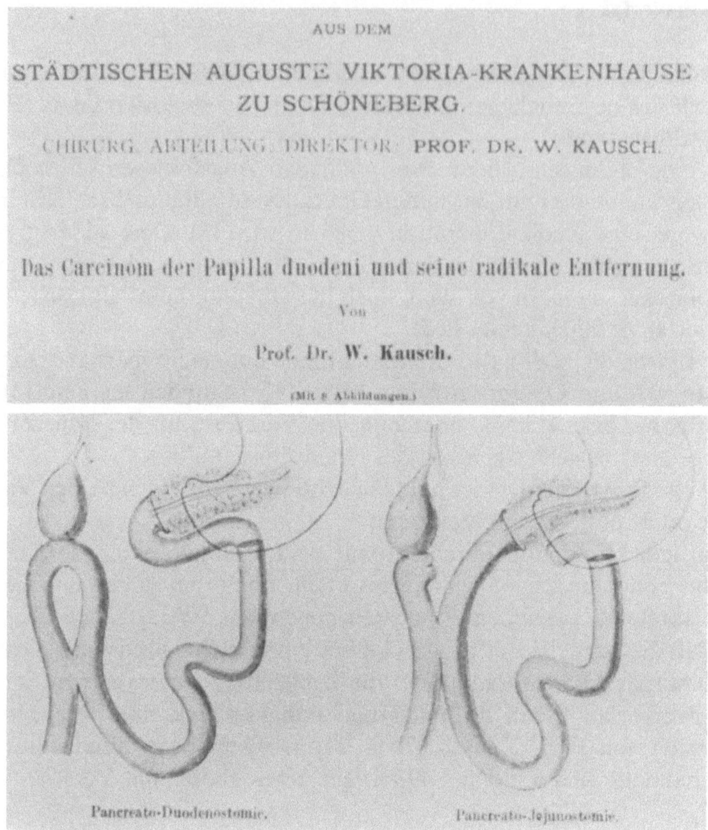

AUS DEM

STÄDTISCHEN AUGUSTE VIKTORIA-KRANKENHAUSE
ZU SCHÖNEBERG.

CHIRURG. ABTEILUNG: DIREKTOR: PROF. DR. W. KAUSCH.

Das Carcinom der Papilla duodeni und seine radikale Entfernung.

Von

Prof. Dr. W. Kausch.

(Mit [illegible] Abbildungen.)

Abb. 5. Deckblatt und Skizze des Operationssitus aus der Publikation von Prof. Dr. W. Kausch über die erste Duodenopankreatektomie wegen eines Papillenkarzinomes

ikterus wegen Papillenkarzinoms. Er verstarb 9 Monate später an einer Cholangitis wegen Striktur der biliodigestiven Anastomose. Die Sektion konnte weder ein Rezidiv noch Metastasen aufdecken.

Ergebnisse

Frühergebnisse – Operationsletalität

Tabelle 4 zeigt die Frühergebnisse aller 188 Duodenopankreatektomien, die in den vergangenen 11 Jahren in Mannheim durchgeführt wurden: 109 wegen Tumoren aller Art und 79 wegen chronisch komplizierter Pankreatitis. (Die letzteren wurden nicht mit hineingenommen, um die Statistik zu verbessern – was sie nicht tun –, sondern weil es in diesem Abschnitt um die Frage der Operationsletalität nach Duodenopankreatektomie geht.) 5 Patienten verstarben noch in der Klinik: 2 an Komplikationen im Restpankreas, 2 an septischen Komplikationen und ein 75jähri-

Tabelle 4. Operations- und Hospitalletalität bei 188 partiell- oder total duodenopankreatektomierten Patienten

Operationsverfahren	*n*	Diagnose		Hospitalletalität
		Chronische Pankreatitis	Neoplasmen	
Duodenopankreatektomie nach Whipple	146[a]	63 (1†)	83 (1†)	2
Totale Duodenopankreatektomie	42	16 (1†)	26 (2†)	3
Gesamt	188	79	109	5 (2,6%)

[a] 75 konsekutive Whipple-Operationen ohne Letalität

Tabelle 5. Operations- und Hospitalletalität nach Whipplescher- oder totaler Duodenopankreatektomie wegen Pankreas- oder periampullärer Tumoren (Chirurg. Klinik, Mannheim)

Lokalisation	Operationsverfahren	
	Whipplesche Operation	Totale Pankreatektomie
Pankreaskopfkarzinom	39	17 (1†)
Papillenkarzinom	24 (1†)	5
Periampulläre Tumoren	20	4 (1†)
Gesamt	83 (1,2% †)	26 (7,7% †)

Tabelle 6. Operations- und Hospitalletalität nach totaler Duodenopankreatektomie wegen Pankreas- und periampullärer Karzinome

Autor	Patientenanzahl	Hospitalletalität (Patientenzahl)
Hicks (1971) (Boston)	11	1 (9%)
Pliam (1975) (Mayo)	64	9 (14%)
Ihse (1977) (Lund)	65	15 (23%)
Mannheim (1981)	20	1 (5%)
	160	26 (16%)

ger erlag am Ende einer umkomplizierten totalen Pankreatektomie einem Herzinfarkt. Somit liegt die Operations- und Hospitalletalität bei 2,6%. In dieser Serie sind 75 konsekutive Whipplesche Operationen ohne Todesfall enthalten.

Analysieren wir nur die Operationsletalität der 109 Tumorpatienten nach Lokalisation und OP-Verfahren (Tabelle 5), so schneidet die partielle Duodenopankreat-

Tabelle 7. Operations- und Hospitalletalität nach partieller Duodenopankreatektomie wegen Pankreaskopf- und periampullärer Karzinome

Autor	Fallzahl	Hospitalletalität
Warren (1975) (Lahey Clinic)	348	52 = 15%
Nakase (1977) (Japanische Sammelstatistik)	822	171 = 21%
Kern (1976) (Deutsche Sammelstatistik)	285	66 = 23%
Gesamt	1455	289 = 20%

ektomie mit 1,2% günstiger ab als die totale mit 7,7%. Dasselbe gilt für die Letalitätsziffern großer repräsentativer Serien [5, 6, 8, 10, 11, 14] (Tabellen 6 und 7). Wenn es auch keine kontrollierten Studien zu dieser Frage gibt: Die Operationsletalität scheint für beide Verfahren etwa gleich zu sein.

Morbidität

Als Hauptargument für die Totalexstirpation wird die Vermeidung der komplikationsträchtigen Pankreasanastomose angeführt. Lassen wir aber die Liste der Komplikationen nach 146 partiellen und 42 totalen Pankreatektomien Revue passieren, so müssen wir feststellen, daß die Rate aller Zwischenfälle dreimal höher nach der totalen als nach der partiellen Resektion liegt (Tabelle 8). Auch die Quote der notwendigen Relaparotomien war nach totaler Pankreatektomie höher. Natürlich sind 16 Komplikationen ausgehend vom Restpankreas bei der Whippleschen Operation nicht zu vernachlässigen. Sie betrafen 11% dieser Eingriffe. Allerdings konnte über die Hälfte dieser Komplikationen konservativ ausgeheilt werden und nur 2 verliefen tödlich.

Dagegen zeigen die regelmäßigen Nachuntersuchungen aller Überlebenden, daß die große Mehrzahl der „Whipple-Patienten“ beschwerdefrei wird. So entwickelten z. B. nur 2 von ihnen einen insulinpflichtigen Diabetes, während die Totalpankreatektomierten auf jeden Fall hiermit zu rechnen haben.

Spätergebnisse

Wenn es auch so aussieht, als sei eines der 4 eingangs erwähnten Probleme – nämlich die Operationsletalität – weitgehend gelöst, so gilt dies leider nicht für die Langzeitergebnisse. Wie man es auch dreht und wendet, von 340 Patienten, die wegen eines Pankreaskopfkarzinoms unsere Klinik aufsuchten, überlebten nur 5 mehr als 5 Jahre – 1,5% also.

Wir haben unsere radikal resezierten Patienten nach einem neuen, von der UICC in Genf erarbeiteten TNM-Schlüssel klassifiziert. Tabelle 9 zeigt die Stadieneinteilung und Tabelle 10 die Verteilung unserer Patienten auf 4 Schweregrade. Stratifiziert man dieses Krankengut dann noch nach Tumorlokalisation (Pankreaskopf, Pa-

Tabelle 8. Postoperative Komplikationen nach partieller oder totaler Duodenopankreatektomie wegen Neoplasmen oder chronisch rezidivierender Pankreatitis. Relaparotomien und auch konservativ beherrschbare Komplikationen traten nach Whipplescher Duodenopankreatektomie seltener auf als nach totaler. P.L. = Probelaparotomie

Komplikation	Whipple-Operation (146 Patienten)	Totale Pankreatektomie (42 Patienten)
Akute Pankreatitis im „Rest“	2 (konservativ)	
	3 (P.L.)	
	4 ⟶	4 (†)
	1 (†)	
Fisteln		
Magenperforation	–	1 (2× P.L.)
Biliär	3 (2 P.L.)	–
Pankreas	6 (3 P.L.)	–
Gallendrainage	5 (3 P.L.)	3 (P.L.)
Blutungen		
Magen	5 (4 P.L.)	2 (1 P.L.)
Retroperitoneal	2 (P.L.)	3 (P.L.)
Sepsis		
Subphren	–	2 (P.L.)
Kavakatheter	–	1 (†)
Pulmonal		
Ateminsuffizienz	5	3 (1†)
Pneumonie	6	2
Herzinfarkt	–	1 (†)
Hyperglykämische Koma	–	2
Gesamt	Bei 30 Pat. (20%)	Bei 27 Pat. (64%)
Relaparotomien	21 (14%)	11 (26%)

Tabelle 9. Stadieneinteilung des Pankreaskarzinoms nach der vorläufigen Klassifikation der UICC – September 1983

Stadium I	T1, T2	N0	M0
Stadium II	T3	N0	M0
Stadium III			
a	T1–3	N1	M0
b	T1–3	N4	M0
Stadium IV	T1–3	N1–4	M1

Tabelle 10. Häufigkeiten im Stadium I–IV resezierter Pankreas- und Papillenkarzinome

Tumor-lokalisation	Stadium				Gesamt
	I	II	III	IV	
Pankreas	14	16	22	1	53
Papille	12	7	8	1	28

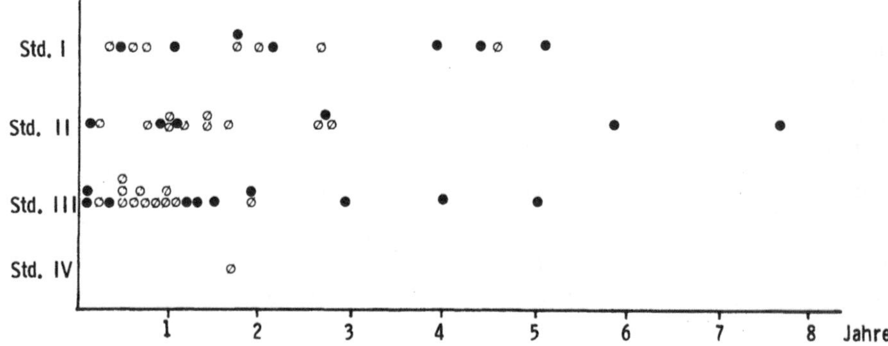

Abb. 6. Überlebenszeiten der Patienten nach partieller oder totaler Duodenopankreatektomie wegen eines Pankreaskarzinomes in Korrelation zu verschiedenen Tumorstadien; ● lebend, ∅ verstorben. (Chirurg. Univ.-Klinik, Mannheim, August 1983)

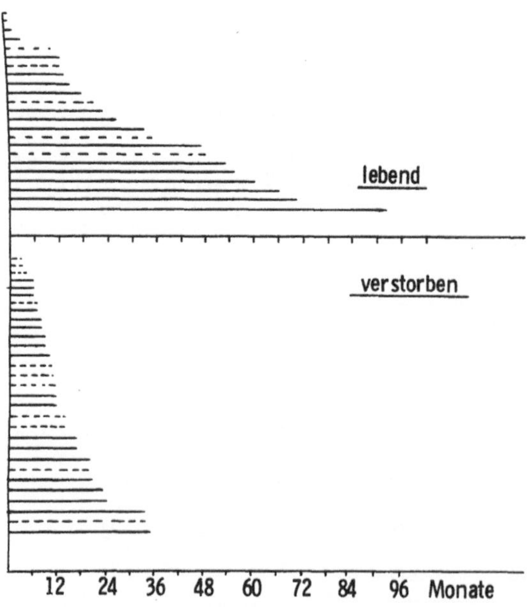

Abb. 7. Darstellung der postoperativen Lebensspanne von Patienten mit Pankreaskopfkarzinomen. *Oben:* 23 Patienten, die noch am Leben sind; drei davon mit bekannten Metastasen. *Unten:* 30 Patienten, die inzwischen verstorben sind. ——— Partielle Duodenopankreatekt., – – – – totale Duodenopankreatekt.

Tabelle 11. Spätergebnisse nach Duodenopankreatektomie wegen Pankreas- und Papillenkarzinom. Zwei Patienten lebten beschwerdefrei nach Duodenopankreatektomie wegen eines Papillenkarzinoms über fünf Jahre, verstarben dann aber doch an Metastasen des Primärtumors

Anzahl der Patienten mit Operation vor August 1978		Anzahl der 5-Jahre-Überlebenden (August 1983)
Pankreaskopf:	16	5 (−1)[a]
Papille:	9	5 (−2)[a]
Gesamt:	25	10 (−3)[a]

[a] Verstorben (5 Jahre postoperativ)

pille) und Operationsverfahren (partielle und totale Duodenopankreatektomie), so werden die Zahlen zu klein, um statistische Vergleiche anzustellen.

Dafür zeigt Abb. 6, was natürlich zu erwarten ist: Patienten der Stadien I und II leben länger. Im fortgeschrittenen Stadium III mit Lymphknotenbefall sterben die meisten Patienten innerhalb der ersten zwei postoperativen Jahre.

Abbildung 7 stellt die postoperative Lebensspanne von 53 Patienten mit Pankreaskopfkarzinom dar, unterteilt in jene 30, die inzwischen verstorben sind (unten), und die 23, die noch leben (oben). Trotz der kleinen Zahlen und fehlender Randomisierung erkennt man auf einen Blick, daß die totale Pankreatektomie keine Verbesserung gegenüber der Whippleschen Operation brachte.

Zum Schluß noch der Versuch, etwas Optimismus in die Diskussion zu bringen. Tabelle 11 zeigt jene 25 Patienten, deren Radikaloperation wegen Pankreaskopf- oder Papillenkarzinom mehr als 5 Jahre zurückliegt. Von den 16 mit Pankreaskopfkarzinom leben 5 länger als 5 Jahre (also „30%“). Beim Papillenkarzinom liegt die 5-Jahres-Überlebensquote mit „55%“ bedeutend besser. Allerdings mußten wir auch hier sehen, daß 3 Patienten nach Ablauf der 5-Jahres-Grenze verstarben (2 sogar noch an Metastasen).

Zusammenfassung

Die partielle Duodenopankreatektomie nach Whipple ist bis heute die praktikabelste Operation für die allermeisten Patienten mit Pankreaskopfkarzinom. Operationsletalität und Morbidität liegen inzwischen so günstig, daß in selektierten Fällen selbst die palliative Resektion gerechtfertigt ist. Die totale Pankreatektomie sollte jenen Fällen vorbehalten bleiben, bei denen der Tumor nachweislich bis an die Resektionsebene heranreicht, bei denen ohnehin schon ein insulinpflichtiger Diabetes besteht und wo immer aus technischen Gründen die pankreato-jejunale Anastomose besonders gefährdet erscheint.

Wenn auch die Langzeitergebnisse ernüchternd sind, so zeigen sie, was Lebensspanne und Lebensqualität anbelangt, doch deutliche Vorteile gegenüber den bloßen Palliativeingriffen. Auf einen echten Fortschritt durch adjuvante Onkotherapie (Zytostatika oder Bestrahlung) warten wir bislang vergeblich.

Literatur

1. Crile G Jr (1970) The advantages of bypass operations over radical pancreatectomy in the treatment of pancreatic carcinoma. Surg Gynecol Obstet 130:1049
2. Fortner JG, Kim DK, Cubilla A, Turnbull A, Pahnke LD (1977) Regional pancreatectomy: En bloc pancreatic portal vein and lymph node resection. Ann Surg 186:42
3. Grieco MB, Braasch JW, Rossi RL (1980) Mass in the head of the pancreas.—A practical approach. Surg Clin NA 60:333
4. Heerden JA van, Remine WH, Weiland LH (1981) Total pancreatectomy for ductal adenocarcinoma of the pancreas. Amer J Surg 142:308
5. Hicks RE, Brooks JR (1971) Total pancreatectomy for ductal carcinoma. Surg Gynecol Obstet 133:16
6. Ihse I, Lilja P, Arnesjö B, Bengmark S (1977) Total pancreatectomy for cancer. Ann Surg 186:675
7. Kausch W (1912) Das Carcinom der Papilla duodeni und seine radikale Entfernung. Beitr Klin Chir 78:439
8. Kern E (1976) Die Behandlung der kranken Bauchspeicheldrüse – Problematik der Whipple'schen Operation. In: Bartelheimer H, Classen M, Ossenberg FW (Hrsg) II. Hamburger Med Symp 171
9. Moossa AR, Lewis MH, Mackie CR (1979) Surgical treatment of pancreatic cancer. Mayo Clin Proc 54:468
10. Nakase A, Matsumoto Y, Uchida K (1977) Surgical treatment of cancer of the pancreas and the periampullary region: Cumulative results in 57 institutions in Japan. Ann Surg 185:52
11. Pliam MB, Remine WH (1970) Further evaluation of total pancreatectomy. Ann Surg 172:595
12. Safrany L, Schott B (1983) Die endoskopischen Gallengangsdrainage bei malignem Verschlußikterus – ein alternatives Verfahren zur palliativen Chirurgie. Zbl Chir 108
13. Thompson NW, Eckhauser FE, Talpos G, Cho KJ (1983) Pancreaticoduodenectomy and celiac occlusive disease. Ann Surg 193:399
14. Warren KW, Choe DS, Plaza J, Relihan R (1975) Results of radical resection for periampullary cancer. Ann Surg 181:534

7.2.3 Die subtotale Duodenopankreatektomie (DP) zur Therapie des Pankreaskarzinoms

F. P. GALL[1]

Die Prognose des duktalen Adenokarzinoms des Pankreaskopfes ist immer noch sehr schlecht. Trotz der in den letzten Jahren entwickelten neuen diagnostischen Methoden – wie Sonographie und Computertomographie – ist nach unseren Erfahrungen die Rate der Karzinome, die in einem frühen Stadium zur Operation zugewiesen werden, nicht angestiegen.

Während die partielle Duodenopankreatektomie sich beim periampullären Karzinom als eine effektive, radikale, den onkologischen Erfordernissen nachkommende Operation erwiesen hat, führt ihre Anwendung beim duktalen Karzinom des Pankreaskopfes zu einer hohen lokalen Rezidivrate von 25–30% [1, 2] und einer geringen 5-Jahres-Überlebensrate. Um die Langzeitergebnisse zu verbessern, wurde von vielen Pankreaschirurgen die totale DP bevorzugt, mit der Begründung, die Radikalität zu erhöhen, die Verbreitung von Krebszellen mit dem bei Durchtrennung der Bauchspeicheldrüse austretenden Saft zu vermeiden und ebenso eine lokale Rezidivrate in der Folge einer inadäquaten partiellen Resektion sowie bei multifokalem Auftreten, das bei 19% der Patienten, bei denen eine totale Pankreatektomie durchgeführt worden war [4], beobachtet wurde, auszuschalten.

Da diese Argumente logisch und überzeugend erschienen, führten wir, wie viele andere Autoren, 1977 die totale DP mit regionaler systemischer Lymphknotendissektion als Standardverfahren ein. Mit diesem ausgedehnten Verfahren konnten in der Tat die Nachteile der partiellen DP vermieden werden, jedoch war es verbunden mit einer Reihe unerwünschter früh- und spätpostoperativer metabolischer Störungen und nach Durchsicht der Literatur auch mit einer relativ hohen postoperativen Letalität von 19% [3]. Unsere eigenen Erfahrungen mit dieser Operation waren ebenfalls enttäuschend, 8 von 32 (25%) der Patienten starben postoperativ vor allem an akuter Leberdystrophie, metabolischem und zerebralem Koma, ohne daß bei den Patienten, ausgenommen 2, bei der Autopsie chirurgische Komplikationen gefunden wurden. Diese recht undankbaren Ergebnisse führten zu einem Wechsel unserer chirurgischen Philosophie beim duktalen Karzinom des Pankreaskopfes.

Bei der erneuten Durchsicht unserer Präparate nach totaler DP fand Hermanek, unser klinischer Pathologe, ein multifokales Auftreten des Karzinoms zusätzlich zum Hauptbefund in nur 2% der Fälle. In der einschlägigen Literatur zu diesem speziellen Thema wurden hauptsächlich Anomalien des duktalen Epithels, wie atypische Proliferationen und Dysplasie sowie Carcinoma in situ, beschrieben, jedoch echte, multiple, infiltrativ wachsende Karzinome kamen nur sehr selten zur Beobachtung. Mit dieser Information und unseren eigenen Erfahrungen erschien es uns möglich,

1 Klinik und Poliklinik der Universität, Maximiliansplatz, D-8520 Erlangen

Das Pankreaskarzinom
Hrsg. H. G. Beger und R. Bittner

die absolute Notwendigkeit einer totalen Entfernung der Bauchspeicheldrüse in Frage zu stellen, mit der Absicht, bessere funktionelle Ergebnisse mit der Erhaltung eines gewissen Pankreasrestes zur erzielen.

In Anwendung derselben Strategie auf das duktale Pankreaskarzinom würde die Erweiterung der Operation zur subtotalen DP gegenüber der partiellen das radikalere Vorgehen bedeuten, ohne jedoch gleichzeitig die gefährlichen metabolischen Nebeneffekte der totalen DP in Kauf nehmen zu müssen.

Chirurgische Technik

Die subtotale DP ist nur möglich bei Patienten, bei denen es noch nicht zur Infiltration oder Invasion der Pfortader oder Milzvene gekommen ist. Die Isolierung dieser Gefäße durch Dissektion wird entlang des Ober- und Unterrandes der Bauchspeicheldrüse von rechts nach links durchgeführt bis etwa zur Mitte zwischen dem Ursprung der Milzarterie und dem Ende des Pankreasschwanzes. Hier wird die Bauchspeicheldrüse durchtrennt, wobei ein Rest von etwa 5 cm Länge bewahrt bleibt. Diese Operation erfolgt ebenfalls in Verbindung mit einer regionalen Lymphknotendissektion, die allerdings die Lymphknoten im Bereich des Pankreasschwanzes ausschließt. Diese Beschränkung der Radikalität hat keinen Einfluß auf die Prognose der subtotalen DP, da in unseren 32 Fällen mit totaler DP und regionaler Lymphknotendissektion bei einem Karzinom des Pankreaskopfes niemals ein befallener Lymphknoten im Bereich des Milzhilus oder Pankreasschwanzes gefunden wurde.

Krankengut und Operationsergebnisse

Seit Mai 1980 konnten wir 30 subtotale DPs durchführen, und zwar bei 24 Patienten mit einem duktalen Adenokarzinom des Pankreaskopfes und bei 6 Patienten mit einem großen, nahezu bis zur Pfortader reichenden, periampullären Karzinom. Ich möchte nun unsere begrenzten Erfahrungen mit diesem Vorgehen kurz diskutieren.

Eine Okklusion des Pankreasganges mit Ethibloc wurde in 21 Fällen durchgeführt. Ein blinder Verschluß des Pankreasrestes erfolgte bei 16 und eine Pankreatikojejunostomie bei 14 Patienten. Hatte das Pankreas eine normale Konsistenz, so daß eine sichere Anastomosennaht gefährdet erschien, erfolgte der blinde Verschluß des Pankreasstumpfes, während in den Fällen mit Fibrose in der Folge einer Retentionspankreatitis die Pankreatikojejunostomie das bevorzugte Verfahren war. Bei 5 Patienten wurden schwerwiegende postoperative Komplikationen beobachtet: eine Magenperforation durch eine Levin-Sonde, eine Blutung von der Magennahtlinie, eine Insuffizienz der gastrointestinalen Anastomose, eine intestinale Obstruktion und Ikterus, die alle erfolgreich durch eine Relaparotomie behandelt werden konnten. Alle anderen Patienten hatten einen ungestörten postoperativen Verlauf ohne metabolische Störungen, wie sie so häufig nach totaler DP gesehen wurden. Da kein postoperativer Tod zu verzeichnen war, erlaube ich mir festzustellen, daß unser primäres Ziel, nämlich das operative Risiko durch eine subtotale DP zu senken, erreicht werden konnte.

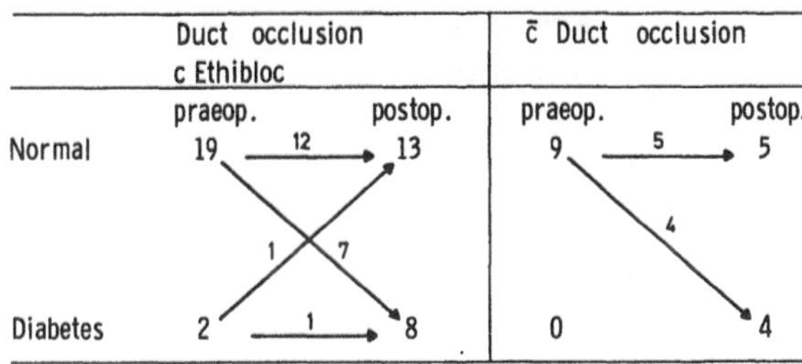

Abb. 1. Kohlehydratmetabolismus prä- und postoperativ mit und ohne Gangokklusion mit Ethibloc bei 30 Patienten

Der Sicherheitsabstand vom linken Tumorrand zur distalen Resektionslinie, gemessen am resezierten Präparat, betrug zwischen 31 und 120 mm in 90% der Fälle. Nur in 10% war er geringer als 30 mm und somit sicher inadäquat.

Nach sorgfältiger histopathologischer Untersuchung gehörten ⅔ der Patienten den ungünstigen Tumorstadien pT_4 und pN_1-N_2 an. Wenn wir ausschließlich das duktale Pankreaskarzinom berücksichtigten, fand sich ein pT_4-Stadium bei 20 von 24 und ein pN_1-N_2-Stadium bei 14 von 24 Patienten. Fünf Fälle wurden von unserem klinischen Pathologen als ein R_1-Stadium klassifiziert, trotz der Tatsache, daß der Operateur intraoperativ der Ansicht war, eine kurative Resektion durchgeführt zu haben.

Bei Berücksichtigung dieser pathologischen Information über den hohen Prozentsatz fortgeschrittener pT_4-Stadien, d. h. Infiltration des Tumors in das umgebende Gewebe jenseits der Organkapsel, haben wir keinen Zweifel, daß vom onkologischen Standpunkt aus beurteilt, eine totale anstelle der subtotalen DP, dem Patienten keinen Vorteil erbracht hätte.

Auch die subtotale DP war nicht ohne Einfluß auf den Kohlenhydratstoffwechsel. Die Diabetesrate betrug präoperativ 6,6% und stieg in beiden Gruppen postoperativ auf 40% an, unabhängig, ob eine Pankreasgangokklusion mit Ethibloc erfolgt war (Abb. 1). Diese Tatsache wird erklärt durch die ⅘-Resektion der Bauchspeicheldrüse mit der entsprechenden Reduzierung der Inselzellmasse. Da jedoch andererseits die Glukagonproduktion erhalten blieb, war die Einstellung des Diabetes postoperativ und auch im weiteren Verlauf problemlos.

Langzeitergebnis und Diskussion

Für eine Beurteilung des Langzeiterfolges ist es natürlich zu früh, da die Zahl der operierten Fälle noch zu klein und die Zeit des follow-up zu kurz ist. Trotzdem kann eine vorläufige Beurteilung unserer begrenzten Erfahrungen folgen.

Vier der 24 Patienten mit einem duktalen Adenokarzinom – nur diese Gruppe wird analysiert – leben z. Z. länger als 24 Monate (Abb. 2), obwohl sie zur Gruppe der Patienten im weit fortgeschrittenen pT_4-Stadium gehören. Die mittlere Überlebenszeit der inzwischen Verstorbenen beträgt 11 Monate und ist somit länger als für die totale DP, nach der sie nur 7 Monate betrug. Ein negativer Einfluß auf die Überlebenszeit durch die subtotale DP kann daher zum jetzigen Zeitpunkt nicht festgestellt werden. Wenn wir die Überlebenszeit und das pT-Stadium korrelieren, stellen wir fest, daß 2 von unseren 3 Patienten im pT_2-Stadium und überraschenderweise 7 von den 20 Patienten im pT_4-Stadium noch am Leben sind. Dasselbe trifft

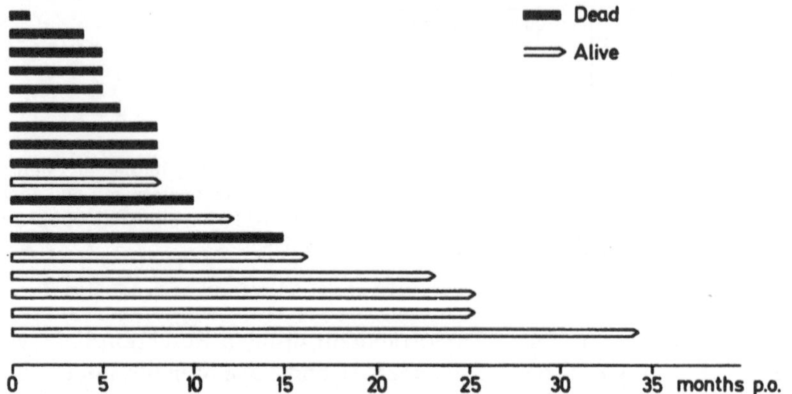

Abb. 2. Überlebenszeit der Patienten mit duktalem Karzinom nach subtotaler Duodenopankreatektomie mit regionaler Lymphknotendissektion ($n = 18$) (1.5.80–28.2.83/30.9.83)

Survival and

pT-Stage

pT	n	alive	†
pT_1	1	1	–
pT_2	3	2	1
pT_3	–	–	–
pT_4	20	7	13

pN-Stage

pN	n	alive	†
pN_0	7	5	2
pN_1	6	–	6
pN_2	11	4	7
pN_3	–	–	–

R-Stage

R_0	n	alive	†
R_0	18	7	11
R_1	5	2	3
R_2	1	–	1

Abb. 3. Überlebenszeit in bezug zum pT-, pN- und R-Stadium

auch für das pN_2-Stadium zu. Hier sind 4 von 11 Patienten noch ohne Rezidiv zum Zeitpunkt des letzten follow-up am 1. September 1983. Wenn wir das R_1-Stadium berücksichtigen, so stellen wir fest, daß noch 2 von 5 Patienten nun bereits 10 bzw. 24 Monate nach der Operation leben (Abb. 3).

Von unserer begrenzten Erfahrung kann noch keine definitive Schlußfolgerung, den notwendigen Sicherheitsabstand betreffend, für die subtotale DP gezogen werden. Alle 3 Patienten mit einem Sicherheitsabstand unter 30 mm sind jedoch bereits verstorben, während von den Patienten mit einem Sicherheitsabstand von mehr als 30 mm noch 47% der Patienten am Leben sind.

Die Indikationen zur subtotalen DP sind nach unserer Meinung das duktale Adenokarzinom des Pankreaskopfes und das große periampulläre Karzinom im Stadium T_1-T_4 und N_0-N_2 ohne Gefäßinfiltration und ohne Beteiligung des Pankreasschwanzes sowie in den Fällen, in denen ein Sicherheitsabstand von 5 cm vom linksseitigen Tumorrand bis zur distalen Resektionslinie eingehalten werden kann.

Zusammenfassung

Die enttäuschenden Erfahrungen mit der totalen Duodenopankreatektomie haben zu einer Änderung unseres taktischen Konzeptes beim Karzinom des Pankreaskopfes geführt. Da nach unseren Erfahrungen ein multizentrisches Auftreten des Pankreaskarzinoms nur in 2% der Fälle zu beobachten ist, und Lymphknotenmetastasen im Bereich des Milzhilus und des Pankreasschwanzes nur außerordentlich selten auftreten, sahen wir uns berechtigt, ein weniger radikales Verfahren – die subtotale Duodenopankreatektomie – in die klinische Routine einzuführen. Seit Mai 1980 wurde dieses Verfahren bei 30 Patienten angewendet. Zwar ist die Zahl der Patienten noch zu klein und der Zeitabstand zur Operation zu kurz, um endgültige Schlußfolgerungen ziehen zu können, jedoch kann bereits jetzt gesagt werden, daß die Operationsletalität signifikant gesenkt wurde, der postoperative Verlauf wesentlich komplikationsärmer und die postoperativen metabolischen Störungen weniger schwer und leichter zu behandeln waren. Darüber hinaus konnte kein negativer Einfluß auf die mittlere Überlebenszeit beobachtet werden.

Literatur

1. Diamond D, Fisher B (1975) Pancreatic cancer. Surg Clin N Am 55:363
2. Fuchsjäger N, Funovics J, Fritsch A (1977) Ist die partielle Duodenopankreatektomie beim Pankreaskarzinom überhaupt gerechtfertigt? Langenb Arch Chir 345:585
3. Gall FP, Hermanek P, Gebhardt C, Meier H (1981) Erweiterte Resektion der Pankreas- und periampullären Karzinome. Leber, Magen, Darm 11:1979
4. Pliam MB, ReMine WH (1975) Further evaluation of total pancreatectomy. Arch Surg 110: 506–512

7.2.4 Ergebnisse der totalen Duodenopankreatektomie als Regeloperation beim Pankreaskarzinom

K. Rückert[1] und F. Kümmerle[1]

Vor 25 Jahren bereits bestand das operative Vorgehen beim Pankreaskarzinom in der Durchführung der totalen Duodenopankreatektomie (DP) im Bestreben, Komplikationen mit der pankreatikojejunalen Anastomose zu vermeiden. Mit der Weiterentwicklung der operativen Technik und zunehmender Erfahrung wurde bevorzugt die partielle DP durchgeführt, ohne daß sich die Operationsletalität wesentlich wandelte. Aus dieser ersten Serie von Fritz Kümmerle überlebte ein Patient 15 Jahre und eine weitere Patientin neun Jahre.

Anfang der 70er Jahre wurde vor allem in den Vereinigten Staaten auf der Suche nach neuen Wegen zur Erzielung besserer Ergebnisse beim Pankreaskarzinom die totale DP als Operation der Wahl favorisiert, basierend auf den logisch erscheinenden Vorteilen:

1. kein Zurücklassen von Karzinomgewebe an der Pankreasresektionsfläche,
2. Radikalität auch bei Vorliegen einer multizentrischen Karzinomentstehung im Pankreas,
3. Radikalität bei diffuser Karzinomatose,
4. die Lymphknotenausräumung ist bei der totalen DP radikaler,
5. es gibt keine Komplikationen mit der pankreatikojejunalen Anastomose,
6. die Operationsletalität läßt sich reduzieren,
7. die Überlebenszeiten sind länger.

Seit 1978 haben wir an der Chirurgischen Universitätsklinik in Mainz beim scheinbar kurativ operablen Pankreaskopfkarzinom die totale DP als Regeloperation durchgeführt. Über die Ergebnisse nach fünf Jahren wird berichtet.

Material und Methode

Von 1964 bis 1982 wurden 782 Patienten mit einem Pankreaskarzinom an der Chirurgischen Universitätsklinik in Mainz behandelt. Bei 174 Patienten konnte eine Duodenopankreatektomie durchgeführt werden, d.h. die Resektionsquote betrug kumulativ 22% (Tabelle 1). Bei den folgenden Zahlen handelt es sich jeweils ausschließlich um Pankreaskopf-, Korpus- oder Schwanzkarzinome im Sinne des Adenokarzinoms des exokrinen Pankreas. Bis 1977 bevorzugten wir die partielle DP, während seit 1978 prinzipiell die totale DP durchgeführt wurde. Von 1978 bis 1982 wur-

1 Chirurgische Klinik und Poliklinik der Johannes-Gutenberg-Universität, Langenbeckstr. 1, D-6500 Mainz 1

Das Pankreaskarzinom
Hrsg. H. G. Beger und R. Bittner

Tabelle 1. Gesamtzahl der wegen eines Pankreaskarzinoms behandelten Patienten sowie Operationsletalität bei partieller und totaler Duodenopankreatektomie

Gesamtzahl	782	482 ♂ 300 ♀	~2:1
Duodenopankreatektomie total 67	174	partiell 107	= 22 %
Operationsletalität	37		= 21 %

Tabelle 2. TNM-Stadium der 51 Patienten mit partieller Duodenopankreatektomie

	N_0M_0 (N %)	N_1M_0 (N %)	N_2M_0 (N %)
T_1	17 = 33 %	0	0
T_2	10 = 20 %	6 = 12 %	0
T_3	15 = 29 %	2 = 4 %	1 = 2 %

Tabelle 3. TNM-Stadium der 62 Patienten mit totaler Duodenopankreatektomie

	N_0M_0 (N %)	N_1M_0 (N %)	N_2M_0 (N %)
T_1	6 = 10 %	0	0
T_2	13 = 21 %	7 = 11 %	0
T_3	25 = 40 %	11 = 18 %	0

den 59 von 226 Patienten duodenopankreatektomiert, d.h. die Resektionsquote konnte in diesem Zeitraum auf 26% gesteigert werden.

Das Staging erfolgte nach dem TNM-Vorschlag von Klöppel, der für uns den Vorteil der klinischen Praktikabilität bot, auch beim inoperablen Patienten. Bei den 51 Patienten mit partieller DP aus dem Zeitraum bis 1977 zeigt sich, daß bei einem

Drittel der Patienten der Tumor auf das Pankreas beschränkt war und scheinbar keine Lymphknotenmetastasen vorhanden waren, während bei 16% peripankreatische Lymphknoten metastatisch befallen waren. Bei einem weiteren Drittel war der Tumor direkt in benachbarte Organe infiltriert (Tabelle 2). Bei den 62 Patienten mit totaler DP ergab sich, daß nur 10% im Stadium T_1 operiert werden konnten, 32% im Stadium T_2 und schließlich 58% im Stadium T_3, d.h. Infiltration angrenzender Organe, jedoch vor allem des Duodenums. Der nachgewiesene Lymphknotenbefall erreichte jetzt 30% (Tabelle 3).

Ergebnisse

Die postoperative Letalität ist bei beiden Verfahren in unserem Hause gleich, wobei zu berücksichtigen ist, daß im o. g. Zeitraum mehr als 15 Operateure diesen Eingriff durchführten. Bei beiden Verfahren steigt die Operationsletalität mit der Tumorgröße und Infiltration an. Elf von 51 Patienten verstarben nach partieller DP, davon vier durch Komplikationen von seiten des Restpankreas und drei durch pulmonale Komplikationen. 15 von 62 verstarben nach totaler DP, wobei der protrahierte septisch-toxische Schock und das Leberausfallkoma mit vier Fällen führende Todesursache waren. Dreimal führten Anastomoseninsuffizienzen zum letalen Ausgang.

Von entscheidender Bedeutung ist der Vergleich der Überlebenszeit nach partieller und totaler DP in Korrelation zum Tumorstadium. Nach Whipplescher Operation im Stadium T_1N_0 betrug die durchschnittliche Überlebenszeit 40 Monate, bei T_2N_0–N_1 15 Monate bzw. 22 Monate und bei T_3N_0–N_2 22 Monate bzw. ein Jahr und in einem Fall sogar acht Jahre. Nach totaler DP betrug die Überlebenszeit bei $T_1N_0M_0$ 12 Monate, bei T_2N_0–N_1 9 bzw. 11 Monate und bei T_3N_0–N_1 20 Monate bzw. 7 Monate. Während bei den Fällen mit partieller DP eine gute Korrelation zwischen

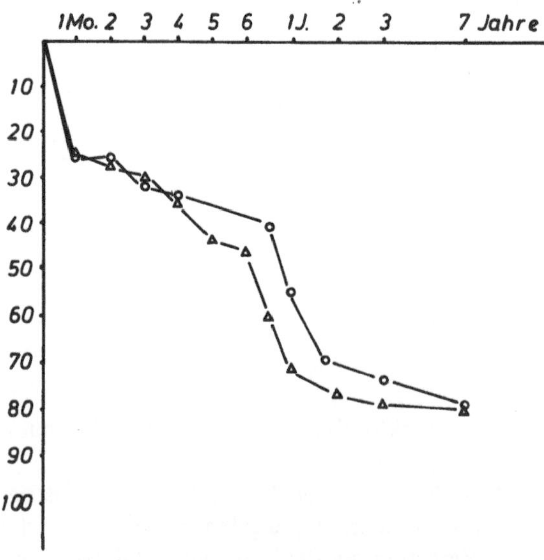

Abb. 1. Vergleichende Darstellung der Überlebenszeit der Patienten mit partieller und totaler Duodenopankreatektomie. △ = Totale DP, $n = 62$; ○ = partielle DP, $n = 51$

Tumorstadium und Prognose besteht, ist diese bei den total Pankreatektomierten nicht gegeben. Zu berücksichtigen ist jedoch, daß der Beobachtungszeitraum kürzer ist und schließlich 58% der Patienten, die total duodenopankreatektomiert wurden, im Stadium T_3 waren. Die vergleichende grafische Darstellung der Überlebenszeit nach partieller und totaler DP zeigt einen parallelen Kurvenverlauf (Abb. 1), d. h. in unserem Krankengut ist die Prognose der Patienten mit Pankreaskarzinom unabhängig vom gewählten Operationsverfahren.

Diskussion

Die vermeintlichen Vorteile der totalen DP (s. o.) sollen anhand unseres Krankengutes und unserer Ergebnisse diskutiert werden. Die Vorteile im Hinblick auf das fehlende Zurücklassen von Karzinomgewebe an der Resektionsfläche des Pankreas, beim multizentrischen Karzinom und diffusen Karzinom haben sich für die Praxis als offenbar nicht relevant erwiesen. Das Zurücklassen von Karzinomgewebe an der Resektionsfläche kann durch Schnellschnittuntersuchung einer Scheibe vom Resektionsrand vermieden werden. Ein echter multizentrischer Befall des bei typischer Whipplescher Operation verbleibenden Pankreaskorpus- und -schwanzanteils ist bei den in unserem Haus total pankreatektomierten Patienten bei der histologischen Aufarbeitung von Pankreaskorpus und Pankreasschwanz nicht gefunden worden. Klöppel hat 32 Resektate nach totaler Pankreatektomie (davon 14 aus unserem Hause) daraufhin sorgfältig untersucht. Von größerer Bedeutung ist jedoch die mögliche Tumorausbreitung per continuitatem über ein bis zwei Zentimeter ausgehend vom Kopfkarzinom Richtung Korpus bei zu knapper Resektion. Die Schnellschnittuntersuchung ist u. E. unbedingt erforderlich, da die makroskopische Beurteilung allein nicht ausreicht. Der Vorteil der totalen DP im Hinblick auf eine radikalere Lymphknotenausräumung erscheint offensichtlich, jedoch ist die Effektivität der radikalen Lymphknotendissektion beim Pankreaskarzinom bisher nicht bewiesen. Die Überlebenszeit in unserem Kollektiv ist unabhängig vom Lymphknotenbefall. Trotz Lymphknotenmetastasen, die im Operationspräparat beschrieben wurden, haben Patienten aus einem Zeitraum, in dem wir keine systematische Lymphknotendissektion durchführten, mehrere Jahre überlebt. Der Vorteil der totalen DP gegenüber der partiellen DP, daß die pankreatikojejunale Anastomose mit ihren Komplikationen wegfällt, ist offenkundig. Dennoch konnte die Operationsletalität mit der totalen DP nicht gesenkt werden. Inzwischen haben sich auch bei der pankreatikojejunalen Anastomose neue Aspekte ergeben, da bei schwieriger Anastomose wegen zartem Restpankreas und schlechter Nahtfähigkeit die Anastomose durch eine Gangokklusion des Restpankreas geschützt werden kann. Bisher haben wir keine Nahtinsuffizienz der Teleskopanastomose beim Pankreas- bzw. Papillenkarzinom erlebt, wenn der Pankreasschwanz okkludiert wurde. Hinsichtlich der Operationsletalität ist die Quote an Leberversagen und protrahiert septisch-toxischem Schock nach totaler Pankreatektomie auffällig. Die Erhöhung der Resektionsquote bei insgesamt höheren Tumorstadien geht offenbar mit einem erhöhten Operationsrisiko einher. Zum Vergleich sei noch erwähnt, daß seit 1978 bei 33 konsekutiv durchgeführten Whippleschen Operationen bei chronischer Pankreatitis in unserem Hause kein Patient postoperativ verstarb.

Der schwerwiegendste Einwand gegen die totale DP als Regeloperation beim Pankreaskarzinom ist jedoch darin zu sehen, daß die Überlebenszeiten durch radikaleres Vorgehen offenbar nicht verbessert werden können.

Zusammenfassend kann festgestellt werden, daß die Vorteile der totalen DP lediglich theoretischer Natur sind, die sich in der Praxis in unserem Krankengut und auch in der Literatur nicht bestätigen lassen. Unter Berücksichtigung der Tatsache, daß der exokrine und endokrine Totalausfall der Drüse für die Lebensqualität der wenigen überlebenden Patienten von erheblicher Bedeutung ist, kann die totale DP als Regeloperation beim Pankreaskarzinom nicht weiter empfohlen werden.

Zusammenfassung

In einer retrospektiven Analyse werden die Ergebnisse bei 51 Patienten mit partieller Duodenopankreatektomie (DP) mit denen von 62 Patienten mit totaler DP verglichen.

Die Operationsletalität (11 von 51 bzw. 15 von 62 Patienten) waren nach beiden Verfahren gleich und abhängig von Tumorgröße und Infiltrationstiefe. Ebenfalls wurde kein Unterschied bezüglich der Langzeitprognose beobachtet.

Wenn zudem berücksichtigt wird, daß der exokrine und endokrine Totalausfall der Drüse für die Lebensqualität der wenigen überlebenden Patienten von erheblicher Bedeutung ist, kann die totale DP als Regeloperation beim Pankreaskarzinom nicht weiter empfohlen werden.

7.3 Chirurgisch-technische Probleme der Resektionstherapie des Pankreaskarzinoms

7.3.1 Resektionstherapie beim Pankreaskarzinom: Chirurgische Technik, postoperative Komplikationen, Spätergebnisse

R. Pichlmayr[1] und K. D. Rumpf[1]

Das Pankreaskarzinom stellt in diagnostischer wie in therapeutischer Hinsicht auch heute noch ein weitgehend ungelöstes Problem dar. Zwar stieg in den letzten Jahren die Resektionsquote, aber trotz Einsatz der modernen bildgebenden diagnostischen Verfahren überwiegen weiterhin fortgeschrittene Stadien, so daß kurative Resektionen immer noch selten möglich sind. Auch nach Resektion ist ein Langzeitüberleben somit nicht häufig. Dies gibt immer wieder Anlaß zu Diskussionen über den Wert der Resektionsbehandlung gegenüber rein palliativen, tumorbelassenen Operationen. Im eigenen Vorgehen wurde trotz bekannter Problematik nach Möglichkeit eine Resektionsbehandlung durchgeführt. Dies besonders auch aufgrund des Eindruckes, daß der Grad der Palliation bei Resektionsbehandlung höher ist als bei tumorbelassenden Operationen.

In dieser Arbeit sollen die Ergebnisse der Resektionsbehandlung dargestellt werden und zu einigen technischen Fragen bezüglich operativen und postoperativen Komplikationen Stellung genommen werden. Gegenüberstellungen des Verlaufes nach Resektion und nach palliativen Maßnahmen dürfen jedoch nicht als wertender Vergleich angesehen werden, da beim Bestreben, möglichst stets zu resezieren, die palliativ operierten Patienten naturgemäß eine negative Selektion darstellen.

Krankengut

Von 1970 bis 1.10.1983 kamen 268 Patienten mit Pankreaskarzinomen zur Operation. Im selben Zeitraum kamen weitere 64 Patienten mit sogenannten peripapillären Karzinomen zur Behandlung; sie sind Inhalt von Kapitel 8.2 und werden hier nicht berücksichtigt.

Tabelle 1 zeigt die Verteilung der Operationsarten. Bei 87 Patienten (32%) konnte wegen fortgeschrittener Tumorstadien nur eine Probelaparotomie durchgeführt werden; bei 107 Patienten (40%) war nur eine palliative Umgehungsoperation möglich, bei 74 Patienten (28%) war eine Resektionsbehandlung sinnvoll und möglich.

Unter den Resektionsmöglichkeiten wurde stets eine partielle Resektion angestrebt, nur bei ausgedehntem Pankreasbefall bzw. intraoperativem Nachweis der Karzinominfiltration des vorgesehenen Resektionsrandes wurde eine totale Pankreatektomie durchgeführt. Erweiterte Resektionen mit Entfernung anderer Organe wur-

1 Klinik für Abdominal- und Transplantationschirurgie der Medizinischen Hochschule Hannover, Konstanty-Gutschow-Str. 8, D-3000 Hannover 61

Das Pankreaskarzinom
Hrsg. H. G. Beger und R. Bittner

Tabelle 1. Operationsverfahren und Letalität beim Pankreaskarzinom

		Letalität
Probelaparotomien	87 = 32%	40%
Palliative Operationen	107 = 40%	28%
Resektionen	74 = 28%	
Partielle Duodenopankreatektomien	49	8,2%
Linksresektionen	12	33%
Totale Pankreatektomien	13	23%
Erweiterte Resektionen (andere Organe)	7	
Gefäßersatz	7	
Gesamt	268 = 100%	

den 7mal vorgenommen. 7mal wurden ein oder mehrere Gefäße ersetzt: 7mal die V. portae/V. mesenterica, je einmal die A. hepatica und die A. mesenterica superior.

Operationsverfahren und Technisches

Präoperativ wurde nach Möglichkeit eine Angiographie (Zöliakographie) und Mesenterikographie mit indirekter Portographie) durchgeführt. Hierdurch sollten Gefäßverlaufanomalien und Gefäßinfiltrationen erkannt werden. Operativ wurde nach Ausschluß von Fernmetastasen zunächst die A. hepatica vor allem im Hepatica-communis-Abschnitt aufgesucht, um danach die Resektabilität zu beurteilen. Eine Infiltration dieser Gefäße erscheint für diese Frage wichtiger als eine solche der V. portae (s. Diskussion). Nur bei lange vorbestehendem, hochgradigem Ikterus ist präoperativ das Gallengangsystem durch PTCD drainiert worden. Die partielle bzw. totale Duodenopankreatektomie bzw. Pankreaslinksresektion mit Splenektomie wurde der Standardmethode entsprechend durchgeführt. Bei der partiellen Duodenopankreatektomie, dem am häufigsten geübten Verfahren, wurde das Pankreas mindestens 2 bis 3 cm vom makroskopisch erkennbaren palpatorischen Tumorrand, stets deutlich links von der V. mesenterica, durchtrennt bzw. bis dorthin nachreseziert und die Resektionsfläche wurde nach Möglichkeit einer Schnellschnittuntersuchung unterzogen; bei positiver Tumorhistologie wurde weiter nachreseziert bzw. eine totale Pankreatektomie ausgeführt. Die Magenresektion betraf die distale Hälfte bzw. zwei Drittel; in einigen Fällen – besonders bei höherem Alter – konnte diese Resektion auf das Antrum begrenzt werden. Angestrebt wurde besonders auch die vollständige Entfernung des Processus uncinatus und der Lymphknoten entlang der A. mesenterica superior und an der Aorta rechts.

Die Passagerekonstruktion nach partieller Duodenopankreatektomie erfolgte in aller Regel mittels zweier ausgeschalteter Jejunumschlingen (Abb. 1): die erste zur Ableitung des Mageninhalts (Magen zu Jejunum end/seit); die zweite, etwa 40–60 cm ausgeschaltet, zum Anschluß von Pankreasrest und Choledochus (Pankreas zu Jejunum end/seit mit Blindverschluß des Jejunumendes, Gallengang zu Jejunum end/seit an einer dorsal gelegenen Jejunuminzision; jeweils Einzelnähte in einreihiger Naht).

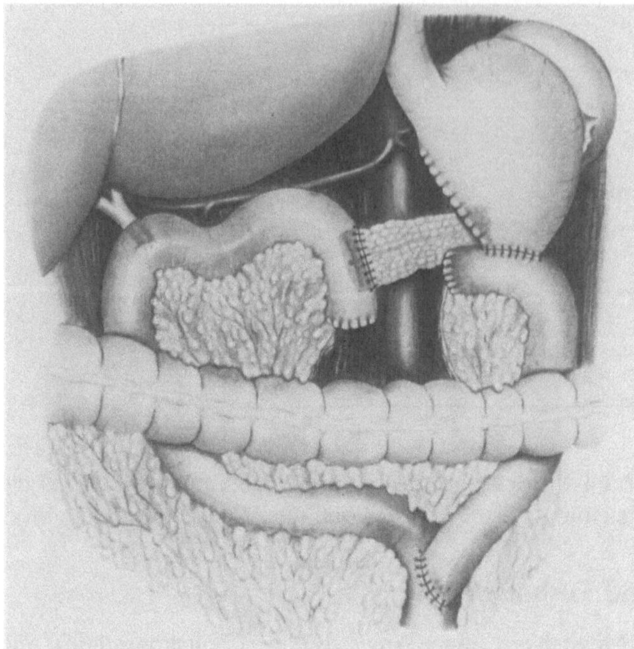

Abb. 1. Schema der partiellen Duodenopankreatektomie. Klinik für Abdominal- und Transplantationschirurgie, Medizinische Hochschule Hannover

Interne Drainagen wurden früher gelegentlich, jedoch in letzter Zeit nicht mehr verwandt. Sofern eine umgrenzte Pfortaderinfiltration bestand, wurde diese nach Resektion unter vorübergehender Abklemmung bzw. Ausklemmung mit einem Saphenapatch oder durch direkte Naht in querer Nahttechnik gedeckt. Diese Fälle zählen nicht zu den oben angeführten Gefäßrekonstruktionen. Hier wurden nur solche mit Totalersatz des Gefäßes ausgewertet. Totaler Pfortader- bzw. V.-mesenterica-superior-Ersatz wurde 2mal mit gedoppelter V. saphena, 3mal mit ringverstärkter Gore-Tex-Prothese, die A. hepatica und A. mesenterica superior je einmal durch Saphena ersetzt. Hierbei handelte es sich stets um ausgedehnt erweiterte Resektionen unter Mitnahme weiterer Nachbarorgane wie Querkolon, Dünndarm oder Niere.

Ergebnisse

Operationsletalität: Die Hospitalletalität (2 Monate postoperativ) betrug nach partieller Duodenopankreatektomie 4 von 49 (8,2%), bei der totalen Pankreatektomie 3 von 13 (23%), nach Palliativeingriffen 30 von 107 (28%), nach Probelaparotomien 35 von 87 (40%). Die Hauptursachen für einen tödlichen Ausgang gehen aus Tabelle 2 hervor. Gelegentlich handelte es sich um eine Kombination mehrerer postoperativer Störungen. Die Haupttodesursache der partiellen Duodenopankreatektomie ist die Insuffizienz der Pankreas-Jejunum-Anastomose. Eine hohe Letalität entfällt auf erweiterte Duodenopankreatektomien und solche mit Gefäßrekonstruktionen.

Tabelle 2. Letalität und Morbidität nach Operationen wegen Pankreaskarzinom

	Gesamt	Letal n (%)	Insuffizienz der Pankreasanastomose (%)	Insuffizienz der biliodigestiven Anastomose (%)	Andere operationsspezifische Komplikationen (%)
Partielle Duodenopankreatektomien	49	4 (8)	10	7,5	39
davon erweiterte Resektionen	7	4 (57)	–	–	86
mit Gefäßersatz	7	4 (57)	–	–	71
Totale Duodenopankreatektomien	13	3 (23)	Entfällt	17	46
Palliativeingriffe	107	30 (28)	Entfällt	5	7
Probelaparotomien	87	35 (40)	Entfällt	–	0

Komplikationen

Die Hauptkomplikation und gleichzeitig häufigste Todesursache ist die Insuffizienz der Pankreatikojejunostomie. Die Ursache einer solchen Insuffizienz ist im Einzelfall oft nicht zu differenzieren; gelegentlich bestand der Verdacht auf eine fortschreitende Nekrose bzw. Mangeldurchblutung des Pankreas. Da bei unklarem bzw. kompliziertem Krankheitsverlauf die Indikation zur Relaparotomie großzügig gestellt wurde, kamen wohl alle Insuffizienzen zur Diagnose. Der Behandlungsversuch einer solchen Insuffizienz unterschied sich je nach Befund: Bei umgrenzter Insuffizienz Versuch der Übernähung und lokale Drainage, bei Dehiszenz, wohl infolge Pankreasdurchblutungsstörung, Restentfernung des Pankreas oder Nachresektion mit Gangobliteration und Blindverschluß der Jejunumschlinge, bei erheblicher Oberbauchperitonitis offene Spüldrainage. Die Letalität dieser Komplikation ist jedoch trotz Operation und Durchführung der jeweils geeignet erscheinenden Maßnahme hoch (80%).

Eine Insuffizienz einer Choledochojejunostomie konnte stets übernäht bzw. durch Neuanlage behandelt werden; meist wurde zusätzlich eine interne transhepatische Schienung bzw. Drainage angelegt.

Die Ursache einer endoluminären Nachblutung (3mal) lag stets in einer Blutung aus der Pankreasresektionsfläche. Diese wurde von einer antimesenteriellen Längsinzision in der Jejunumschlinge einige Zentimeter abseits der Anastomose angegangen und durch Umstechung gestillt. Die Anastomose wurde dabei nicht getrennt.

Bei großzügiger Indikation zu einer Relaparotomie in unklarer Situation ergibt sich eine Rate von 40% Relaparotomien, deren Befunde die erwähnten Anastomoseninsuffizienzen, Nachblutungen, einen Verschluß einer A.-hepatica-Gefäßprothese sowie gelegentlich subphrenische oder subhepatische Abszesse oder Ileuszustände einschließen.

Tabelle 3. pTNM-Stadien der resezierten Papillen- und Pankreaskarzinome entsprechend der Einteilung der Deutschen Arbeitsgemeinschaft für Tumorzentren (ADT)

		pTNM resezierter Papillenkarzinome		pTNM resezierter Pankreaskarzinome	
		†	*	†	*
T_1	$N_0\ M_0$	3	5 (davon 5 5-Jahres-Überleben)	1	5 (davon 3 5-Jahres-Überleben)
	$N_1\ M_0$	1	–	0	0
T_2	$N_0\ M_0$	3	6 (davon 2 5-Jahres-Überleben)	7	–
	$N_1\ M_0$	0	1	0	–
	$N_{2/3} M_0$	1	1 (davon 1 5-Jahres-Überleben)	2	1
T_3	$N_0\ M_0$	2	3 (davon 1 5-Jahres-Überleben)	7	3 (davon 1 5-Jahres-Überleben)
	$N_1\ M_0$	1	2	3	–
	$N_{2/3} M_0$	2	–	8	1

* Lebend
† Verstorben

Tumorstadium

Eine gültige TNM-Klassifikation der UICC existiert bis heute für das Pankreaskarzinom nicht. Nach der von der Deutschen Arbeitsgemeinschaft für Tumorenzentren (ADT) [9] erarbeiteten Einteilung ergibt sich für das Krankengut der resezierten Pankreaskarzinome die in Tabelle 3 gezeigte Stadienverteilung[2].

Circa 70% der Pankreaskarzinome wiesen ein Stadium pT_3, d. h. eine Infiltration von mindestens zwei Nachbarorganen auf. Die Quote des Lymphknotenbefalles beim Pankreaskarzinom erscheint im eigenen Krankengut eher niedrig, dürfte aber zum Teil durch methodische Probleme der Präparataufbereitung bedingt sein.

Überlebensquote

Die Überlebenswahrscheinlichkeit nach den verschiedenen Eingriffsarten sind nach der Actuarial-live-table-Methode nach Kaplan-Meier u. Meier [6] altersunkorrigiert berechnet und in den Abb. 2 und 3 wiedergegeben. Naturgemäß ist die Lebenserwartung am kürzesten, wenn nur eine Probelaparotomie durchgeführt werden konnte, gering länger bei palliativen, tumorbelassenden Operationen und günstiger, wenn eine Resektionsbehandlung durchgeführt werden konnte. Nach dieser Behandlung leben nach 6 Monaten 50%, nach einem Jahr 34%, nach 2 Jahren 25% der Patienten. Nach 5 Jahren beträgt die Überlebenschance noch 16% (Hospitalletalität jeweils eingeschlossen). Bislang haben 4 von 52 Patienten mit partieller Duodenopankreatektomie die Operation 5 Jahre überlebt, weitere 3 leben derzeit ohne Zeichen eines Tumorrezidivs länger als 3 Jahre. Die längste Überlebenszeit bei 12 Patienten mit einem Karzinom im Korpus- oder Schwanzbereich des Pankreas nach Linksresektion betrug 1½ Jahre.

2 Für die Durchführung der histologischen Untersuchung wird dem Pathologischen Institut der MHH (Direktor: Prof. Dr. A. Georgii) gedankt

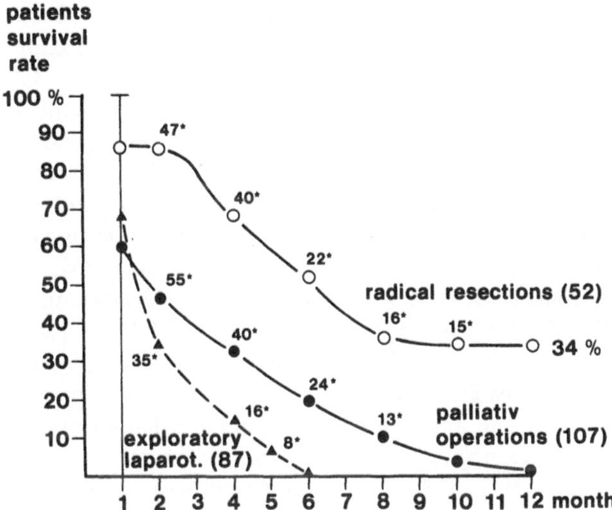

Abb. 2. Überlebenskurven nach Resektionseingriffen, Palliativmaßnahmen oder probatorischen Laparotomien wegen duktalem Pankreaskarzinom. Berechnung unkorrigiert nach der Life-table-Methode [6] unter Einbeziehung der Hospitalletalität. * Überlebende Patienten

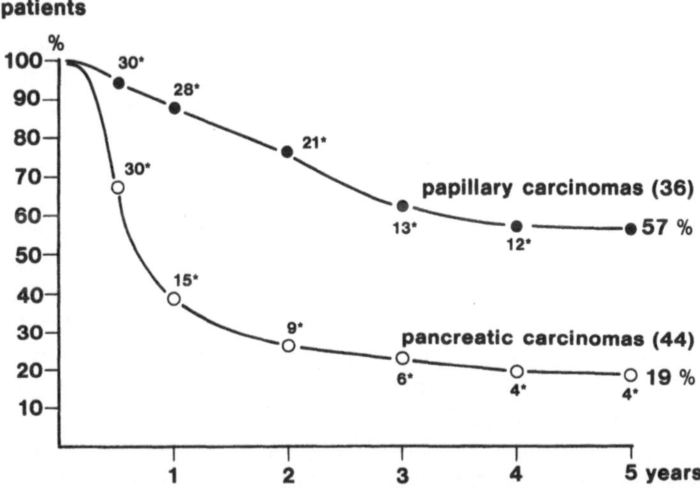

Abb. 3. Überlebenswahrscheinlichkeit resezierter duktaler Pankreaskarzinome im Vergleich zu resezierten Papillenkarzinomen. Berechnung altersunkorrigiert nach der Life-table-Methode [6] ohne Berücksichtigung der jeweiligen Hospitalletalität. * Überlebende Patienten

Diskussion

Die 5-Jahres-Überlebensquote nach einer Resektionsbehandlung des Pankreaskarzinoms (Papillenkarzinom und sogenannte periampulläre Karzinome ausgeschlossen) liegt im eigenen Krankengut bei einer Resektionsquote von 28% bei 19%. Bezogen auf die Gesamtzahl der zur Operation kommenden Pankreaskarzinompatienten würde dies einer 5-Jahres-Überlebenschance von 16% entsprechen. Diese Zahlen stehen weitgehend in Übereinstimmung mit den Literaturangaben. Die Resektionsquoten liegen im Durchschnitt bei 20%, mit größeren Abweichungen von 5 bis 35% [2, 5, 7, 8], was neben unterschiedlichem Krankengut besonders die unterschiedliche Einstellung zum Wert einer Resektionsbehandlung kennzeichnet. Die 5-Jahres-Überlebenshöhe wird meist eher noch niedriger angegeben, in vielen Berichten ist ein Überleben über 5 Jahre nach Pankreaskarzinomoperation nicht beobachtet worden. Auch neuere Erfahrungsberichte lassen noch keine wesentliche Änderung dieser unbefriedigenden Situation erkennen. Die niedrigen Heilungsaussichten werden zum Teil mit einer hohen Malignität des Pankreaskarzinoms in Verbindung gebracht. Objektive Kriterien für die Bemessung einer biologischen Malignitätsstufe fehlen jedoch noch. Ganz sicher handelt es sich jedoch zum Zeitpunkt der Diagnose und gegebenenfalls der Operation eines Pankreaskarzinoms fast durchweg um einen sehr späten; dies dürfte im Vergleich mit anderen gastrointestinalen Tumoren deutlich ungünstiger sein. Bekanntlich verursacht das Karzinom des im „Nebenschluß des Gastrointestinaltraktes" gelegenen Pankreas in sogenannten Frühstadien kaum bzw. recht uncharakteristische, meist wenig alarmierende Symptome. Die Diagnostik setzt somit in aller Regel erst ein, wenn stärkere Schmerzen, besonders Rückenschmerzen – fast stets Zeichen einer fortgeschrittenen Infiltration des Retroperitoneums – oder Ikterus auftreten. Dies sind jedoch keine frühen Merkmale der Erkrankung. Es braucht deshalb nicht zu verwundern, wenn auch die heute verfügbaren modernen diagnostischen Verfahren der Ultraschallsonographie und der Computertomographie in Verbindung mit der ERCP und/oder der Angiographie keine wesentliche Änderung der Situation gebracht haben; sie werden in der Regel spät, zu spät, eingesetzt. Ihre prinzipiellen Möglichkeiten zur Diagnostik früher Stadien, d. h. kleiner Pankreaskarzinome, wären deutlich besser. Zumindest Tumoren von 1,5 bis 2 cm Durchmesser sind technisch heute mit hoher Wahrscheinlichkeit auffindbar. Dies stellt eine wesentliche Verbesserung der Diagnose*möglichkeiten* gegenüber früheren Jahren dar. Diese auch wirklich mehr zu nutzen, muß das Nahziel sein. Es wird nicht verkannt, daß dies bei der mangelnden Charakteristik der Symptome und der Häufigkeit gastrointestinaler Störungen schwierig ist. Doch muß auch festgestellt werden, daß bei retrospektiver Analyse des Beschwerdebildes der meisten der Pankreaskarzinompatienten – sicher jedoch nicht bei allen – längerfristige, unerklärte Beschwerden zu wenig berücksichtigt wurden. Bei der Zunahme von Pankreaskarzinomen erscheint ein gezielter Einsatz diagnostischer Verfahren – ähnlich der Situation der Gastroskopie zur Erkennung früher Stadien des Magenkarzinoms – heute als eine wichtige Aufgabe. Vor allem einer leistungsfähigen Ultraschalluntersuchung kommt wohl eine große Bedeutung zumindest als erste abklärende Untersuchung zu. Sicher ist das Fernziel die Entwicklung eines serologischen Screenings oder Diagnoseverfahrens; da hierfür zwar manche Ansätze, aber noch kein Weg in Sicht ist, kommt heute für die derzeitige Patientenversorgung nur die bestmögliche Verfolgung des genannten Nahzieles in Betracht. Zweifellos könnten damit mehr Patienten die Chance einer kurativen Resektion erhalten, als dies heute der Fall ist.

Ein wissenschaftlich exakter Vergleich zwischen resezierenden Verfahren und palliativen, tumorbelassenden Operationen existiert nicht. In den meisten Berichten schneiden die Resektionen besser ab; dies ist zumindest teilweise auf eine positive

Selektion zurückzuführen. Es ist jedoch zumindest äußerst unwahrscheinlich, daß ein Überleben über 3 oder gar 5 Jahre ohne Resektion möglich ist. Die potentiell kurative Chance der Chirurgie bei Malignomen dürfte somit als theoretische Erwägung grundsätzlich auch für das Pankreaskarzinom gültig sein. Schwierig erscheint die Frage zu beantworten, ob in inkurablen Situationen durch eine palliative Resektion eine Lebensverlängerung gegenüber tumorbelassenden palliativen Operationen erreicht wird. Unterschiedlich beurteilt wird ferner, durch welche operativen Maßnahmen sich ein höherer Grad an Palliation erreichen läßt. Es ist unser klarer Eindruck, daß in der Regel durch eine Resektion – auch eine bewußt palliative – ein höherer Grad von Palliation erreicht wird. Dies ergibt sich besonders aus der Beobachtung der Verläufe nach Operationen, bei denen die Entscheidung zwischen palliativer Resektion und palliativer, nicht resezierender Operation unklar war und somit auch im Einzelfall unterschiedlich getroffen wurde. Einschränkend ist jedoch zu sagen, daß offensichtlich der Grad und die Dauer der Palliation dann nicht angemessen sind, wenn eine palliative Resektion nur durch ein wesentlich erweitertes Operationsverfahren (mit Kolonresektion und Gefäßersatz) möglich ist oder größere Tumorreste, besonders im Lymphknotenbereich des Truncus coeliacus und der Aorta belassen werden mußten. Hier steigt zudem das Operationsrisiko erheblich an, so daß erhöhte Letalität oder Morbidität mit den dann langen Hospitalisierungszeiten folgt. Dies widerspricht dem Ziel der Palliation. In entsprechender Situation erscheint es uns somit besser, auf eine Resektion zu verzichten. Solche etwas erzwungenen Resektionen tragen im eigenen Krankengut sehr zur Letalitätshöhe bei. Vor allem der Ersatz beider Gefäßversorgungsbereiche, der. A. hepatica communis und der A. mesenterica superior bzw. der V. portae erscheint uns ein hohes Risiko zu beinhalten.

Als palliative chirurgische Maßnahme ist in der Regel eine Entlastung des Gallenganges vordringlich. Wenn möglich, wird eine Choledochojejunostomie mit nach Roux-Y-förmig ausgeschalteter Schlinge durchgeführt. Eine chirurgische Entlastung des Gallenwegsystems erscheint noch immer die Methode der Wahl zu sein, da die PTCD oder die retrograde Einlegung eines Pig-Tail-Katheters doch auf die Länge der Zeit größere Beschwerden verursacht und somit wohl vorwiegend auf Patienten mit hohem Operationsrisiko beschränkt bleiben sollte. Unterschiedlich wird die Frage einer gleichzeitigen Gastrojejunostomie als Prophylaxe gegen eine später möglicherweise auftretende Magenausgangsstenose beantwortet [4, 7]. Im eigenen Vorgehen neigen wir zunehmend zur Kombination beider Entlastungsmaßnahmen durch jeweils eine ausgeschaltete Jejunumschlinge.

Die Ausdehnung der Resektion bei kurativer Intension richtet sich in unserem Vorgehen nach dem Tumorsitz und der Tumorausbreitung. Eine totale Pankreatektomie wurde nur bei weitgehendem Totalbefall, nicht aus Prinzip durchgeführt. Die langfristige Einstellung des pankreopriven Diabetes bereitet bekanntlich gelegentlich erhebliche Schwierigkeiten, besonders in der Vermeidung unvorhersehbarer, gefährlicher hypoglykämischer Zustände. Die totale Pankreatektomie als Regeloperation beim Pankreaskarzinom wurde in der Hoffnung auf höhere Heilungszahlen von anderen Autoren praktiziert, jedoch jetzt verlassen (s. Kapitel 7.2.4). Zu achten ist jedoch sicher auch bei diesem Karzinom auf einen ausreichenden Sicherheitsabstand, der nach Möglichkeit durch eine Schnellschnittuntersuchung kontrolliert werden sollte. Sicher reicht ein relativ kleiner Pankreasrest aus, um zwar nicht immer Insulinabhängigkeit, aber doch die Schwierigkeiten der pankreopriven Diabeteseinstellung zu vermeiden. Beim Pankreaskopfkarzinom sollte somit stets deutlich schwanzwärts der Ebene V. mesenterica superior/Pfortader reseziert werden.

Wegen der zum Operationszeitpunkt bereits häufig vorliegenden lymphogenen Metastasierung ist es sicher erforderlich, eine entsprechende Lymphadenektomie durchzuführen. Beim Pankreaskopfkarzinom bedeutet dies vor allem die Gebiete um die V. portae bis rechts neben der A. mesenterica superior, A. hepatica communis und paraaortal rechts. Ob bei massivem Lymphknotenbefall auch eine radikale Lymphadenektomie die Prognose verbessert, ist weiter offen. Wenngleich sehr radikale Operationsweisen in Zentren mit besonders erfahrenen Operateuren [1, 2] keine Erhöhung der Operationsletalität gebracht haben, so dürfte dies wohl keine allgemeine Gültigkeit haben. Gerade bei ohnehin schon langer Operationsdauer erscheint eine weitere wesentliche Verlängerung nicht unproblematisch. Ausgedehnter Lymphknotenbefall ist eher ein Grund für den Verzicht auf eine Resektionsbehandlung. Es erscheint uns jedoch nicht gerechtfertigt, allein wegen eines regionären Lymphknotenbefalles auf eine Resektion zu verzichten, wie von anderer Seite empfohlen (s. Kapitel 7.2.1).

Wegen der unterschiedlichen Querschnittsgrößen des Pankreas wird im eigenen Vorgehen in der Regel die End-zu-Seit-Pankreojejunostomie durchgeführt. Allerdings ist die Höhe von 10% Insuffizienzen dieser Anastomose unbefriedigend. Retrospektiv müssen sicher einige dieser Insuffizienzen als technische Versager gewertet werden. Im eigenen Vorgehen wurde eine Pankreasgangobliteration [4] zur Vermeidung einer solchen Insuffizienz bzw. ihrer Gefahr nicht durchgeführt. Für die Behandlung einer Insuffizienz der Pankreojejunostomie dürfte es keine klare oder einheitliche Empfehlung geben. Grad der Insuffizienz, Durchblutungsverhältnisse bzw. Nekroseentwicklung am Pankreas und Ausprägung der Peritonitis sind für die Wahl des Vorgehens entscheidend. Eine Neuanlage der Anastomose bzw. deren Übernähung erscheint selten aussichtsreich. Wichtig dürfte es vor allem sein, den weiteren Austritt von Dünndarm- und Pankreassekret zu verhindern; ein Blindverschluß des Jejunums dürfte somit häufig notwendig sein. Bei fortgeschrittener Pankreasautolyse ist sicher die Entfernung des Restpankreas anzustreben, andernfalls kann möglicherweise eine Gangobliteration oder auch eine ausgiebige Drainage, evtl. kombiniert mit kontinuierlicher Lavage, ausreichend sein. In allen Berichten handelt es sich jedoch nur um Einzelfälle, bei denen diese Komplikation überlebt wurde; dies ist vor allem auch auf den meist dann schwer geschädigten Allgemeinzustand der Patienten zurückzuführen.

Zusammenfassend erscheint es uns berechtigt und richtig, eine Resektionsbehandlung des Pankreaskarzinoms anzustreben. Dies wegen der nur damit erreichbaren, wenngleich auch nur für wenige Patienten zutreffenden Heilungschance sowie wegen eines höheren Palliationswertes. Möglicherweise wird auch eine gewisse Lebensverlängerung gegenüber tumorbelassenen palliativen Maßnahmen erreicht. Weiter dürften die Ergebnisse zukünftiger Chemotherapie- oder Bestrahlungsverfahren in Kombination mit Tumorresektionen günstiger sein als bei Tumorbelassung. Auch kann erwartet werden, daß allmählich mit früher einsetzender spezifischer Diagnostik die Zahl der Patienten mit einer kurativen Chance steigt. Nicht zu empfehlen – und somit auch im eigenen Vorgehen zumindest wieder einzuschränken – sind große und schwierige palliative Resektionen. Der Verzicht hierauf wird auch die Gesamtletalität der Operationen verringern. Für diese Patienten scheinen palliative Umgehungsoperationen in Verbindung mit symptomatischen Maßnahmen geeigneter zu sein. Der Sicherheit und Exaktheit der Pankreojejunostomie ist – auch im eigenen Vorgehen – weiter besondere Sorgfalt zu schenken.

Zusammenfassung

Am eigenen Krankengut von 268 duktalen Pankreaskarzinomen werden die Ergebnisse der Resektionsbehandlung analysiert. Trotz zunehmender Verbreitung moderner Diagnostikverfahren ist die Resektionsquote mit 28% auch in letzter Zeit nicht nennenswert angestiegen. Es werden die Standardverfahren der partiellen und totalen Pankreatektomie dargestellt. Auf die Indikationsstellung zur totalen Pankreatektomie wird besonders eingegangen. Gefäßersatzmaßnahmen führten zu einer wesentlichen Erhöhung der Letalität ohne lebensverlängernden Effekt.

Die Spätergebnisse weisen eine 5-Jahres-Überlebenswahrscheinlichkeit von 19% aus. Es läßt sich zeigen, daß Resektionen gegenüber reinen Palliativoperationen neben einer besseren Palliation auch eine Lebensverlängerung bewirken. Diskutiert wird eine restriktivere Indikationsstellung zu sogenannten erweiterten Resektionseingriffen oder totalen Pankreatektomien ohne Notwendigkeit. Eine Verbesserung der Gesamtergebnisse wird erst dann erwartet, wenn CT, Sonographie und spezifische Tumormarkertests die Verschleppungszeit der Erkrankung deutlich verkürzen helfen.

Literatur

1. Fortner JG (1973) Regional resection of cancer of the pancreas. A new surgical approach. Surg 73:307–318
2. Gall FP, Hermanek P, Gebhardt C, Meier H (1981) Erweiterte Resektion der Pankreas- und periampullären Carcinome: Regionale, totale und partielle Duodenopankreatektomie. Leber, Magen, Darm 11/4:179–184
3. Gebhardt C, Gall FP, Hermanek P, Zirngibl H, Altendorf A (1973) Operative Therapie des Pankreascarcinoms. Langenbecks Arch Chir 361:921–932
4. Gebhardt C, Stolte M (1978) Pankreasgang-Okklusion durch Injektion einer schnell härtenden Aminosäurelösung. Langenbecks Arch Chir 346:149–166
5. Hollender LF, Meier C (1968) Operative Behandlung des Pankreascarcinoms. Zentralbl Chir 19:1256–1263
6. Kaplan-Meier KEL, Meier P (1958) Nonparametic estimation from incomplete observations. J Am State Assoc 53:457–462
7. Knight RW, Scarborough JP, Goss JC (1978) Adenocarcinoma of the pancreas. Arch Surg 113: 1401–1409
8. Klöppel G, Sosnowski J, Eichfuss HP, Rückert K, Klappdor R (1979) Aktuelle Aspekte des Pankreascarcinoms. Dtsch Med Wochenschr 51/104:1801–1812
9. Scheibe O (1981) Die Bedeutung einer sach- und fachgerechten Dokumentation für retrospektive Analysen des eigenen Krankengutes. Langenbecks Arch Chir 355:411–421

7.3.2 Rekonstruktion des Gastrointestinaltraktes nach Pankreaskopfresektion – Erfahrung bei 124 Patienten –

W. Krautzberger[1], R. Bittner[1] und H. G. Beger[1]

Einleitung – Komplikationen nach Duodenopankreatektomie

Die partielle Duodenopankreatektomie wurde von Kausch 1912 in Deutschland und von Whipple 1935 in den USA zur Therapie von malignen Erkrankungen im Pankreaskopfbereich entwickelt [11, 19]. Operationsrisiko, postoperative Komplikationen sowie spätpostoperative Morbidität stehen nach der Whipple-OP in Beziehung zum großen Operationsverfahren und den durch die Operation bedingten Funktionseinschränkungen der Oberbauchorgane. Neben den motorischen und digestiven Funktionseinbußen durch die partielle Magenresektion sind hier insbesondere der Verlust des Duodenums und dessen digestive, resorptive, hormonell-regulative sowie motorische Funktionen zu nennen. Die Nahrungspassage durch das Duodenum gewährleistet die nahrungsabhängige Regulation der Sekretion von Galle- und Pankreassaft sowie des Duodenumchymus. Darüber hinaus entfällt beim Duodenalverlust die Schrittmacherfunktion für die intestinale Transportperistaltik [2, 3, 8, 9].

Neben den Frühkomplikationen des Verfahrens, die sich in einer hohen Letalität und einer beträchtlichen lokalen Komplikationsrate zeigen, finden sich eine große Zahl an Spätkomplikationen, welche im einzelnen oft schwer zu erfassen und zu differenzieren sind, insbesondere bei zugrundeliegender maligner Erkrankung [4, 7, 13]. Dies gilt insbesondere für Funktionsstörungen, die nicht unmittelbar durch die Entfernung mehr oder weniger großer Anteile des Pankreas selbst zu erklären sind. Bekanntermaßen ist der Pankreasverlust selbst in der Regel nicht als Ursache für die funktionellen postoperativen Störungen anzunehmen, da 70–90% des Organs dafür offensichtlich als entbehrlich erscheinen [1, 14].

Bei den frühpostoperativen Komplikationen ist zwar die Klinikletalität in den letzten Jahren erheblich bis auf deutlich unter 10% zurückgegangen, unverändert häufig werden jedoch Wundinfekt und Pankreasfisteln gefunden. Eine Nachblutung wird bei 3–6% der operierten Patienten beobachtet [4, 6, 13]. Bezüglich der Spätfolgen ist erwartungsgemäß bei den Karzinomen die Häufigkeit des Diabetes nicht so hoch anzunehmen wie bei der chronischen Pankreatitis, dagegen finden sich bei 50–90% aller Patienten nach einer Whippleschen Operation eine erhebliche exokrine Funktionsstörung, insbesondere der Fettverdauung [12, 14, 16, 17].

Es liegen allerdings relativ wenige Untersuchungen über die funktionellen Folgezustände nach Duodenopankreatektomie vor [12, 14, 15, 16, 17]. Praktisch keine Untersuchung gibt es darüber, ob die Spätfolgen nach einer Whippleschen Operation mit der Form der erfolgten chirurgischen Rekonstruktion im Zusammenhang zu

1 Abteilung für Allgemeine Chirurgie der Universität Ulm, Steinhövelstr. 9, D-7900 Ulm

Das Pankreaskarzinom
Hrsg. H. G. Beger und R. Bittner

sehen sind. Es muß deshalb die Frage gestellt werden, ob sich die Komplikationen nach Duodenopankreatektomie durch eine möglicherweise „physiologische" Rekonstruktion des oberen Verdauungstraktes reduzieren lassen.

Operationsverfahren

Ausgehend von dem Whippleschen zweizeitigen Originalverfahren wurde eine große Zahl an Modifikationen angegeben. Meist wird die von Child angegebene Rekonstruktion des oberen Gastrointestinaltraktes vorgenommen, teilweise mit Gangokklusion (Abb. 1).

Gemeinsam ist diesen häufig verwendeten Verfahren, daß die Wiederherstellung der Magen-Darm-Kontinuität in der Regel mit einer mittleren Jejunumschlinge erfolgt, welche an den Restmagen anastomosiert wird.

Nun stellt die Ausschaltung des obersten Dünndarmes für die endokrinen Regulationsmechanismen des oberen Intestinaltraktes eine erhebliche Beeinträchtigung dar. Sekretin und Pankreozymin werden in der Mukosa des Duodenums, in geringerem Maße auch in der Schleimhaut des oberen Jejunums freigesetzt [10]. Auslösender Reiz ist der Eintritt von saurem Mageninhalt in das Duodenum [5]. Da das obere Jejunum in bezug auf die gastrointestinalen Hormone Sekretin, Pankreozymin, Glukagon und Gastrin eine endokrin aktive Mukosa besitzt, wäre durch Anastomosierung dieser obersten Schlinge mit dem Magen zur Herstellung der Magen-Darm-Kontinuität eine günstigere Regulation der Magen-, Galle- und Pankreassekretion zu erwarten.

Da der Magenverlust allein schon ebenfalls erhebliche Störungen in der Fettverwertung mit sich führen kann, war es das Bestreben des Rekonstruktionsverfahrens nach Traverso u. Longmire sowie der Modifikation nach Gall, auf die Resektion des Magens ganz zu verzichten [18]. Allerdings waren die Spätergebnisse nicht befriedi-

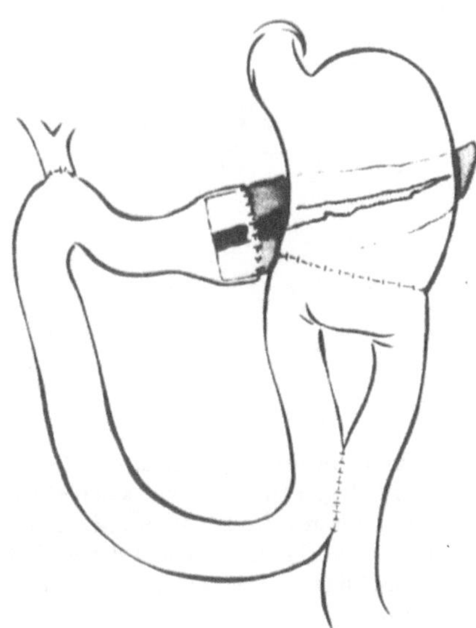

Abb. 1. Rekonstruktion des oberen Gastrointestinaltraktes nach partieller Duodenopankreatektomie im Child-Whipple-Verfahren

gend im Hinblick auf Stenose- und Ulkusbildung. Auch das Verfahren, welches von Rumpf et al. angegeben wurde, verwendet die oberste Jejunumschlinge zur Anastomose mit dem Magen [17].

Rekonstruktion mit der obersten Jejunumschlinge (eigene Erfahrung)

Ausgehend von den Überlegungen zur Wertigkeit des oberen Jejunums erfolgte die Rekonstruktion nach partieller Duodenopankreatektomie durch Ausschaltung der obersten Jejunumschlinge, welche in einer Länge von etwa 50 cm retrokolisch in das Bursafach transponiert wurde und isoperistaltisch zwischen Magen und Ductus hepato-choledochus implantiert wurde (Abb. 2). Die folgende Dünndarmschlinge wurde im Sinne einer ausgeschalteten Schlinge mit dem Pankreasrest verbunden. Etwa 35 cm entfernt von der Pankreasanastomose wird das aborale Ende des zum Magen und Hepatocholedochus geführten Interponates in diese zum Pankreas führende Schlinge End-zu-Seit implantiert.

Neben den erwähnten physiologischen Überlegungen schien zudem von Vorteil, daß durch das Prinzip der ausgeschalteten Dünndarmschlinge, welche lediglich den Pankreasrest drainiert, eine sichere Anastomosentechnik möglich ist. Eine Gangokklusion war dadurch nicht erforderlich und die exokrine Funktion des Restpankreas somit maximal erhalten.

Die gleichen Überlegungen, nämlich möglichst „physiologische" Verhältnisse des oberen Gastrointestinaltraktes zu erhalten, waren Anlaß für die Entwicklung der duodenumerhaltenden Pankreaskopfresektion, welche allerdings ausschließlich bei

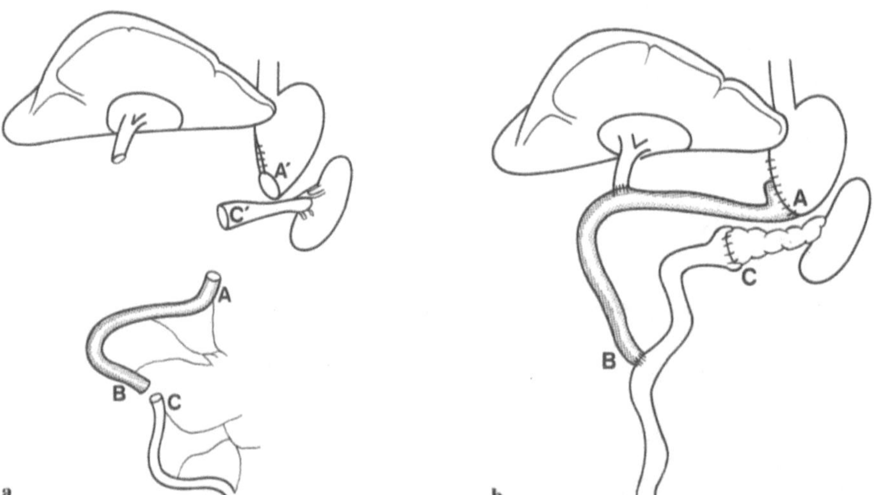

Abb. 2. a Eigenes Rekonstruktionsverfahren nach partieller Duodenopankreatektomie. *A B*, Oberste Jejunumschlinge (~60 cm) ausgeschaltet zur Anastomose mit Magen *(A)* und Ductus hepaticus; *C*, folgende Jejunumschlinge zur Anastomosierung mit dem Pankreasrest *(C')*. **b** Interposition der obersten Jejunalschlinge isoperistaltisch zwischen Magenrest, Hepatocholedochus und der isoliert zur Pankreasanastomose verwendeten folgenden Dünndarmschlinge. *A B*, Oberste Jejunumschlinge; *C*, Pankreatojejunostomose nach Y-Roux; *C→B* = 35 cm

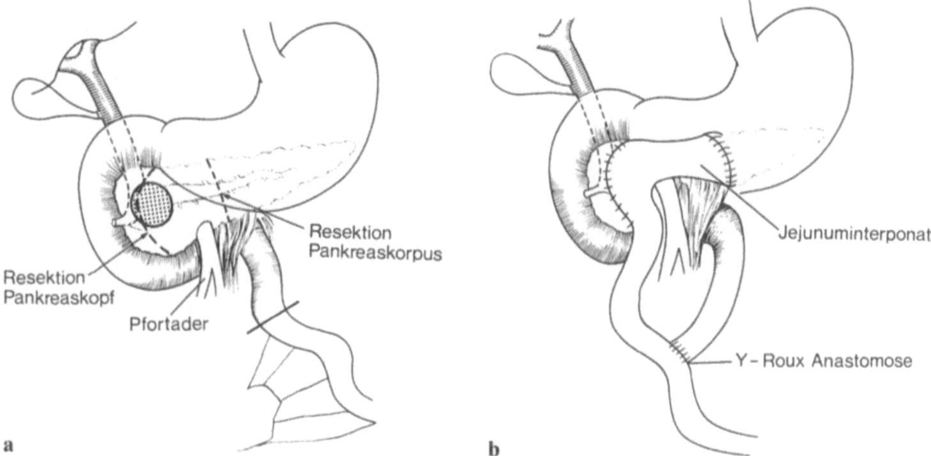

Abb. 3. a Duodenumerhaltende Pankreaskopfresektion mit Jejunuminterposition bei sicher benignem Tumor. **b** Eine gleichzeitige Dekompression des distalen Choledochus ist möglich

benignen Tumoren, vorwiegend bei chronischer Kopfpankreatitis, zum Einsatz kam (Abb. 3). Wie aus der Abb. ersichtlich, wird nach der Resektion des Pankreaskopftumors unter Erhalt des Duodenums eine Jejunuminterposition mit einer nach dem Roux-Y-Prinzip ausgeschalteten Schlinge vorgenommen.

Ergebnisse

Insgesamt wurden im Zeitraum von 1969–1983 124 Patienten wegen eines Pankreaskopftumors operiert. Dabei lagen 70mal maligne Tumoren und bei 54 Patienten benigne Tumoren, vorwiegend eine chronische Pankreaskopfpankreatitis, vor. Die malignen Tumoren wurden mittels einer partiellen Duodenopankreatektomie, die benignen Tumoren im Sinne der beschriebenen, duodenumerhaltenden Pankreaskopfresektion operiert. Die Klinikletalität betrug dabei bei den benignen Tumoren 1,96%, bei malignen Tumoren 6,09%, insgesamt also eine Letalität von 4,5%.

Bei 11 Patienten wurde nach partieller Duodenopankreatektomie die endo- und exokrine Funktion postoperativ überprüft (Tabelle 1). Die Untersuchung erfolgte 1–2 Monate nach der Operation. Dabei lagen die Fettmengen im Stuhl bei allen Patienten weit im pathologischen Bereich. Die Chymotrypsinausscheidung war zwar bei den meisten Patienten ebenfalls pathologisch, jedoch nur bei einem Patienten schwer, wenn man den Grenzwert von 74 μg/d von Amman zugrunde legt. Bei zwei Patienten wurde ein präoperativ bereits bestehender Diabetes mellitus postoperativ insulinpflichtig, ein latenter Diabetes wurde bei den meisten Patienten gefunden. Im D-Xylose-Test fanden sich 4 normale Ergebnisse und 6 Werte, die um 20%, also im unteren Normbereich, lagen. Als Ursache hierfür sehen wir eine beschleunigte Passage nach Anlage der Gastrojejunostomose an. Auch bei der Prüfung der Vitamin-B_{12}-Resorption ergaben sich außer bei einer Patientin durchgehend normale Werte. Die Serumgastrinspiegel wiesen mit einer mittleren Konzentration von 21,6 pg/ml

Tabelle 1. Postoperative Meßwerte bei Patienten nach partieller Duodenopankreatektomie. (Nach [15])

Fall	Überlebenszeit in Monaten	Stuhlfett (g/d)	Chymotrypsin (μg Stuhl-feuchtgewicht)	Amylosebelastung	Oraler Glukose-toleranz-Test mit Plasma-Insulin-bestimmung	D-Xylose-Test (%)	Schilling-Test (%)	Serumalbumin (g/dl)	Cholesterin (g/dl)	Gastrin (pg/ml)	Gewichts-entwicklung (kg)
1	† 18	81				12,4	0,6[a] 4,2	3,5	155		– 4
2	† 45	37	101	Normal	Asymptomatischer Diabetes	21,3	15[b]	2,8	200	20	+ 4
3	† 5	47				18,0		2,8	287		
4	31	37	88	Normal		19,4	41[c]	3,4	194	27,5	+ 3
5	29	38	75	Pathologisch	Unauffällig	20,0	10[b]	2,7	250	12,8	+ 7,5
6	24	65	28	Pathologisch	Diabetes	34,0		3,1	102	35,0	+ 5,6
7	† 14	31	95	Normal	Asymptomatischer Diabetes	25,8	14[b]	3,6	235	17,0	+13,0
8	† 6	33	67		Asymptomatischer Diabetes	20,0	12[b]	2,9	261	14,5	– 4
9	12	42	87	Normal	Asymptomatischer Diabetes	20,0		2,9	126	27,0	+ 3
10	† 6	44	134		Diabetes	33,0	50[c]	3,4	350	18,9	– 2,5
11	9	37	67	Normal		21,4	63[c]	4,4	296		+ 3

[a] Schilling-Test wurde mit Intrinsic-Faktor wiederholt [b] Radiokobalt-Vitamin-B_{12}-Urinexkretionstest [c] Radiokobalt-Vitamin-B_{12}-Resorptionstest

eine insgesamt erniedrigte Gastrinkonzentration im Blut auf. Schwerere Resorptionsstörungen im Intestinalbereich konnten sowohl durch den D-Xylose, den Schilling-Test als auch durch die C_{14}-Exhalationsmessung mit Cabrylsäure ausgeschlossen werden. Die Gewichtsentwicklung war insgesamt positiv.

Diese Befunde decken sich weitgehend mit den in ähnlicher Form auch von Rumpf et al. erhobenen Werten [17].

Bisher starben 6 Patienten an Karzinomrezidiven oder an Metastasen, wobei die mittlere Überlebensdauer 18 Monate betrug. Eine digestive Insuffizienz war in keinem Fall Todesursache.

Diskussion

Zweifellos ist schon wegen der geringen Zahl der nachuntersuchten Patienten keine sichere Aussage darüber zu treffen, ob das angegebene Rekonstruktionsverfahren nach partieller Duodenopankreatektomie im Vergleich zu anderen Methoden entscheidend günstigere Voraussetzungen schafft. Dennoch scheint das Verfahren einige Vorteile zu bringen. Es verbindet zum einen die sichere Pankreasanastomose durch die isolierte, nur mit dem Pankreasrest verbundene, ausgeschaltete Dünndarmschlinge mit einer, wie uns erscheint, „physiologischen" Rekonstruktionstechnik, indem das oberste Jejunumsegment unmittelbar mit dem Magen anastomosiert wird und damit die endokrin aktive Mukosa dieses oberen Jejunums zumindest teilweise den Duodenalverlust kompensieren kann. Dagegen erscheint es uns bei der chronischen Pankreatitis nicht notwendig, in jedem Fall eine Pankreaskopfresektion durchzuführen. Hier stellt die Möglichkeit der Duodenumerhaltung im Sinne der gezeigten duodenumerhaltenden Pankreaskopfresektion unter Jejunuminterposition eine echte Alternative dar.

Sicherlich wird der postoperative Verlauf beim Karzinom wesentlich durch den malignen Prozeß selbst mitbestimmt. Die funktionellen Störungen durch den Organverlust, den jede Duodenopankreatektomie mit sich führt, wird aber mit steigenden Überlebenszeiten der Patienten, die wir ja etwa durch neue diagnostische Verfahren erhoffen, zunehmend an Bedeutung gewinnen.

Deshalb erscheint die Schaffung möglichst physiologischer Verhältnisse bei der Rekonstruktion erstrebenswert. Das beschriebene eigene Verfahren ermöglicht dazu eine sichere Anastomosentechnik bei der problematischen Pankreatikojejunostomose. Erweist sich intraoperativ der Pankreaskopftumor eindeutig als nicht maligne, kann ein weitergehendes Organopfer durch die duodenumerhaltende Kopfresektion vermieden werden.

Zusammenfassung

Die partielle Duodenopankreatektomie ist immer noch mit einer hohen Letalität und durch Frühkomplikationen belastet. Für die hohen Spätkomplikationsraten sind neben der malignen Grunderkrankung weniger der partielle Pankreasverlust als vielmehr der Verlust des Duodenums und z.T. des Magens verantwortlich. Dabei trägt die Entfernung des Duodenums mit dessen digestiven, resorptiven, hormonell-regulativen sowie motorischen Funktionen entscheidend zu den funktionellen Spätkomplikationen bei.

Ausgehend von der Wertigkeit des oberen Jejunums wurde ein eigenes Rekonstruktionsverfahren entwickelt. Dabei wird die ausgeschaltete oberste Jejunumschlinge isoperistaltisch zwischen Magen und Ductus hepato-choledochus interponiert und mit der nachfolgenden, isoliert mit dem Pankreasrest anastomosierten Schlinge End-zu-Seit nach dem Roux-Y-Prinzip verbunden. Bei sicher benignen Pankreaskopftumoren erfolgte eine duodenumerhaltende Pankreaskopfresektion mit Jejunuminterposition.

Bei 124 Patienten (1969–1983) lagen 70 maligne und 54 benigne Tumoren vor. Die Klinikletalität betrug insgesamt 4,5% (benigne Tumoren 1,96%, maligne Tumoren 6,09%). Bei den nachuntersuchten Patienten (1–2 Monate postoperativ) fand sich eine positive Gewichtsentwicklung. Die Fettausscheidung im Stuhl war bei den meisten Patienten erhöht, aber nur bei einem Patienten fand sich eine schwere Störung der Chymotrypsinausscheidung über 74 µg. Bei 2 Patienten wurde ein präoperativ bestehender Diabetes postoperativ insulinpflichtig. Schwere Resorptionsstörungen konnten durch den D-Xylose-, den Schilling-Test und die C_{14}-Exhalationsmessung ausgeschlossen werden.

Wenn auch der postoperative Verlauf wesentlich durch den malignen Prozeß mitbestimmt wird, erscheint insbesondere im Hinblick auf zu erwartende längere Überlebenszeiten die Schaffung möglichst „physiologischer" Verhältnisse bei der Rekonstruktion des oberen Gastrointestinaltraktes nach partieller Duodenopankreatektomie anstrebenswert.

Literatur

1. Beger HG, Witte C, Krautzberger W, Bittner R (1980) Erfahrung mit einer das Duodenum erhaltenden Pankreaskopfresektion bei chronischer Pankreatitis. Chirurg 51:303–307
2. Bittner R, Beger HG (1979) Significance of the duodenum for carbohydrate metabolism. In: Herfarth C (ed) Gastric cancer. Springer, Berlin Heidelberg New York, pp 242–246
3. Chey WY, Lankisch PG (1979) Endocrinology of the gut. Slack, New Jersey
4. Child III CG, Hinerman DL, Kauffman GL (1978) Pancreaticoduodenectomy. Surg Gyn Obstet 147:529–533
5. Davenport MW (1971) Physiologie der Verdauung. Schattauer, Stuttgart New York
6. Gall FP, Gebhardt C (1979) Ein neues Konzept in der Chirurgie der chronischen Pankreatitis. Dtsch Med Wochenschr 104:1003–1006
7. Gall FP, Mühe E, Gebhardt C (1979) Früh- und Spätergebnisse bei 117 partiellen und totalen Duodeno-Pankreaskopfresektionen. In: Braun B (Hrsg) Chirurgie der Bauchspeicheldrüse. Dexon GmbH, Melsungen, S 61–66
8. Hermon-Taylor J, Code C (1971) Localization of the duodenal pace-maker and its role in the organization of duodenal myoelectric activity. Gut 12:40–47
9. Hunt JN (1963) The duodenal regulation of gastric emptying. Gastroenterology 45:149–156
10. Jorpes JE, Mutt V (1973) Secretin, cholecystokinin, pancreozymin and gastrin. Springer, Berlin Heidelberg New York
11. Kausch W (1912) Das Carcinom der Papilla duodeni und seine radikale Entfernung. Beitr Klin Chir 78:439–440
12. Lankisch PG, Fuchs K, Schmidt H, Peiper HJ, Creutzfeld W (1975) Ergebnisse der operativen Behandlung der chronischen Pankreatitis mit besonderer Berücksichtigung der exokrinen und endokrinen Funktion. Dtsch Med Wochenschr 100:1048–1060
13. Longmire WP, Traverso LW (1981) The Whipple procedure and other standard operative approaches to pancreatic cancer. Cancer 47:1706–1711

14. Malagelada JR, Go VL, Remine WM, DiMagno EP (1979) Postsurgical complications involving the pancreas. Clin Gastroenterol 8:455–470
15. Mielke F, Beger HG, Schirop T (1975) Digestive und inkretorische Funktion nach partieller Duodeno-Pankreatektomie. Dtsch Med Wochenschr 100:171–176
16. Movi K, Misumi A, Sugiyama M, Sakamoto Y, Ishii J, Kaneko T, Akagi M (1979) Postoperative evaluation of the exocrine function of the pancreas after pancreaticoduodenectomy. Surg Gyn Obstet 148:16–18
17. Rumpf KD, Pichlmayr R, Datan C, Antonschmidt J, Canzler M (1981) Verdauungsleistung des Restpankreas nach partieller Duodenopankreatektomie wegen chronischer Pankreatitis. Dtsch Med Wochenschr 106:269–273
18. Traverso LW, Longmire WP (1978) Preservation of the pylorus in pancreaticoduodenectomy. Surg Gyn Obstet 146:959–962
19. Whipple AO, Pearson WB, Mullius CR (1935) Treatment of carcinoma of the ampulla of Vater. Ann Surg 102:763

7.3.3 Technik der Pankreatikogastrostomie

J. Konradt[1] und R. Häring[1]

Einleitung

Das Ausmaß des operativen Eingriffes, die allgemeine Vorschädigung des Patienten durch Tumorerkrankung und Gallengangsverschluß und die Anzahl von mindestens 3 intestinalen Anastomosen bergen zahlreiche Möglichkeiten tödlicher und nichttödlicher Komplikationen und machen die partielle Duodenpankreatektomie weiterhin zu einem Eingriff von hohem Risiko. Unter den Todesursachen und den nichttödlichen Komplikationen nimmt dabei die Insuffizienz der pankreatiko-digestiven Anastomose die erste Stelle ein. Schriefers beziffert in einer Sammelstatistik von 1969 deren Anteil an den Todesursachen mit 29% [8], in jüngeren Berichten wird diese Rate weiterhin mit 9–20% angegeben [2, 10].

Zur Sicherung dieser Gefahrenstelle gibt es zahlreiche technische Modifikationen, wie die totale Pankreatektomie, die Ligatur des Pankreasganges sowie End-zu-Seit- oder End-zu-End-Anastomosen zwischen Pankreas und Jejunum mit und ohne verlorene Drainagen. Überwiegend findet heute die Pankreasgangokklusion mit Prolamin (Ethibloc) auch beim Karzinomleiden Anwendung. Grundgedanke dieser Methode ist, problematische Nahtverbindungen mit dem zarten Pankreas durch Ausschaltung der exokrinen Pankreasfunktion und konsekutiver Minderung der Entzündungspotenz zu sichern.

Eine weitere Lösungsmöglichkeit ist die Durchführung der Anastomose in Form der Pankreatikogastrostomie. Diese Methode beruht auf experimentellen Mitteilungen im Tierversuch beim Hund, die erstmals von Tripodi u. Sherwin 1934, Person u. Glenn 1939 sowie Wells u. Annis 1949 durchgeführt wurden [6, 11, 12]. Klinische Ergebnisse sind mitgeteilt von Wells u. Shepard sowie in jüngerer Zeit von Mackie et al., Telford et al., Reding und Eggert u. Teichmann [2, 4, 7, 9, 13].

Operative Technik

Operativ-technisch nehmen wir die Rekonstruktion des Digestionsweges nach Entnahme des Tumorresektates und entsprechender Lymphadenektomie in Form einer terminolateralen Hepatikojejunostomie mit retrokolisch durchgezogener Jejunumschlinge und einer antekolischen partiellen Gastrojejunostomie mit Braunscher Fußpunktanastomose vor (Abb. 1). Nach Vollzug der Hepatikojejunostomie wird die mit dem Petzschen Nähapparat verschlossene Magenresektionsebene ca. zur Hälfte

1 Chirurgische Klinik und Poliklinik im Klinikum Steglitz der FU Berlin, Hindenburgdamm 30, D-1000 Berlin 45

Das Pankreaskarzinom
Hrsg. H. G. Beger und R. Bittner

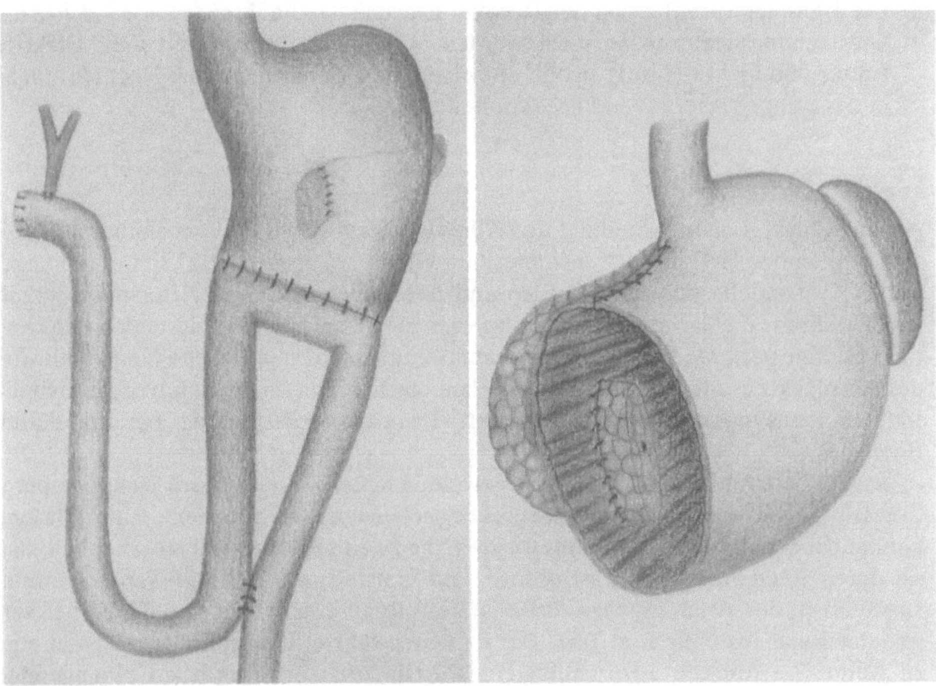

Abb. 1. Rekonstruktion des Digestionsweges in Form einer terminolateralen Hepatikojejunostomie und antekolischen, partiellen Gastrojejunostomie mit Braunscher Fußpunktanastomose

Abb. 2. Siehe Text

mit fortlaufender Catgutnaht und seromuskulären Einzelknopfnähten eingeengt und schließlich die großkurvaturseitig gelegene Hälfte eröffnet. Die Magenhinterwand wird nun mit zwei Allis-Klemmen etwas nach kaudal gespannt und ca. 4–5 cm vom hinteren Resektionsrand des Magens mit dem Thermokauter eine kleine Gastrotomie durchgeführt. Nach Blutstillung der Gastrotomiewunde wird die auf einer Länge von ca. 1 cm mobilisierte orale Resektionsebene des Pankreaskörpers vorsichtig mit einer Allis-Klemme oder atraumatischen Haltefäden über die Gastrotomiewunde in den offenen Magen gestülpt (Abb. 2). Dabei umschließt, bedingt durch die bewußt enge Gastrotomiewunde, die Magenwand elastisch den Pankreaskörper. Durch die topographische tangentiale Lage beider Organe zueinander und die Vorspannung der Magenhinterwand verhaken sich gleichsam Pankreas und Magen ineinander, und zur Fixation genügen lediglich einige wenige Adaptationsnähte mit resorbierbarem Nahtmaterial. Gerät die Gastrotomiewunde zu weit, so hat sich die Sicherung mit einer zuvor gelegten Tabaksbeutelnaht bewährt. Abschließend überragt die gesamte Pankreasresektionsebene ca. 0,5–1 cm die Mukosaebene.

Auf zwei mögliche Fehlerquellen dieser Anastomosenart muß besonders hingewiesen werden:

1. Die Gastrotomiewunde darf nicht zu groß sein, da sonst der manschettenartige Schluß um den Pankreaskorpus fehlt. Sollte dies trotzdem passieren, so muß vor Invagination des Pankreas in den Magen eine Tabaksbeutelnaht gelegt werden.

2. Die Blutungen im Bereich der Resektionsebene des Pankreas müssen *sicher* mit Umstechungsligaturen versorgt werden. Geschieht das nur mit dem Elektrokauter und nicht definitiv sicher, so zeigen die Erfahrungen, daß Nachblutungen in der frühpostoperativen Phase drohen.

Eigenes Krankengut

An der Chirurgischen Abteilung des Klinikum Steglitz wurde vom Januar 1980 bis zum September 1983 diese Anastomosenmethode bei insgesamt 27 Patienten angewandt. Es handelte sich um 7 Frauen und 20 Männer mit einem Altersdurchschnitt von 53 Jahren. Zwölf Patienten litten unter einer chronisch rezidivierenden Pankreatitis, die eine partielle Duodenopankreatektomie und die zusätzliche Gangokklusion des Restpankreas mit Prolamin erforderlich machte. Bei 15 Patienten ergab sich die Indikation aus malignen Neubildungen des Pankreaskopfes und des periampullären Bereiches.

An Frühkomplikationen hatten wir zweimal in der Anfangsphase frühpostoperative Blutungen aus der Pankreasresektionsebene zu verzeichnen. Eine Blutung konnte dabei endoskopisch gestillt werden, die zweite Blutung war so erheblich, daß sie durch Relaparotomie, Gastrotomie und Umstechung versorgt werden mußte. Ebenfalls in der Anfangsphase trat eine Anastomoseninsuffizienz auf, die bei verspäteter Relaparotomie zum Tode des Patienten führte. Ursächlich hierfür war eine zu weite Gastrotomie anzuschuldigen. Die dadurch erforderlichen einengenden Nähte mit dem zarten Restpankreas führten zu identischen Problemen wie bei den herkömmlichen pankreatiko-digestiven Anastomosen.

Weitere Folgen dieser Anastomosentechnik wie klinisch apperente Pankreatitisschübe bzw. nennbare Amylasämien oder Lipasämien traten bei keinem der 27 Patienten postoperativ auf.

Im Rahmen unserer poliklinischen Betreuung haben wir alle Patienten unter ständiger weiterer Nachkontrolle, wobei wir insbesondere auf eventuell vermehrt auftretende ulzeröse Läsionen der Gastroenterostomie oder des Restmagens achten. Bei entsprechenden Verdachtsmomenten und klinischen Erscheinungen klären wir diese Fragestellung gastroskopisch ab. Wir fanden lediglich bei einer Patientin, die wegen alkoholisch bedingter, chronisch rezidivierender Pankreatitis reseziert wurde, zwei große floride Ulzera im Bereich der Gastroenteroanastomose. Unter der Therapie von Tagamet verschwanden diese Läsionen bisher bleibend. Weitere rekonstruktionsspezifische Spätkomplikationen konnten wir nicht beobachten.

Zusammenfassung

Die Beobachtung von 27 Patienten, bei denen im Zeitraum von Januar 1980 bis September 1983 die pankreatiko-digestive Anastomose in Form einer Pankreatikogastrostomie durchgeführt wurde, bestärkt uns darin, die in der Literatur angegebenen methodischen Vorteile voll zu unterstreichen. Wir bevorzugen weiterhin diese Anastomose, weil

1. die Anastomose des Pankreasrestes mit der Magenhinterwand technisch verblüffend einfach, spannungsfrei und in Anbetracht der Länge der Gesamtoperation ausgesprochen schnell durchgeführt werden kann.

Tabelle 1. Funktionsdiagnostik nach Pankreatikogastrostomie

Patient	Diagnose	Okklusion	Stuhlfett (g/24h)	PABA (%)	Chymotrypsin im Stuhl (IE/g)	Chymotrypsin im Magensaft (IE/min)	Lipase im Magensaft (IE/min)	Amylase im Magensaft (IE/min)
H.K., ♂	Tumor	–	32,1	19,3	4,1	0,28	5,3	12,1
A.H., ♂	Tumor	–	14,8	43,3	91,0	2,2	35,0	91,2
G.L., ♂	Tumor	–	–	28,7	29,1	37,4	404,0	170,0
P.Z., ♂	CRP	+	55,0	25,1	9,6	–	16,6	7,46
E.G., ♂	CRP	+	70,0	<10,0	<5,0	Keine Sekretion		
W.W., ♂	CRP	+	1,1	40,5	71,7	1,2	362,0	136,0

Anm.: 1. Alle Bestimmungen *ohne* Substitutionstherapie
2. Stuhlfettbestimmung bei 70 g Fettdiät/24 h
3. Enzymtest im Magensaft nach Sekretinbolus 1 IE/kg Körpergewicht, Sammelperiode 20 min

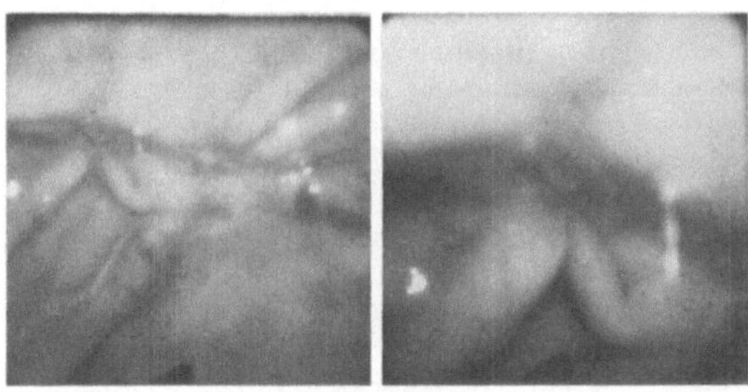

Abb. 3. Endoskopisches Bild der Pankreatikogastrostomie ca. 15 Monate nach der Operation. *Rechts* Übersichtsbild und *links* Ausschnittsvergrößerung mit offenem Pankreasgang in einer Mukosavertiefung

2. Die Anastomose erscheint uns, wenn sie richtig durchgeführt ist, d.h. die Inzision in der Magenwand klein genug ist und die orale Resektionsebene des Pankreas suffizient blutgestillt ist, als ausgesprochen sicher.
3. Diese Anastomosenform bietet in der frühpostoperativen Phase eine gute gastroskopische und röntgenologische Kontrollmöglichkeit im Hinblick auf Blutungen oder Nahtinsuffizienzen.
4. Interessant erscheint die Möglichkeit spätoperativer Verlaufskontrollen und eventueller Therapieansätze (Tabelle 1).

Dies soll an einem kleinen Krankengut von 6 Patienten unterstrichen werden, die wir mit Hilfe der Gastroenterologischen Abteilung im Klinikum Steglitz in einem medianen Nachbeobachtungszeitraum von 18 Monaten nach der Operation kontrollieren konnten. Es handelt sich um 3 Patienten, die wegen eines Tumorleidens, und 3 Patienten, die wegen einer chronisch rezidivierenden Pankreatitis reseziert worden waren. Bei allen Patienten wurde eine Stuhlfettbestimmung, eine Chymotrypsinuntersuchung im Stuhl und der PABA-Test durchgeführt. Zusätzlich sammelten wir gastroskopisch vor der Papille nach einem Sekretinbolus von 1 IE/kg über eine Zeit von 20 min Pankreassaft, in dem Chymotrypsin, Lipase und Amylase bestimmt wurden. Bei allen Patienten konnte die Öffnung des Ductus Wirsungianus als kleine

Vertiefung in der Mukosa der Magenhinterwand identifiziert werden (Abb. 3). Besonders interessant erscheint der Untersuchungszyklus bei dem Patienten W.W., der wegen einer chronisch rezidivierenden Kopfpankreatitis im September 1980 reseziert und durch eine zusätzliche Gangokklusion mit Prolamin therapiert wurde (Tabelle 1). Die Funktionsdiagnostik ergibt bei diesem Patienten eine wahrscheinlich inkomplett oder insuffizient durchgeführte Pankreasgangblockade. Alle Werte bestätigen eine exkretorische Funktion des Pankreas, wobei klinische Beschwerden im Sinne eines Entzündungsrezidivs im Restpankreas allerdings noch nicht zu verzeichnen sind. Bei einer derartigen Konstellation ergibt sich unter Umständen beim Auftreten eines Entzündungsrezidivs die Möglichkeit der endoskopischen Nachokklusion.

Literatur

1. Dill-Russel AS (1952) Pancreaticogastrostomy. Lancet 1:589
2. Eggert A, Teichmann W (1982) Die Pankreatogastrostomie beim Papillencarcinom. Chirurg 53:283–386
3. Ferguson DJ, Wangensteen OH (1950) Experimental anastomoses of the pancreatic duct. Ann Surg 132:1066
4. Mackie JA, Rhoads JE, Park CD (1975) Pancreaticogastrostomy. Surgery 181:541–545
5. Park CD, Mackie JA, Rhoads JE (1967) Pancreaticogastrostomy. Am Surg 113:85:89
6. Person EC, Glenn F (1939) Pancreaticogastrostomy. Arch Surg 39:530
7. Reding R (1978) Die Pankreato-Gastrostomie als Modifikation der Whippleschen Operation. Zbl Chir 103:943–946
8. Schriefers KH (1969) Exokrines Pankreas. In: Baumgartl F, Kremer W, Schreiber HW (Hrsg) Spezielle Chirurgie für die Praxis. Thieme, Stuttgart
9. Telford GL, Ormsbee HS, Mason GR (1980) Pancreaticogastrostomy improved by a pancreatic duct-to-gastric mucosa anastomosis. Curr Surg 37:140–142
10. Trede M, Hoffmeister AW (1981) Erfahrungen mit 116 konsekutiven Duodenopankreatektomien. Langenbecks Archiv für Chirurgie, Bd 355, Kongreßbericht
11. Tripodi AM, Sherwin CF (1934) Experimental transplantation of pancreas into the stomach. Arch Surg 28:345
12. Wells CA, Annis D (1949) Experimental pancreaticogastrostomy. Lancet II:97
13. Wells CA, Shephard JA (1952) Pancreaticogastrostomy. Lancet 1:588–589

7.4 Der pankreaslose Patient – Metabolische Konsequenzen für die Therapie

7.4.1 Therapeutische Gesichtspunkte nach Resektion der Bauchspeicheldrüse beim Pankreaskarzinom

H. Goebell[1]

Bei Patienten mit Pankreaskarzinom ist die Whipplesche Operation mit subtotaler Duodenopankreatektomie die Therapie der Wahl [9]. Die spätpostoperativ auftretenden Syndrome nach dieser Operation lassen sich in zwei Hauptgruppen unterteilen (Tabelle 1). Bei wenigstens 95% der Patienten kommt es zu einem Karzinomrezidiv, ausgenommen solche mit periampullären Karzinomen, welche eine bessere Prognose beinhalten. Die Symptome des Karzinomrezidivs stehen bei den meisten Patienten im Vordergrund, im Gegensatz zu den Folgeerscheinungen nach subtotaler Pankreatektomie. Die Pankreasresektion führt zu exokriner und endokriner Insuffizienz in Abhängigkeit vom Ausmaß der Organentfernung. Die meisten Patienten mit Pankreaskarzinomen überleben nicht lange genug, um mit den zuletzt genannten Folgeerscheinungen konfrontiert zu werden. Aus dem gleichen Grund existieren nur wenige detaillierte Studien über die postoperativen Folgezustände nach Pankreasresektion beim Karzinom. Die überwiegende Anzahl an Untersuchungen wurde bisher nach Pankreasresektionen wegen chronischer Pankreatitis durchgeführt.

Exokrine Pankreasinsuffizienz

Der Verlust der Sekretionskapazität für digestive Enzyme und Bikarbonat stellt die erste Konsequenz nach Pankreasresektion dar. In einer klassischen Studie unter-

Tabelle 1. Folgezustände nach Duodenopankreatektomie beim Pankreaskarzinom

Symptome beim Karzinomrezidiv	Probleme der Pankreasinsuffizienz
Schmerz	Exokrin
Anorexie	Endokrin
Meteorismus	
Aszites	
Ikterus	
Gewichtsverlust	

1 Abteilung Gastroenterologie, Medizinische Klinik und Poliklinik, Universitätsklinikum, Hufelandstr. 55, D-4300 Essen

Das Pankreaskarzinom
Hrsg. H. G. Beger und R. Bittner

Tabelle 2. Primäre und sekundäre Störungen nach Duodenopankreatektomie in Abhängigkeit vom Ausmaß der Pankreasresektion

Primäre Störungen	*Exokrine Insuffizienz*
	In Abhängigkeit vom Ausmaß der Pankreasresektion, Maldigestion oberhalb von 90% Resektion
	Steatorrhoe bei weniger als 10% Lipasesekretion
	Kreatorrhoe bei weniger als 10% Trypsinsekretion
	Endokrine Insuffizienz
	Gestörte Glukosetoleranz nach 70–90% Pankreasresektion
	Diabetes mellitus nach 90–95% Pankreasresektion
Sekundäre Probleme	Postoperative anatomische Situation durch die chirurgische Rekonstruktion des Gastrointestinaltraktes
	Verlust des Duodenums als Hauptquelle zur Freisetzung gastrointestinaler Hormone (Sekretin, CCK)
	Pankreatiko-zibale Asynchronie
	Verlust der regulatorischen Funktion des Pylorus

suchten DiMagno et al. [2] die funktionelle Reservekapazität des exokrinen Pankreas bei Patienten mit schwerer chronischer Pankreatitis. Es konnte gezeigt werden, daß Steatorrhoe und Kreatorrhoe sich nur dann entwickeln, wenn die Sekretion von Lipase oder Trypsin ins Duodenum bis auf weniger als 10% des Normalen reduziert war (Tabelle 2). Diese Befunde erläutern die ausgeprägte Funktionsreserve des exokrinen Pankreas zur Verdauung von Fett und Eiweiß. In gleicher Weise besteht eine Funktionsreserve zur Verdauung von Kohlenhydraten, welche noch zusätzlich durch die Speichelamylase unterstützt wird. Tierexperimentelle Studien [4] stehen in Einklang mit diesen klinischen Befunden. An Ratten konnte demonstriert werden, daß nach 95%iger Pankreasresektion die exokrine Sekretion um 60–80% vermindert ist und nach 70%iger Pankreasresektion eine praktisch normale oder nur wenig verminderte Sekretionskapazität besteht. Kalser et al. [5] beobachteten bei 6 Patienten nach 95%iger Pankreaslinksresektion eine Steatorrhoe zwischen 11 und 47 g Stuhlfett/Tag mit einem durchschnittlichen Absorptionskoeffizienten von 80%. Bei drei Patienten mit 75%iger Pankreasresektion war die Stuhlfettausscheidung normal. Fish et al. [3] untersuchten 6 Patienten 20–48 Monate nach einer Whippleschen Operation wegen periampullärer Karzinome. 3 Patienten dieser Gruppe hatten eine normale Stuhlfettausscheidung, die übrigen 3 litten an einer Steatorrhoe zwischen 13 und 30 g/Tag. Diese Steatorrhoe konnte erfolgreich therapiert werden durch orale Substitution von Pankreasenzymen. Die gleichen Autoren untersuchten eine Serie von Hunden nach Whipplescher Operation und fanden eine Striktur des Pankreasganges an der Anastomose. Als Folge dieser Struktur entwickelte sich eine Pankreasatrophie mit konsekutivem Funktionsverlust im verbleibenden Pankreasrest. Diese Beobachtung kann zu dem Problem der exokrinen Insuffizienz nach Whipplescher Operation beitragen. Maurer et al. berichteten über eine detaillierte Studie an 4 Patienten nach Duodenopankreatektomie [6]. Hier wurde bei allen Patienten eine normale Ausscheidung von Chymotrypsin im Stuhl evaluiert trotz der Tatsache, daß bei 2 Patienten dieser Gruppe eine milde Steatorrhoe von 15 g Stuhlfettausscheidung/

Tag vorhanden war. Anhand des ^{14}C-Glykocholat-Atemtests konnte nachgewiesen werden, daß eine bakterielle Überwucherung für die erhöhte Fettausscheidung verantwortlich war. Diese wurde nach Verabreichung eines oralen Antibiotikums normalisiert. In einer weiteren Studie von Christiansen et al. [1] fand sich eine Steatorrhoe bei allen 4 untersuchten Patienten. Mielke et al. führten ein Follow-up bei 11 Patienten nach partieller Duodenopankreatektomie durch [7]. Im Gegensatz zu den vorgenannten Studien fanden diese Autoren bei allen Patienten eine mittlere tägliche Stuhlfettausscheidung von 41 g im Sinne einer Steatorrhoe. Chymotrypsin im Stuhl war bei allen Patienten vermindert.

Die natürliche Folge der Maldigestion ist der Gewichtsverlust, welcher bei fast allen Patienten nach Pankreasresektion im Vergleich zum präoperativen Status nachweisbar ist. Die Überschneidung des Vorhergesagten mit den Problemen der Anorexie beim Pankreaskarzinom ist offensichtlich.

Eine zweite wichtige Folgeerscheinung nach Pankreasresektion wird im folgenden diskutiert. Die Probleme für den Patienten ergeben sich aus der Art der chirurgischen Rekonstruktion nach partieller Duodenopankreatektomie. Bei der Whippleschen Operation wird das Duodenum entfernt. In Anbetracht der Tatsache, daß die Duodenalschleimhaut der hauptsächliche Ort für die Produktion und Freisetzung von gastrointestinalen Hormonen (Sekretin, CCK) ist, muß der Verlust dieses Organes für die Regulation des Sekretionsprozesses im verbleibenden Pankreasrest Konsequenzen haben. Zusätzlich stellt der Verlust des Pylorus als regulierender Ort der Nahrungspassage in den Dünndarm ein Problem dar. Mielke et al. [7] haben gezeigt, daß die Anastomose des Magenstumpfes mit einer Jejunalschlinge, welche die Nahrungspassage durch das obere Jejunum erlaubt, den Verlust des Duodenums hinreichend kompensieren kann. Genauere Angaben über die Freisetzung von Sekretin oder CCK stehen nicht zur Verfügung, wohingegen die Gastrinspiegel mäßig vermindert sind [7]. Diese zweite Folgeerscheinung nach partieller Duodenopankreatektomie scheint für den Patienten im Vergleich zur erstbeschriebenen wesentlich weniger störend zu sein. Die Xyloseresorption ist entweder normal oder mäßig eingeschränkt [5, 7]. Die Vitamin-B_{12}-Absorption wurde als normal beschrieben [7]. Ebenso wurden Normalwerte für Gesamteiweiß, Serumalbumin, Cholesterin, Kalzium und die Prothrombinzeit gemessen [5, 7]. Die Serumspiegel für Vitamin A und E waren mäßig vermindert bei 2 von 4 Patienten aus der Studie von Maurer [5].

Endokriner Funktionsverlust

Nach partieller Duodenopankreatektomie beobachtet man eine pathologisch veränderte Glukosetoleranz mit Störungen im Kohlenhydratmetabolismus bei den meisten Patienten [3, 5, 6, 7]. Ein manifester insulinpflichtiger Diabetes wurde nach 95%iger Pankreasresektion bei einigen, jedoch nicht allen Patienten, nachgewiesen. Mielke et al. [7] untersuchten die Insulinspiegel bei 6 Patienten. Das basale und stimulierte Insulin war im unteren Normalbereich bei gleichzeitig deutlich erhöhten Blutzuckerwerten nach oraler Glukosebelastung. Mizumoto et al. [8] veröffentlichten eine interessante tierexperimentelle Studie an Hunden nach 70- und 90%iger Pankreasresektion. Nach Entfernung von 90% der Bauchspeicheldrüse oder mehr waren die Blutzuckerspiegel erhöht und die Plasmainsulinwerte vermindert. Nach

Resektion von 70–90% blieb die Glukosetoleranz innerhalb des Normalbereiches der frühpostoperativen Phase, der Plasmainsulinspiegel zeigte jedoch keinen Anstieg unter Glukosebelastung. Eine Störung der Glukosetoleranz entwickelte sich zwischen 9 und 21 Wochen postoperativ. Diese wurde einer fortschreitenden Degeneration der pankreatischen B-Zellen, jedoch nicht der Glukagon-produzierenden A-Zellen zugeschrieben. Die nach 90%iger Pankreasresektion benötigte Insulinmenge war relativ hoch im Vergleich zu der geringen Insulinmenge, welche nach totaler Pankreatektomie notwendig war. Diese Tierexperimente demonstrieren, daß die Beurteilung der Störung des Kohlenhydratstoffwechsels erst adäquat nach mehr als 10 Wochen postoperativ möglich ist.

Zusammenfassung

Die Heilungsraten bei Patienten mit einem duktalen Karzinom der Bauchspeicheldrüse sind verschwindend gering, so daß das Beschwerdebild nach partieller oder totaler Pankreatektomie in der Regel durch ein rasch auftretendes Rezidiv gekennzeichnet wird. Es gibt daher nur wenige detaillierte Studien über die Folgezustände nach teilweisem oder vollständigem endo- und exokrinen Ausfall der Drüse bei Karzinompatienten. Die überwiegende Anzahl der Untersuchungen wurde bisher lediglich bei Patienten mit chronischer Pankreatitis durchgeführt. Hier kann gesagt werden, daß nach einer partiellen Duodenopankreatektomie (Whipplesche Operation) gewöhnlich mit einer milden exokrinen Funktionseinschränkung mit konsekutiver milder Steatorrhoe zu rechnen ist. Die Steatorrhoe kann durch orale Substitution von Pankreasenzympräparaten effizient therapiert werden.

Nach tierexperimentellen Untersuchungen führt die Entfernung von mehr als 90% der Bauchspeicheldrüse zu einer Störung im Kohlenhydratstoffwechsel. In einigen Fällen entwickelt sich ein manifester Diabetes mellitus. Die benötigte Menge an Insulin ist normalerweise gering und muß sorgfältig in der postoperativen Phase überwacht werden.

Literatur

1. Christiansen J, Olsen JH, Worning H (1971) The pancreatic function following subtotal pancreatectomy for cancer. Scand J Gastroenterol [Suppl 9] 6:189
2. DiMagno EP, Go VLW, Summerskill WHJ (1973) Relation between pancreatic enzyme outputs and malabsorption in severe pancreatic insufficiency. New Engl J Med 288:813
3. Fish JC, Smith LB, Williams RD (1969) Digestive function after radical pancreatico duodenectomy. Amer J Surg 117:40
4. Hotz J, Goberna R, Clodi PH (1973) Reserve capacity of the exocrine pancreas. Digestion 9:212
5. Kalser MH, Leite CA, Warren WD (1969) Fat assimilation after massive distal pancreatectomy. New Engl J Med 279:570
6. Maurer W, Kaufmann M, Kaess H, Voirol M, Borel GA, Duperrex L, Miller G (1974) Funktionelle Ergebnisse nach Duodenopankreatektomie. Dtsch Med Wochenschr 99:1863
7. Mielke F, Beger HG, Schirop T (1975) Digestive und inkretorische Funktionen nach partieller Duodeno-Pankreatektomie. Dtsch Med Wochenschr 100:171
8. Mizumoto R, Kawarada Y, Goshima H, Tamaki H, Sekoguchi T, Tomikawa I (1982) Carbohydrate metabolism and endocrine function in the pancreas remnant after major pancreatic resection. Amer J Surg 143:237
9. Whipple AO, Parson WB, Mullins CR (1935) Treatment of carcinoma of ampulla of Vater. Ann Surg 102:763

7.4.2 Funktionelle Ergebnisse nach Duodenohemipankreatektomie mit Pankreasgangokklusion

H. DENECKE[1], R. TEICHMANN[1], H. FÜRST[1] und G. HEBERER[1]

Die Schwere der Krankheitsbilder am Pankreas und das Ausmaß der Operationsfolgen läßt noch immer nach dem günstigsten Operationsverfahren suchen [1, 2, 4, 6, 7].

Material und Methode

Im eigenen Krankengut wurden in den letzten 5 Jahren von 1978 bis 30.9.1983 insgesamt 87 Patienten wegen maligner oder chronisch-entzündlicher Erkrankungen des Pankreas operiert. Bie 31 dieser Patienten wurde eine Duodenohemipankreatektomie (partielle Duodenopankreatektomie) durchgeführt (Tabelle 1). 3 Patienten (9,7%) verstarben postoperativ.

Zur Ausschaltung der exkretorischen Funktion des Restpankreas wurde das von Gall et al. angegebene Verfahren der Gangokklusion mit Prolamin angewandt [3]. Hiermit entfällt die Notwendigkeit einer pankreatikoenteralen Anastomosierung. Durchgeführt wurde die Gangokklusion bei 25 Patienten (Tabelle 2). Von 17 Patienten liegen Untersuchungsergebnisse bis zu 44 Monate nach der Operation vor. Das Mittel der Nachuntersuchungszeit lag bei 3 nicht okkludierten Patienten bei 28 Monaten, bei 14 okkludierten Patienten bei 16 Monaten. Untersuchungsverfahren waren Erhebung der Zwischenanamnese, besonders der Eß- und Stuhlgewohnheiten sowie der Entwicklung des Körpergewichtes, der orale Glukosetoleranztest mit Be-

Tabelle 1. Grunderkrankung und Operationsletalität bei 31 Patienten

	n	OP-Letalität
Pankreaskopfkarzinom	12	1
Papillenkarzinom	9	1
Inselzellkarzinom	1	–
Duodenalkarzinom	1	–
Liposarkom	1	–
Chronische Pankreatitis	7	1
	31	3 (9,7%)

1 Chirurgische Universitätsklinik, Klinikum Großhadern, Marchioninistr. 15, D-8000 München 70

Das Pankreaskarzinom
Hrsg. H. G. Beger und R. Bittner

Tabelle 2. Operationsletalität und Nachbeobachtungszeit der Patienten mit und ohne Pankreasgangokklusion

	n	OP-Letalität	Spätletalität	Nachuntersucht	Nach Monaten
Nicht okkludiert	6	1	2	3	4–44 (Mittel 28)
Okkludiert	25	2	9	14	3–36 (Mittel 16)

Tabelle 3. Diabetesrate bei Patienten mit Pankreasgangokklusion (Patienten, $n = 25$; OP-Letalität, $n = 2$; Dunkelziffer, $n = 3$)

Diabetes		6 (30%)
insulinpflichtig	1	
diätetisch/medikamentös einstellbar	3	
präoperativ vorhanden	2	
Asymptomatischer Diabetes (Glukosetoleranztest mit Plasmainsulinbestimmung)		6 (30%)
Kein Diabetes		8 (40%)
Untersuchte Patienten		20 (100%)

stimmung des Plasmainsulinspiegels, Gastroskopie, die Bestimmung des basalen und des oral stimulierten Gastrin sowie die Sonographie bzw. Computertomographie.

Ergebnisse und Diskussion

Bei 25 Patienten mit Pankreasgangokklusion war die Überprüfung des Glukosestoffwechsels von besonderem Interesse. Die Ergebnisse von 20 Patienten waren hierfür auswertbar (Tabelle 3). Klinisch manifester Diabetes wurde bei 6 Patienten gefunden: insulinpflichtig in einem Fall, diätetisch bzw. medikamentös einstellbar bei 3 Patienten; ebenfalls medikamentös einstellbar bei weiteren 2 Patienten, bei denen der Diabetes aber bereits präoperativ bestanden hatte.

Ein asymptomatischer Diabetes wurde bei weiteren 6 Patienten gefunden (Glukosetoleranztest mit Plasmainsulinbestimmung). Eine normale Zuckerstoffwechsellage bestand bei 8 Kranken. Im Mittel fast 1½ Jahre nach der Operation sind damit 70% der Patienten vom Glukosestoffwechsel her subjektiv beschwerdefrei, bei weiteren 10% hat sich die diabetische Stoffwechsellage postoperativ nicht verschlechtert, bei wiederum weiteren 10% ist lediglich die Einnahme oraler Antidiabetika notwendig.

Postoperative Fisteln traten bei 8 Patienten (32%) auf mit einer Dauer von 10 bis zu 60 Tagen (mittlere Dauer: 20 Tage). Diese Fisteln verlängerten den Krankenhausaufenthalt nicht. Sie können von den Patienten bzw. Hausärzten versorgt werden, bis sie sich spontan verschließen.

Tabelle 4. Früh- und Spätletalität nach unterschiedlichem Operationsverfahren am Magen

	n	OP-Letalität	Spätletalität	Nachuntersucht	Nach Monaten
⅔-Resektion nach B II	11	3	4	3	3–36 (Mittel 16)
Antrektomie mit SGV	12	–	7	3	19–22 (Mittel 20)
Antrektomie ohne SGV	4	–	–	3	4– 7 (Mittel 5)
Resektion postpylorisch mit PSV	3	–	–	2	12–34 (Mittel 20)

Tabelle 5. Ergebnisse der Magensaftanalyse bei unterschiedlichem Operationsverfahren am Magen

Operationsverfahren	*n*	BAO	MAO	Gastrin
⅔-Resektion nach B II	3	5,0	23,3	Nicht stimuliert
		1,1	2,9	Gering
		0	1,9	Normal
Antrektomie mit SGV	3	0,8	8,0	Normal
		0,8	7,2	Normal
		0	8,1	Normal
Antrektomie ohne SGV	3	1,3	4,8	Niedrig
		0,9	18,9	Niedrig
		1,7	15,4	Niedrig
Absetzung postpylorisch ohne PSV	2	2,2	14,9	–
		0,5	1,0	Pathologisch hoch

Ebenfalls Gegenstand von Diskussionen ist die Art der Wiederherstellung der gastrointestinalen Passage. Bei 11 unserer Patienten wurde eine ⅔-Resektion des Magens mit Wiederanschluß nach Billroth II, bei 12 unserer Patienten eine Antrektomie mit selektiv-gastraler Vagotomie, bei 4 eine Antrektomie ohne Vagotomie und bei 3 Patienten ein postpylorischer Wiederanschluß mit proximal-selektiver Vagotomie durchgeführt (Tabelle 4). Aus der Tatsache, daß allen 3 postoperativen Todesfällen eine ⅔-Resektion des Magens vorausgegangen war, kann unseres Erachtens nicht auf ein für dieses Operationsverfahren spezifisches Risiko geschlossen werden.

Die Bestimmung der basalen und der maximalen Magensäuresekretion ergab die niedrigsten Werte nach Antrektomie mit selektiv-gastraler Vagotomie (Tabelle 5). In dieser Gruppe war das basale und das stimulierte Gastrin normal hoch. Eher normale Magensäurewerte wurden in der Gruppe der ohne Vagotomie antrektomierten Patienten gefunden; dementsprechend war bei diesen 3 Patienten Gastrin basal und stimuliert niedrig.

Die Bestimmung der Magensäure kann jedoch nicht der alleinige Parameter für das klinische Funktionsresultat sein. Daher wurden noch das einfache Maß der postoperativen Entwicklung des Körpergewichtes und die gastroskopischen Befunde in

Tabelle 6. Gewichtsverhalten und Ergebnisse der Gastroskopie bei unterschiedlichem Operationsverfahren am Magen

Operationsverfahren	*n*	Postoperative Gewichtszu-/abnahme (kg)	Beobachtungszeit (Monate)	Gastroskopie
⅔-Resektion nach B II	4	+10	44	–
		+20	36	Ohne pathol. Befund
		0	9	Ohne pathol. Befund
		0	3	Ohne pathol. Befund
Antrektomie mit SGV	5	−5	36	Reflux
		+5	30	–
		0	22	Ohne pathol. Befund
		+6	20	Ohne pathol. Befund
		0	19	Ohne pathol. Befund
Antrektomie ohne SGV	4	+3	7	Ohne pathol. Befund
		+3	4	Anastomosenulzera
		+4	4	Ohne pathol. Befund
		0	4	–

Beziehung zum Operationsverfahren gesetzt (Tabelle 6). Es scheint sich abzuzeichnen, daß die Antrektomie ohne gastrale Vagotomie durchaus günstige Ergebnisse ermöglicht. In dieser Gruppe war die kontinuierlichste Zunahme des Körpergewichtes zu verzeichnen. Bei einem Patienten wurden allerdings Ulzerationen an der Anastomose gefunden, die subjektiv aber keine Beschwerden verursacht hatten. Es soll darauf hingewiesen werden, daß in dieser Patientengruppe die kürzeste Nachbeobachtungszeit vorliegt.

Da mit der Resektion von Pankreasgewebe und der fehlenden Duodenalpassage die Hemmung der Magensäuresekretion über das Sekretin ausfällt oder verringert ist, ist sicher eine operative Reduktion der Magensäure erstrebenswert. Aus den vorliegenden Ergebnissen kann wegen der kleinen Fallzahlen kein Postulat für ein bestimmtes Operationsverfahren aufgestellt werden. Nur durch längere Beobachtungszeiträume und größere Patientenzahlen könnte geklärt werden, ob durch Antrektomie eine physiologische Form der Magen-Darm-Passage durch End-zu-End-Anastomosierung hergestellt und eine ausreichende Magensäurereduktion vielleicht auch ohne Vagotomie erzielt werden kann.

Zusammenfassung

In einem 5-Jahres-Zeitraum wurde bei insgesamt 31 Patienten eine partielle Duodenopankreatektomie durchgeführt. Bei 25 Patienten wurde die exkretorische Funktion des Restpankreas durch Gangokklusion mit Prolamin ausgeschaltet.

Postoperative Fisteln traten bei 8 Patienten (32%) auf mit einer Dauer von 10 bis zu 60 Tagen, die allerdings den Krankenhausaufenthalt nicht verlängerten und spontan ausheilten.

Von den 20 Patienten, die nachuntersucht werden konnten, hatten 6 (30%) einen manifesten Diabetes, 6 (30%) einen asymptomatischen Diabetes und 8 Patienten (40%) keinen Diabetes.

Über die günstigste Art der Wiederherstellung der gastrointestinalen Passage kann zur Zeit keine verbindliche Aussage getroffen werden, da die Fallzahl noch zu klein und der Nachbeobachtungszeitraum zu kurz ist.

Literatur

1. Beger HG, Witte C, Krautzberger W, Bittner R (1980) Erfahrung mit einer das Duodenum erhaltenden Pankreaskopfresektion bei chronischer Pankreatitis. Chirurg 51:303–304
2. Fish JC, Smith CB, Williams RD (1969) Digestive function after radical pancreatico-duodenectomy. Am J Surg 117:40–44
3. Gall FP, Mühe E, Gebhardt C (1981) Results of partial and total pancreaticoduodenectomy in 117 patients with chronic pancreatitis. WJ Surg 5:269–271
4. Kümmerle F, Mangold G, Rückert K (1978) Leben und Lebenserwartung nach Eingriffen an der Bauchspeicheldrüse. Lebensvers Med 30:34–36
5. Mielke F, Beger HG, Schirop T (1975) Digestive und inkretorische Funktionen nach partieller Duodeno-Pankreatektomie. Dtsch Med Wochenschr 100:171–176
6. Steegmüller KW, Märklin H-M, Fischer R (1982) Die partielle Duodenopankreatektomie mit Pankreasgangokklusion. Vorläufige Ergebnisse. Z Gastroenterologie 308:617–622
7. Trede M (1976) Die totale Pankreatektomie. Langenbecks Arch Chir 340:227–230

7.5 Spätergebnisse nach Resektionstherapie des Pankreaskarzinoms

7.5.1 Determinanten der Langzeitüberlebensraten nach Radikaloperation beim Pankreaskarzinom

J. M. FUNOVICS[1] und A. FRITSCH[1]

Die Determinanten der Überlebensraten sind idealerweise jene Faktoren, die die Prognose des Pankreaskarzinoms definieren helfen und damit klinisch relevante Entscheidungshilfen abgeben. Diese Hilfen sind angesichts der Fülle der offenen Fragen vor allem beim Bauchspeicheldrüsenkrebs bitter von Nöten, wenn die derzeitige klinische Situation in Erinnerung gerufen wird: Obwohl bereits der zweithäufigste Krebs des Gastrointestinaltraktes, ist er trotz aller technischen Erneuerungen wegen der späten Symptomatik diagnostisch nur schwer zugänglich, ist pathologisch-anatomisch von hohem Malignitätsgrad und von früher Metastasierung gekennzeichnet, worin der Schlüssel der konservativen, der palliativen, aber auch der kurativen Therapie zu liegen scheint. Die chirurgische Resektionsquoten liegen zwischen 7 und höchstens 32%; einige Arbeitsgruppen versuchen, im therapeutischen Konzept zu organerweiternden Eingriffen (einerseits totale Duodenopankreatektomie in principio oder auch de necessitate und andererseits die sogenannte „regionale" Pankreatektomie nach Fortner) Zuflucht zu nehmen. Im Streben nach einer weiteren Verbesserung der kurativen Möglichkeiten wurden neben der Chirurgie sogenannte „additive" Maßnahmen wie intraoperative Bestrahlung versucht, und schließlich wurden Stimmen laut über die komplette Infragestellung der kurativen Resektionen überhaupt mit Bevorzugung rein palliativer Verfahren, was angesichts der außerordentlich niedrigen medianen Überlebensraten bzw. der 5-Jahres-Überlebensraten zwischen 10 und 20% nicht Wunder nimmt, obwohl die postoperativen Letalitäten in guten Zentren mit weit unter 10% angegeben werden können.

In der Auswertung des eigenen Krankengutes wurde daher der Versuch unternommen, in einer retrospektiven Analyse jene Variablen zu erarbeiten und zu belegen, die in diesem therapeutischen Dilemma jenen Weg weisen, der den Kranken die größte kurative Chance eröffnen könnte.

Dazu gehören:

1. persönliche Patientendaten wie Alter und Geschlecht,
2. anamnestische Angaben über Ikterus, Malnutrition und Diabetes,
3. onkologische Kriterien wie das Tumorstaging, das Grading und das TNM-System und schließlich
4. chirurgische Gesichtspunkte wie die Art des Eingriffes, das Verhalten bei unifokalen Tumoren, bei Multizentrizität und die Bewertung der Erweiterungseingriffe auf Nachbarorgane.

1 I. Chirurgische Klinik, Universitätsklinikum, Alserstr. 4, A-1097 Wien

Das Pankreaskarzinom
Hrsg. H. G. Beger und R. Bittner

Die angegebenen Daten sind im wesentlichen Univarianzanalysen, die Überlebenszeiten sogenannte korrigierte Überlebensraten nach Kaplan und Mayer und die Zahlenangaben dazu in Quantilen.

Krankengut

Zur Bewertung herangezogen wurde das Krankengut der I. Chirurgischen Universitätsklinik in Wien (1965–1982), das insgesamt 448 Pankreaskarzinome umfaßt, davon 262 Männer (58%) und 186 Frauen (42%) mit einem Durchschnittsalter von 64 Jahren. An diesen 448 Patienten wurde 78mal (18%) eine Radikaloperation (kurative Resektionen) durchgeführt, 238mal (53%) palliative Operationen und 132mal (29%) rein explorative Laparotomien ohne jede weitere therapeutische Maßnahme. Insgesamt 55 von 78 Patienten (70%) wurden einer partiellen Organresektion, insgesamt 23 (30%) einer totalen Duodenopankreatektomie zugeführt. 73% aller Eingriffe ($n = 57$) wurden ohne und 27% ($n = 21$) mit Organerweiterung abgeschlossen (Tabellen 1 u. 2), wobei insgesamt wieder mehr als ¾ aller organerweiternden Eingriffe das Pfortadersystem umfaßten und somit der sogenannten „regionalen Pankreatektomie Typ 1" nach Fortner entsprachen. Die aktuelle Letalität nach kurativen Eingriffen einschließlich Organerweiterung, der partiellen und der totalen Organresektion betrug 8% (die letzten 2 Jahre: 4%) ohne Unterschiede in den einzelnen Gruppen, die nichtletalen Komplikationen bei kurativen Resektionen 32%, wobei bis 1980 mehr als ⅔ der nichtletalen Komplikationen auf die Pankreasanastomose entfielen; seit 1980 wurden diese Komplikationen durch zwei Maßnahmen völlig verhindert: entweder durch getrennte Anastomosierung von Pankreasquerschnitt und Gallengang mit zwei nach Roux-Y ausgeschalteten Dünndarmschlingen oder aber in jüngster Zeit durch völliges Offenlassen des Pankreasquerschnittes ohne jedwede Anastomosierung oder Ligatur des Pankreasganges und alleiniger Drainage des Pankreasquerschnittes nach außen.

Ergebnisse

Faktor „Alter und Geschlecht"

Trotz einer wesentlichen Verbesserung der perioperativen Obsorge und des Stoffwechselmonitoring ist sowohl im Gesamtkrankengut als auch im Krankengut nach

Tabelle 1. Art der Operationen bei kurativen Eingriffen

	$n = 78$	%
I. Partial		
a) partielle Duodenopankreatektomie	48	70
b) Linksresektion (bis „95%")	7	
II. Total	23	30
III. Ohne Organerweiterung	57	73
IV. Mit Organerweiterung	21	27

Tabelle 2. Organerweiternde Eingriffe ($n=21$)

I. Gefäße:		
Kunststoffinterposition	V. mesenterica	1
	V. porta	1
Veneninterposition	Porta	1
direkte Anastomose	13	
II. Leber:		
Leberresektion links	2	
III. Magen:		
Gastrektomie	2	
IV. Darm:		
Transversumresektion	2	
Hemikolektomie rechts	1	
Hemikolektomie links	1	
Dünndarmresektion	1	
V. Niere:		
Nephrektomie	2	

1977 ein gesicherter Unterschied in der prognostischen Bewertung der Gruppe der über und unter 65jährigen zu beobachten: Die mediane Überlebenszeit beträgt bei der Gruppe der unter 65jährigen 11 Monate, bei den über 65jährigen 3,2 Monate, nach einem Jahr leben bei der ersten Gruppe 41%, bei der zweiten Gruppe 24% ($p<0,005$). Ab dem ersten postoperativen Jahr besteht ein gesicherter Unterschied ($p<0,05$) in der Prognose der Männer gegenüber Frauen mit einer medianen Überlebensrate von 11 Monaten für die Frauen und 7,9 Monaten für die Männer.

Faktor „Ikterus, Malnutrition und Diabetes"

Sowohl für den präoperativen Ikterus als auch für die präoperative Mangelernährung (definiert als Abnahme von 10% des Körpergewichtes innerhalb von 3 Monaten) wurden keine mathematischen Unterschiede errechnet: Ikterische und anikterische Patienten haben median vergleichbare Überlebensraten von 9 Monaten (mit Ikterus) und 8,1 Monaten (ohne Ikterus), die 2-Jahres-Überlebensraten werden für die erste Gruppe mit 17%, für die zweite Gruppe mit 27% angegeben. Die medianen Überlebensraten für mangelernährte Patienten waren vor 1977 (ohne parenterale präoperative Hyperalimentation) zwar beträchtlich unterschiedlich, aber nicht signifikant. Nach Institution der parenteralen Ernährung betragen nunmehr die medianen Überlebensraten 9 Monate für die mangelernährte Gruppe und 11 Monate für die Patienten ohne Mangelernährung. Unter Einschluß der postoperativen Letalität ist der präoperative Diabetes in gewissen Zeitintervallen ein gesicherter prognostischer Faktor: Die medianen Überlebensraten betragen für Diabetiker 4,5 Monate, für Nichtdiabetiker 10,9 Monate, die 1-Jahres-Überlebensrate für die erste Gruppe 17% und für die zweite Gruppe 44%. Nach Abzug der postoperativen Letalität verschwinden die statistischen Unterschiede unter den Signifikanzbereich, bleiben aber weiterhin deutlich auch ohne Signifikanz: Mediane Überlebensraten für die Diabetiker von 6,4 Monaten, für die Nichtdiabetiker von 12,6 Monaten. Die deutlich erhöhte perioperative Letalität der Diabetiker ist in der unvariaten Betrachtung somit für die mathematischen Unterschiede ausschlaggebend.

Tumorstaging

a) Faktor T1–T4 und Lymphknoten N0–N4: Nach der TNM-Klassifikation der Pankreastumoren haben weder Faktor T noch Faktor N als alleinige Variable einen mathematisch gesicherten Einfluß auf die Prognose nach kurativen Resektionen: Für die Tumorgruppe T1 und T2 wurden mediane Überlebenszeiten von 11,4 Monaten und für die Gruppe T3 und T4 insgesamt 5,5 Monate errechnet (nicht signifikant), die 1-Jahres-Überlebensrate betrug für die erste Gruppe 44% und für die zweite Gruppe 30%. Zwischen den konsekutiven Gruppen N0, N1, N2, N3 und N4 betragen die medianen Überlebensraten 11,4 Monate (N0), 8,3 (N1 und N2) und 4,0 Monate (N3 und N4) (nicht signifikant). Die 1-Jahres-Überlebensrate in gleicher Reihenfolge 43%, 32% und 22%.

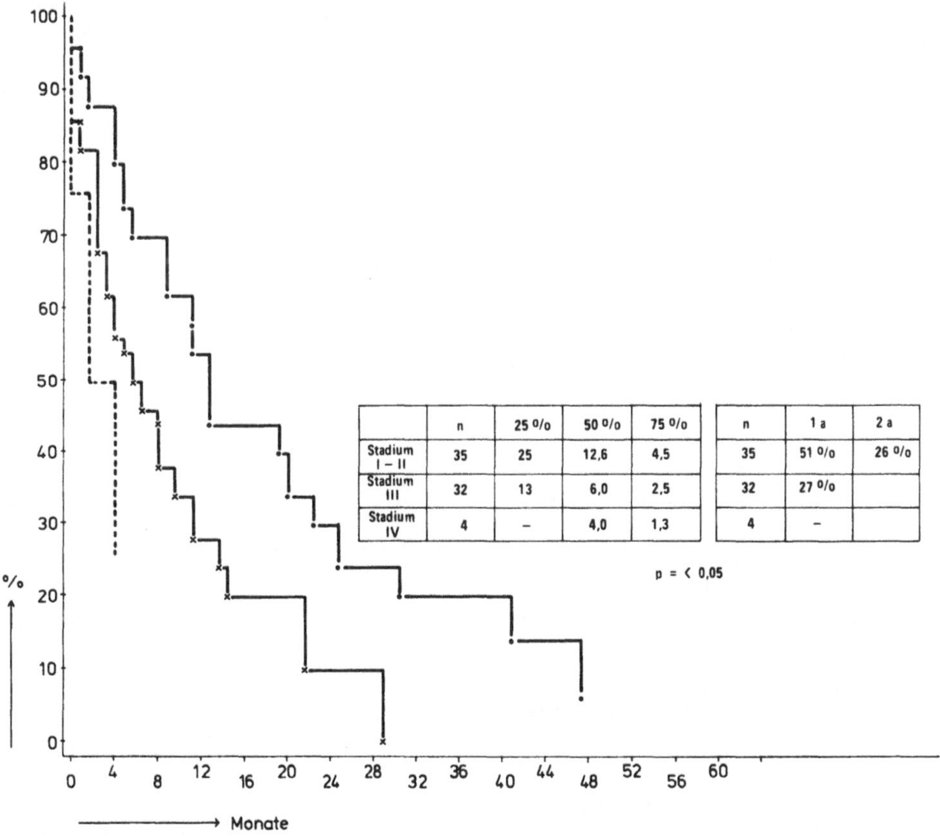

	n	25 %	50 %	75 %
Stadium I – II	35	25	12,6	4,5
Stadium III	32	13	6,0	2,5
Stadium IV	4	–	4,0	1,3

n	1 a	2 a
35	51 %	26 %
32	27 %	
4	–	

Abb. 1. Stadienzuordnung (I–IV) des Pankreaskarzinoms und Überlebensraten ($n = 71$) ($p < 0{,}05$)

b) Tumorstadien (Staging, Einteilung nach der UICC-Klassifikation Genf 1981: Stadium I: T1–T2, N0, M0 – Stadium II: T3, N0, M0 – Stadium III: T1–T3, N1, M0 – Stadium IV: T1–T3, N1, M1): Die nach der Stadieneinteilung zusammengefaßten Stadien I und II, gegenüber Stadium III und gegenüber Stadium IV, bieten eine mediane Überlebensrate von 12,6 Monaten für die erste Gruppe, 6 Monate für die zweite Gruppe und vier Monate für die dritte Gruppe ($p<0{,}05$), die 1-Jahres-Überlebensraten für die Stadien I und II betragen 51%, für das Stadium III 27% und für das Stadium IV 0% (Abb. 1).

Unifokale und multizentrische Tumore (Partial- und Totalresektion)

Unabhängig von Tumorgröße, Metastasierungsgrad und Stadieneinteilung wurde in unserer Institution keine totale Duodenopankreatektomie en principe durchgeführt, sondern nur bei entsprechender Einschätzung der klinischen Situation auf Totalbefall des Organes oder bei hochgradigem Verdacht auf Multizentrizität. Mit dieser Einschränkung und ohne Berücksichtigung der sieben Patienten, die einer sogenannten „subtotalen 95%igen (Links-rechts-)Resektion" unterzogen wurden, betragen die medianen Überlebensraten für die partial resezierte Gruppe 11 Monate, für die total resezierte 3 Monate ($p<0{,}0095$), die 1-Jahres-Überlebensraten für die erste Gruppe 43%, für die zweite Gruppe nur 20%, weswegen ein mathematisch gesicherter Hinweis besteht, daß eine totale Organentfernung ohne onkologische Notwendigkeit nur schwer vertretbar erscheint (Abb. 2).

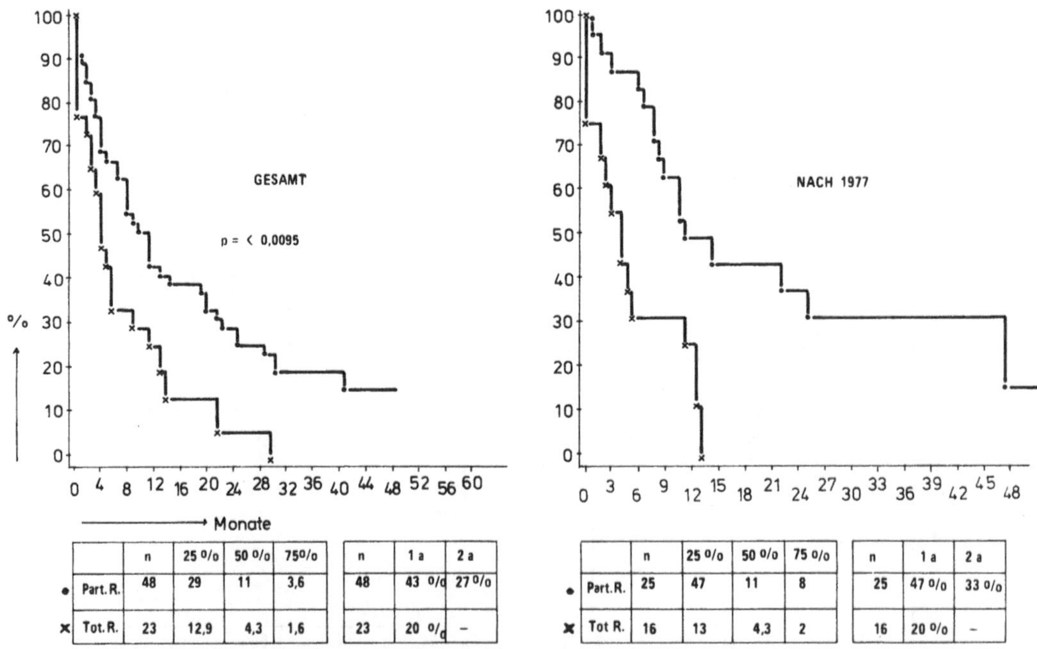

		n	25 %	50 %	75 %
●	Part. R.	48	29	11	3,6
×	Tot. R.	23	12,9	4,3	1,6

n	1 a	2 a
48	43 %	27 %
23	20 %	–

		n	25 %	50 %	75 %
●	Part. R.	25	47	11	8
×	Tot R.	16	13	4,3	2

n	1 a	2 a
25	47 %	33 %
16	20 %	–

Abb. 2. Totale Duodenopankreatektomien reflektieren „Multizentrizität" und „Totalabfall" und keine Gruppe, die „en principe" den Partialresezierten gegenüberstellbar ist ($n=78$). ● Unifokale TU, × Multizentrizität

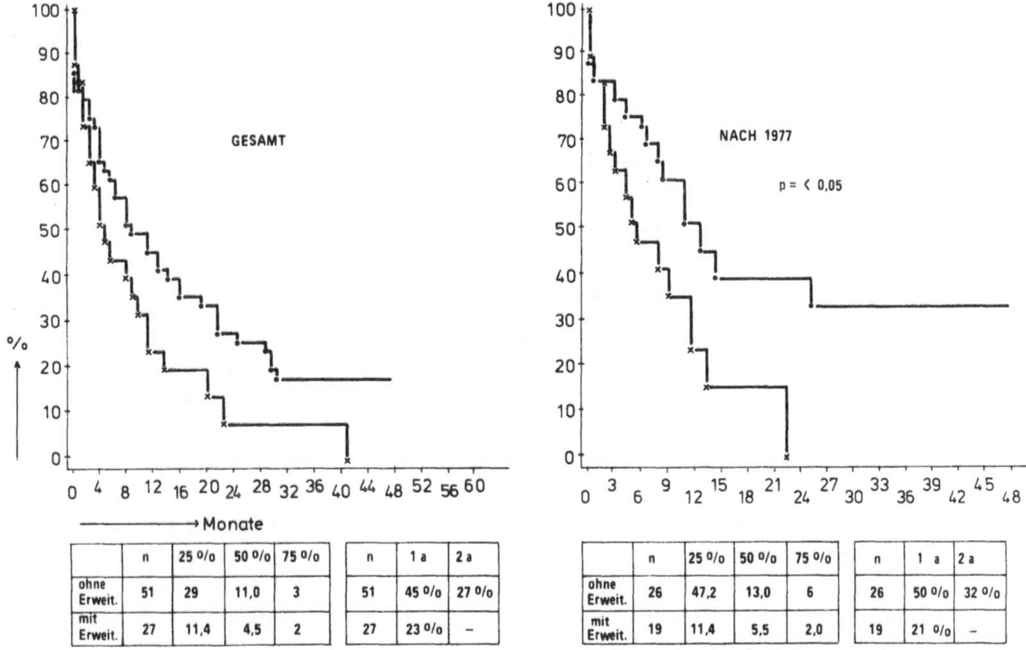

	n	25 %	50 %	75 %
ohne Erweit.	51	29	11,0	3
mit Erweit.	27	11,4	4,5	2

n	1 a	2 a
51	45 %	27 %
27	23 %	–

	n	25 %	50 %	75 %
ohne Erweit.	26	47,2	13,0	6
mit Erweit.	19	11,4	5,5	2,0

n	1 a	2 a
26	50 %	32 %
19	21 %	–

Abb. 3. Einfluß der „Erweiterungseingriffe" auf die Überlebenszeiten. Drei Viertel aller Erweiterungen betreffen das Pfortadersystem; nach 1977 sind die Indikationen wesentlich weiter gestellt. Unter Einbeziehung der postoperativen Letalität sind die Unterschiede signifikant ($p<0{,}05$)

Faktor „organerweiternde Eingriffe"

Organerweiternde Eingriffe ohne die prinzipielle Anwendung der sogenannten regionalen Pankreatektomie nach Fortner haben im eigenen Krankengut eine mathematisch gesicherte schlechtere Prognose ($p<0{,}05$) als die Gruppe ohne Erweiterungseingriffe: Die medianen Überlebenszeiten in der strengeren Indikationsperiode zur Organerweiterung nach 1977 betragen für die Resektion ohne Erweiterungen 13 Monate, für die mit notwendiger Organerweiterung nur 5,5 Monate, die 1-Jahres-Überlebensraten 50% für die erste, 21% für die zweite Gruppe, und die 2-Jahres-Überlebensraten 32% gegenüber 0%. Die Überlebenszeiten für organerweiternde Eingriffe de necessitate sind zwar noch immer wesentlich höher als jene der vergleichbaren Patientengruppe, die palliativen Verfahren ausgesetzt war (mediane Überlebensraten bei 3 Monaten), diese Art der Operationserweiterung scheint aber nur gerechtfertigt, wenn institutionell nachweisbar niedrige postoperative Letalitätsraten ausgewiesen werden können (Abb. 3).

Gesamtergebnisse

Die mit und ohne postoperative Letalität errechneten Überlebensraten für die kurativen Resektionen des Pankreaskarzinoms lassen mediane Überlebenszeiten von 8,1 Monaten und 11,3 Monaten ohne postoperative Letalität erwarten, nach 1 Jahr leben in der ersten Gruppe noch 38% der Patienten, in der zweiten Gruppe noch 45% und nach drei Jahren schließlich noch 12% in der ersten und 14% in der zweiten Gruppe.

Schlußfolgerungen und Zusammenfassung

Die Auswertung der persönlichen Patientendaten, der anamnestischen Angaben, der onkologischen Kriterien und der chirurgischen Situation läßt die Formulierung folgender prognostischer Kriterien zu:

1. Gesicherte Variablen für eine bessere Prognose sind die onkologischen Tumorstadien I und II, die unifokalen Tumoren und Operationen ohne chirurgisch notwendige Erweiterungseingriffe bei möglichst niedriger perioperativer Letalität, um die Ergebnisse der kurativen Verfahren nicht zunichte zu machen.
2. Prognostisch besser liegen Patienten unter 65 Jahren, Frauen in jeder Altersgruppe, Patienten ohne Diabetes und ohne Malnutrition.
3. Multizentrische und konfluierende Totalkarzinome, die Stadien III und IV und chirurgisch notwendige Erweiterungseingriffe haben Überlebenszeiten, die zwar noch immer über denen der palliativen Verfahren liegen, scheinen aber nur dann prognostisch relevant, wenn niedrige perioperative Letalitätsraten ausgewiesen werden können (keine Überschreitung der 15%-Marke).

Literatur

1. Brooks JR (1976) Cancer of the pancreas. Palliative operation, Whipple procedure of total pancreatectomy. Am J Surg 131:516
2. Cubilla AL (1978) Pancreas cancer: Duct cell adeno-carcinoma, survive in relation to site size, stage and type of therapy. J Surg Onc 10:465
3. Fortner JG (1977) Regional pancreatectomy: En bloc pancreatic, portal vein, and lymph node resection. Ann Surg 186:1, 42
4. Gunderson LL (1982) Intraoperative irridation. A pilot study combining cytnal blain photous with "boost" dose intraoperative electrons. Cancer 49:2259
5. Heerden JA van (1980) Biliary bypass for ductal adenocarcinoma of the pancreas. Mayo Clin Proc 55:537
6. Kümmerle F (1979) Chirurgie des Pancreas. Der Internist 20:399
7. McDonald JS (1977) Biopsy, diagnosis and chemotherapeutic management of pancreatic malignancy. Adv Pharmacol Chemother 14:107
8. Obertop H (1977) Operative approach to cancer of the head of the pancreas and the periampullary region. Brit J Surg 69:573
9. Piorkowsky RJ (1982) Pancreatic and periampullary carcinoma. Am J Surg 143:189
10. Zimmermann SE (1981) Chemotherapy of pancreatic carcinoma. Cancer 47:1724

7.5.2 Überlebenszeiten nach partieller Duodenopankreatektomie in Abhängigkeit von der Tumorgröße

H. GÖGLER[1], R. BITTNER[2] und H. G. BEGER[2]

Aussage über einen Zusammenhang zwischen Tumorgröße und Überlebenszeiten sind nur sinnvoll, wenn analoge Gruppen in bezug auf die Tumorklassifikation und die Behandlung vorliegen.

Für das Pankreaskarzinom gibt es bisher jedoch keine einheitliche, weltweit anerkannte Klassifikation. In der Literatur werden vier Klassifikationsschemen nebeneinander verwendet: Im angloamerikanischen Sprachraum die Klassifikation nach Hermreck et al. [18] und die Klassifikation des American Joint Committee for Cancer Staging [1]. Im europäischen Sprachraum liegen die Klassifikationen nach Hollender u. Meyer [20] und die Erlanger Klassifikation nach Gall et al. [16] vor (Tabelle 1). Nach Durchsicht von 42 Arbeiten, die in den letzten 10 Jahren über Ergebnisse der Pankreaschirurgie berichten, konnten nur 8 Arbeiten gefunden werden, in denen die Tumoren pathologisch klassifiziert waren. Daraus ergab sich, daß auf das Stadium I und II etwa 25% und auf das Stadium III und IV etwa 75% der Tumoren entfallen (Tabelle 2).

Als resezierbar gelten den meisten Autoren nur auf das Pankreas begrenzte Tumoren mit maximalem Befall einer regionären Lymphknotengruppe, d. h. die Stadien I und II [4, 9, 12, 18, 30]. Tumoren der Stadien III und IV gelten allgemein als nicht resezierbar bzw. resektionswürdig, da sich nach Vergleich der erzielbaren Überlebensraten in diesen Stadien die Ergebnisse nach Resektion nicht von denen nach palliativen Anastomosen unterscheiden [9, 17, 21].

Heilung im Sinne der 5-Jahres-Überlebensgrenze kann nur in Einzelfällen bei Tumoren des Pankreaskopfbereiches der Stadien I und II erreicht werden. In einer Zusammenstellung von 856 Patienten nach partieller und totaler Duodenopankreatektomie konnten nur 31 5-Jahres-Heilungen ermittelt werden (4%) (Tabelle 3). Aus der Gruppe der Tumoren des Korpus- bzw. Pankreasschwanzbereiches sind in der Literatur bisher keine 5-Jahres-Heilungen beschrieben worden.

Für die Resektionstherapie wurden bisher die partielle Duodenopankreatektomie in verschiedenen Modifikationen nach Whipple [42] sowie die totale Pankreatektomie [4, 19, 21, 26] und die noch weitergehende totale Pankreatektomie mit regionaler Lymphknotenausräumung nach Fortner [13–15] propagiert. Obwohl die Totalexstirpation des Pankreas vom Wesen her radikaler ist als die partielle Duodenopankreatektomie und gleichzeitig die komplikationsträchtige pankreatikojejunale Anastomose vermieden wird, hat die Praxis in den letzten Jahren jedoch gezeigt, daß die

1 Chirurgische Abteilung des DRK-Krankenhauses Jungfernheide, Max-Dohrn-Str. 10, D-1000 Berlin 10

2 Abteilung für Allgemeine Chirurgie der Universität, Steinhövelstr. 9, D-7900 Ulm

Das Pankreaskarzinom
Hrsg. H. G. Beger und R. Bittner

Tabelle 1. Stadieneinteilung des Pankreaskarzinoms

1. Stadieneinteilung nach Hermreck et al. (1974) [18]
   - I Lokalisierter Tumor
   - II Befall des peripankreatischen Gewebes
   - III Regionale Lymphknotenmetastasen
   - IV Fernmetastasen
2. Stadieneinteilung nach Hollender u. Meyer (1978) [20]
   - I Lokalisierter Tumor ohne Lymphknotenbefall
   - II Lokalisierter Tumor mit Lymphknotenbefall
   - III Einbruch in Nachbarorgane
   - IV Fernmetastasen
3. Stadieneinteilung des American Joint Committee for Cancer Staging (1978) [1]
   - I Lokalisierter Tumor
   - II Regionaler Lymphknotenbefall, peripankreatische Invasion
   - III Fernmetastasen, Befall der juxtaregionären Lymphknoten
4. Erlanger Stadieneinteilung nach Hermanek (1981) (TNM-System) [16]
   - I Lokalisierter Tumor ($pT_{1,2}$, pN_0)
   - II Großer lokalisierter Tumor; Befall einer Lymphknotengruppe (pT_3, pN_1)
   - III Befall zweier oder mehrerer Lymphknotengruppen (pN_2)
   - IVa Einbruch in Nachbarorgane
   - IVb Fernmetastasen

Tabelle 2. Stadienverteilung der Pankreaskarzinome. (Entsprechend der Klassifikation von Hermreck et al. [18])

Autoren	Jahr	*n*	Stadienverteilung (in %)					
			I		II	III		IV
Hermreck et al.	1974	348	6		21	22		51
Shapiro	1975	297	8		8	–	85	–
Brooks u. Culebras	1976	101	–	12	–	–	88	–
Knight et al.	1978	307	7		16	21		56
Cubilla et al.	1978	333	–	14	–	21		65
Obertop et al.	1982	75	25		27	27		27
Appelquist et al.	1983	199	20		13	12		55
Eigene (Berlin/Ulm)	1983	133	1		5	10		84

Stadium I/ II: ~25%
Stadium III/IV: ~75%

Überlebenszeiten durch das radikalere Vorgehen nicht verbessert werden konnten [27]. Darüber hinaus hat der Totalausfall der exokrinen und endokrinen Pankreasfunktionen die Lebensqualität der wenigen Überlebenden so beeinträchtigt, daß der partiellen Duodenopankreatektomie heute der Vorzug gegenüber einer Totalexstirpation gegeben wird [27].

Tabelle 3. Resektionsergebnisse beim Pankreaskarzinom

Autor	Jahr	*n*	OP-Letalität (in %)	Überlebenszeit in Monaten	5-Jahres-Überlebenszeit	
					n	%
Hermreck et al.	1974	50	28,0	11,4	4	11,0
Shapiro	1975	24	8,0	10,6	0	
Brooks u. Culebras	1976	11	21,0	7,6	0	
Nakase et al.	1977	308	25,0	12,3	1	0,4
Knight et al.	1978	13	7,0	19,0	1	8,3
Longmire u. Traverso	1981	47	8,7		2	4,0
Child et al.	1978	26	14,2		1	
Reed et al.	1979	9	30,0	23,0	1	11,0
Ross et al.	1980	6	33,0	15,5		
Edis et al.	1980	124	16,0	10,0	5	4,8
Björck et al.	1981	62	10,0		5	
Cooperman et al.	1981	27	11,0	15,0	3	11,0
Moossa u. Levin	1981	52		18,0	5	6,0
Trede u. Hoffmeister	1981	22	5,0	14,0	2	5,0
Cohen et al.	1982	36	15,6	9,0	0	
Appelquist et al.	1983	28		16,7	1	4,0
Eigene (Berlin/Ulm)	1983	43	13,9		1	2,3

Die durchschnittlichen Überlebenszeiten nach partieller Duodenopankreatektomie unabhängig vom Tumorstadium werden mit 7 bis 8 Monaten angegeben (Tabelle 4). Bei der Analyse der Überlebenszeiten wird deutlich, daß die Prognose nach Resektion kleiner Tumoren (Stadien I und II) deutlich höher liegt als bei den fortgeschrittenen Tumoren (Stadien III und IV). In einer Serie von 333 Patienten von Cubilla et al. [10, 11] betrug die mittlere Überlebenszeit bei 47 Patienten des Stadium I 11 Monate, die der 217 Patienten des Stadium III und IV drei Monate. Die höchste Überlebenszeit mit 29 Monaten hatten fünf Fälle des Stadium I mit einer Tumorgröße von unter 2 cm. Aus diesen Befunden schließt Cubilla, daß nur Patienten mit einer Tumorgröße von unter 3 cm Größe eine echte Heilungschance gegeben ist. Gleiche Schlüsse ziehen Hermreck et al. [18], die nach Resektion im Stadium I eine mittlere Überlebenszeit von 16 Monaten erzielten, im Stadium II von 12 Monaten, im Stadium III und IV jedoch nur von 5 Monaten. Aus dieser Studie geht hervor, daß Patienten mit Lymphknotenbefall (Stadium III) nach Resektion nicht besser abschneiden als Patienten des gleichen Stadiums mit palliativen Operationen. In einer Serie von 267 Patienten berichten Appelquist et al. [2] über 40 Patienten des Stadium I, von denen nach 3 Jahren noch 12,5% lebten, während von den Stadien II, III und IV kein Patient die 3-Jahres-Heilung erreichte. Bei Hollender u. Meyer [20] betrug nach 121 Resektionen die mittlere Überlebenszeit 11,5 Monate, wobei kein Patient die 5-Jahres-Heilung erreichte. Hollenders Empfehlungen laufen darauf hin, daß, wenn mehr als eine regionale Lymphknotengruppe befallen ist, nur palliative Maßnahmen durchgeführt werden sollten.

Tabelle 4. Ergebnisse nach partieller Duodenopankreatektomie beim Pankreaskarzinom

Autor	Jahr	Gesamtzahl der Fälle	OP-Letalität (in %)	5-Jahres-Überlebenszeit (in %)	Mittlere Überlebenszeit (in Monaten)
Nakase et al. (Japan)	1977	308	25	0,4	12,3
Child et al. (Ann Arbor)	1978	28	22,2	3,0	K.A.
Hollender u. Meyer (Straßburg)	1978	12	20,0	0	11,5
Kümmerle et al. (Mainz)	1976	47	–	K.A.	21,0
Longmire u. Traverso (Los Angeles)	1981	50	12,0	4,0	16,2
Brooks (Boston)	1979	11	21,0	0	7,6
Moossa et al. (Chicago)	1979	52	–	6,0	18,0
Trede u. Hoffmeister (Mannheim)	1981	22	5,0	5,0	14,0
Appelquist et al. (Helsinki)	1983	28	–	4,0	16,7
Eigene (Berlin/Ulm)	1983	30	13,3	3,3	16,3

K.A. = keine Angaben

Zusammenfassung

Die vorliegenden Daten lassen den Schluß zu, daß auch für das Pankreaskarzinom, trotz seiner allgemein schlechten Prognose, die biologische Tumorregel gilt, daß mit zunehmender Ausbreitung sich die Prognose der Patienten verschlechtert.

Nach heutigem Stand der chirurgischen Therapie und den Erfahrungen der letzten 15 Jahre kann die partielle Duodenopankreatektomie als das chirurgische Verfahren der Wahl für die früheren Tumorstadien gelten. Jedoch nur eine Verbesserung der Früherkennung wird die Prognose des Pankreaskrebses insgesamt verbessern können. Die Prognose kann somit nur durch eine Weiterentwicklung der Diagnostik des Tumors erreicht werden.

Literatur

1. American Joint Committee for Cancer Staging and End-Results Reporting (1978) Manual for Staging of Cancer 1978. Academic Press, Chicago
2. Appelquist P, Viren M, Minkkinen J, Kayanti M, Kostianainen S, Rissanen P (1973) Operative finding, treatment, and prognosis of carcinoma of the pancreas: An analysis of 267 cases. J Surg Oncol 23: 143–150

3. Björck S, Svensson JO, Macpherson S, Edlung Y (1981) Cancer of the head of the pancreas and choledochoduodenal junction: A clinical study of 88 Whipple resections. Acta Chir Scand 147: 353–359
4. Brooks JR (1979) Operative approach to pancreatic cancer. Sem Oncol 6:357–367
5. Brooks JR, Culebras JM (1976) Cancer of the pancreas. Palliative operation. Whipple procedure of total pancreatectomy. Amer J Surg 131:516–520
6. Child CG III, Hinerman DL, Kauffman GL Jr (1978) Pancreaticoduodenectomy. Surg Gynec Obstet 147:529–533
7. Cohen JR, Kuchta N, Geller N, Shires T, Dineen P (1982) Pancreaticoduodenectomy: A 40 year experience. Ann Surg 195:608–618
8. Cooperman AM, Herter FP, Marboe CA, Helmreich ZV, Perzin KH (1981) Pancreatoduodenal resection and total pancreatectomy. An institutional review. Surgery 90:707–712
9. Crile G (1970) The advantages of bypass operations over radical pancreatoduodenectomy in the treatment of pancreatic carcinoma. Surg Gynec Obstet 130:1049–1053
10. Cubilla AL, Fitzgerald PJ, Fortner JG (1978a) Pancreas cancer—duct cell adenocarcinoma: Survival in relation to site, size, stage and type of therapy. J Surg Oncol 10:465–482
11. Cubilla AL, Fortner JG, Fitzgerald PJ (1978b) Lymph node involvement in carcinoma of the head of the pancreas area. Cancer (Philad) 41:880–887
12. Edis AJ, Kiernan PD, Taylor WF (1980) Attempted curative resection of ductal carcinoma of the pancreas. Review of Mayo Clinic experience 1951–1975. Mayo Clin Proc 55:531–536
13. Fortner JG (1973) Regional resection of cancer of the pancreas: A new surgical approach. Surgery 73:307–320
14. Fortner JG (1981) Surgical principles for pancreatic cancer: regional total and subtotal pancreatectomy. Cancer (Philad) 47:1712–1718
15. Fortner JG, Kim DK, Cubilla AL, Turnbull A, Pahnke LD, Shils ME (1977) Regional pancreatectomy. En bloc pancreatic, protal vein and lymph node resection. Ann Surg 186:42
16. Gall FP, Hermanek P, Gebhardt C, Meier H (1981) Erweiterte Resektion der Pankreas- und periampullären Karzinome: Regionale, totale und partielle Duodenopankreatektomie. Leber Magen Darm 11:179–184
17. Heerden JA v, ReMine WH, Weiland CH, McIlrath DC, Ilstrup DM (1981) Total pancreatectomy for fuctal adenocarcinoma of the pancreas. Amer J Surg 142:308–311
18. Hermreck AS, Thomas CY, Friesen SR (1974) Importance of pathologic staging in the surgical management of adenocarcinoma of the exocrine pancreas. Amer J Surg 127:653–659
19. Hicks RE, Brooks JR (1971) Total pancreatectomy for ductal carcinoma. Surg Gynec Obstet 133:16–20
20. Hollender LF, Meyer C (1978) Operative Behandlung des Pankreaskarzinoms. Zbl Chir 103:1256–1263
21. Hollender LF, Meyer C, Marrie A, Pierard T, Calderoli H (1980) Le cancer du pancréas, réflexions à propos de 147 cas. Ann Chir 34:775–777
22. Jain KM, Brief DK, Nozick J (1979) Carcinoma of the pancreas: Fifteen years' experience. Amer Surg 45:15–20
23. Klöppel G, Sosnowski J, Eichfuß HP, Rückert R, Klapdor R (1979) Aktuelle Aspekte des Pankreaskarzinoms. Klinische und morphologische Analysen zur Diagnostik und Therapie. Dtsch Med Wochenschr 104:1801–1805
24. Knight RW, Carborough JP, Goss JC (1978) Adenocarcinoma of the pancreas. A ten year experience. Arch Surg 113:1401–1404
25. Kümmerle F, Rückert K (1977) Pankreaskarzinom: Frühzeitige Radikaloperation bessert Überlebenschance. Dtsch Ärztebl 43:2579–2582
26. Kümmerle F, Kirschner P, Mangold G (1976) Zur Klinik und Chirurgie des Pankreaskarzinoms. Dtsch Med Wochenschr 101:729–734
27. Kümmerle F, Trede M, Schwemmle K, Hollender LF (1984) Pankreaskopfkarzinom: Ist die totale Pankreatektomie noch das Verfahren der Wahl? Langenbecks Arch Chir 362:71–74
28. Levin B, ReMine WH, Hermann RE, Schein PS, Cohn J (1978) Panel: Cancer of pancreas. Amer J Surg 135:185–199
29. Longmire WP, Traverso LW (1981) The Whipple procedure and other standard operative approaches to pancreatic cancer. Cancer (Philad) 147:1706–1711

30. Moossa AR, Levin B (1981) The diagnosis of "early" pancreatic cancer: The University of Chicago experience. Cancer (Philad) 147:1688–1697
31. Moossa AR, Lewis MH, Mackie CR (1979) Surgical treatment of pancreatic cancer. Mayo Clin Proc 54:468–474
32. Nakase A, Matsumoto Y, Uchida K, Honjo I (1977) Surgical treatment of cancer of the pancreas and the periampullary region. Ann Surg 185:52–57
33. Obertop H, Bruining HA, Schattenkerk M, Egging WF, Houten JJ van (1982) Operative approach to cancer of the head of the pancreas and the periampullary region. Brit J Surg 69: 573–576
34. Reed K, Vose PC, Jarstjer BS (1979) Pancreatic cancer: 30 year review (1947–1977). Amer J Surg 138:929–933
35. ReMine WH, Priestley JT, Judd ES, King JN (1970) Total pancreatectomy. Ann Surg 172: 595–604
36. Rückert K, Kümmerle F (1978) Totale Duodenopankreatektomie als Regeloperation beim Pankreascarcinom. Chirurg 49:162–166
37. Shapiro TM (1975) Adenocarcinoma of the pancreas: A statistical analysis of biliary bypass vs Whipple resection in good risk patients. Ann Surg 182:715–721
38. Smith R (1973) Progress in the surgical treatment of pancreatic disease. Amer J Surg 125: 143–153
39. Smith R (1978) Cancer of the pancreas. J Roy Coll Surg Edinb 23:133–150
40. Trede M, Hoffmeister A (1981) Chirurgische Therapie des Pankreaskarzinoms. Therapiewoche 32:918–930
41. Trede M, Kersting K-H, Hoffmeister A (1977) Das Pankreaskopfkarzinom. Diagnostik, chirurgische Indikation und Ergebnisse. Münch Med Wochenschr 119:617–622
42. Whipple AO, Parsons WB, Mullins CR (1935) Treatment of carcinoma of the ampulla of Vater. Ann Surg 102:763–779

8 Das Papillenkarzinom

8.1 Wertigkeit der Dysplasie beim Papillenkarzinom

M. Büchler[1], K. Baczako[1], W. Rampf[1] und H. G. Beger[1]

Das Papillenneoplasma macht etwa 1% aller Karzinome und 5% der epithelialen Neubildungen im Gastrointestinaltrakt aus. Im Vergleich zu den sogenannten periampullären Neoplasien stellt ein Papillentumor klinisch, diagnostisch, morphologisch und vor allen Dingen prognostisch eine eigenständige Entität dar. Von verschiedenen Autoren wird die Karzinomentstehung im Gastrointestinaltrakt, vor allem beim Magen- und Dickdarmneoplasma [3, 4, 5], im Gefolge von dysplastischen Epithelveränderungen bzw. als Adenom-Karzinom-Sequenz postuliert. Kozuka et al. [1] fanden 1981 bei einem kleinen Patientenkollektiv in 82% der untersuchten Papillenkarzinome Adenomreste in der Umgebung des Tumors.

Ziel der vorliegenden Untersuchung war es, in einer retrospektiven morphologischen Analyse von 72 Papillentumoren Indizien der Karzinogenese des Papillenkarzinoms unter besonderer Berücksichtigung von dysplastischen Epithelveränderungen und Adenomresten zu finden.

Patientengut und Methode

Tabelle 1 zeigt das Patientengut mit insgesamt 72 Papillentumoren, zusammengestellt aus einem Zeitraum von 1970 bis 1983 (Chirurgische Klinik, Klinikum Charlottenburg, FU Berlin und Abteilung Allgemeine Chirurgie, Universität Ulm). In die Studie aufgenommen wurden ausschließlich Patienten mit morphologischen, endoskopischen und intraoperativ gewonnenen makroskopischen Kriterien für ein Papillenkarzinom. Patienten mit Pankreaskopf-, Gallenwegs- und Duodenalkarzino-

Tabelle 1. Patientengut der Studie

		♂	♀	Durchschnittsalter
Gesamtzahl	72[a]	40	32	61,9
Papillenmalignome	65[b]	38	27	61,3
Benigne Papillentumoren	7	2	5	67,4

[a] Chirurgische Klinik, Klinikum Charlottenburg, FU Berlin und Abteilung Allgemeine Chirurgie, Universität Ulm
[b] Davon 59 Patienten histologisch auswertbar

1 Abteilung für Allgemeine Chirurgie der Universität, Steinhövelstr. 9, D-7900 Ulm

Das Pankreaskarzinom
Hrsg. H. G. Beger und R. Bittner

Tabelle 2. Kriterien der Epitheldysplasie nach der Empfehlung der WHO

Dysplasie I

Einreihiges Epithel mit elongierten Kernen und verringertem Schleimgehalt; leichte Verschiebung der Kern-Plasma-Relation; leichte Kernhyperchromasie

Dysplasie II

Zellen der Zylinderepithelien zweireihig angeordnet; die zweite Reihe schiebt sich kommaförmig zwischen die basale Zellkernreihe; Schleimgehalt reduziert; vermehrte Mitosen; mittelgradige Verschiebung der Kern-Plasma-Relation; mittelschwere Hyperchromasie

Dysplasie III

Drei- oder mehrreihiges verbreitertes basophiles Epithel mit stark reduziertem Schleimgehalt; unregelmäßige Ausknospungen, jedoch intakte Basalmembran; deutliche Verschiebung der Kern-Plasma-Relation zu Gunsten der Kerne; reichlich Mitosen, schwere Hyperchromasie

Tabelle 3. Grading und Tumorarchitektur (Papillenmalignome, $n = 59$). Histologie (Adenokarzinome, $n = 58$; Karzinoid, $n = 1$)

Adenokarzinome	
Differenzierungsgrad (Grading)	
gut	2 (3,5%)
mäßig	44 (75,9%)
wenig	12 (20,7%)
Tumorstruktur	
papillär	8 (13,8%)
nicht papillär	50 (86,2%)

men fanden keinen Eingang. Die Operationspräparate der 65 Papillenmalignome und 7 benignen Papillentumoren wurden in 5%iger Formalinlösung fixiert, in Paraffin eingebettet und in Serienschnitten morphologisch aufgearbeitet. Besonderer Wert wurde dabei gelegt auf die histologische Klassifikation des Tumortyps, die exakte Darstellung der Ampulla Vateri mit den umliegenden Strukturen Ductus choledochus, Ductus pancreaticus, Pankreaskopfregion und Duodenalwand. Die nicht vom Tumor infiltrierten Strukturen der Papille wurden in Hinsicht auf dysplastische Epithelveränderungen und Reste bzw. Darstellung von adenomatösen Strukturen differenziert. Kriterien der Epitheldysplasie, welche bei der lichtmikroskopischen Begutachtung des nicht tumorinfiltrierten Papillenanteils zur Anwendung kamen, sind in Tabelle 2 angeführt.

Ergebnisse

Tabelle 3 zeigt die Ergebnisse des Tumorgradings bei 58 histologisch auswertbaren Adenokarzinomen und die Einteilung der Tumoren nach ihrer Architektur. Als

Tabelle 4. Ergebnisse der histologischen Analyse (Papillenmalignome, $n = 58$)

Epithel-dysplasie			Adenom-strukturen
I	17,2%		
II	44,8%	82,8%	91,4%
III	37,9%		

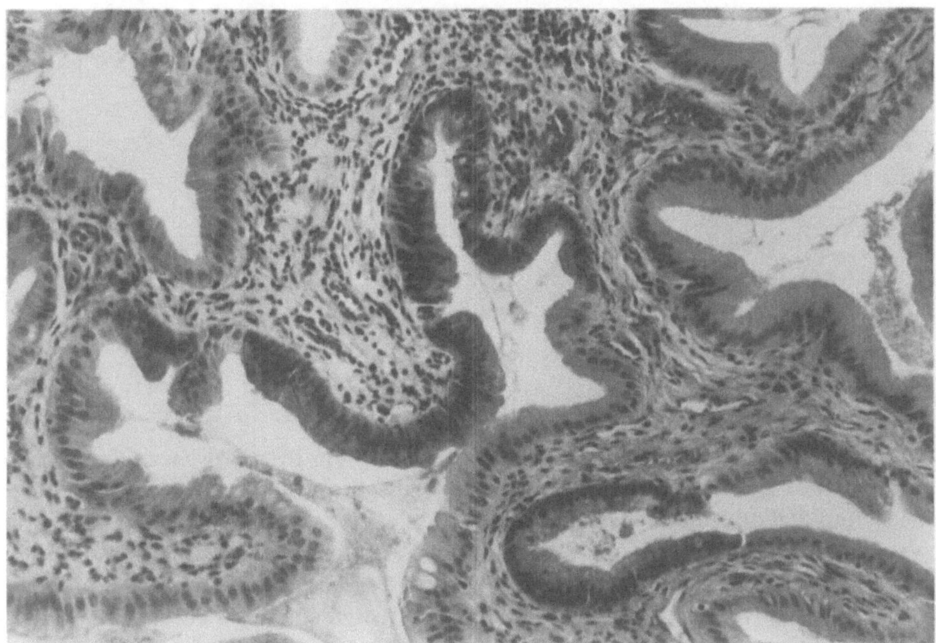

Abb. 1. Dysplasie I–II in den Duktepithelien der Papilla Vateri

überwiegende Tumorspezies fanden sich nichtpapilläre (86,2%), mäßig differenzierte (75,9%) Adenokarzinome der Papille. In Tabelle 4 sind die histomorphologischen Veränderungen an der nicht tumorinfiltrierten Papille in der unmittelbaren Umgebung des Karzinoms zusammengestellt. Epitheldysplasien Grad I fanden sich in 17,2% der untersuchten Tumoren, Grad II in 44,8% und Grad III in 37,9% der Fälle. Mikroadenome der Mukosa bzw. Reste von Adenomstrukturen wurden in 91,4% der Fälle in der Nähe des Karzinoms beobachtet. Abbildung 1 zeigt einen Ausschnitt des Papillenapparates aus der unmittelbaren Umgebung eines Karzinoms. Der Übergang von morphologisch unauffälligem einreihigem, kubischem Oberflächenepithel in ein hochprismatisches Epithel mit elongierten Kernen, leichter Kernhyperchromasie und Verschiebung der Kernplasmarelation im Sinne einer Dysplasie I, diese wiederum übergehend in ein zweireihiges, unregelmäßig geschichtetes Epithel als Ausdruck einer Dysplasie II ist aus dem HE-Paraffinschnitt ersicht-

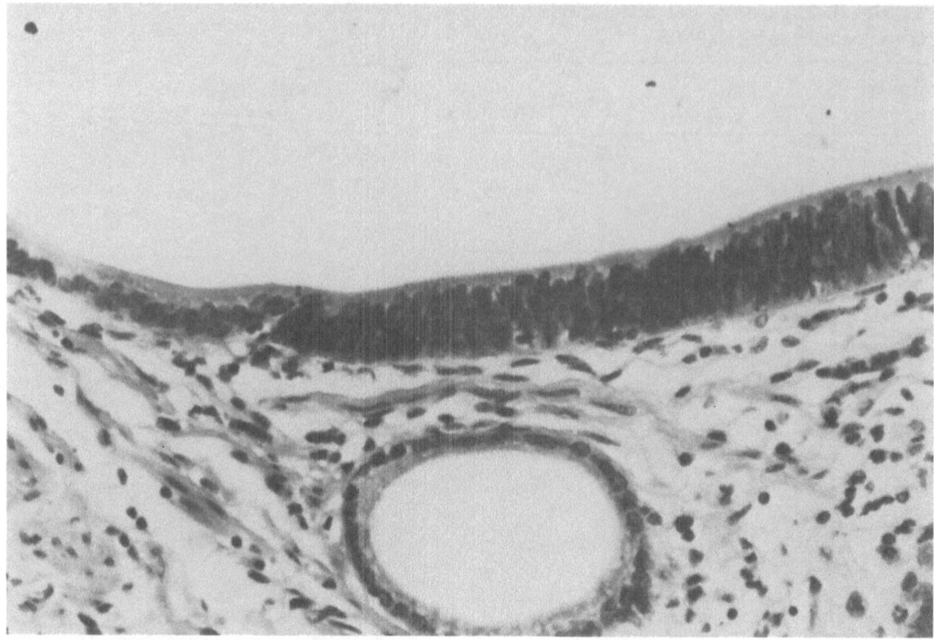

Abb. 2. Dysplasie II–III im Oberflächenepithel

lich. Abbildung 2 zeigt einen Drüsenanschnitt und ein dysplastisches Oberflächenepithel Grad II, übergehend in ein mehrreihiges, unregelmäßig geschichtetes Oberflächenepithel mit zahlreichen Mitosen, stark reduziertem Schleimgehalt und starker Verschiebung der Kernplasmarelation entsprechend einer Dysplasie III. Die Basalmembran ist intakt, so daß ein invasives Wachstum ausgeschlossen ist. Abbildung 3 zeigt ein tubulovillöses Mikroadenom der Papillenschleimhaut. Vergleichbare Adenomstrukturen wurden in 91,4% der untersuchten Präparate in der Nachbarschaft des Karzinoms gefunden. Tabelle 5 faßt die histologischen Merkmale der 7 benignen Papillentumoren zusammen. Innerhalb der 6 benignen epithelialen Neubildungen wurden insgesamt in 66% dysplastische Epithelveränderungen der Grade II bis III beobachtet.

Diskussion

Kozuka et al. haben 1981 die Inzidenz von Adenomstrukturen bei 20 Operationspräparaten mit Papillenkarzinomen [1] und 1982 an einer großen Serie von Gallenblasenkarzinomen [2] die Frage der Adenom-Karzinom-Sequenz in den Gallenwegen erörtert. In der vorliegenden Untersuchung wurden 72 Operationspräparate von Papillentumoren hinsichtlich des Auftretens von dysplastischen Epithelveränderungen und Adenomstrukturen beim Papillentumor untersucht. Die mit 91,4% hohe Inzidenz an Adenomstrukturen in unserem Untersuchungsgut entspricht den Angaben des zitierten Autors sowohl in den untersuchten Gallenblasenpräparaten als

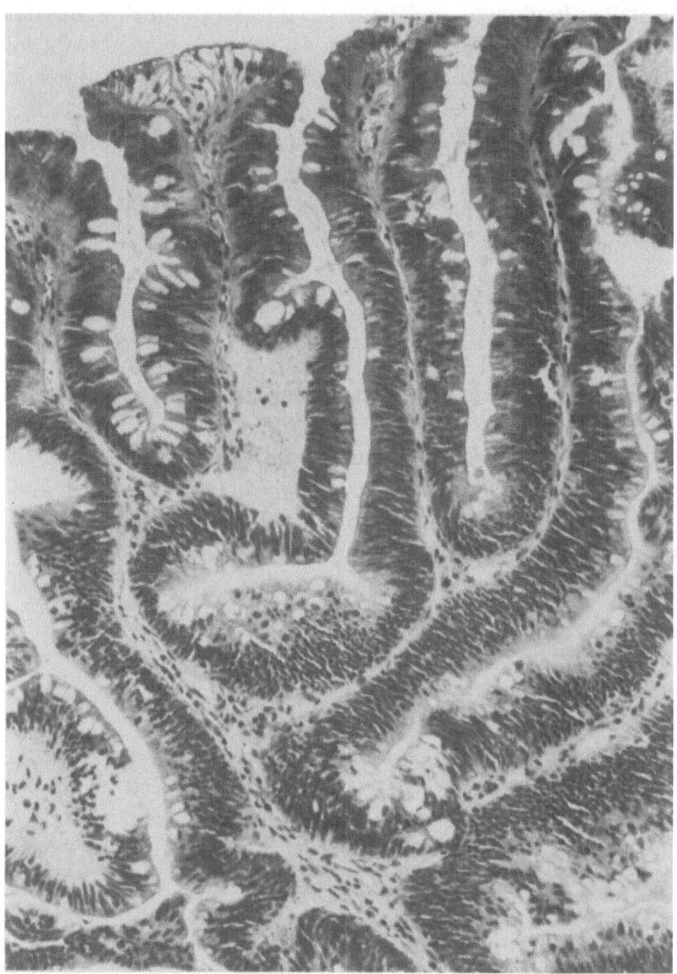

Abb. 3. Tubulovillöses Mikroadenom der Papilla Vateri; im Epithel Dysplasie II

Tabelle 5. Ergebnisse der histologischen Analyse (benigne Papillentumoren, $n = 7$)

Epithelial ($n = 6$)	Nichtepithelial ($n = 1$)		
Adenome ($n = 3$)	Neurom ($n = 1$)		
tubulär ($n = 1$)	Dysplasie (Epithelial)		
tubulovillös ($n = 2$)	I	II	III
Adenomyose ($n = 3$)		2 (33%)	2 (33%)
		66%	

auch an der Papille. Zusätzlich fanden wir in 82,8% der Präparate hochgradig dysplastische Epithelveränderungen (Grad II–III) in der unmittelbaren Nachbarschaft des Papillenkarzinoms. In der Gruppe der benignen epithelialen Neubildungen der Papille wurde ebenfalls in ⅔ der Präparate hochgradig dysplastisch veränderte Epithelien beobachtet. Die vorliegenden Ergebnisse lassen den Schluß zu, daß eine Adenom-Karzinom-Sequenz bzw. die Entstehung des Papillenkarzinoms im Gefolge von Epitheldysplasien anzunehmen ist. Hochgradige Epitheldysplasien und Adenome der Papilla Vateri sind als Präkanzerosen zu bewerten.

Zusammenfassung

Bei 72 Patienten mit Papillentumoren wurde eine histologische Analyse der Operationspärparate vorgenommen.

In der unmittelbaren Nachbarschaft des Karzinoms wurden in 82,8% der Fälle mittelschwere bis schwere Epitheldysplasien und in 91,4% Adenomstrukturen identifiziert.

Die gutartigen Papillentumoren zeigten in 66% Epitheldysplasien II–III.

Das Papillenkarzinom entsteht mit großer Wahrscheinlichkeit über prämaligne Vorstufen.

Literatur

1. Kozuka S, Tsubone M, Yamaguchi A, Hachisuka K (1981) Adenomatous residues in cancerous papilla of Vater. Gut 22:1031–1034
2. Kozuka S, Tsubone M, Yasui A, Hachisuka K (1982) Relation of adenoma to carcinoma in the gallbladder. Cancer 50:2226–2234
3. Meltzer AD (1966) Villous tumours of the stomach and duodenum. Radiology 87:511–513
4. Ming SC, Goldmann H (1965) Gastric polyps. Cancer 18:721–730
5. Oehlert K (1978) Klinische Pathologie des Magen-Darm-Traktes. In: Oehlert K (Hrsg) Klinische Pathologie des Magen-Darm-Traktes. Schattauer, Stuttgart New York, S 448–453

8.2 Das peripapilläre Karzinom – Ein fragwürdiger Terminus

K. D. Rumpf[1], H. Ostertag[2] und R. Pichlmayr[2]

Der Begriff „peripapilläres Karzinom" – im anglo-amerikanischen Schrifttum: periampullary carcinoma – ist in der Literatur weit verbreitet. Er umfaßt nach der Definition von Ackermann [1] alle malignen Neubildungen im Bereich des duodenalen C, im wesentlichen distale Gallengangs-, Papillen-, Duodenal- und die seltenen von den Brunnerschen Drüsen ausgehenden Karzinome. In der Realität trifft man auf eine sehr unterschiedliche Handhabung dieses Begriffes [2, 3, 5–9]. So werden häufig Pankreaskopfkarzinome hinzugezählt, gelegentlich auch aggressive Antrumkarzinome oder sogar alle Pankreaskarzinome.

Grundlage für die Schaffung und Anwendung des Begriffs peripapilläres Karzinom war erstens der Umstand, daß sich in einigen Fällen die Tumorerkrankung nicht sicher auf ihren Ursprungsort zurückführen ließ. Es ist aber zu fragen, ob heute – auch unter Beachtung der großen Fortschritte diagnostischer Verfahren – diese Unsicherheit im früheren Ausmaß noch gegeben und somit relevant ist.

Zweitens soll der Begriff einigen sich gleichenden Charakteristiken dieser Tumoren Rechnung tragen. Wir behaupten aber, erst eine genaue Tumorzuordnung ermöglicht verläßliche klinische Angaben.

Krankengut und Ergebnisse

Das eigene Krankengut umfaßt 268 sog. peripapilläre Karzinome, inklusive die des Pankreaskopfes. 97 konnten reseziert werden, entsprechend einer Resektionsquote von 36%. Diese Zahl stellt zugegebenermaßen ein grobes und damit unzulässiges statistisches Mittel dar: Sie umfaßt mit Papillen- und Pankreaskopfkarzinomen Tumorgruppen, die sehr unterschiedliche Charakteristiken aufweisen. Dieser als Beispiel angeführte sowie weitere Fehler ergeben sich fast zwangsläufig, wenn man den o.g. pauschalierenden Oberbegriff verwendet. Um das zu vermeiden, sind wir der Frage nachgegangen, ob und wie sicher sich der Begriff peripapilläres Karzinom weiter aufgliedern läßt.

Es wurden dazu alle 97 aufgeschnittenen Resektionspräparate makroskopisch untersucht und nach speziellen histologischen Kriterien hinsichtlich ihrer Organzuordnung analysiert. Die Ergebnisse zeigen, daß bei allen diesen Präparaten ohne

1 Klinik für Allgemein- und Abdominal-Chirurgie der Städtischen Kliniken, Pacelliallee 4, D-6400 Fulda

2 Klinik für Abdominal- und Transplantationschirurgie der MHH, Konstanty-Gutschow-Str. 8, D-3000 Hannover 61

Das Pankreaskarzinom
Hrsg. H. G. Beger und R. Bittner

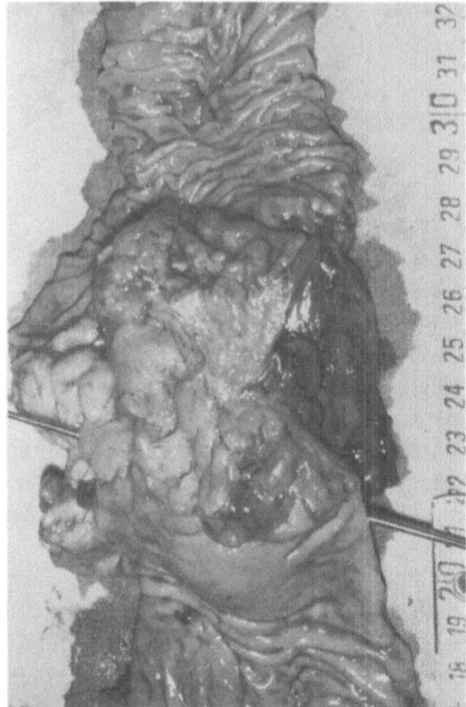

Abb. 1. Duodenalkarzinom: Diagnose präoperativ durch endoskopisch entnommene Histologie gesichert

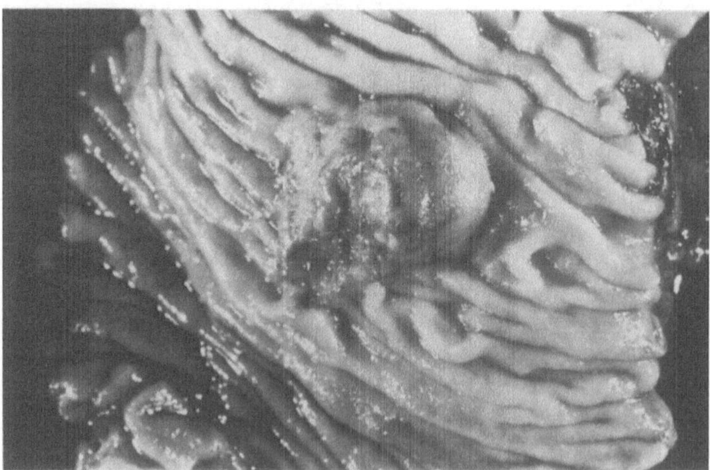

Abb. 2. Papillenkarzinom: Präoperative Diagnosesicherung möglich

Ausnahme eine exakte Organdiagnose des Karzinoms festzulegen war. Dieses Ergebnis konnte sich auf die folgenden Befunde stützen:

1. Bei allen Duodenal- und Papillenkarzinomen war es bereits präoperativ möglich, die Organdiagnose durch endoskopische Untersuchungen festzulegen. Die intra-

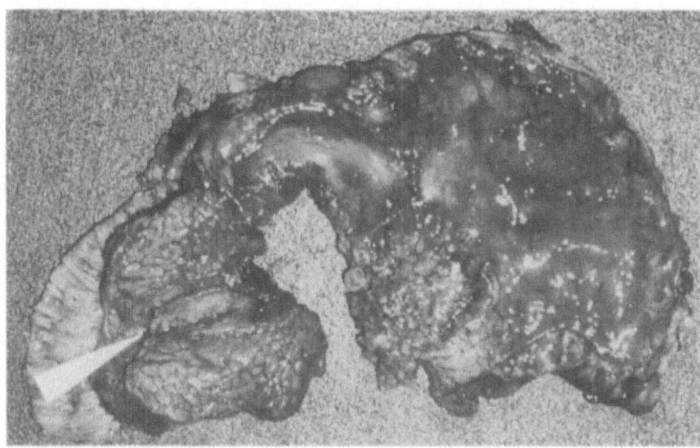

Abb. 3. Pankreaskopfkarzinom: Das aufgeschnittene Resektat (partielle Duodenopankreatektomie) zeigt ein konzentrisches Wachstum

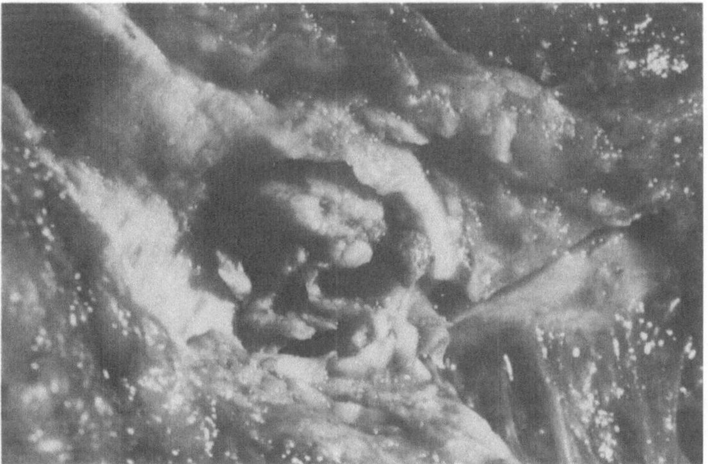

Abb. 4. Distales Gallengangskarzinom: Exophytischer *(Bild)* oder intramuraler Ausbreitungsweg

operative und histologische Untersuchung bestätigte in allen Fällen den Befund (Abb. 1 und 2).
2. Pankreaskarzinome ließen am präparierten, d.h. aufgeschnittenen Resektat meist ein konzentrisches Tumorwachstum erkennen. Gallengangskarzinome dagegen zeigten die Tendenz, sich intramural oder exophytisch auszubreiten (Abb. 3 u. 4).
3. Papillen-, distale Gallengangs-, Duodenal- und Pankreaskarzinome sind sämtlich überwiegend Adenokarzinome. Eine genauere feingewebliche Differenzierung ermöglicht aber auch hier eine weitergehende Zuordnung: Pankreaskarzinome sind mehr durch tubulär-duktale Gewebsbilder charakterisiert, während bei Papillenkarzinomen in der Mehrzahl papilläre Strukturen das histologische Bild bestimmen (Abb. 5 u. 6).

So läßt sich das eigene Krankengut schließlich doch sehr viel genauer unterteilen, nämlich in 204 Pankreaskopfkarzinome, in 47 Papillenkarzinome, 10 Duodenal- und 7 distale Gallengangskarzinome. Die Resektionsquoten betrugen beim Pankreas-

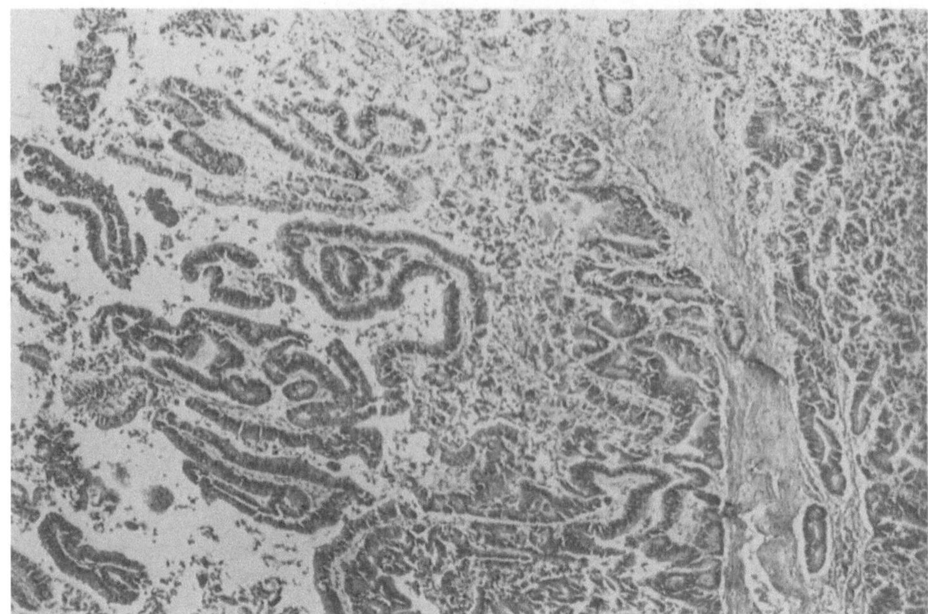

Abb. 5. Lichtmikroskopische Aufnahme eines Papillenkarzinoms mit papillären Feinstrukturen

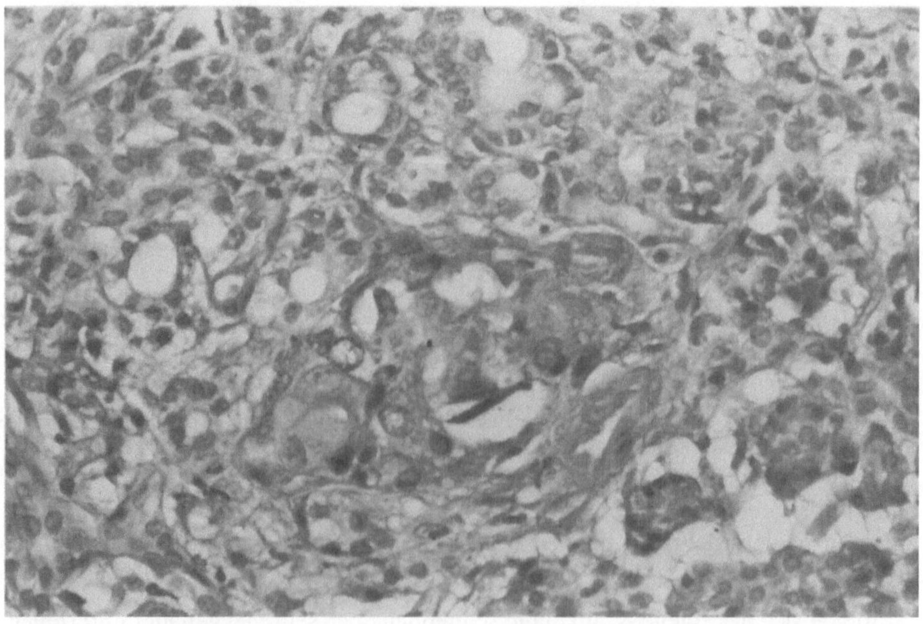

Abb. 6. Lichtmikroskopisches Bild eines exokrinen Pankreaskarzinoms: Teils tubuläres, teils undifferenziertes Gewebsbild

Tabelle 1. Ursprungsort, Resektionsrate und Hospitalletalität bei 268 Karzinomen der „periampullären" Region. Krankengut 1970 bis 1.10.1983

	Resektions-rate	Hospital-letalität
204 Pankreaskopfkarzinome	20,1%	7,5%
47 Papillenkarzinome	90%	16,3%
10 Duodenalkarzinome	90%	1/9
7 distale Gallengangskarzinome	72%	0/5

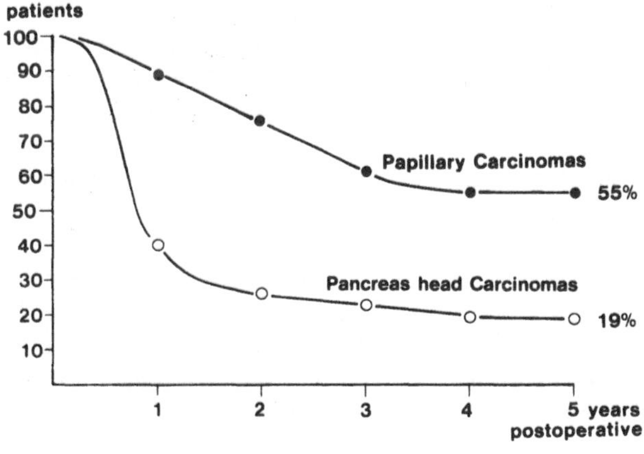

Abb. 7. Überlebenswahrscheinlichkeit von Papillen- und Pankreaskopfkarzinomen (ohne Hospitalletalität). Berechnung unkorrigiert nach der Lebenstabellenmethode [4]

kopfkarzinom nur 20%, während 90% der Papillenkarzinome kurativ operiert werden konnten. Ähnlich hohe Resektionsquoten gelten für das Duodenal- und das distale Gallengangskarzinom bei allerdings geringeren Fallzahlen (Tabelle 1).

Ebenso stark unterscheiden sich die Spätergebnisse in den vier Tumorgruppen voneinander (Abb. 7): Die 5-Jahres-Überlebenswahrscheinlichkeit resezierter Pankreaskopfkarzinome liegt bei 19%, die für Papillenkarzinome beträgt 55%. Die Überlebenszahlen für distale Gallengangs- und Duodenalkarzinome waren ähnlich den der Papillenkarzinome.

Unterschiede zwischen den vier Tumorgruppen bestehen auch im Symptomenbild der Erkrankungen, in der davon abhängigen Früherkennungsmöglichkeit und wahrscheinlich auch im biologischen Tumorverhalten. All das findet seinen Ausdruck in der Stadieneinteilung. Entsprechend dem ADT-Vorschlag zur TNM-Klassifizierung für das Pankreaskarzinom konnte klinikintern auch eine solche für das Papillenkarzinom erstellt werden. Grundlage der T-Klassifizierung war hier die Infiltration benachbarter Organe, so die der (papillenfernen) Duodenalwand, des Pankreasparenchyms oder des Gallengangs. Dabei zeigte sich, daß 80% der Papillenkarzinome dem Tumorstadium $T_{1-3}N_0M_0$ angehörten, d.h. eine Lymphknoten- oder Fernmetastasierung fehlten. 86% der 5 Jahre überlebenden Patienten gehörten ebenfalls diesem Stadium an. Das Pankreaskopfkarzinom zeichnete sich zum Zeitpunkt der Resektion in 60% der Fälle durch ein T_3-Stadium, d. h. durch eine Infiltration von mindestens zwei Nachbarorganen aus. Drei von vier 5 Jahre überlebenden Patienten konnten im Anfangsstadium $T_1N_0M_0$ operiert werden.

Diskussion

Die dargelegten Unterschiede, zumindest zwischen Pankreaskopfkarzinomen und den anderen sog. „peripapillären Karzinomen" in klinischer und prognostischer Hinsicht sind erheblich. Es stößt deshalb auf Unverständnis, wenn die Deutsche Gesellschaft für Chirurgie in ihren Empfehlungen über die operative Behandlung des Bauchspeicheldrüsenkrebses [2] Ergebnisse der Literatur zitiert, die eine Resektionsquote für peripapilläre und Pankreaskopftumoren von 30–40% angeben. Diese Zahlen entsprechen den anfangs erwähnten 36% im eigenen Krankengut. Es handelt sich auch hier um die (unerlaubte) statistische Mittelung von etwa 20% für das Pankreaskarzinom und von 90% für das Papillenkarzinom.

Es ist unser Anliegen, dafür zu plädieren, von einer derart ungenauen Krankheitsbeschreibung und den daraus resultierenden Fehlschlüssen hinsichtlich Therapiemöglichkeiten und Prognose Abstand zu nehmen. Nach den eigenen Erfahrungen besteht keine unbedingte Notwendigkeit, die Tumoren der duodenalen C-Region mit dem Oberbegriff peripapilläres Karzinom zu belegen. Eine Erkennung der Organgenese kann einmal in wenigen Einzelfällen Schwierigkeiten machen, dann wohl immer bei inkurablen Leiden. Hier wäre es aber genauer und ehrlicher, von einem nicht zuzuordnenden Karzinom im duodenalen C zu sprechen.

Es wird deshalb vorgeschlagen, das in der medizinischen Nomenklatur vorherrschende histogenetische Prinzip auch für die peripapillären Karzinome anzuwenden, d. h. auch sie grundsätzlich nach ihrem Ursprungsort zu benennen. Klinische Fehlinterpretationen lassen sich so vielfach vermeiden und es wird die Voraussetzung geschaffen für eine genauere Einschätzung von Symptomatologie, Resektabilität und – vor allem – der Prognose des Patienten.

Zusammenfassung

Der Begriff „peripapilläres Karzinom" birgt die Gefahr falscher statistisch-klinischer Aussagen besonders dann, wenn er, wie in der Literatur häufig, Pankreaskopfkarzinome einschließt.

Von 268 eigenen Fällen wurden die 97 Resektate makroskopisch und histologisch besonders im Hinblick auf ihr Ursprungsorgan durchmustert. Das positive Ergebnis sowie grundsätzliche Erwägungen führen zu der Empfehlung, auch für die malignen Neubildungen im Bereich des duodenalen C das histogenetische Prinzip der Tumorbenennung anzuwenden. Für die seltenen Fälle organüberschreitender, inoperabler Befunde sollte wahrheitsgemäßer der Begriff „nichtzuzuordnendes Karzinom im peripapillären Bereich" zur Anwendung kommen.

Literatur

1. Ackermann L, Rossai J (1974) Surgical pathology. The CV Mosby Company, St. Louis
2. Deutsche Gesellschaft für Chirurgie (1979) Praxis der Krebsbehandlung in der Chirurgie. Mitteilungen Heft 3, Beilage K_{12}. Springer, Berlin Heidelberg New York Tokyo
3. Gall FP, Hermanek P, Gebhardt C, Meier H (1981) Erweiterte Resektion der Pankreas- und periampullären Carcinome: Regionale, totale und partielle Duodenopankreatektomie. Leber Magen Darm 11:179–184
4. Kaplan-Meier KEL, Meier P (1958) Nonparametric estimation from incomplete observations. J Am State Assoc 5:457–462
5. Kümmerle F, Rückert K (1977) Pankreascarcinom: Frühzeitige Radikaloperation bessert Überlebenschance. Dtsch Ärzteblatt 43:2579–2582
6. Nakase A, Matsumoto Y, Uchida K, Honyo I (1977) Surgical treatment of cancer of the pancreas and the periampullary region. Ann Surg 185:52–57
7. Rötzscher VM, Ulrich B, Moschinski D, Fuchs A, Jacobs G (1975) Die periampullären Carcinome. Akt Chir 10:403–410
8. Stephenson LW, Blackstone EH, Aldrete JS (1977) Radical resection for periampullary carcinomas. Arch Surg 112:245–251
9. Trede M, Kersting KH, Hoffmeister A (1977) Das Pankreaskopfcarcinom. MMW 119:617–622

8.3 Resektionstherapie des Papillenkarzinoms: Chirurgische Technik, postoperative Komplikationen, Spätergebnisse

M. BÜCHLER[1], R. BITTNER[1] und H. G. BEGER[1]

Einleitung

Das Papillenkarzinom taucht in Sektionsstatistiken mit einer Häufigkeit von 0,2% [2], in klinisch retrospektiven Untersuchungen in einer Frequenz von 1–2% aller Malignome und 5% der gastrointestinalen Karzinome auf [15]. Obwohl der Tumor der Papille in der umfangreichen Literatur meist zusammen mit den Neoplasien des Pankreaskopfes, des distalen Choledochus und des Duodenums abgehandelt wird, ist seine Eigenständigkeit hinsichtlich Klinik, Morphologie und Prognose hinreichend belegt [5, 22, 27, 32]. Vor allem die frühzeitig zur Diagnose führenden Symptome durch Gallengangs- oder Pankreasgangobstruktion und die überwiegende Metastasierung in die pankreatikoduodenalen Lymphknoten, welche einer chirurgischen Therapie zugänglich sind, verbessern die Prognose im Vergleich zum Pankreaskarzinom [9, 13].

Die Erstbeschreibung der Resektion eines Papillentumors geht auf Halsted zurück [12], der 1899 mit der nach ihm benannten Methode ein Karzinom lokal exstirpierte und Gallen- und Bauchspeicheldrüsengang ins Duodenum reimplantierte. Der Patient verstarb 6 Monate später an einem Tumorrezidiv.

1912 gelang Kausch [18] die erste erfolgreiche partielle Duodenopankreatektomie, die er zweizeitig durchführte. In der Folgezeit entstanden zahlreiche Variationen der chirurgisch-kurativen und palliativen Therapie des Papillenkarzinoms. Die Arbeitsgruppe um A. O. Whipple standardisierte in den 30er Jahren nach ausführlichen tierexperimentellen und klinischen Beobachtungen [37, 38] das Verfahren der partiellen Duodenopankreatektomie, welches heute mehr denn je als chirurgische Therapie der Wahl beim Papillenkarzinom indiziert ist.

Diagnostik

Die Entwicklung und der Einsatz neuer bildgebender Verfahren, zu nennen sind in erster Linie endoskopisch retrograde Cholangiopankreatikographie (ERCP), perkutane transhepatische Cholangiographie (PTC), Computertomographie (CT) und Sonographie (US) haben dazu geführt, daß die Dauer vom ersten Auftreten spezifischer Symptome bis zur Diagnose „Papillenkarzinom“ heute im Durchschnitt 6–10 Wochen beträgt [5, 28], im Vergleich zu 34 Wochen in den 50er Jahren [24, 25]. Gleichermaßen verfügt der Chirurg heute in bis zu 100% der Fälle von Neoplasien

1 Abteilung für Allgemeine Chirurgie der Universität, Steinhövelstr. 9, D-7900 Ulm

Das Pankreaskarzinom
Hrsg. H. G. Beger und R. Bittner

der Papille über eine sichere Diagnose im Gegensatz zu 25% in den 50er und 60er Jahren [39].

Das Verfahren mit der höchsten diagnostischen Treffsicherheit ist die ERCP [4, 7, 11, 26, 28] mit einer Sensitivität und Spezifität oberhalb von 90%. Durch die Visualisierung der Papillenregion, die Kontrastierung von Pankreas- und Gallengang im ampullären Segment und die Möglichkeit der bioptischen Klärung von makroskopisch suspekten Befunden können auch kleine Tumoren der Papilla Vateri erkannt werden. Der technische Spielraum wird noch erweitert durch die Möglichkeit einer Papillotomie zur besseren Intubation [28] und das Sichtbarmachen winziger Mukosaläsionen durch Fluoroskopie [26].

Die Vorteile der Ultraschalluntersuchung liegen im nicht invasiven Vorgehen, der einfachen Anwendbarkeit und der gleichzeitigen Darstellung der übrigen Oberbauchorgane, vor allem der Leber bei Verdacht auf malignen Verschlußikterus. Nachteilig wirken sich die Störanfälligkeit durch Darmgas und die starke Abhängigkeit von der Erfahrung des Untersuchers aus. Die Sonographie stellt eine gut praktikable Screeningmethode zur Differentialdiagnose der Gelbsucht dar. Ihre diagnostische Treffsicherheit für das Papillenkarzinom liegt zwischen 40 und 50% [10].

Die Computertomographie bietet entsprechend der Sonographie die Möglichkeit zur diagnostischen Eingrenzung eines Verschlußikterus. Sie kann jedoch Tumoren der periampullären Region erst oberhalb einer Größe von 35 mm als solche identifizieren [16] und eine Unterscheidung von Pankreaskopftumoren ist nicht möglich, so daß hier eine eindeutige Limitation dieser Methode besteht. Die diagnostische Treffsicherheit wird in der Literatur mit 30–80% angegeben [8, 16].

Die PTC kann vor allem bei ausgeprägtem Ikterus mit deutlicher Stauung der intrahepatischen Gallengänge zur Differentialdiagnose des Verschlusses beitragen und gleichzeitig als temporäre Gallenwegsdrainage einen im Hinblick auf die Prognose nach Pankreaskopfresektion wichtigen präoperativ-therapeutischen Wert besitzen. Die Papillenkarzinomdiagnose konnte jedoch in einer retrospektiven Untersuchung von 81 Patienten nur in 11% der Fälle durch PTC gestellt werden [26].

Die selektive Angiographie der periampullären Region beinhaltet eine diagnostische Sensitivität von 60–80% [8, 10, 38]. Auf Grund der aufwendigen Methodik und der erheblichen Invasivität wurde sie weitgehend durch die vorbeschriebenen Verfahren ersetzt. Ihre hauptsächliche Indikation besteht heute in der präoperativen Darstellung eventueller Gefäßanomalien im Operationssitus.

Die hypotone Duodenographie bzw. die Kontrastdarstellung des Duodenums wird von zahlreichen Autoren als wenig sensibel (30%) beim Papillenkarzinom eingestuft [10, 23, 24].

Im eigenen Krankengut von 72 Patienten mit Papillentumoren führten die ERCP in 92%, die Computertomographie in 70%, die PTC in 55%, die Kontrastdarstellung des Duodenums in 32% und die Sonographie in 27% der Fälle zur Diagnose.

Tumorstadium

Bisher existiert keine allgemein anerkannte Stadieneinteilung für das Papillenkarzinom.

In Anlehnung an die p-TNM-Klassifikation des American Joint Committee for Cancer Staging [1] für das Pankreaskarzinom verwendet Hermanek [13] folgendes Staging für das Papillenkarzinom:

T1	Tumor $\leqq$ 2 cm
T2	Tumor > 2 cm Infiltration bis 2 cm entfernt von der Papille
T3	Tumor > 2 cm Infiltration weiter als 2 cm von der Papille entfernt
T4	diffuse Infiltration der Nachbarschaft
N1	eine regionale Lymphknotengruppe befallen
N2	zwei oder mehrere regionale Gruppen befallen
N4	juxtaregionale Gruppen befallen
M1	Nachweis von Fernmetastasen

Die Analyse des eigenen Patientenkollektivs erbrachte hinsichtlich prognostischer Aspekte in Abhängigkeit vom Tumorstaging ein signifikant längeres Überleben ($p < 0{,}05$) bei Tumoren bis 2 cm Größe und fehlendem Nachweis von Lymphknotenmetastasen (Abb. 1).

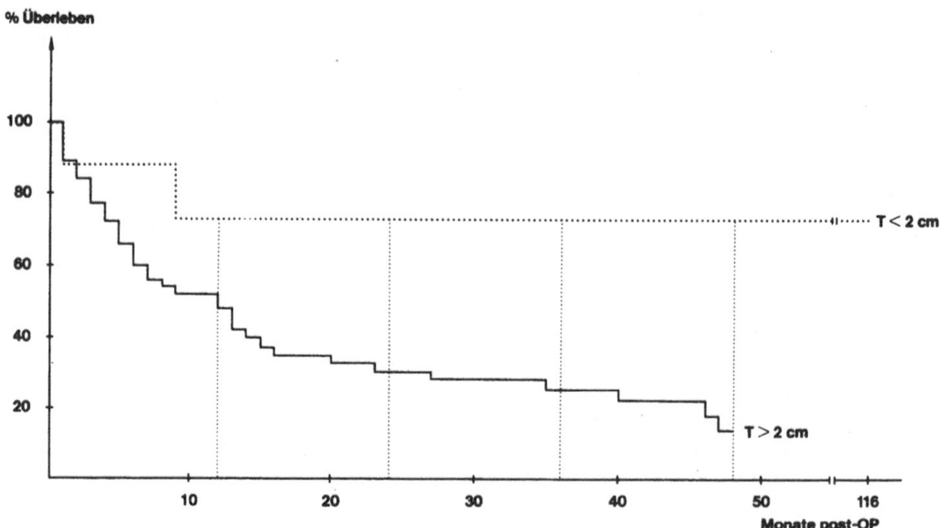

Abb. 1. Überlebensrate in Abhängigkeit von der Tumorgröße. Papillenmalignome ($n = 65$, $p < 0{,}05$)

Resektionstechniken

Partielle Duodenopankreatektomie

Die partielle Duodenopankreatektomie ist die unumstritten einzig kurative Therapie des Papillenkarzinoms [10, 20, 24, 29, 36, 39]. Sie wird beim Karzinomeingriff kombiniert mit einer Lymphknotendissektion peripankreatisch entlang der Arteria hepatica communis, mesenterica superior, coeliaca, lienalis, der Vena portae und der

Aorta abdominalis. Schrittweise werden eine Cholezystektomie, eine Resektion des distalen Choledochus, eine distale ⅔-Resektion des Magens, eine Resektion des Duodenums bis über das Treitzsche Band hinaus und eine rechtsseitige Hemipankreatektomie bis zum linken Pfortaderrand durchgeführt. Der Gastrointestinaltrakt wird in der Regel rekonstruiert durch ein retrokolisch hochgezogenes Jejunuminterponat, welches durch eine termino-laterale Gastrojejunostomose und eine termino-laterale Hepatikojejunostomose Anschluß an Magen und Gallenwege findet und termino-lateral an die nach Roux ausgeschaltete und mit dem Pankreas (termino-terminal) anastomosierte Jejunumschlinge angeschlossen wird.

Weitere gebräuchliche Rekonstruktionstypen stellen Magen-, Pankreas- und Gallengangsanastomosen an einer einzigen Dünndarmschlinge mit und ohne Braunscher Enteroanastomose dar.

Postoperative Komplikationen

Die hauptsächlich in der Literatur angegebenen Komplikationen, welche für Morbidität und Letalität nach partieller Duodenopankreatektomie verantwortlich sind, bestehen in:

1. Insuffizienz der Pankreasanastomose (13,8%)
2. Nachblutung (10,5%)
3. Kardiopulmonale Störungen (6,8%)
4. Insuffizienz der biliodigestiven Anastomose (5,5%)
5. Niereninsuffizienz (2,5%)
6. Insuffizienz der Magenanastomose (2,1%)

(Sammelstatistik von 824 Patienten nach partieller Duodenopankreatektomie wegen periampullärem Karzinom [27]).

Perioperative Letalität

Die perioperative Letalität nach partieller Duodenopankreatektomie beim Papillenkarzinom beträgt 0–33%, im Durchschnitt etwa 15% [3, 4, 29, 32, 33, 37] (Tabelle 1). Im eigenen Patientengut ($n = 30$) mit partieller Duodenopankreatektomie wegen Papillenkarzinom wurde die perioperative Sterblichkeit mit 6,7% ($n = 2$) errechnet.

Spätergebnisse – Überlebenszeiten

Die 5-Jahres-Überlebensraten nach partieller Duodenopankreatektomie wegen Papillenkarzinom werden heute zwischen 10 und 60%, im Mittel etwa mit 30%, bei mittleren Überlebensraten von 17–78 Monaten angegeben [3, 22, 25, 27, 29, 32, 33, 37] (s. Tabelle 1).

Im eigenen Patientenkollektiv betrug die 5-Jahres-Überlebensrate 37,4% bei einer mittleren Lebenserwartung von 20 Monaten nach partieller Duodenopankreatektomie.

Papillenexstirpation

Bei kleinen Papillenkarzinomen im hohen Alter und bei Patienten mit hohem Operationsrisiko kommt in ausgesuchten Fällen eine lokale Tumorexstirpation als Ver-

Tabelle 1. Perioperative Letalität nach partieller Duodenopankreatektomie beim Papillenkarzinom und Spätergebnisse

Autor	Jahr	Anzahl der Patienten	OP-Letalität	Mittlere Überlebenszeit (in Monaten)	5-Jahres-Überlebensrate
Monge et al.	1964	77	15,6%	15	39,1%
Smith	1973	120	2,5%	–	35%
Warren et al.	1975	112	11%	–	32%
Makipour et al.	1976	23	8%	55	17,4%
Sato et al.	1977	15	0,0%	–	33%
Nakase et al.	1977	330	16,4%	22,7	6%
Schlippert et al.	1978	31	22,6%	24,1	10%
Forrest u. Longmire	1979	21	14%	46	24%
Rückert u. Kümmerle	1979	37	13,5%	–	27%
Sellner u. Jellinek	1979	14	13%	47	50%
Coopermann et al.	1981	38	10%	30	26%
Cohen et al.	1982	22	23,8%	–	38%
Walsh et al.	1982	44	16%	–	16%
Herter et al.	1983	36	18,2%	25	27,8%
Eigene Fälle	1984	30	6,7%	20	37,4%
		950	11,7%	31,6	27,9%

Tabelle 2. Perioperative Letalität nach Papillenexstirpation beim Papillenkarzinom und Spätergebnisse

Autor	Jahr	Anzahl der Patienten	OP-Letalität	Mittlere Überlebenszeit (in Monaten)	5-Jahres-Überlebensrate
Salmon	1966	6	17%	–	16,6%
Makipour et al.	1976	8	12%	–	0%
Wise et al.	1976	8	12%	–	37,5%
Schlippert et al.	1978	7	14%	29,3	16,6%
Sellner u. Jelinek	1979	13	7%	19	0%
Isaakson et al.	1982	13	7%	–	17%
Eigene Fälle	1984	6	0%	13	0%
		61	9,8%	20,4	10,9%

such einer kurativen Therapie in Betracht [4, 17, 33, 39]. Die Langzeitergebnisse nach Papillenexstirpation sind bescheidener als jene nach partieller Duodenopankreatektomie. Der Nachteil dieses Operationsverfahrens sind frühzeitige Rezidive [4, 33].

Operationstechnisch anzustreben ist eine zirkuläre Ausschneidung des Papillentumors mit einem Sicherheitsabstand von mindestens 1 cm Duodenalmukosa. Die Vorteile dieser Methode liegen in einer guten Dekompression von Gallen- und Pankreaswegen und im relativ kleinen Operationstrauma. Der Ductus choledochus und der Ductus pancreaticus werden nach der Tumorresektion ins Duodenum reimplantiert. Die perioperative Letalität schwankt bei dieser Methode zwischen 0 und 17% (Tabelle 2). Im eigenen Krankengut ($n = 6$) verstarb kein Patient während des Klinikaufenthaltes. Die mittlere postoperative Lebenserwartung liegt zwischen 13 und 29 Monaten bei überwiegend kleinen Patientenzahlen in der Literatur (s. Tabelle 2). Im eigenen Patientengut überlebte kein Patient 5 Jahre nach Halstedscher Operation.

Zusammenfassung

Das Papillenkarzinom ist heute aus onkologischer Sicht eine Erkrankung mit günstiger Prognose. Durch den frühzeitigen Einsatz der Endoskopie des Duodenums mit einer Biopsie der Papille evtl. in Verbindung mit Darstellung von Pankreasgang und Gallengang ist die Diagnose „Papillenkarzinom" fast in allen Fällen präoperativ möglich.

Bis heute existiert kein allgemein akzeptiertes Staging für das Karzinom an der Papille. Entsprechend dem Staging bei anderen gastrointestinalen Malignomen muß in prospektiven Studien ein klinisch anwendbares Tumorstaging für das Papillenkarzinom, z. B. in Anlehnung an die TNM-Nomenklatur, erarbeitet werden.

Die einzig kurative Therapie des Papillenkarzinoms besteht in der partiellen Duodenopankreatektomie mit 5-Jahres-Überlebensraten bis zu 60%. Eine Papillenexstirpation sollte nur in ausgesuchten Fällen bei hohem Operationsrisiko durchgeführt werden.

Literatur

1. American Joint Committee for Cancer Staging and End-Results Reporting (1978) Manual for staging of cancer. Chicago
2. Baggenstass AH (1938) Major duodenal papilla. Arch Pathol 26: 853–868
3. Beall MS, Dyer GA, Stephenson HE (1970) Disappointments in the management of patients with malignancy of pancreas, duodenum and common bile duct. Arch Surg 101: 461–472
4. Braasch JW, Camer SJ (1975) Periampullary carcinomas. Med Clin North Am 59: 309–314
5. Büchler M, Rampf W, Baczako K et al (1984) Klinik und Feinstruktur des Papillenkarzinoms unter besonderer Berücksichtigung der morphologischen Karzinogenese. DMW 109: 1629–1639
6. Cohen JR, Kuchta N, Geller N, Shires GT, Dineen P (1982) Pancreaticoduodenectomy. Ann Surg 195/5: 608–617
7. Coopermann AM (1981) Cancer of the ampulla of Vater, bile duct and duodenum. Surg Clin North Am 61/1: 99–106
8. Coopermann AM, Herter FP, Marboe CA, Helmreich ZV, Perin KH (1981) Pancreato duodenal resection and total pancreatectomy. Surgery 90: 707–714
9. Cubilla AL, Fortner J, Fitzgerald PJ (1978) Lymph node involvement in carcinoma of the head of the pancreas area. Cancer 41/3: 880–887
10. Forrest JF, Longmire WP (1979) Carcinoma of the pancreas and periampullary region. Ann Surg 189/2: 129–138

11. Hall TJ, Blackstone MO, Cooper MJ, Hughes RG, Moossa AR (1977) Prospective evaluation of ERCP in the diagnosis of periampullary cancers. Ann Surg 187/3:313–317
12. Halsted WS (1899) Contributions to the surgery of the bile passages especially of the common bile duct. Boston Med Surg J 141:645–668
13. Hermanek P (1984) Periampulläres Karzinom. In: Gebhard C (Hrsg) Chirurgie des exokrinen Pankreas. Thieme, Stuttgart New York
14. Herter FP, Coopermann AM, Ahlborn TN, Antinori C (1983) Surgical experience with pancreatic and periampullary cancer. Ann Surg 195/2:274–281
15. Hess W (1961) Die Erkrankungen der Gallenwege und des Pankreas. Thieme, Stuttgart
16. Inameto K, Tanaka S, Yamazaki H, Suzuki E, Ishikawa Y (1982) Computed tomography of carcinoma of the ampulla of Vater. Fortschr Roentgenstr 136/6:689–693
17. Isaakson G, Ihse I, Andréu Sandberg A, Evander A, Löfgren B, Millbourn E (1982) Local excision for ampullary carcinoma. Acta Chir Scand 148:163–165
18. Kausch W (1912) Das Karzinom der Papilla Duodeni und seine radikale Entfernung. Beitr Klin Chir 78:439–451
19. Kozuka S, Tsubone M, Yamaguchi A, Hachisuka K (1981) Adenomatous residues in cancerous papilla of Vater. Gut 22:1031–1034
20. Kümmerle F, Kirschner P, Mangold G (1976) Zur Klinik, Diagnose und Therapie des Pankreaskarzinoms. DMW 101:729–734
21. Kuntz E (1974) Erkrankungen der Gallenwege und Gallenblase. Lehmann, München
22. Makipour H, Coopermann A, Danzi J, Farmer RG (1976) Carcinoma of the ampulla of Vater. Am Surg 184:341–344
23. Miller EM, Dockerty MB, Wollaeger EE (1951) Carcinoma in the region of the papilla of Vater. Surg Gyn Obstet 92:172–182
24. Monge J, Dockerty MB, Wollaeger EE (1964) Clinicopathologic observations in radical pancreato-duodenal resection for peripapillary carcinoma. Surg Gyn Obstet 118:275–283
25. Monge J, Judd S, Gage R (1964) Radical pancreatoduodenectomy. Am Surg 160:711–722
26. Nakao NL, Siegel JH, Stenger RJ, Gels AM (1982) Tumors of the ampulla of Vater. Early diagnosis by intraampullary biopsy during endoscopic cannulation. Gastroenterology 83: 459–464
27. Nakase A, Matsumoto Y, Uchida K, Hanjo J (1977) Surgical treatment of cancer of the pancreas and the periampullary region. Am Surg 185:52–57
28. Nix GAJJ, Wilson JHP, Schmitz PIM, Dees J, Hofwigk R (1983) Carcinoma of the ampulla and papilla of Vater. Fortschr Roentgenstr 138/5:531–535
29. Rückert K, Kümmerle F (1979) Das Papillenkarzinom. Chirurg 50:308–312
30. Salmon P (1966) Carcinoma of the pancreas and extrahepatic biliary system. Surgery 60:554–565
31. Sato T, Saitoh Y, Noto N, Matsumo S (1977) Follow up studies of radical resection for pancreatoduodenal cancer. Ann Surg 186:581–588
32. Schlippert W, Lucke D, Anuvas S, Christensen J (1978) Carcinoma of the papilla of Vater. Am J Surg 135:763–770
33. Sellner F, Jellinek K (1979) Ergebnisse der operativen Behandlung des Papillenkarzinoms. Zbl Chir 104:1472–1476
34. Smith R (1973) Progress in the surgical treatment of pancreatic disease. Am J Surg 125:143–153
35. Walsh DB, Echhauser FE, Cronenwett JL, Turcotte JG, Lindenauer SM (1982) Adenocarcinoma of the ampulla of Vater. Am Surg 195:152–157
36. Warren KW, Choe DS, Plaza J, Relihan M (1975) Results of radical resection for periampullary cancer. Am Surg 181:534–538
37. Whipple AD (1942) Present day surgery of the pancreas. New Engl J Med 226:513
38. Whipple AD, Parsons WB, Mullins CR (1935) Treatment of carcinoma of the ampulla of Vater. Am Surg 102:763–779
39. Wise L, Pizzinbaro C, Delner LP (1976) Periampullary cancer. Am J Surg 131:141–148

9 Therapieergebnisse beim periampullären und Pankreaskarzinom

9.1 Intraoperative Entscheidungshilfen bei der Methodenwahl zur Behandlung des Pankreaskarzinoms

V. M. Rötzscher[1], B. Ulrich[2] und R. Kasperk[1]

Solange die Ansichten zur Behandlung des Pankreaskarzinoms soweit auseinandergehen wie die von Crile [10] mit seiner Absage an die Duodenopankreatektomie auf der einen Seite und die von Eiseman u. Fortner [14, 15, 16, 22, 24, 36, 37, 41] mit ihren Vorstellungen zur regionalen Duodenopankreatektomie auf der anderen Seite, erscheint es sinnvoll, zur Orientierung für die klinische Praxis Entscheidungshilfen zu suchen, die das operative Vorgehen erleichtern [29, 32].

Dies ist um so wichtiger, als außer einer chirurgischen Behandlung bis heute keine allgemeingültigen Alternativen zur Verfügung stehen, wenngleich im Rahmen onkologischer Bemühungen Wege der zytostatischen und radiologischen Therapie beschritten werden. Selbst nach über 45jähriger Erfahrung mit der chirurgischen Behandlung des Pankreaskarzinoms sind die Probleme ungelöst und die Ergebnisse chirurgischer Anstrengungen mehr als bescheiden [1, 2, 3, 4, 10, 11, 18, 28, 35].

Die Gründe sind in der nach wie vor späten Erkennung des Pankreaskarzinoms, der operationsspezifischen Belastung, dem allgemein reduzierten Kräftezustand des Patienten und dem altersbedingten operativen Risiko zu suchen [17, 25, 26, 27]. Die Entscheidung, was operativ zu tun ist, fällt in der Regel erst intraoperativ und stellt insofern vor Probleme, als es grundsätzlich zu wählen gilt zwischen Resektionsverfahren, Palliativmaßnahmen und bloßer Exploration im Sinne einer Probelaparotomie [5, 6, 7, 24, 29, 32].

Hierzu sind folgende Fragen zu klären:

1. Welche Kriterien sind an die Resezierbarkeit anzulegen?
2. Wann sind palliative Maßnahmen zu ergreifen?
3. Welcher Stellenwert kommt der Exploration zu?

Methode

Die Fragen setzen die Klärung des Lokalbefundes im Hinblick auf Größe und Ausdehnung des pathologischen Prozesses voraus und machen ein intraoperatives klinisches Staging wünschenswert [8, 10, 12, 13, 17, 19, 21].

Hermreck et al. [20] haben folgende klinische Stadieneinteilung vorgeschlagen, die später von Hollender modifiziert worden ist [23].

Diese Stadieneinteilung beinhaltet für das Stadium I den auf das Pankreasorgan begrenzten Tumor, ohne Bezug auf die Größe des Tumors zu nehmen. Stadium II betrifft die lokale Invasion des Tumors über die Grenzen der Bauchspeicheldrüse

1 Medizinische Einrichtungen der Universität, Moorenstr. 5, D-4000 Düsseldorf 1
2 Chirurgische Klinik, Akademisches Lehrkrankenhaus, Juliuspromenade 19, D-8700 Würzburg

Das Pankreaskarzinom
Hrsg. H. G. Beger und R. Bittner

hinaus. Stadium III macht regionalen Lymphknotenbefall wahrscheinlich und Stadium IV umfaßt die systemische Tumoraussaat.

Resezierbarkeit

Wesentlich für die Beurteilung der Resezierbarkeit ist die Ausdehnung des lokalen Tumorbefalls. Dazu ist eine ausgiebige Freilegung des Pankreas erforderlich. Sie geschieht heute standardmäßig [1, 2, 7, 9, 27] durch Mobilisation des Duodenums nach Kocher von rechts zur Beurteilung des Pankreaskopfes, durch Eröffnung der Bursa omentalis durch Spaltung des Ligamentum gastrocolium entlang der großen Kurvatur, durch die Durchtrennung des peritonealen Überzugs am Unterrand des Pankreas zur Prüfung der Mobilisierbarkeit von links sowie die digitale retropankreatische Unterminierung des Bettes der V. mesenterica superior. Bei diesen Schritten werden erreichbare Lymphknoten im Bereich der pankreatischen Lymphdrainage entnommen.

Ist das Organ in dieser Weise mit dem tumortragenden Anteil mobilisierbar, sehen wir die Resektion als indiziert an, auch wenn bei Verdacht auf regionale Lymphknotenmetastasen die histologische Sicherung nicht gelingt. Tumorinfiltration in die Nachbarorgane (z. B. Magen, Duodenum und Mesokolon) beeinflußt nicht in jedem Fall die Resezierbarkeit. Alter und Tumormarasmus beeinflussen diese Entscheidung restriktiv. Ist die retropankreatische mesenteriale Gefäßachse infiltriert und vom Pankreas nicht isolierbar, wird von einer Resektion generell Abstand genommen, sofern man nicht Fortnerschen Resektionsprinzipien folgt [14, 15].

Palliation

Die Entscheidung zur Palliation ist am wenigsten problematisch für die Fälle, bei denen durch Inspektion organferne Metastasen (z. B. Peritoneum, Netz, Mesenterium und Leber) gesichert werden können. Hier ist in Abhängigkeit zum Lokalbefund zwischen biliodigestivem und/oder gastroenteralem Bypass bei entsprechender Stenosesymptomatik zu wählen. Befunde mit lokaler Inoperabilität kommen insbesondere beim Kopfkarzinom für eine protektive biliodigestive Umgehung in Frage [31, 34].

Exploration

Die Bedeutung der Exploration liegt in der Diagnosesicherung und ist solchen Fällen vorbehalten, die bei fortgeschrittenem Tumorstadium, reduziertem Kräftezustand und zusätzlichen allgemeinen Risikofaktoren von Seiten des kardiopulmonalen Systems eine Verschlußsymptomatik aufweisen bzw. erwarten lassen.

Ergebnisse und Diskussion

Wendet man für das eigene Krankengut von 134 Fällen des Zeitraumes 1964 bis 1983 diese Statements auf die 4-Stadien-Klassifikation von Hermreck et al. [20] an, so

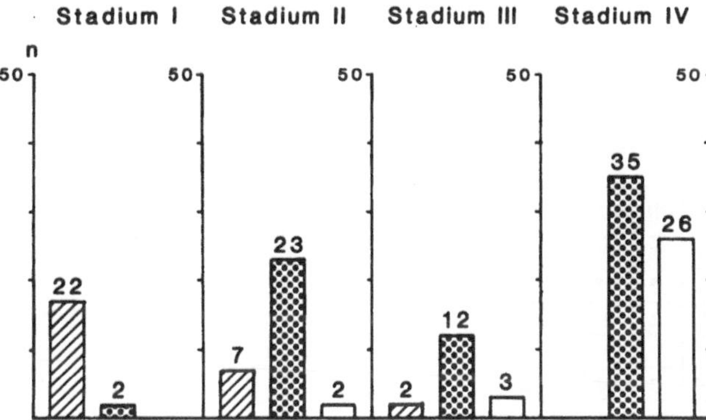

Abb. 1. Häufigkeit der operativen Maßnahmen (Resektion, Palliation, Exploration) bei 134 Pankreaskarzinomen unter Berücksichtigung der Stadieneinteilung nach Hermreck et al. [20]

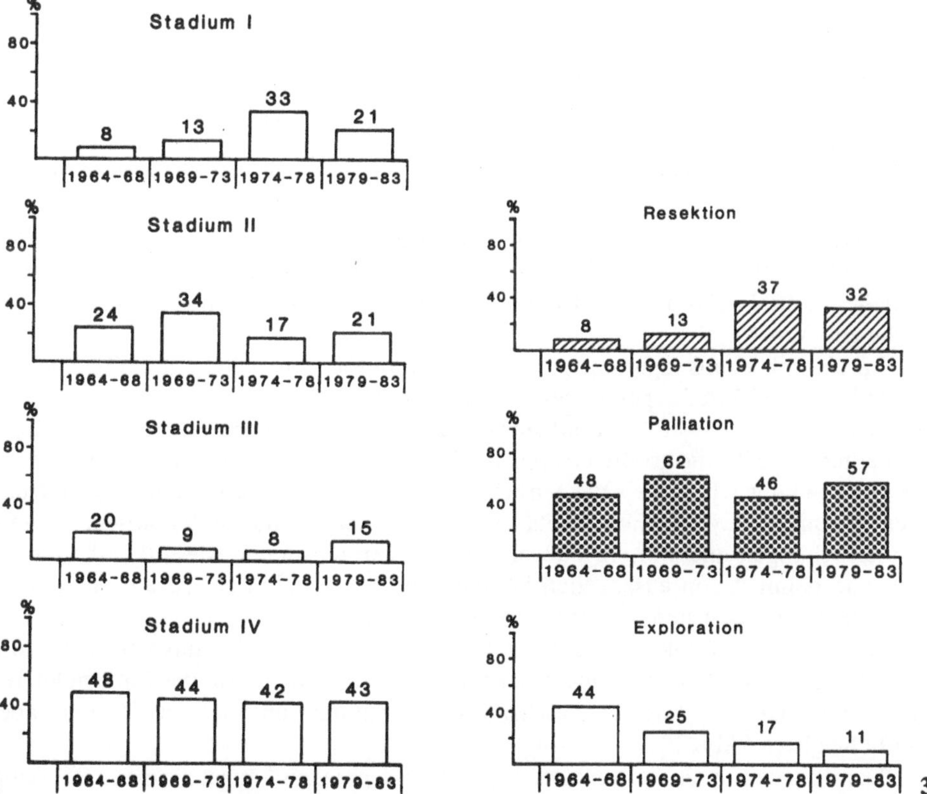

Abb. 2. In 5-Jahres-Zeiträumen (1964–1983) gegliederte, stadienbezogene Pankreaskarzinomhäufigkeiten bei 134 Patienten

Abb. 3. Häufigkeit der operativen Maßnahmen (Resektion, Palliation, Exploration) zwischen 1964–1983 bei 134 Pankreaskarzinomen, bezogen auf die 5-Jahres-Zeiträume

OP-Massnahme		Stadium				
Resektion		I	II	III	IV	Gesamt
partielle DPE		14	2	1		17
totale DPE		7	4	1		12
Linksresektion		1	1			2
Gesamt		22	7	2		31
Bypass		I	II	III	IV	Gesamt
bilio-digestiv	ChZD	2	3	2	3	10
	ChZJ		6	2	11	19
	ChDD		7	2	3	12
	ChDJ		1		1	2
	Gesamt	2	17	6	18	43
gastroenteral (GE)			1	2	3	6
bilio-digestiv und gastro-enteral	ChZD-GE		1	1		2
	ChZJ-GE		3	1	11	15
	ChDD-GE				2	2
	ChDJ-GE		1	2	1	4
	Gesamt		5	4	14	23
Palliativ Gesamt		2	23	12	35	72
Exploration			2	3	26	31

Abb. 4. Übersicht über alle operativen Maßnahmen, die zwischen 1964–1983 bei 134 Pankreaskarzinomen durchgeführt wurden, bezogen auf die Stadieneinteilung von Hermreck et al. [20]. *DPE*, Duodenopankreatektomie; *ChZD*, Cholezystoduodenostomie; *ChZJ*, Cholezystojejunostomie; *ChDD*, Choledochoduodenostomie; *ChDJ*, Choledochojejunostomie; *GE*, Gastroenterostomie

zeigt sich, daß die Stadienzuordnung der intraoperativen Befunde mit der Methodenwahl korreliert. Die Resektionsfrequenz fällt mit zunehmendem Stadium folgerichtig ab, die Palliationen und Explorationen nehmen für die höheren Stadien anteilig zu (Abb. 1).

Im eigenen Krankengut entsprechen Tumorlokalisation, Alters- und Geschlechtsverteilung den Mitteilungen in der Literatur [4, 24, 29].

Bei der intraoperativen Stadienzuordnung findet sich im Stadium IV mit 61 Patienten (45,5%) die größte Gruppe der Patienten. Die geringe Zahl von 17 Patienten im Stadium III spiegelt die Unsicherheit der Beurteilung bei der Einschätzung der regionalen Lymphknotenmetastasierung wider, zumal systematische neuere Untersuchungen nachweisen, daß die Metastasierungsquoten wesentlich höher liegen und damit davon auszugehen ist, daß hier bei der klinischen Beurteilung eine Verschiebung zugunsten des Stadiums II eingetreten ist.

Die weitere Aufschlüsselung in 5-Jahres-Zeiträume ergibt im Sinne besserer frühdiagnostischer Maßnahmen eine prozentuale Zunahme des Stadiums I in den letzten 10 Jahren, der Anteil der fortgeschrittenen Karzinome im Stadium IV bleibt aber auffällig gleich (Abb. 2).

Damit haben auch die Resektionsquoten entsprechend zugenommen. Bei deutlicher Abnahme der Explorationen über die Zeit sind die Palliationen in Grenzen gleichgeblieben (Abb. 3).

Unter Berücksichtigung operativer Maßnahmen im Hinblick auf Alter und Stadium zeigt sich, daß im Frühstadium die Hauptgruppe der resezierbaren Tumoren im 5. und 6. Dezennium liegt, im Stadium II und III gilt dasselbe für die Palliationen, im Stadium IV treten die Explorationen hinzu.

Die im gesamten Zeitraum von 20 Jahren durchgeführten stadienorientierten Maßnahmen gibt die nachfolgende Tabelle wieder (Abb. 4).

Mit Ausnahme der Papillenkarzinome, für die im Falle der Resezierbarkeit die Whipplesche Operation Regeloperation ist, wurde bisher die totale DPE zur Behandlung des Pankreaskarzinoms angestrebt [36, 37, 38]. Die wenig verbesserten Ergebnisse geben aber heute wieder der partiellen DPE den Vorzug [44].

Die Verhältnisse bei den palliativen Maßnahmen sind nicht so klar, sie richten sich nach den individuellen Gegebenheiten und schöpfen deshalb alle operativ-technischen Möglichkeiten aus. Wir geben aber heute – wenn immer möglich – der Choledochojejunostomie mit einer nach Roux ausgeschalteten Schlinge den Vorzug [39].

Zusammenfassung

In einer retrospektiven Analyse des eigenen Krankengutes von 134 Patienten mit einem Pankreaskarzinom wird die gewählte Operationsmethode der Stadienzuordnung entsprechend einem intraoperativen klinischen Staging gegenübergestellt. Mit zunehmendem Stadium fällt die Resektionsfrequenz ab, die Palliationen und Explorationen nehmen für die höheren Stadien anteilig zu.

Die größte Gruppe der Patienten (45,5%) findet sich im Stadium IV (systematische Tumoraussaat). Der Anteil der Patienten der Gruppe III (Lymphknotenmetastasen) erscheint mit 12,7% unterrepräsentiert und spiegelt möglicherweise die Unsicherheit bei der Einschätzung der regionalen Lymphknotenmetastasierung wider. Mit der Zunahme der Patienten im Stadium I in den letzten Jahren hat auch die Resektionsquote zugenommen, andererseits jedoch ist der Anteil der fortgeschrittenen Karzinome im Stadium IV auffallend gleich geblieben. Während bisher beim resezierbaren Karzinom die totale Duodenopankreatektomie (DPE) angestrebt wurde, wird heute wieder aufgrund der wenig verbesserten Ergebnisse der partiellen DPE der Vorzug gegeben. Unter den palliativen Maßnahmen sollte – wenn immer möglich – die Choledochojejunostomie mit einer nach Roux ausgeschalteten Schlinge gewählt werden.

Literatur

1. Aston SJ, Longmire WP Jr (1973) Pancreatico duodenal resection. Arch Surg 106:813–817
2. Balasegaram M, Joishy SK (1981) Pancreatic resection—key to the surgical approach to pancreatic lesions. Am J Surg 141:204–207
3. Baylor SM, Berg JW (1973) Cross-classification and survival characteristics of 5000 cases of cancer of the pancreas. J Surg Oncol 335:358
4. Björek S, Svensson JO, Macpherson S, Edlund Y (1981) Cancer of the head of the pancreas and choledochoduodenal junction: A clinical study of 88 Whipple resections. Acta Chir Scand 147: 353–359
5. Brooks JR, Culebras JM (1976) Cancer of the pancreas—palliative operation Whipple procedure, or total pancreatectomy? Am J Surg 131:516–519
6. Brooks DC, Osteen RT, Gray EB Jr, Steele GD, Wilson RE (1981) Evaluation of palliative procedures for pancreatic cancer. Am J Surg 141:430–433

7. Bünte H (1972) Chronische Pankreatitis und Pankreaskarzinom – Chirurgische Techniken. Klin Arzt 1:64–66
8. Castellanos J, Manifacio G, Lillèhei RC, Shatney CH (1976) Total pancreatectomy for ductal carcinoma of the head of the pancreas: Current status. Am J Surg 131:595–598
9. Coopermann AM (1981) Cancer of the pancreas: A dilemma in treatment. Surg Clin North Am 61:107–115
10. Crile G Jr (1970) The advantages of by-pass operation over radical pancreatoduodenectomy in the treatment of pancreatic carcinoma. Surg Gynecol Obstet 130:1049–1053
11. Douglass AO, Holyoke ED (1974) Pancreatic cancer, initial treatment as the determinant of survival. JAMA 229:793–797
12. Feduska NJ, Dent TL, Lindenauer SM (1971) Results of palliative operations for carcinoma of the pancreas. Arch Surg 103:330–333
13. Forrest JF, Longmire WP Jr (1979) Carcinoma of the pancreas and periampullary region. Ann Surg 189:129–138
14. Fortner JG (1973) Regional resection of cancer of the pancreas: A new surgical approach. Surg 73:307–320
15. Fortner JG, Kim DK, Cubilla A, Turnbull A, Pahnke LD, Shils ME (1977) Regional pancreatectomy: En bloc pancreatic, protal vein and lymph node resection. Ann Surg 186:42–50
16. Gall FP, Hermanek P, Gebhardt C, Meier H (1981) Erweiterte Resektion der Pankreas- und periampullären Karzinome: Regionale, totale und partielle Duodenopankreatektomie. Leber, Magen, Darm 11:179–184
17. Gilsdorf RB, Spanos P (1973) Factors influencing morbidity and mortality in pancreaticoduodenectomy. Ann Surg 117:332–337
18. Gudjousson B, Livstone EM, Spiro HM (1978) Cancer of the pancreas—diagnostic accuracy and survival statistics. Cancer 42:2494–2506
19. Heerden JA van, ReMine WH, Weiland LH, McIlrath DC, Ilstrup DM (1981) Total pancreatectomy for ductal adenocarcinoma of the pancreas. Am J Surg 142:308–311
20. Hermreck AS, Thomas CJ, Friesen SR (1973) Importance of pathological staging in the surgical management of adenocarcinoma of the exocrine pancreas. Am J Surg 127:653–657
21. Hertzberg J (1974) Pancreatico-duodenal resection and by-pass operation in patients with carcinoma of the head of the pancreas, ampulla, and distal end of the common duct. Acta Chir Scand 140:523–527
22. Hicks RE, Brooks JR (1971) Total pancreatectomy for ductal carcinoma. Surg Gynecol Obstet 133:16–20
23. Hollender LF, Meyer C (1978) Operative Behandlung des Pankreaskarzinoms. Zbl Chirurgie 103:1256–1263
24. Ihse J, Lilja P, Arnesjö B, Bengmark S (1977) Total pancreatectomy for cancer. Ann Surg 186:675–680
25. Kimmig JM (1981) Zur Diagnose des Pankreaskarzinoms. Z Allg Med 57:516–521
26. Klöppel G, Sosnowski J, Eichfuss H-P, Rückert K, Klapdor R (1970) Aktuelle Aspekte des Pankreaskarzinoms. Dtch Med Wochenschr 104:1801–1805
27. Kümmerle F, Kirschner P, Mangold G (1976) Zur Klinik und Chirurgie des Pankreaskarzinoms. Dtsch Med Wochenschr 101:729–734
28. Levison DA (1979) Carcinoma of the pancreas. J Path 129:203–223
29. Lund F (1968) Carcinoma of the pancreas—palliative or radical surgery? Acta Chir Scand 134:461–465
30. Nakase A, Matsumoto Y, Uchida K (1977) Surgical treatment of cancer of the pancreas and the periampullary region. Ann Surg 185:52–57
31. Pope AN, Fish JC (1971) Palliative surgery for carcinoma of the pancreas. Am J Surg 121: 271–273
32. Porter MR (1958) Carcinoma of the pancreatico-duodenal area—operability and choice of procedure. Ann Surg 148:711–723
33. ReMine WH, Priestley JT, Judd ES, King JM (1970) Total pancreatectomy. Ann Surg 172: 595–602
34. Richards AB, Sosin H (1973) Cancer of the pancreas—the value of radical and palliative surgery. Ann Surg 177:325–331

35. Rötzscher VM, Ulrich B, Moschinski D, Fuchs A, Jacobs G (1975) Die peripapillären Karzinome. Akt Chir 10:403–410
36. Ross H, Jonas RA (1980) The results of surgery for carcinoma of the pancreas. Aust NZ J Surg 50:454–458
37. Rückert K, Kümmerle F (1978) Totale Duodenopankreatektomie als Regeloperation beim Pankreaskarzinom. Chirurg 49:162–166
38. Sanfey HS, Mendelsohn G, Cameron JL (1983) Solid and papillary neoplasm of the pancreas. Ann Surg 197:272–275
39. Shapiro TM (1975) Adenocarcinoma of the pancreas: A statistical analysis of biliary bypass vs Whipple resection in good risk patients. Ann Surg 182:715–721
40. Smith of Marlow Lord (1981) Surgery of carcinoma of the pancreas. Canad J Surg 24:176–178
41. Smith R (1973) Progress in the surgical treatment of pancreas disease. Am J Surg 125:143–154
42. Sohendra N, Klapdor R, Lehmann U, Schmiegel WH, Brockmann W-P, Vogel H, Klöppel G (1982) Moderne Diagnostik des Pankreaskarzinoms. Med Klinik 77:36–44
43. Warren KW, Braasch JW, Thum CW (1968) Carcinoma of the pancreas. Surg Clin North Am 48:601–617
44. Wittrin G, Jost JO, Clemens M, Arndt M (1981) Pankreasgangokklusion nach partieller Duodenopankreatektomie. Chirurg 52:157–159

9.2 Ergebnisse der chirurgischen Therapie beim periampullären und Pankreaskarzinom

K. H. Muhrer[1], K. Schwemmle[1], K. von Oertzen[1] und S. Heinrich[2]

Maligne Neoplasien der Bauchspeicheldrüse gehören zu den Tumoren mit der ungünstigsten Prognose. Die Gründe liegen im absoluten Fehlen jeglicher Früh- und Leitsymptome, raschem invasivem Wachstum und frühzeitiger lymphogener und hämatogener Metastasierung. Erweist sich der Tumor als resektabel, müssen vorwiegend älteren Patienten ausgedehnte Eingriffe zugemutet werden. Die Operationssterblichkeit ist entsprechend hoch.

Der Begriff „Pankreaskarzinom" sollte nur für das duktale Adenokarzinom, das mehr als 90% aller Neubildungen dieses Organs ausmacht, verwendet werden. Davon abzugrenzen sind die sogenannten periampullären Karzinome und seltene Pankreastumoren, wie Zystadenokarzinome, das Azinuszellkarzinom und das Inselzellkarzinom [15].

Patientengut

Unsere Erfahrungen basieren auf 290 Patienten, die von 1964 bis August 1983 in der Chirurgischen Universitätsklinik Gießen behandelt wurden. Männer (174 Fälle) waren häufiger betroffen als Frauen (116 Fälle), das Geschlechtsverhältnis betrug exakt 3:2. Das sechste und siebente Lebensjahrzehnt waren bevorzugt, bei einem Durchschnittsalter von knapp 63 Jahren (Männer 62,2 Jahre, Frauen 62,8 Jahre).

Die Lokalisation der Karzinome deckte sich mit den Angaben der Literatur [1, 3, 10, 16]. Am häufigsten war der Tumor im Pankreaskopf lokalisiert (65%), Körper und Pankreasschwanz waren seltener befallen. Bei einem Patienten fanden sich zwei gut abgrenzbare Tumoren im Pankreaskopf und Pankreasschwanz. Dieses Doppelkarzinom belegt das multizentrische Vorkommen.

Periampulläre Karzinome sahen wir in 53 Fällen, entsprechend einer Häufigkeit von 18,2%. Diffuses, auf die gesamte Drüse ausgedehntes Tumorwachstum lag bei 10,7% der Patienten vor.

Infiltrierendes Tumorwachstum in angrenzende Nachbarstrukturen und Metastasierungsfreudigkeit schränken die Resektabilität ein. Die Möglichkeit einer kurativen Resektion hängt in erster Linie von der Tumorlokalisation ab. Die höchste Resektionsrate (49,1%) fand sich beim periampullären Karzinom. Relativ kleine Tumoren führen zum alarmierenden Verschlußikterus, diagnostische und chirurgi-

1 Abteilung Allgemeinchirurgie, Zentrum für Chirurgie der Justus-Liebig-Universität, Klinikstr. 29, D-6300 Gießen

2 Tumorzentrum Marburg-Gießen, D-6300 Gießen

Das Pankreaskarzinom
Hrsg. H. G. Beger und R. Bittner

sche Konsequenzen werden wesentlich früher gezogen. Die Resektionsquote betrug sogar 55% in den letzten 7 Jahren. Umgekehrt besteht bei den lange Zeit klinisch stummen Korpus- und Schwanzkarzinomen oft Inoperabilität.

Die Beurteilung der Resezierbarkeit eines Pankreastumors setzt große Erfahrung voraus. Bei Tumorkontakt zu anatomischen Nachbarstrukturen ist intraoperativ schwierig zu differenzieren, ob eine echte Tumorinfiltration oder nur eine peritumoröse Entzündung vorliegt. Sicherlich lassen sich die Resektionsquoten durch aggressiveres Vorgehen, wie Gefäßresektion und anschließende Rekonstruktion, steigern.

Der Resektabilität sind andererseits auch durch das Ausmaß der Metastasierung Grenzen gesetzt. Während positive peripankreatische Lymphknoten bei der Organresektion mit ausgeräumt werden können, ist bei metastatischem Lymphknotenbefall des Tripus Halleri, der Leberpforte und der A. mesenterica superior die Radikalität fraglich.

Das wahre Ausmaß der Metastasierung ist intraoperativ schwierig abzuschätzen, das Vorgehen problematisch. Klöppel et al. wiesen in einem Sektionsgut von 119 Patienten mit Pankreaskarzinomen nach, daß die Infiltration in das peripankreatische Fettgewebe (62%) der Metastasierung in die peripankreatischen Lymphknoten (64%) und in die Leber (54%) parallel ging [9].

Der erweiterten regionalen Pankreatektomie nach Fortner [s. 4] stehen wir deshalb skeptisch gegenüber und besitzen keine eigenen Erfahrungen. Die Resektionsquote konnte zwar bis auf 35% gesteigert werden. Inwieweit die Risiken dieses ultraradikalen Vorgehens durch verlängerte Überlebenszeiten aufgehoben werden, müssen Langzeitergebnisse noch zeigen.

Resezierende Therapie

Bei 54 (18,6%) unserer 290 Patienten war eine Tumorresektion möglich, 161 (55,5%) wurden palliativ operiert, bei 67 (23,1%) beendeten wir den Eingriff als explorative Laparotomie.

Die meistgeübte Radikaloperation beim Pankreaskopfkarzinom und periampullären Karzinom ist die partielle Duodenopankreatektomie nach Whipple, die auch bei uns am häufigsten durchgeführt wird (Tabelle 1).

Die Vorteile der totalen Duodenopankreatektomie, die von der Mainzer Klinik als Regeloperation beim duktalen Pankreaskarzinom gefordert wird, liegen in der

Tabelle 1. Tumorresezierende Eingriffe

	n	
Partielle Duodenopankreatektomie	33	61,1%
Totale Duodenopankreatektomie	7	13,0%
Linksresektion	5	9,3%
Transduodenale Papillenresektion (bis 1975)	9	16,6%
Gesamt	54	100,0%

größeren Radikalität, die pankreatikojejunale Anastomose – die Achillesferse der Whippleschen Operation – entfällt [2, 7, 13, 14].

Diese Vorteile werden durch das Auftreten eines pankreopriven Diabetes mellitus und einer vollständigen exokrinen Pankreasinsuffizienz erkauft. Seit Einführung der Gangokklusion des Restpankreas sind die Komplikationen von seiten der pankreatikojejunalen Anastomose geringer geworden.

Möglicherweise stellt die von der Erlanger Klinik propagierte „subtotale" partielle Duodenopankreatektomie einen akzeptablen Kompromiß zwischen totaler und partieller Duodenopankreatektomie dar.

Linksresektionen sind bei Tumorbefall des distalen Pankreas zu diskutieren. Sie sind nur selten durchführbar und fraglich kurativ.

Die transduodenale Papillenresektion, die früher bei ampullären oder periampullären Tumoren Patienten hohen Alters und von schlechtem Allgemeinzustand Anwendung fand, führen wir heute nicht mehr durch. Anspruch auf Radikalität hat dieses Verfahren sicher nicht.

Palliativoperationen

Die Indikation zur Umgehungsanastomose sahen wir, wenn lokale Komplikationen eines nicht resektablen Tumors vorlagen. Der Anteil von Palliativoperationen wird in den meisten Publikationen zwischen 56 und 90% angegeben [8], wir führten sie bei 55,5% der Patienten durch.

Verschlußikterus und seine Symptome, wie quälender Juckreiz und septische Cholangitiden, sind klare Indikationen für eine biliodigestive Anastomose bei nicht resezierbaren Karzinomen. Wenn irgend möglich, ziehen wir die innere Gallenableitung einer äußeren Drainage vor.

Bei Magenausgangsstenose ermöglicht die Gastroenterostomie inkurablen Patienten wieder die orale Nahrungsaufnahme. Es ist manchmal sinnvoll, beide Anastomosen zu kombinieren. Wir haben dies bei 6 Patienten in einer Sitzung getan. Bei 7 Patienten entschlossen wir uns zu einem zweiten palliativen Eingriff.

Die Choledochoduodenostomie ist technisch einfach und rasch durchzuführen. Nachteilig ist, daß sie bei weiterer Tumorprogression unwirksam werden kann. Wenn möglich, führen wir heute die Hepatiko- oder Choledochojejunjostomie mittels einer Roux-Y-Schlinge durch. Anastomosen mit der Gallenblase, insbesondere die Cholezystogastrostomie sind heute obsolet. Die Galleableitung in den Magen kann bei späterer Duodenalstenose zur lästigen Refluxösophagitis führen.

Bei vielen Patienten ist jedoch weder ein kurativer noch ein palliativer Eingriff möglich. Dies geht aus dem hohen Anteil explorativer Laparotomien hervor, welcher zwischen 15,3% und 36% angegeben wird [8]. In unserem Krankengut haben wir den Eingriff bei 23,1% der Patienten als explorative Laparotomie abgebrochen.

Postoperative Letalität

Die postoperative Sterblichkeit hängt von der Tumorlokalisation, der Art des Eingriffes und dem gewählten Resektionsverfahren ab. In retrospektiven Studien –

Tabelle 2. Klinikletalität und Art des Eingriffs

	1964–1975	1976–8/83	Gesamt
Resektionen	25,0%	16,6%	24,0%
Palliativeingriffe	35,0%	19,5%	31,0%
Explorative Laparotomie	28,6%	24,0%	26,8%
Keine chirurgische Therapie	50,0%	–	50,0%

Tabelle 3. Klinikletalität nach Tumorresektion

	1964–1975	1976–8/83	Gesamt
Partielle DPE	33,3%	8,3%	24,2%
Totale DPE	25,0%	2†	28,6%
Linksresektion	0%	0%	0%
Transduodenale Papillenresektion	11,1%	–	11,1%

auch im eigenen Krankengut – ist die Operationsletalität der palliativen Chirurgie annähernd genauso hoch wie die der resezierenden Chirurgie [8]. Nach Tumorresektionen lag unsere Kliniksterblichkeit bei 24%, konnte jedoch seit 1976 auf 16,6% gesenkt werden (Tabelle 2).

Nach Palliativeingriffen verstarben 50 von 161 Patienten (21%). Auch hier sank die Klinikletalität seit 1976 auf 19,5%.

Die Sterblichkeit nach verschiedenen resezierenden Verfahren war unterschiedlich. Während die Letalität nach partieller Duodenopankreatektomie mit 33% in den Jahren 1964 bis 1975 als hoch angesprochen werden muß, haben wir seit 1976 von 18 pankreatektomierten Patienten nur 1 Patienten verloren (Letalität 8,3%).

2 Todesfälle nach totaler Duodenopankreatektomie haben uns die Indikation zu diesem Eingriff zurückhaltender stellen lassen. Nach Linksresektion verstarb kein Patient. Die transduodenale Papillenresektion führen wir zugunsten der partiellen Duodenopankreatektomie nicht mehr durch (Tabelle 3).

Mittlere Überlebenszeiten

Intraoperatives Tumorstadium, Resezierbarkeit des Tumors, Alter und Allgemeinzustand des Patienten bestimmen die therapeutischen Möglichkeiten. Nach explorativer Laparotomie werden mittlere Überlebenszeiten von nur 2 bis 5 Monaten beobachtet, bei unseren eigenen 65 Fällen errechneten wir 4,5 Monate.

Die mittlere Überlebenszeit betrug 6 Monate bei 152 palliativ operierten Patienten. Bei Resezierbarkeit eines Tumors werden mediane Überlebenszeiten von 10 bis 20 Monaten angegeben [2, 6, 11, 12]. Im eigenen Krankengut betrug die mittlere Überlebenszeit nach Resektion 24 Monate.

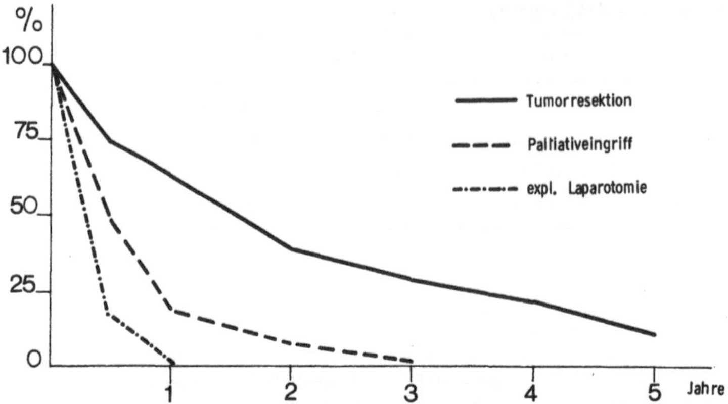

Abb. 1. Überlebenskurven in Abhängigkeit von chirurgischen Therapieverfahren ($n = 190$) (actuarial method, Klinikletalität ausgeschlossen)

Kumulative Überlebensraten (Überlebenskurven)

Die kumulativen Überlebensraten nach Resektionen, Palliativeingriffen und explorativer Laparotomie wurden nach Abzug der Klinikletalität nach der „actuarial method" errechnet [5].

Vergleicht man hier Palliativeingriffe mit resezierenden Verfahren in kurativer Absicht, sprechen die Überlebenskurven eindeutig zugunsten der Tumorresektion (Abb. 1).

Die Überlebensraten nach partieller bzw. totaler Duodenopankreatektomie konnten aufgrund der geringen Fallzahl des letzteren Resektionstyps nicht verglichen werden. Nach Angaben der Literatur sollen jedoch längere Überlebenszeiten nach totaler Duodenopankreatektomie erreicht werden [2, 7, 13, 14].

Überlebenskurven in Abhängigkeit von der Tumorlokalisation

Die zeitlich unterschiedlich einsetzende Symptomatik duktaler Pankreaskarzinome und der periampullären Karzinome schlägt sich letztlich in den Überlebensraten der Patienten nieder. Die Prognose ist somit auch abhängig von der Tumorlokalisation (Abb. 2).

Bei den duktalen Karzinomen des Pankreaskorpus und des Pankreasschwanzes betrug die mittlere Überlebenszeit bei 13 Patienten 6 Monate. Keiner erreichte die 3-Jahres-Überlebensgrenze, unabhängig, ob eine Linksresektion oder ein Palliativeingriff durchgeführt wurde.

Die mittlere Überlebenszeit von 91 Patienten mit Tumorlokalisation im Pankreaskopf betrug 12,5 Monate, nach 3 Jahren fand sich eine kumulative Überlebensrate von 6%. Nur 2 Patienten lebten länger als 5 Jahre (kumulative 5-Jahres-Überlebensrate 1%).

Demgegenüber sehen die Ergebnisse für das periampulläre Karzinom wesentlich günstiger aus: Die mittlere Überlebenszeit von 39 Patienten betrug 18 Monate, bei einer kumulativen 5-Jahres-Überlebensrate von 10%.

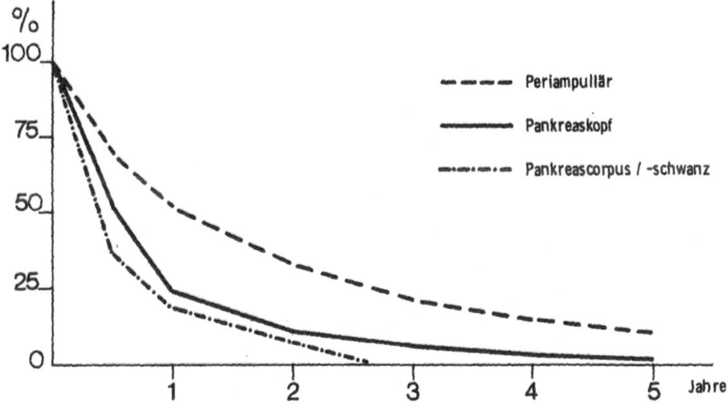

Abb. 2. Überlebenskurven in Abhängigkeit von der Tumorlokalisation ($n = 143$) (actuarial method, Klinikletalität ausgeschlossen)

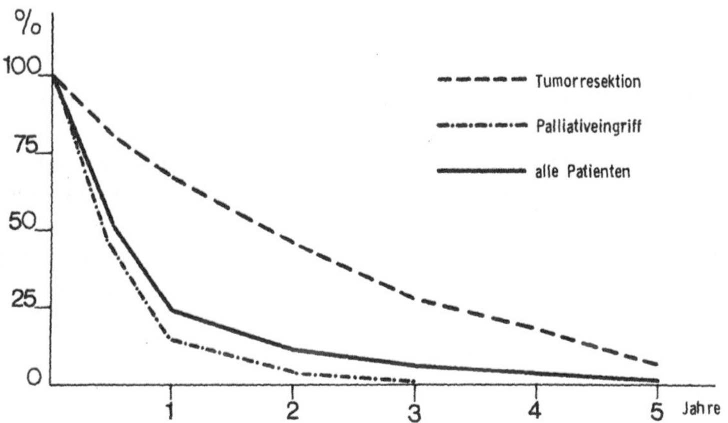

Abb. 3. Überlebenskurven bei Patienten mit Pankreaskopfkarzinom ($n = 91$) (actuarial method, Klinikletalität ausgeschlossen)

Überlebenskurven nach resezierender und palliativer Chirurgie

Unter den duktalen Pankreaskarzinomen weist das Pankreaskopfkarzinom die höchste Resektionsquote auf. Vergleicht man bei dieser häufigsten Tumorlokalisation die Überlebensraten nach Tumorresektion und nach palliativen Therapieverfahren, sprechen die Ergebnisse eindeutig für die Resektion. Die kumulative 5-Jahres-Überlebensrate von 6% bei resezierten Patienten bietet die Chance einer potentiellen Heilung (Abb. 3).

Das seltenere periampulläre Karzinom hat deshalb eine wesentlich günstigere Prognose als das duktale Pankreaskarzinom, da die Diagnose in einem früheren Tumorstadium gestellt wird und die Hälfte der Patienten in kurativer Absicht reseziert werden kann. Die mittlere Überlebenszeit betrug dann 24 Monate, bei einer kumulativen 5-Jahres-Überlebensrate von 19% (Abb. 4).

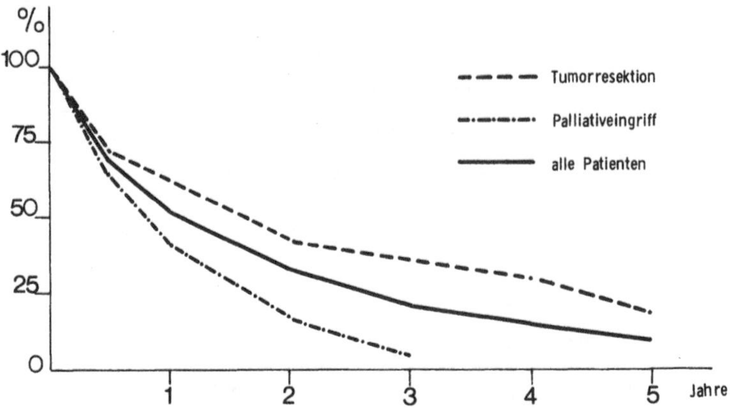

Abb. 4. Überlebenskurven bei Patienten mit periampullärem Karzinom ($n = 39$) (actuarial method, Kliniketalität ausgeschlossen)

Zusammenfassung

In einem 19-Jahres-Zeitraum wurden insgesamt 290 Patienten mit einem Karzinom des Pankreas operiert. Die radikale Tumorresektion erwies sich als einzig effektives Verfahren zur Verbesserung der immer noch deprimierenden Prognose. Nur die Radikaloperation bietet dem Patienten die Chance einer Heilung – wenn dies auch zur Zeit nur für Einzelfälle zutrifft. Einen Ausweg aus diesem therapeutischen Dilemma sehen wir weniger durch weitere Ausdehnung des ohnehin schon großen Eingriffes, als durch eine Intensivierung neuer diagnostischer Methoden, die eine frühere Diagnose ermöglichen.

Literatur

1. Becker V (1978) Carcinoma of the pancreas and chronic pancreatitis—possible relationship. Acta Hep Gastroent 25:257–265
2. Brooks JR, Culebras JM (1976) Cancer of the pancreas. Palliative operation, Whipple procedure, or total pancreatectomy? Am J Surg 131:516–520
3. Collure DWD, Burns GP, Schenk WG (1974) Clinical pathology and therapeutic aspects of carcinoma of the pancreas. Am J Surg 128:683–689
4. Fortner JH, Kim DK, Cubilla A, Turnbull A, Pahnke LD, Shils ME (1977) Regional pancreatectomy: En bloc pancreatic, portal vein and lymph node resection. Ann Surg 186:42–50
5. Hermanek P, Gall FP (1979) Zur Statistik der Heilerfolge. In: Hermanek P (Hrsg) Grundlagen der klinischen Onkologie. Witzstrock, Baden-Baden Köln NewYork, S 97–121
6. Hermreck AS, Thomas CYIV, Friesen SR (1974) Importance of pathologic staging in the surgical management of adenocarcinoma of the exocrine pancreas. Am J Surg 127:653–657
7. Hicks RE, Brooks JR (1971) Total pancreatectomy for ductal carcinoma. Surg Gynec Obstet 133:16–20
8. Hollender LF, Marrie A (1981) Pankreaskarzinom und periampulläres Carcinom. In: Allgöwer M, Harder F, Hollender LF, Peiper JJ, Siewert JR (Hrsg) Chirurgische Gastroenterologie, Bd 2. Springer, Berlin Heidelberg NewYork, S 1043–1053
9. Klöppel G, Sosnowski J, Eichfuß H-P, Rückert K, Klapdor R (1979) Aktuelle Aspekte des Pankreaskarzinoms. Dtsch Med Wochenschr 104:1801–1805

10. Kümmerle F, Kirschner P, Mangold G (1976) Zur Klinik und Chirurgie des Pankreaskarzinoms. Dtsch Med Wochenschr 101:729–734
11. Longmire WP, Shafey OA (1968) Certain factors influencing survival after pancreaticoduodenal resection for carcinoma. Am J Surg 8:11–19
12. Moossa AR, Lewis M, Mackie RC (1979) Surgical treatment of pancreatic cancer. Mayo Clin Proc 54:468–474
13. Pliam MB, Remine WH (1975) Further evaluation of total pancreatectomy. Arch Surg 110:506–512
14. Rückert K, Kümmerle F (1978) Totale Duodenopankreatektomie als Regeloperation beim Pankreaskarzinom. Chirurg 49:162–166
15. Rückert K, Kümmerle F (1981) Pankreaskarzinom – neue diagnostische und therapeutische Möglichkeiten. Dtsch Ärztebl 78:2343–2348
16. Trede M, Kersting KH, Hoffmeister A (1977) Das Pankreaskopfkarzinom. Münch Med Wochenschr 119:617–622

9.3 Das Papillen- und Pankreaskarzinom an der Chirurgischen Universitätsklinik Münster – Klinik und Therapie

J. Meyer[1], M. Clemens[2], H. Bünte[2], W. Sasse[2] und U. Sulkowski[2]

Das Karzinom des exokrinen Pankreas hat in den letzten Jahren stark an Häufigkeit zugenommen und nimmt in Deutschland als Todesursache bei den bösartigen Tumoren hinter den kolorektalen Karzinomen, dem Bronchialkarzinom, dem Mammakarzinom und dem Magenkarzinom den 5. Rang ein [6, 8, 11, 12, 13, 14].

Grundlage dieser Studie ist das Patientengut der Chirurgischen Universitätsklinik Münster in den Jahren von 1974–1982. Um zu vergleichbaren Ergebnissen zu kommen, wurden nur Patienten mit Adenokarzinomen des Pankreas und der Papilla Vateri in die Studie aufgenommen. Alle Patienten hatten ihren festen Wohnsitz in einem Umkreis von ca. 150 km von Münster. 95% der Patienten rauchten täglich zwischen 10 und 40 Zigaretten, die Ernährung war ausgewogen. Alle Patienten gaben zu, regelmäßig kleinere oder größere Mengen Alkohol zu sich zu nehmen. Die Angaben hierüber wie über das Rauchen waren jedoch nicht objektivierbar und sind deshalb nicht Gegenstand dieser Studie.

Epidemiologie

In der Zeit von 1974–1982 wurden in der Chirurgischen Universitätsklinik Münster insgesamt 298 Patienten mit Adenokarzinomen der Papille bzw. des exokrinen Pankreas behandelt. Dabei waren die Pankreaskarzinome mit nahezu 86% mehr als 6mal so häufig wie die Papillenkarzinome. Aufgeschlüsselt nach der Lokalisation des Tumors fanden sich insgesamt 42 Papillenkarzinome, 231 Pankreaskopfkarzinome, 13 Karzinome des Corpus pancreatis und 12 Schwanzkarzinome.

Bei den Pankreaskarzinomen waren Männer durchschnittlich doppelt so häufig betroffen wie Frauen, bei den Papillenkarzinomen war das Verhältnis durchschnittlich 1,5:1.

Schlüsselt man die Geschlechtsverteilung in unserem Patientengut nach dem Alter auf, so findet sich mit zunehmendem Alter der Patienten eine Angleichung der Geschlechtsverteilung.

Am häufigsten betroffen waren sowohl beim Pankreaskarzinom als auch beim Papillenkarzinom Patienten in der Altersgruppe der 50- bis 70jährigen (Abb. 1). Die Altersgruppe der über 70jährigen beträgt jedoch bei den Pankreaskarzinomen immer noch nahezu 20% und bei den Papillenkarzinomen etwa 12% [8, 12].

1 Chirurgische Klinik und Poliklinik der Westfälischen Wilhelms-Universität, Jungeblodtplatz 1, D-4400 Münster

2 Städtische Kliniken, Natruper Tor Wall 1, D-4500 Osnabrück

Das Pankreaskarzinom
Hrsg. H. G. Beger und R. Bittner

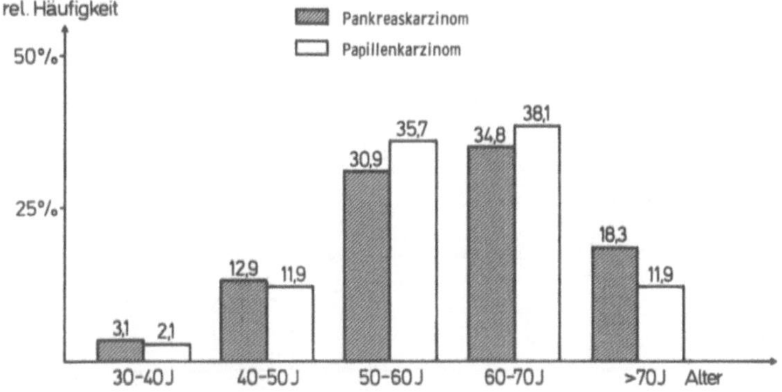

Abb. 1. Altersverteilung der Patienten mit Papillen- bzw. Pankreaskarzinomen ($n = 298$)

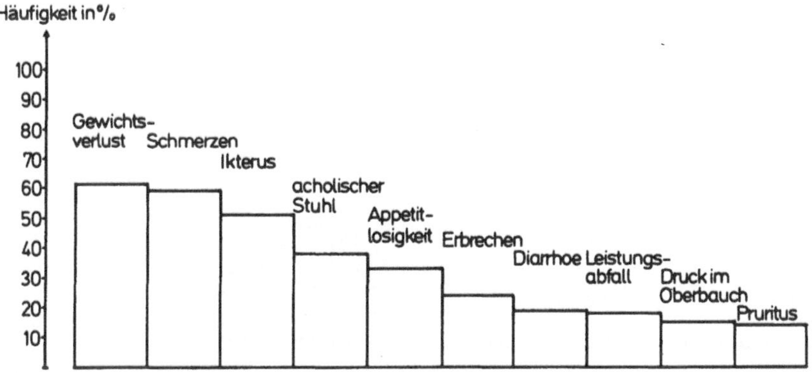

Abb. 2. Die zehn am häufigsten angegebenen Symptome bei 256 Patienten mit Pankreaskarzinom

Vergleicht man die 10 häufigsten Symptome der Patienten mit einem Pankreaskarzinom mit denen, die an einem Papillenkarzinom erkrankten, so finden sich hier bereits Unterschiede. Während beim Pankreaskarzinom die Symptome Gewichtsverlust und Schmerzen am häufigsten angegeben wurden, trat bei den Papillenkarzinomen häufig als erstes Symptom ein schmerzloser Ikterus verbunden mit Gewichtsverlust auf [2, 3, 10, 15] (Abb. 2 u. 3).

Diese unterschiedlichen Symptome hatten bei der weiteren Untersuchung deutlichen Einfluß auf den Zeitraum, bis die Patienten in chirurgische Behandlung kamen. Während bei den Patienten mit einem Papillenkarzinom 60% in den ersten 3 Monaten nach Auftreten der ersten Symptome behandelt wurden, verlängerte sich dieser Zeitraum bei den Patienten mit einem Pankreaskarzinom um 3–6 Monate. Eine Tatsache, die möglicherweise Einfluß auf die Behandlungsmöglichkeiten und die Prognose dieser Tumoren hat [3] (Abb. 4).

Um die Häufigkeit bestimmter Vorerkrankungen und Voroperationen der Patienten mit einem Pankreas- bzw. Papillenkarzinom kritisch bewerten zu können, wurden die Ergebnisse mit denen einer umfangreichen Kontrollgruppe verglichen. Die Kontrollgruppe umfaßte insgesamt 338 Männer und 180 Frauen. Die Patienten litten so-

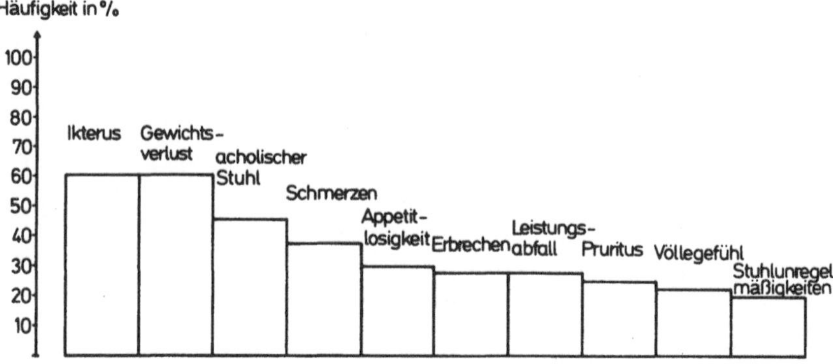

Abb. 3. Die zehn am häufigsten angegebenen Symptome bei 42 Patienten mit Papillenkarzinom

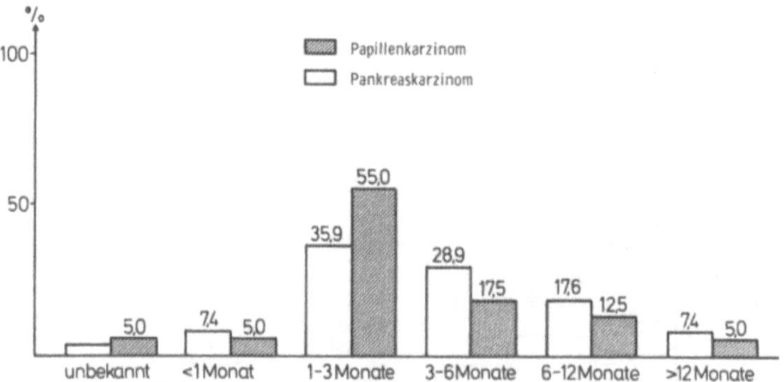

Abb. 4. Dauer vom Auftreten der ersten Symptome bis zur operativen Therapie

wohl an bösartigen als auch gutartigen Erkrankungen des Gastrointestinaltraktes und anderer Organe und stimmten im Alter und dem Aufnahmedatum weitestgehend mit den Patienten, die an einem Papillen- oder Pankreaskarzinom erkrankt waren, überein. Weiterhin waren die Diagnosen der Vorerkrankungen nur dann für unsere Untersuchung relevant, wenn die Diagnose mindestens 2 Jahre vor der stationären Behandlung gestellt worden war. Vergleicht man nun die Vorerkrankungen bzw. Voroperationen, so finden sich sowohl bei den Männern als auch bei den Frauen hochsignifikante Unterschiede. Bei den Männern wurde eine Pankreatitis in 8,9% als Vorerkrankung angegeben. Bei der Kontrollgruppe trat diese Erkrankung nur in 0,3% der Fälle als Vorerkrankung auf. Ähnliche Ergebnisse fanden sich bei den Frauen, wo bei der Pankreaskarzinom-Patientengruppe die Pankreatitis in 5,7% und in der Kontrollgruppe nur in 0,6% angegeben wurde.

Ähnlich signifikante Ergebnisse fanden sich bei dem Punkt Cholezystektomie. Hier lagen die Ergebnisse bei den Männern bei 9,5% im Gegensatz zur Kontrollgruppe mit 4,7%, bei den Frauen 28,7% im Vergleich zu 16,1%. Bei allen weiteren Erkrankungen konnten in unserem Patientengut keine signifikanten Unterschiede festgestellt werden. Bei den Voroperationen, die weniger als 2 Jahre vor der Stellung der Diagnose „Pankreaskarzinom" durchgeführt wurden, rangierten die Eingriffe am extrahepatischen Gallengangsystem eindeutig an der Spitze [11, 12].

radikale Eingriffe	Papillenkarzinom (n=42)	Pankreaskarzinom (n=256)
Whipple´sche OP	29=69%	31=12,1%
tot. Pankreatektomie	4= 9,6%	6= 2,3%
Schwanzresektion	0	3= 1,2%
Palliativeingriffe		
biliodigestive Anastomose	2= 4,7%	98=38,3%
Gastroenterostomie	0	14= 5,5%
T-Drainage	3= 7,1%	12= 4,7%
Pig-Tail-Drainage	0	3= 1,2%
Probelaparotomie	3= 7,1%	73=28,5%
Palliativresektion	0	9= 3,5%
keine OP	1= 2,5%	7= 2,7%

Abb. 5. Operationsarten beim Papillen- bzw. Pankreaskarzinom ($n = 298$)

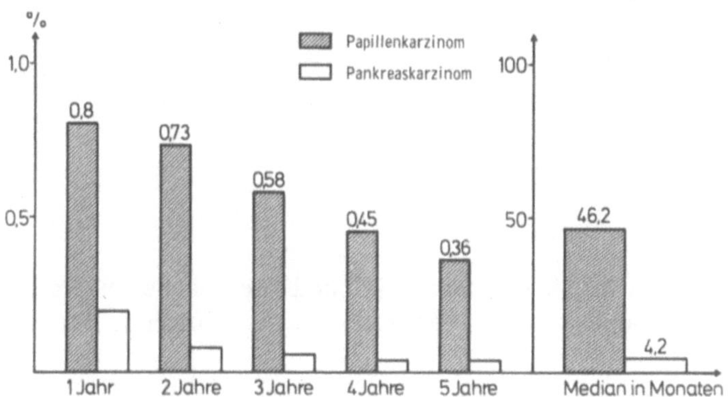

Abb. 6. Überlebensanteil nach radikalen Operationen bei Papillen- bzw. Pankreaskarzinomen ($n = 298$)

Chirurgische Therapie

Bei den Patienten mit einem Papillenkarzinom gelang es, in fast 79% eine radikale Operation durchzuführen im Gegensatz zum Pankreaskarzinom, wo dies nur in etwa 16% möglich war [1, 4, 5, 9, 10, 13, 14, 15]. Bei den Palliativeingriffen rangierte die biliodigestive Anastomose mit über 38% weit an der Spitze (Abb. 5).

Vergleicht man nun den Überlebensanteil der Patienten nach radikalen Operationen beim Papillen- bzw. Pankreaskarzinom, so finden sich hier erhebliche Unterschiede. Während beim Papillenkarzinom der 5-Jahres-Überlebensanteil 36% bei einem Median von 46,2 Monaten betrug, lag der 5-Jahres-Überlebensanteil beim Pankreaskarzinom lediglich bei 3% bei einem Median von 4,2 Monaten (Abb. 6).

Vergleicht man weiterhin die Überlebensanteile der radikaloperierten Patienten mit einem Pankreas- oder Papillenkarzinom in den verschiedenen Altersklassen, so findet sich hier bei den über 60jährigen Patienten bei nur mäßig höherer Primärletalität eine deutlich bessere Lebenserwartung als bei den Patienten, die jünger als 60

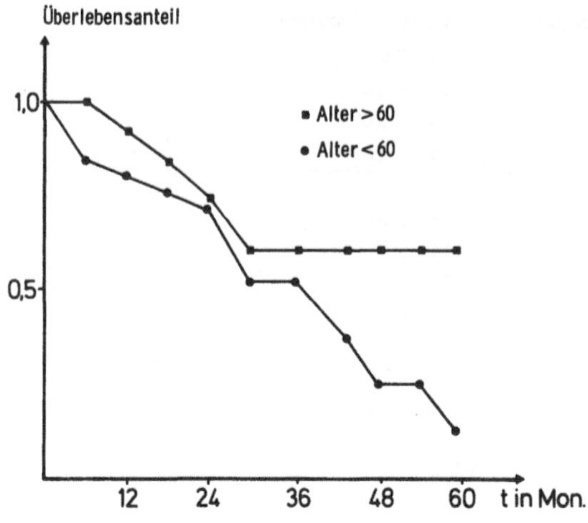

Abb. 7. Überlebensanteile der radikaloperierten Patienten mit einem Pankreas- oder Papillenkarzinom in verschiedenen Altersklassen

Jahre waren. Die vorliegenden Ergebnisse lassen vermuten, daß die Bösartigkeit der Tumoren des exokrinen Pankreas mit steigendem Lebensalter abnimmt [8] (Abb. 7).

Zusammenfassung

Es wird über epidemiologische Aspekte, Symptomatik und Therapie bei 298 Patienten mit einem Karzinom der Papille bzw. des Pankreas berichtet. Folgende Erkenntnisse wurden gewonnen:

1. Patienten mit einem Papillenkarzinom haben möglicherweise nicht zuletzt wegen der früher auftretenden Symptome bei gleicher histologischer Qualität eine bessere Lebenserwartung als die Patienten mit einem Pankreaskarzinom.

2. Bei den Vorerkrankungen und Voroperationen müssen wir aufgrund der vorliegenden Ergebnisse ein erhöhtes Erkrankungsrisiko an einem Papillen- oder Pankreaskarzinom bei den Patienten annehmen, die nachweisbar an einer Pankreatitis erkrankt waren oder cholezystektomiert wurden.

3. In unserem Patientengut konnte weder beim Diabetes mellitus noch beim Zustand nach Hysterektomie wegen eines Uterus myomatosus eine signifikant erhöhte Erkrankungshäufigkeit an einem Pankreaskarzinom nachgewiesen werden.

4. Vergleicht man die Überlebensanteile der radikaloperierten Patienten in den verschiedenen Altersklassen, so haben in unserem Patientengut die über 60jährigen bei geringfügig erhöhtem Operationsrisiko deutlich bessere Überlebenszeiten.

Unseres Erachtens können die schlechten Ergebnisse bei der chirurgischen Behandlung der Patienten mit einem Pankreaskarzinom möglicherweise dann verbessert werden, wenn es gelingt, den Zeitraum vom Auftreten der ersten Symptome bis zum Einsetzen therapeutischer Maßnahmen durch neue diagnostische Verfahren entscheidend zu verkürzen.

Literatur

1. Bubenick O, Lopez M (1981) Results of surgery for carcinoma of the head of the pancreas: 1960–1980. An overview. Missouri Medicine 78:737–739
2. Carter DC (1980) Surgery for pancreatic cancer. Br Med J 280:744–746
3. Coutsoftides T, MacDonald J, Shibata HR (1977) Carcinoma of the pancreas and the periampullary region: A 41 year experience. Annals Surg 186:730–733
4. Crile GJ (1970) The advantages of bypass operations over radical pancreatoduodenectomy in the treatment of pancreatic carcinoma. Surg Gyn Obstet 130:1049–1053
5. Cubilla AL (1979) Classification of pancreatic cancer. Mayo Clinic Proc 54:449
6. Cubilla AL, Fitzgerald PJ, Fortner JF (1978) Pancreas cancer—duct cell carcinoma: Survival in relation to site, size, stage and type of therapy. J Surg Oncol 10:465–482
7. Edis AJ, Kiernan PD, Tylor WF (1980) Attempted curative resection of ductal carcinoma of the pancreas. Review of Mayo Clinic experience. Mayo Clinic Proc 55:531–536
8. Forrest JF, Longmire W (1979) Carcinoma of the pancreas and the periampullary region. Annals Surg 189:129–138
9. Fortner JG (1973) Regional resection of cancer of the pancreas: A new surgical approach. Surgery 73:307–320
10. Gall FP, Hermanek P, Gebhardt C, Meier H (1981) Erweiterte Resektion der Pankreas- und periampullären Karzinome: Regionale, totale und partielle Duodenopankreatektomie. Leber Magen Darm 11:179–184
11. Haines AP, Moss AR, Whittemore A, Quivey J (1982) A case-control study of pancreatic carcinoma. J Cancer Res Clin Oncol 103:93–97
12. Lin RS, Kessler JJ (1981) A multifactorial model for pancreatic cancer in man. JAMA 245: 147–152
13. Moossa AR (1982) Pancreatic cancer. Approach to diagnosis, selection for surgery and choice of operation. Cancer 50:2689–2698
14. Nakase A, Matsumoto Y, Uchida K, Honjo I (1977) Surgical treatment of cancer of the pancreas and the periampullary region: Cumulative results in 57 institutions in Japan. Annals Surg 185:53–57
15. Rückert K, Kümmerle F (1979) Das Papillenkarzinom. Chirurg 50:308–312

9.4 Operationsergebnisse des duktalen und periampullären Pankreaskarzinoms

R. Meister[1] und C. Gebhardt[1]

Einleitung

Bei Durchsicht der Literatur über das Pankreaskarzinom stößt man sehr häufig auf therapeutischen Pessimismus. Die Resektabilität des duktalen Pankreaskarzinoms wird mit 20% und die 5-Jahres-Überlebensrate der Operierten mit 5–6% angegeben. Prognostisch günstiger werden die periampullären Karzinome dargestellt. Hier wird von einer mittleren Resektabilität von 66% und einer 5-Jahres-Überlebensrate von 28–36% berichtet.

Neben einer Darstellung des Krankengutes der Chirurgischen Universitätsklinik Erlangen soll hier zu zwei Fragen Stellung genommen werden:

1. Gibt es eine grundsätzlich verschiedene Prognose von periampullärem und duktalem Karzinom?
2. Läßt sich bei verschiedenen angewandten Therapiekonzepten das herausfinden, welches bei ausreichender Radikalität neben akzeptabler Frühletalität die günstigste Langzeitprognose hat?

Ergebnisse

Im Zeitraum von 1961 bis 1981 sind an der Chirurgischen Universitätsklinik Erlangen 417 Patienten mit Pankreaskarzinom operiert worden, 73 periampullären standen 344 duktale Karzinome gegenüber. Nur 16% der duktalen gegenüber 74% der periampullären Karzinome waren resezierbar, eine für das duktale Karzinom sehr deprimierende Bilanz. Bei 181 Patienten wurde nur eine Probelaparotomie mit histologischer Sicherung, bei 126 Patienten eine Bypass-Operation durchgeführt.

Daß sich dennoch eine Verbesserung der Resektionsquote durch entsprechende Therapiekonzepte erreichen läßt, beweist eine Aufschlüsselung verschiedener Zeitintervalle (Abb. 1). Hier zeigt sich, daß wir derzeit etwa 30% der duktalen und 85% der periampullären Karzinome resezieren. Erreicht werden konnte dies, wie eine Aufschlüsselung in Tumorstadien zeigt, leider nicht durch eine frühere Diagnosestellung, sondern in erster Linie durch größere Radikalität. So sind wir der Ansicht, daß ein regionärer Lymphknotenbefall oder ein Gefäßkontakt des Tumors nicht automatisch Inoperabilität bedeutet. Wir glauben, daß beim Pankreaskarzinom wie bei jedem anderen intestinalen Karzinom die Regeln der klassischen Tumorchirurgie angewendet werden müssen, die neben der Primärtumorentfernung die systemati-

1 Chirurgische Klinik und Poliklinik der Universität, Maximiliansplatz, D-8520 Erlangen

Das Pankreaskarzinom
Hrsg. H. G. Beger und R. Bittner

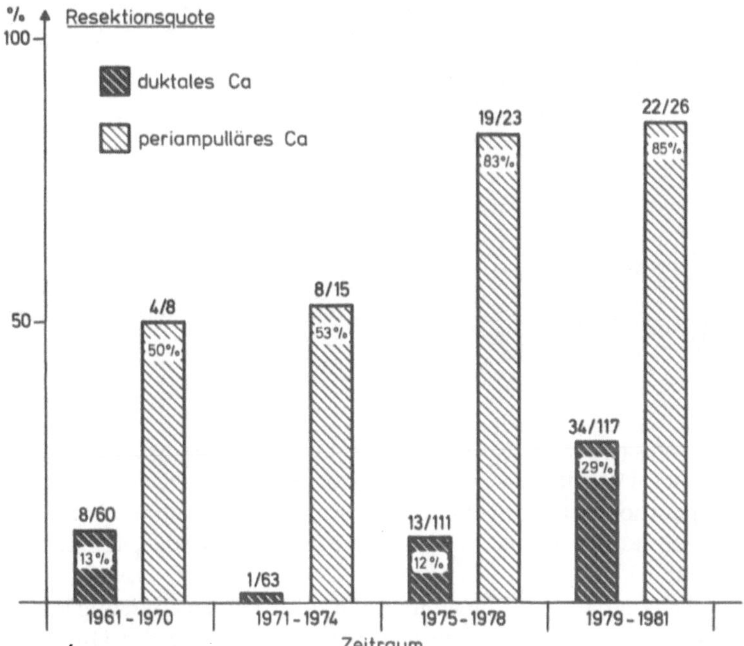

Abb. 1. Resektionsquoten für duktales und periampulläres Karzinom, aufgeschlüsselt in verschiedene Zeiträume

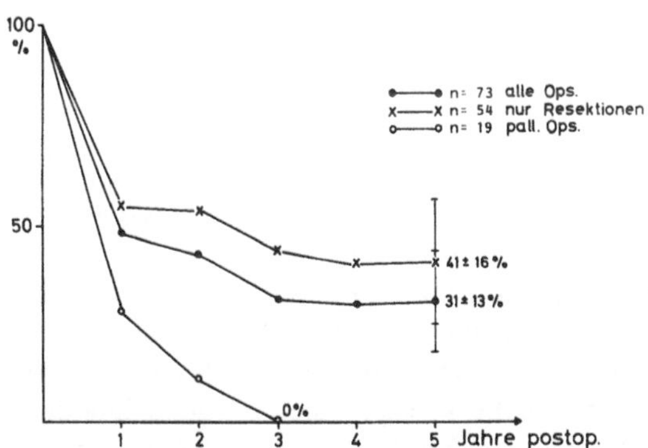

Abb. 2. Life-table, periampulläres Karzinom

sche Dissektion der abführenden Lymphwege umfaßt. Daß diese höhere Resektionsquote keine Verschlechterung der Langzeitprognose mit sich bringt, sollen die beiden folgenden Abbildungen (Abb. 2 u. 3) zeigen. So hat das resezierte periampulläre Karzinom eine 5-Jahres-Überlebensrate von 41% gegenüber den palliativen Verfahren mit 0%. Das duktale Karzinom schneidet deutlich schlechter ab. Die 5-Jahres-Überlebensrate beträgt nur 11%, die der palliativ Operierten 0%. Die scheinbar schlechtere Prognose des duktalen Karzinoms hat seine Erklärung im Tumorstadium zum Zeitpunkt der Operation. Eine Aufschlüsselung unseres Krankengutes in Tumorstadien zeigt, daß zu diesem Zeitpunkt 66,7% der periampullären

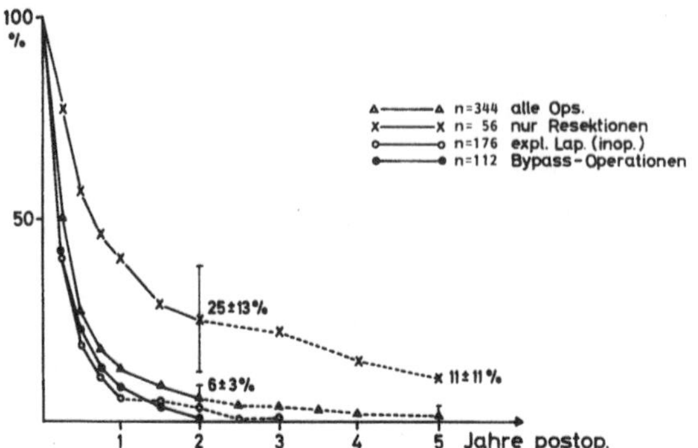

Abb. 3. Life-table, duktales Karzinom

Karzinome das prognostisch günstigere Stadium I und II aufwiesen, gegenüber 5,4% beim duktalen Karzinom. Hier liegt also der Ansatz zur Verbesserung der Prognose.

Bei Umgehungsoperationen oder alleiniger explorativer Laparotomie betrug die mediane Überlebenszeit jeweils 3 bzw. 2 Monate beim duktalen und 9 Monate beim periampullären Karzinom.

Im Erlanger Krankengut hatte die Umgehungsoperation keinen eindeutig lebensverlängernden Effekt, allerdings glauben wir, daß mit Beseitigung der Duodenalobstruktion und des Ikterus eine deutlich bessere Lebensqualität erreicht wird. Insgesamt betrug die Klinikletalität dieser palliativen Maßnahmen 20% und liegt damit eindeutig über der Klinikletalität für die resektive Behandlung des Pankreaskarzinoms, die im gesamten Zeitraum 13% betrug.

Diskussion

In den letzten vier Jahren betrug die Operationsletalität für das duktale Karzinom 10% (Tabelle 1). Allerdings muß hier sorgfältig unterschieden werden zwischen den partiellen und den totalen Pankreatektomien. So haben wir in diesem Zeitraum bei den partiellen Resektionen eine Frühletalität von 3% und bei der totalen Duodenopankreatektomie eine von 22% erreicht. Die Frühletalität von 10% geht also eindeutig zu Lasten der totalen Duodenopankreatektomie. Wir haben deswegen dieses Verfahren als Regeloperation verlassen und bevorzugen die subtotale Duodenopankreatektomie unter Erhaltung eines kleinen Pankreasschwanzanteiles und der Milz.

Gerechtfertigt wird unser Vorgehen durch die systematische Untersuchung der Lymphknoten bei der totalen Duodenopankreatektomie. Am Milzhilus fand sich in keinem einzigen Fall eines resektablen Pankreaskopfkarzinoms ein positiver Lymphknoten. In der Resektion des Pankreas haben wir also unsere Radikalität vor allem wegen der Frühletalität und den metabolischen Spätfolgen limitiert.

Besonders aggressiv gehen wir dagegen in Form der radikalen Lymphknotendissektion und bei Tumorkontakt mit den Gefäßen der Pankreasregion vor, wenn sonst Operabilität besteht. Insgesamt haben wir 12mal eine Gefäßresektion mit Rekonstruktion durchgeführt und dabei keinen Patienten an einer Gefäßkomplikation

Tabelle 1. Frühletalität bei Operation des duktalen Pankreaskarzinoms in Abhängigkeit von den Operationsverfahren

	1961–1977	1978–1982
Partielle und subtotale Pankreatektomie	3/12 (25%)	1/31 (3%)
Totale Pankreatektomie	1/ 2 (50%)	4/18 (22%)
Linksresektion	0/ 2 (0%)	0/ 3 (0%)

Tabelle 2. Mediane Überlebenszeiten in Monaten beim duktalen und beim periampullären Karzinom in Abhängigkeit vom Lymphknotenbefall

Lymphknotenbeteiligung	Duktales Karzinom	Periampulläres Karzinom
pN 0	> 60 Mon.	> 60 Mon.
pN 1	9 Mon.	8 Mon.
pN 2	9 Mon.	12 Mon.

verloren. Die mediane Überlebenszeit dieser Gruppe ist mit 12 Monaten gegenüber 11 Monaten der Gruppe ohne Gefäßrekonstruktion nicht schlechter.

Über die Operationsindikation bei positiven Lymphknoten der Pankreasregion ist heftig diskutiert worden. Die prognostische Bedeutung der pN-Klassifizierung soll hier anhand unseres Krankengutes demonstriert werden (Tabelle 2).

Das duktale und das periampulläre Karzinom zeigen bei fehlenden Lymphknotenmetastasen, also pN 0, gleiche mediane Überlebenszeiten von mehr als 60 Monaten. Damit wird bestätigt, daß die beiden Karzinomtypen durchaus ähnliche Prognosen haben, daß das duktale jedoch in der Regel in einem fortgeschrittenen Stadium entdeckt wird.

Ein Lymphknotenbefall, ganz gleich ob pN 1 oder pN 2, verschlechtert die Prognose erheblich. Trotzdem wäre hier Resignation fehl am Platze, zeigt sich doch speziell bei der Betrachtung des periampullären Karzinoms in unserem Krankengut ein signifikanter Unterschied zwischen den Gruppen mit und ohne Dissektion. Einer medianen Überlebenszeit von 42 Monaten ohne Dissektion steht eine solche von mehr als 60 Monaten in der Gruppe mit Dissektion bei vergleichbaren Tumorstadien gegenüber.

Wie ist nun die Prognose des Pankreaskarzinoms einzuschätzen?

Zweifellos ungünstig! Ursächlich dafür verantwortlich ist der späte Zeitpunkt der Diagnosestellung, vor allem beim duktalen Karzinom. Somit muß in der Frühdiagnostik der erste Ansatzpunkt zur Verbesserung der Prognose liegen. Moderne, nichtinvasive Diagnoseverfahren haben geholfen, das Pankreas – früher ein weißes Feld in der intestinalen Landkarte – besser zu erfassen. Der epidemiologische Trend des Pankreaskarzinoms zwingt uns, auch bei relativ unspezifischen Symptomen im Oberbauch, an ein Malignom der Bauchspeicheldrüse zu denken. Dies ist in erster Linie Aufgabe des Internisten.

Den nächsten Beitrag zur Verbesserung der Prognose muß der Chirurg leisten. Er kann dies durch:

1. eine erhöhte Resektionsquote, wobei eine ausreichende Radikalität mit einer akzeptablen Frühletalität verbunden sein muß;
2. Anwendung der klassischen Regeln der Tumorchirurgie, die neben dem Tumor auch die abführenden Lymphwege radikal disseziert;
3. Mitresektion größerer Gefäße bei Tumorkontakt, der nicht automatisch Inoperabilität bedeuten sollte.

Zusammenfassung

Anhand des klinischen Krankengutes der Chirurgischen Universitätsklinik Erlangen (344 duktale, 73 periampulläre Karzinome) konnte gezeigt werden, daß zum Zeitpunkt der Entdeckung die Mehrzahl der periampullären Karzinome ein frühes Stadium (67%) zeigten, die duktalen Karzinome meist weit fortgeschritten waren. Die Resektionsquote des duktalen Karzinoms lag bei 29% gegenüber 85% beim periampullären Karzinom, die 5-Jahres-Überlebensrate entsprechend bei 11% gegenüber 41%. Vergleichbare Stadien dieser beiden Tumorformen haben dagegen ähnliche mediane Überlebenszeiten. Dies bedeutet, daß die schlechtere Prognose des duktalen Karzinoms von seiner späteren Entdeckung bestimmt wird, nicht von seiner primär größeren malignen Valenz.

9.5 Technik und Spätergebnisse palliativer Bypassoperationen bei Pankreaskarzinomen

A. W. HOFFMEISTER[1]

Einleitung

Die Lebenserwartung von Patienten mit nicht-resektablen Pankreaskarzinomen ist extrem kurz [1, 3, 4, 6, 9, 10] (Tabelle 1). Ärztliche Maßnahmen sollten daher bei diesem Krankheitsbild möglichst umfassend, d. h. nicht nur symptomatisch, sondern auch prophylaktisch sein mit dem Ziel:

1. dem betroffenen Patienten jeden weiteren Krankenhausaufenthalt zu ersparen und
2. weitgehende Beschwerdefreiheit während der verbleibenden Lebensspanne zu garantieren.

Tabelle 1. Die Lebenserwartung nicht-resektabler Pankreaskarzinome ist kurz. Operations- und Hospitalletalität liegen über 20%. Die durchschnittliche Überlebenszeit beträgt etwa sechs Monate

Autor		Anzahl der Patienten (*n*)	Durchschnittliche Überlebenszeit in Monaten	Hospitalletalität (%)	
				Laparotomie	Biliärer Bypass
Bufkin et al.	1967	157	4,7	–	16
Feduska et al.	1971	101	5,8	41	33
Spohn et al.	1975	182	–	20	
Anderson u. Bergdahl	1976	148	5,6	37	18
Hines u. Burns	1976	97	7	40	25
Gudjonsson et al.	1978	97	5,5	30	
Knight et al.	1978	153	6,7	–	22
Forrest et al.	1979	103	5,5	–	21
Mannheim	1983	276	5,5	17	12

Krankengut

Im Zeitraum von 1972 bis September 1983 behandelten wir 395 Patienten mit Pankreaskarzinomen. Bei 86% war der Tumor im Pankreaskopf und im Kopfkörperbereich,

1 Chirurgische Klinik am Klinikum Mannheim der Universität Heidelberg, Theodor-Kutzer-Ufer, D-6800 Mannheim

Das Pankreaskarzinom
Hrsg. H. G. Beger und R. Bittner

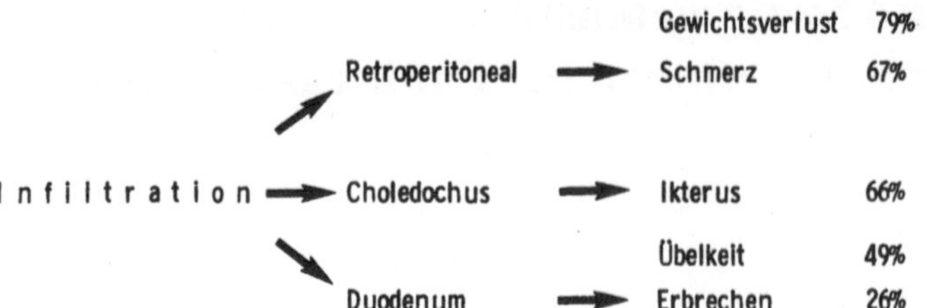

Abb. 1. Häufigste Symptome bei 395 Patienten mit Pankreaskarzinomen (1972 bis September 1983)

Tabelle 2. Palliative, konservative und operative Maßnahmen bei nicht-resektablen Pankreaskarzinomen

Schmerz	Alkoholinfiltration des Plexus coeliacus Radiatio
Choledochusobstruktion	
konservativ	Perkutane transhepatische Drainage, endoskopische Tumorpertubation
operativ	Cholezystojejunostomie Choledochojejunostomie Hepatikojejunostomie (Choledochogastrotomie) Choledochoduodenostomie „Verlorene" Drainage Hartenbach-Prothese T-Drainage
Duodenalstenose	Gastroenteroanastomose

bei 10% im Korpus und bei nur 4% in der Kauda des Pankreas lokalisiert. Aus der Lokalisation und der Infiltrationsrichtung der Pankreaskarzinome ergeben sich die häufigsten Symptome, die es zu beseitigen gilt.

An erster Stelle ist hier der Schmerz zu nennen, den zwei Drittel der Patienten angeben, an zweiter der Ikterus, oft begleitet von unerträglichem Juckreiz und schließlich das Erbrechen infolge Duodenalstenosierung (Abb. 1).

Konservative Therapie

Es stehen uns heute eine ganze Reihe gleichwertiger konservativer und operativer Verfahren bei der palliativen Therapie des Pankreaskarzinomes zur Verfügung, wobei sich die Frage nach dem vernünftigsten therapeutischen Vorgehen stellt (Tabelle 2). Zum Beispiel steigt die Hospitalletalität nach biliodigestiven Drainageoperationen bei über 80jährigen im eigenen Krankengut sprunghaft von vorher 16% auf über 45% an. Deshalb sollte bei alten Patienten in deutlich reduziertem Allgemeinzustand und natürlich bei gravierenden Nebenerkrankungen eine dringende Gallen-

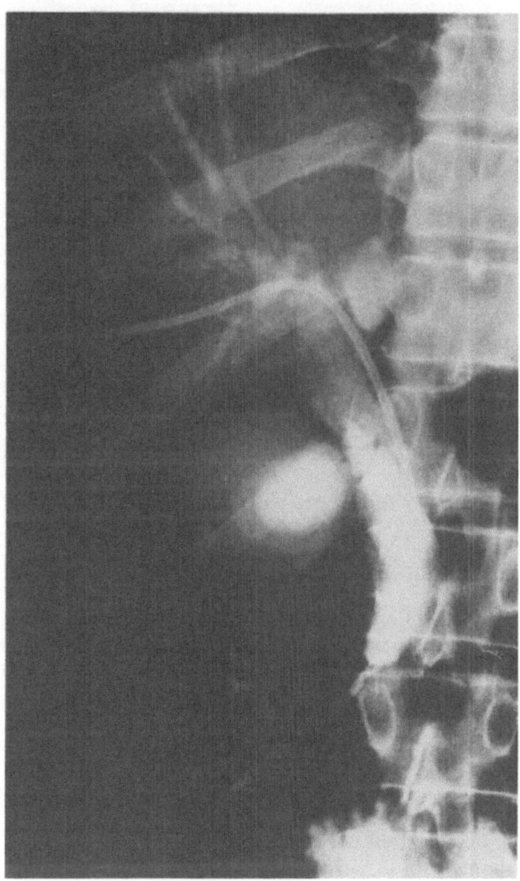

Abb. 2. Patient G.H., männlich, 46 Jahre: distale Choledochusinfiltration durch ein Pankreaskopfkarzinom. Die Tumorstenose ist durch eine transhepatisch implantierte Drainage überbrückt

Tabelle 3. Radiologische (Institut für Röntgendiagnostik und Strahlentherapie des Klinikum Mannheim, Prof. Dr. Georgi) und endoskopische (Abteilung für Endoskopie des Klinikum Mannheim, Prof. Dr. Manegold) Maßnahmen zur Gallenwegsentlastung ikterischer Patienten

	n	Erfolg-reich	Kompli-kationen
Perkutane transhepatische Drainage	28	19	7 (1†)
Endoskopische Tumorpertubation	16	12	0

wegsentlastung heute nicht mehr operativ, sondern am besten durch perkutane transhepatische Drainage erreicht werden. Diese Form der Entlastung ist bei etwa 60% der Patienten erfolgreich, allerdings auch nicht immer ohne Komplikationen anwendbar. Am häufigsten sehen wir gallige Peritonitiden, die dann doch zur Operation zwingen (Abb. 2, Tabelle 3). Auch endoskopisch kann nach Sphinkterotomie eine Tumorpertubation versucht und so eine Gallenwegsentlastung erreicht werden.

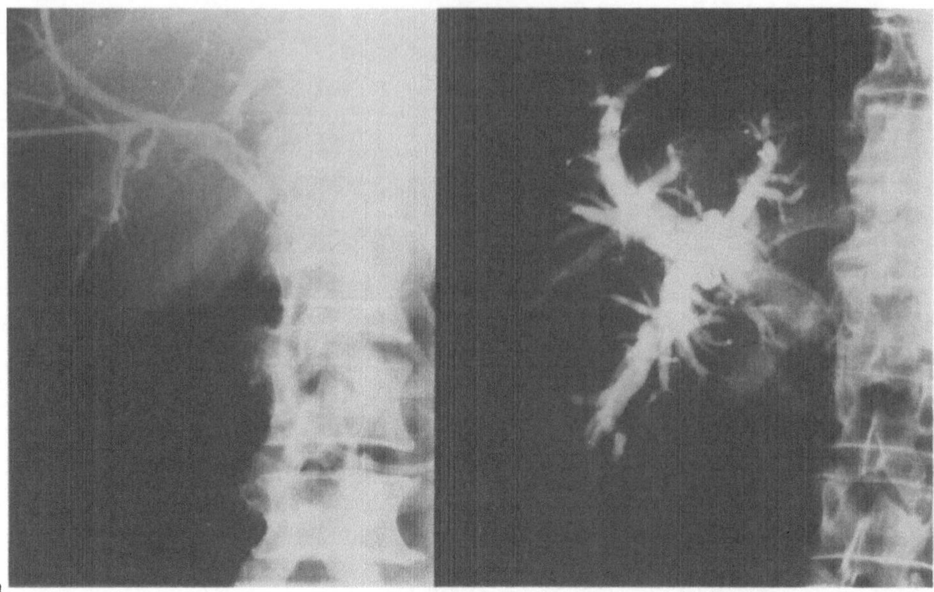

Abb. 3a, b. Patient F.K., männlich, 63 Jahre: distaler Choledochusverschluß durch ein infiltrierend wachsendes Pankreaskopfkarzinom. **a** Der endoskopisch implantierte Katheter drainiert das Gallenwegssystem nur unvollständig. **b** Die Röntgenaufnahme zeigt das Gallenwegssystem entlastet, nachdem zusätzlich transhepatisch ein Katheter implantiert wurde

Tabelle 4. Schmerzbehandlung bei retroperitoneal infiltrierendem Pankreaskarzinom. Sowohl durch Alkoholinfiltration des Plexus coeliacus als auch durch Bestrahlung konnte bei einzelnen Patienten Schmerzfreiheit, zumindest aber eine deutliche Reduktion des Analgetikabedarfes erreicht werden

Maßnahme	*n*	Erfolgreich	Komplikationen
Alkoholinfiltration d. Plexus coeliacus			
percutan	21	14	1
intraoperativ	11	9	0
Radiatio	28	17	0

Bei einzelnen unserer Patienten beobachteten wir eine gute Funktion dieser Drainagen bis zu neun Monaten. Die eine Methode schließt die andere nicht aus. Es kann sowohl zu einer endoskopisch implantierten Drainage eine transhepatische als auch umgekehrt implantiert werden (Abb. 3).

Ein weiterer Grund für konservatives Vorgehen ist der Nachweis von Fernmetastasen, wenn keine chirurgische Palliation nötig ist, wie z.B. bei den meisten der Pankreasschwanzkarzinome.

Die vor allem bei retroperitonealer Infiltration auftretenden Schmerzzustände können durch Bestrahlung oder computertomographisch gezielte Alkoholinfiltration des Plexus coeliacus konservativ hervorragend beherrscht werden. Wir sahen bei 21 Patienten nur einmal einen eindrucksvollen Hb-Abfall nach der perkutanen Alkoholinfiltration, wobei die Blutung spontan zum Stehen kam.

Alternativ kann bestrahlt werden. In der Literatur wird über eine Schmerzreduktion bei etwa der Hälfte der so behandelten Patienten berichtet [8]. Im eigenen Krankengut blieben 17 von 28 Patienten bis zu drei Monaten schmerzfrei oder konnten zumindest tagsüber auf die Einnahme von Analgetika verzichten (Tabelle 4).

Probelaparotomie

Sind Fernmetastasen aber ausgeschlossen und erlaubt der Allgemeinzustand des Patienten eine Pankreasresektion, dann muß, auch wenn Angiographie oder Computertomographie Kriterien der Inoperabilität zeigen, laparotomiert werden (Abb. 4). Auch der (perkutane) zytologische Malignomnachweis genügt hier nicht. Nur die sorgfältige chirurgische Exploration, eventuell mit intraoperativer Gefrierschnittuntersuchung von Probeexzisionen kann über Resektabilität ohne Inoperabilität entscheiden. Wenn auch selten findet sich eines der azinären Karzinome, die zunächst nur verdrängend wachsen und erst spät metastasieren [11]. Verzichtet man in solchen Fällen aufgrund der diagnostischen Hinweise auf eine Laparotomie, entgeht einem auch die Chance einer kurativen Resektion, die gerade bei diesem Karzinomtyp eine gute Lebenserwartung verspricht.

Gerade beim Pankreaskarzinom mit seiner katastrophalen Prognose kommt der exakten histologischen Verifizierung und damit auch einer gelegentlichen Probe-

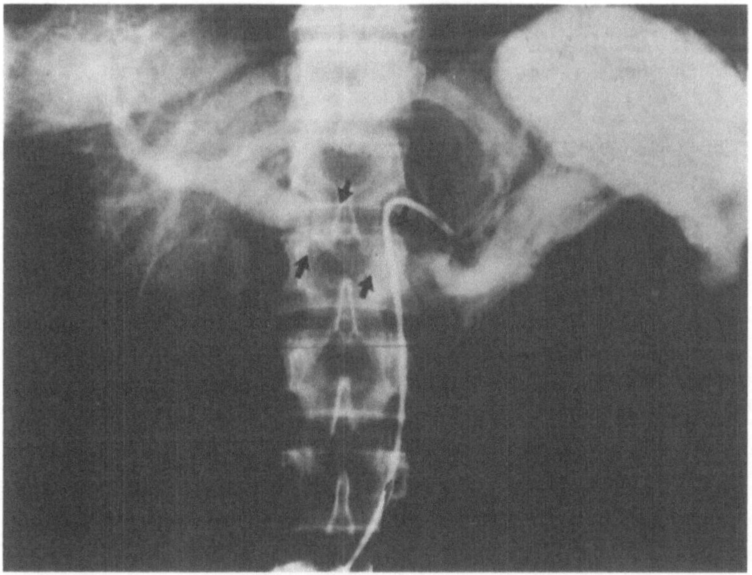

Abb. 4. Patient G.P., 50 Jahre: venöse Phase einer Zöliakographie. Der Konfluenz von Pfortader, V. mesenterica superior und V. lienalis wird durch einen großen Tumor komprimiert. Es handelte sich histologisch um azinäres (Zystadeno-)Karzinom, das kurativ reseziert werden konnte

laparotomie eine besondere Bedeutung zu. Der Eingriff selbst kann im Falle schon bestehender Schmerzen mit der intraoperativen Alkoholinfiltration des Plexus coeliacus beendet werden. Hier ist die Erfolgsrate sogar noch höher als bei den perkutanen Verfahren. Komplikationen haben wir bisher nicht beobachtet [12] (s. Tabelle 3).

Palliative operative Maßnahmen

Biliäre Drainage

In der palliativen Chirurgie des Pankreaskarzinomes kann es weder ein Standard- noch ein Patentverfahren geben. Je nach Aggressivität des Tumors werden alle biliodigestiven Anastomosen früher oder später infiltriert und mit der Folge eines Ikterusrezidives verschlossen. Dies geschieht um so schneller, je näher diese Anastomose beim Tumor liegt. Das heißt, im Falle eines Pankreaskopfkarzinomes wird am schnellsten die Choledochoduodenostomie, dann die Choledochojejunostomie und etwas später die Cholecystojejunostomie erreicht werden. Am günstigsten wäre daher die Anlage einer Hepaticojejunostomie, die allerdings auch technisch am schwierigsten ist.

Ein weiteres Problem stellt die postoperative Cholangitis dar (Tabelle 5), die wir am häufigsten nach der Choledochoduodenostomie sahen, ein Problem, das mit einer langstreckig ausgeschalteten Dünndarmschlinge sicherlich zu beherrschen ist. Wir wenden heute Cholecystojejunostomien am häufigsten an (Tabelle 6).

Tabelle 5. Subjektive und objektivierbare Beschwerden nach palliativen Eingriffen wegen nicht-resektabler Pankreaskarzinome (Untersuchungsergebnisse einer Promotionsarbeit aus der Chirurgischen Klinik des Klinikum Mannheim 1981)

	Operationsverfahren				
	n	P.L.	Chole-docho-duodeno-stenose	Chole-zysto-jejuno-stenose	Chole-zysto- und Gastro-entero-stenose
		(13)	(13)	(23)	(8)
Schmerz	%	85	39	70	50
Ikterus	%	54	46	61	13
Cholangitis	%	0	50	13	25
Erbrechen	%	23	46	39	–
Aszites	%	31	23	26	–
G.I.B.	%	8	8	9	–
Bettlägerig	%	39	15	13	13
Relaparotomie	*n*	0	4 (3†)	7 (†)	1 (†)

Tabelle 6. Palliative Therapieverfahren der Jahrgänge 1972–1979 und 1980–1983 der Chirurgischen Klinik des Klinikum Mannheim: die prophylaktische und simultane Anlage biliärer und gastraler Enteroanastomosen hat während der vergangenen drei Jahre deutlich zugenommen

	1972–1979		1980–9/1983	
	n	%	*n*	%
Konservativ	29	15	33	23
P.L.	53	27	12	8
Biliodigestive Anastomose	88	46	58	40
Gastroenteroanastomose	14	7	8	5
Biliodigestive Anastomose + Gastroenteroanastomose	9	5	34	24
Gesamt	193		145	

Die Implantationen von „verlorenen“ Drainagen, Gallenwegsprothesen oder T-Drainagen sind Notmaßnahmen, die in unserem Krankengut nur selten und mit unbefriedigendem Ergebnis angewendet wurden. Die endoskopische oder transhepatische Drainagenimplantation ist hier vorzuziehen.

Biliäre Enteroanastomosen sollten auch dann angelegt werden, wenn noch kein Ikterus vorliegt, eine baldige Choledochusobstruktion durch das Pankreaskarzinom aber zu erwarten ist.

Gastroenteroanastomose

Noch wichtiger erscheint mir die Anlage einer prophylaktischen Gastroenteroanastomose. Im eigenen Krankengut einer über die ganze postoperative Lebensspanne kontrollierten Patientengruppe mußten wir in 11 Fällen wegen einer später aufgetretenen Duodenalstenose relaprotomieren. 10 dieser Patienten verstarben noch im Krankenhaus an dem Wiedereingriff. Auch in der Literatur werden bis zu 35% Relaparotomien aus diesem Grund erwähnt [12] (s. Tabelle 5).

Prophylaktische Enteroanastomosen legen wir allerdings nur bei Patienten an, deren guter Allgemeinzustand eine längere Lebenszeit erwarten läßt. Denn die Belastung des Patienten und auch der operative Aufwand sind erheblich. Dennoch haben wir seit 1980 etwa viermal häufiger simultan biliär und gastral anastomosiert und mußten bislang nach diesen Operationen nur einmal eine Relaparotomie durchführen wegen Perforation eines Ulcus pepticum jejuni (s. Tabelle 6).

Zusammenfassung

Je nach Allgemeinzustand und bei Fernmetastasierung behandeln wir konservativ mit perkutaner transhepatischer Drainage bei ikterischen Patienten und perkutaner Alkoholinfiltration des Plexus coeliacus bei schweren Schmerzen. Probelaparotomien führen wir bei allen Patienten in gutem Allgemeinzustand und ohne Fernmetastasen durch. Als Palliation ist die simultane Anlage einer biliären und einer Gastroenteroanastomose am günstigsten. Probelaparotomie wie auch palliative Operation werden mit der intraoperativen Alkoholinfiltration des Plexus coeliacus zur Schmerzbefreiung beendet.

Literatur

1. Andersson A, Bergdahl L (1976) Carcinoma of the pancreas. Amer Surg 42:173–177
2. Atkins A, Lindell TD, Fletcher WS (1977) A ten-year study of carcinoma of the pancreas. Amer Surg 43:660–665
3. Bufkin WJ, Smith PE, Krementz ET (1967) Evaluation of palliative operations for carcinoma of the pancreas. Arch Surg 94:240–242
4. Feduska NJ, Dent TL, Lindenauer SM (1971) Results of palliative operations for carcinoma of the pancreas. Arch Surg 103:330–333
5. Flanigan DP, Kraft RO (1978) Continuing experience with palliative chemical splanchnicectomy. Arch Surg 113:509–511
6. Forrest JF, Longmire WP (1979) Carcinoma of the pancreas and periampullary region. Ann Surg 189:129–138
7. Gudjonsson B, Livstone EM, Spiro HM (1978) Cancer of the pancreas. Cancer 42:2494–2506
8. Haslam JB, Cavanaugh PJ, Stroup SL (1973) Radiation therapy in the treatment of irresectable adenocarcinoma of the pancreas. Cancer 32:1341–1345
9. Hines LH, Burns P (1976) 10 years' experience treating pancreatic and periampullary cancer. Amer Surg 42:441–447
10. Knight RW, Scarborough JP, Goss JG (1978) Adenocarcinoma of the pancreas. Arch Surg 113: 1401–1404
11. Sanfey H, Mendelsohn G, Cameron JL (1983) Solid and papillary neoplasm of the pancreas. Ann Surg 197:272–275
12. Sarr MG, Gladen HE, Heerden JA van (1981) Role of gastroenterostomy in patients with unresectable carcinoma of the pancreas. Surg Gyn Ost 152:597–600
13. Spohn K, Fux HD, Tewes G, Hahn K (1975) Das Pankreas-Carcinom – Palliative Operationen. Langenbecks Arch Chir 339:267–270

10 Chemotherapie

10.1 Chemotherapie des inoperablen Pankreaskarzinoms

R. Klapdor[1], U. Lehmann[1], H. von Ackeren[4], H. W. Schreiber[2], G. Klöppel[3] und H. Greten[1]

Der Wert der Chemotherapie zur Palliation des exkretorischen Pankreaskarzinoms wird von den Klinikern nach wie vor kontrovers diskutiert. In der Praxis wird diese Therapiemodalität noch vielfach abgelehnt. In Übersichtsarbeiten werden unterschiedliche Schlußfolgerungen gezogen: „Kontrollierte Therapieversuche sind nur bei Patienten mit gutem Allgemeinzustand oder im Rahmen von klinischen Studien angezeigt“ [56], „klinisch relevante Tumorantworten mit verbesserter Überlebensrate können mit existierenden Regimen erreicht werden“ [62], oder aber „bei den meisten inoperablen und metastasierenden Pankreaskarzinomen kann eine kombinierte Zytostatikatherapie angesichts der neueren Arbeiten zum FAM- und SMF-Schema indiziert sein“ [24].

Für diese Situation sind verschiedene Gründe verantwortlich (Tabelle 1). An erster Stelle stehen die bisher unbefriedigenden Ergebnisse. Es gibt keine Dauerheilungen. Komplette Remissionen (CR) werden nach der Zusammenstellung in Tabelle 2 auch mit neueren Schemata nur in 2,5% (9/355) berichtet, partielle Remissionen (PR) nur in 18% (65/355). Auch die Frage, ob die Überlebenszeit verlängert wird, wird unterschiedlich beantwortet. Auch neuere Arbeiten verneinen dies, wenn sie global die unbehandelten mit den behandelten Patienten vergleichen [2]. Arbeiten, in denen die Ergebnisse für Responder und Non-Responder getrennt aufgeführt werden (Tabelle 3), zeigen jedoch, daß bei den Respondern von einer Lebensverlängerung um ca. 5 Monate ausgegangen werden kann.

Darüber hinaus gibt es u. E. derzeit kein Therapieschema der Wahl zur Behandlung des inoperablen Pankreaskarzinoms. Einmal variieren die Angaben über eine

Tabelle 1. Gründe für die kontroversen Einstellungen zur palliativen Chemotherapie des Pankreaskarzinoms

Bisher keine Heilungen
Widersprüchliche Angaben zum Einfluß auf die Überlebenszeit
Ansprechraten zwischen 0–50% auch für ein und dasselbe Therapieschema
Diskussionen um Wahl einer Mono- oder Polychemotherapie
Mögliche Nebenwirkungen, auch ernsterer Art

1 Medizinische Kernklinik und Poliklinik, Universitäts-Krankenhaus Eppendorf, Martinistr. 52, D-2000 Hamburg 20
2 Chirurgische Klinik, Universitäts-Krankenhaus Eppendorf, Martinistr. 52, D-2000 Hamburg 20
3 Institut für Pathologie, Universitäts-Krankenhaus Eppendorf, Martinistr. 52, D-2000 Hamburg 20
4 Chirurgische Abteilung des Marienkrankenhauses, D-2000 Hamburg

Das Pankreaskarzinom
Hrsg. H. G. Beger und R. Bittner

Tabelle 2. Mitomycin-C-Polychemotherapie seit 1978

Autoren		Chemotherapie	CR	PR	%
Buroker et al.	1979 [9]	5-FU + Mitomycin C	2/45	8/45	22
Krauss et al.	1979 [45]			3/ 8	38
Vaughn et al.	1980 [66]			1/ 4	25
Meguro et al.	1982 [49]	5-FU + ACNU + Mitomycin C		6/13	46
Smith et al.	1979 [61]	5-FU + Adriamycin + Mitomycin C (FAM)		10/27	37
Bitran et al.	1980 [5]		1/15	5/15	40
Sternberg et al.	1982 [64]			4/19	21
Oster et al.	1982 [54]		1/56	4/56	9
Eigene Ergebnisse	1982 [35]			0/10	0
Wiggans et al.	1978 [69]	Streptozotocin + 5-FU + Mitomycin C	1/23	9/23	43
Bukowski et al.	1980 [7]			7/22	30
Oster et al.	1982 [54]			3/66	5
Karlin et al.	1982 [28]	FAM + Methyl-CCNU		5/23	20
Bukowski et al.	1982 [8]	FAM + Streptozotocin	4/25	8/25	48
Mallinson et al.	1980 [47]	5-FU + MTX + Cyclophosphamide + Vincristine + Mitomycin C	Überlebenszeit ↑ 12 → ($n = 19$)	44 Wo. ($n = 21$)	

objektive Antwort auch für ein und dasselbe Therapieschema beträchtlich, z.B. für das 5-Fluorouracil und auch das Mitomycin-C zwischen 0–50% (Tabellen 4 u. 5). Dabei scheint es so zu sein, daß die höheren Ansprechraten insbesondere für kleinere Patientenkollektive berichtet werden. Zum anderen ist es u.E. auch noch nicht entschieden, ob zum jetzigen Zeitpunkt eine Mono- oder Polychemotherapie vorgezogen werden sollte, auch wenn in den letzten Jahren meist Polychemotherapieschemata empfohlen werden. So ergibt eine Auswertung der uns zur Verfügung stehenden Literatur für das 5-Fluorouracil Ansprechraten von im Mittel 25%. Sie liegen in gleicher Größenordnung wie die Ergebnisse für eine Polychemotherapie mit 5-Fluorouracil + BCNU (Tabelle 6). Dies gilt nach Tabelle 7 auch für das FAM-Schema, das in letzter Zeit oft als Therapie der Wahl für das Pankreaskarzinom empfohlen wurde (Ansprechraten des Erstbeschreibers um ca. 40% [62]). Nehmen wir alle Ergebnisse für dieses Schema zusammen, so zeichnen sich auch nur Ansprechraten von ca. 20% ab, wie für die Monotherapie mit Mitomycin-C (siehe Tabelle 5). Auch unsere Erfahrungen haben diese guten Ergebnisse nicht bestätigen können. Wir haben unter 11 Patienten (4 ohne, 7 mit Lebermetastasen) keinen Responder gefunden, nur 3 Patienten mit einem stabilen Verlauf über 3 Monate. Komplette und partielle Remissionen waren wie üblich definiert, als vollständige Rückbildung aller Tumorzeichen bzw. als Rückbildung der meßbaren Tumorparameter

Tabelle 3. Palliative Chemotherapie und Überlebenszeit beim inoperablen Pankreaskarzinom

Autoren		Chemotherapie	Mittlere Überlebenszeit in Monaten
Lokich et al. 1974 [46]	+	(5-FU/BCNU)	11
	–		5
Schein et al. 1978 [60]	+	(FAM)	8
	–		3
Wiggans et al. 1978 [69]	+	(SMF)	7,5
	–		3
Mallinson et al. 1980 [47]	+	(5-FU, MTX, Cyclophosphamid, Vincristin, Mitomycin-C)	11
	–		5
Moertel et al. 1967 [50]	+	(5-FU + 4000 rad)	11
	–		6

Tabelle 4. Erfolgsraten einer 5-FU-Monotherapie beim inoperablen Pankreaskarzinom

Autoren		Patienten (*n*)	Objektive Antwort (*n*)	%
Rochlin et al.	1962 [59]	17	9	53
Hurley	1964 [26]	50	23	46
Reitemeier et al.	1967 [57]	7	1	
Cressy u. Schell	1966 [13]	4	1	25
Grillo-Lopez u. Garcia	1974 [19]	4	1	25
Moertel	1973 [51]	29	6	21
Weiss et al.	1961 [68]	5	1	20
Moore et al.	1968 [52]	11	2	18
Baker	1976 [4]	6	1	17
Kovach et al.	1974 [44]	31	5	16
Jacobs et al.	1971 [27]	13	1	8
Nadler u. Moore	1968 [53]	20	1	5
Al-Sarraf et al.	1972 [1]	4	0	0
Knoepp et al.	1961 [43]	6	0	0

Tabelle 5. Erfolgsraten einer Mitomycin-C-Monotherapie beim inoperablen Pankreaskarzinom

Autoren		Patienten (*n*)	Objektive Antwort (*n*)	%
Manheimer u. Vital	1966 [48]	5	2	20
Moertel u. Reitemeier	1967 [50]	8	2	25
Moore et al.	1968 [52]	10	1	10
Carter	1968 [10]	18	6	33
Whittington u. Close	1970 [70]	8	3	38
Reitemeier et al.	1970 [58]	2	1	
Guerrero et al.	1972 [21]	4	2	50
Godfrey u. Wilbur	1972 [17]	3	1	33
Hum et al.	1974 [25]	4	0	0
Baker et al.	1974 [3]	10	0	0
		72	18 =	25%

um über 50%. Grundlage der Beurteilung der Effektivität der Chemotherapie waren in unseren Untersuchungen für alle Patienten die Sonographie und Computertomographie, die alle 2 Monate nach Beginn der zytostatischen Therapie durchgeführt wurden. Unabhängig von einer dokumentierbaren Rückbildung des Tumorleidens fanden aber auch wir vielfach eine vorübergehende Schmerzlinderung, wie sie in früheren Arbeiten schon beschrieben ist [36].

Für diese teilweise erheblich differierenden Ansprechraten dürften ebenfalls verschiedene Punkte verantwortlich sein. Die wichtigsten sind in Tabelle 8 aufgeführt. Einmal sind hier ein unterschiedlicher klinischer Status zu Beginn der Therapie zu nennen, dann unterschiedlich große Patientenzahlen oder Abweichungen in der Praxis der Chemotherapie. Von entscheidender Bedeutung sind aber auch ein subtiles prätherapeutisches Staging und die Wahl geeigneter Parameter für die Verlaufskontrolle. Das prätherapeutische Staging sollte heute eine TNM-Klassifizierung, die Histologie und das Grading umfassen. Als Parameter für die Verlaufskontrolle sollten zusätzlich zur klinischen Untersuchung die valideren morphologisch-bildgebenden Verfahren Sonographie und Computertomographie gefordert werden, so wie neuerdings auch Tumormarker, die durch monoklonale Antikörper definiert sind, wie zur Zeit das CA 19-9.

Sieht man sich daraufhin die in den Jahren 1980–1982 erschienenen Arbeiten mit den hohen Ansprechraten für die FAM- bzw. SMF-Schemata an, dann ist man enttäuscht. Teilweise finden sich überhaupt keine Angaben über die Durchführung der Verlaufskontrolle [62], oder die modernen Verfahren Sonographie und Computertomographie wurden nur für einzuelne der aufgeführten Patienten zur Verlaufskontrolle herangezogen. Tumormarker sind vielfach nicht aufgeführt, ein Grading nicht berücksichtigt [z.B. 8, 28, 62, 69]. Auch histologisch handelt es sich vielfach um kein streng vergleichbares Patientengut. Es wird von Adenokarzinomen [8], gesicherten

Tabelle 6. Vergleich der Ergebnisse einer palliativen Chemotherapie des inoperablen Pankreaskarzinoms mit 5-FU, BCNU und 5-FU + BCNU

Substanz	Autoren		Chemotherapie (*n*)	Objektive Antwort (*n*)	Objektive Antwort
5-Fluorouracil	Baker	1976 [4]	6	1	
5-FU	Davis et al.	1974 [15]	25		
	Grillo-Lopez u. Garcia	1974 [19]	4	1	
	Kovach et al.	1974 [44]	31	5	
	Reitemeier et al.	1967 [57]	7	1	
	Moertel	1973 [51]	29	6	
	Al-Sarraf et al.	1972 [1]	4	0	
	Jacobs et al.	1971 [27]	13	1	
	Moore et al.	1968 [52]	11	2	
	Nadler u. Moore	1968 [53]	20	1	
	Cressy u. Schell	1966 [13]	4	1	
	Hurley	1964 [26]	50	23	
	Rochlin et al.	1962 [59]	17	9	
	Knoepp et al.	1961 [43]	6	0	
	Weiss et al.	1961 [68]	5	1	
	Cornell et al.	1960 [12]	6	3	
			238	55	23%
BCNU	Carter u. Comis	1975 [11]	37	0	
	Kovach et al.	1974 [44]	21	0	
	Moertel	1973 [51]	25	0	
	Reitemeier et al.	1970 [58]	1	0	
			84	0	0%
5-FU + BCNU	Stephens et al.	1978 [63]	18	3	
	Kovach et al.	1974 [44]	30	10	
	Lokich et al.	1974 [46]	20	4	
	Tormey et al.	1974 [65]	5	0	
	Reitemeier et al.	1970 [58]	3	2	
			76	19	25%

Karzinomen [69], duktalen und azinären [62] oder nur duktalen Karzinomen [28] gesprochen.

Die Berücksichtigung dieser Faktoren ist wichtig, da ihnen prognostische Bedeutung zukommt. Die Untersuchungen von Hermreck [22], Pollard [55] sowie erste eigene Ergebnisse zeigten z.B. eine Korrelation zwischen der Überlebenszeit und dem Tumorstadium des exkretorischen Pankreaskarzinoms. Wir haben 1977 von kli-

Tabelle 7. Polychemotherapie mit FAM beim inoperablen Pankreaskarzinom

			CR	PR	%
Smith et al.	1979 [61]	5-FU		10/ 27	37
Bitran et al.	1980 [5]	+ Adriamycin	1/15	5/ 15	40
Sternberg et al.	1982 [64]	+ Mitomycin C		4/ 19	21
Oster et al.	1982 [54]	(FAM)	1/56	4/ 56	9
Eigene Ergebnisse	1982 [35]			0/ 10	0
				26/127	20%

Tabelle 8. Faktoren, die für das Tumorleiden und die Verlaufsbeurteilung von Bedeutung sind

Klinischer Status
- z. B. Karnofsky-Index

Charakteristik des Tumors
- TNM-Staging
- Histologie
- Grading

Parameter für die Verlaufskontrolle
- Klinische Untersuchung (z. B. Palpation)
- Sonographie/Computertomographie
- Tumormarker, z. B. CA 19-9, CEA

nischer Seite eine TNM-Einteilung als Basis für eine kontrollierte, randomisierte Studie zur palliativen Chemotherapie des exkretorischen Pankreaskarzinoms [29] formuliert, die 1979 im regionalen und überregionalen Bereich in etwas vereinfachter Form publiziert wurde [30, 41] (Tabelle 9). Eine erste Auswertung von 30 Patienten [34] zeigte eine Korrelation von Überlebenszeit und prätherapeutischem Staging (morphologisch-bildgebende Verfahren/Laparotomie) für eine Stadieneinteilung nach Hermreck [22] (Abb. 1) sowie für die Einteilung nach dem TNM-System (T1 + T2 vs. T3 = Median 14 vs. 5,5 Monate). Eine jüngste Auswertung bestätigt eine Korrelation auch für den Fall, daß nur Patienten berücksichtigt werden, die wegen eines Pankreaskopfkarzinoms reseziert wurden (Abb. 2). Zusätzlich ließ sich auch eine Korrelation der Überlebenszeit zum Grading nachweisen [34], auch innerhalb einzelner Stadiengruppen (mediane Überlebenszeit 11,5 vs. 6 Monate für hoch- bzw. niedrigdifferenzierte Karzinome der Stadien II + III nach Hermreck [22]). Eine Auswertung der Daten von 56 Patienten zeigte darüber hinaus, daß auch das Geschlecht für die Prognose von Bedeutung sein dürfte [38]. In dieser Zusammenstellung war das weibliche Geschlecht mit 72% unter den hochdifferenzierten Pankreaskarzinomen signifikant häufiger vertreten als unter den niedrig differenzierten Tumoren (22%), ebenso unter den T2-Tumoren (89%) im Vergleich zu den fortgeschrittenen T3-N1-M1-Stadien (15%) (Tabelle 10). Die weiteren Ergebnisse haben

Tabelle 9. Hamburger TNM-Klassifikation des exkretorischen Pankreaskarzinoms

	1977 Studien-protokoll TZH [29]	1979 Hamb. Ärztebl. [32] Dtsch. Med. Wochen-schr. [24]	1983 Europ. J. Clin. Invest. [37]
∅ Tumor	T0	T0	T0
Tumor allseits von gesundem Pankreas umgeben	T1	T1	T1 – T1a (.... cm)
Tumor noch auf das Pankreas begrenzt	T2	(T1)	T1 – T1b (.... cm)
Tumor überschreitet Organgrenze	T3	T2	T2 (... cm)
Tumor infiltriert benachbarte Organe	T4	T3	T3 (... cm)
∅ Lymphknoten befallen	N0	N0	N0
Einzelne regionale Lymphknoten befallen	N1	N1	N1 superior, inferior anterior, posterior splenisch
Mehrere regionale Lymphknoten befallen	N2	(N1)	(N1)
Juxtaregionale Lymphknoten befallen		N2	N2
∅ Fernmetastasen	M0	M0	M0
Hämatogene Fernmetastasen	M1	M1	M1

M1: h = hepatisch, o = ossär, p = pulmonal, y = andere
Lokalisation: K = Kopf, C = Corpus, S = Schwanz
Histologie: duktales, Azinus-, Zystadenokarzinom u. a.

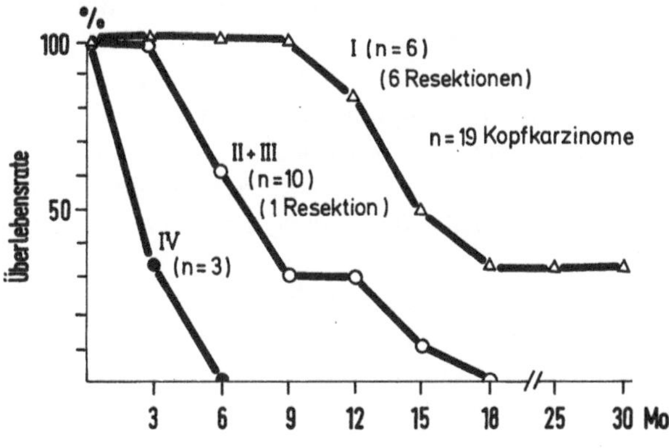

Abb. 1. Korrelation zwischen Überlebenszeit und Tumorstadium I–IV nach Hermreck [9] für 19 Patienten mit Pankreaskarzinom aus dem eigenen Patientengut

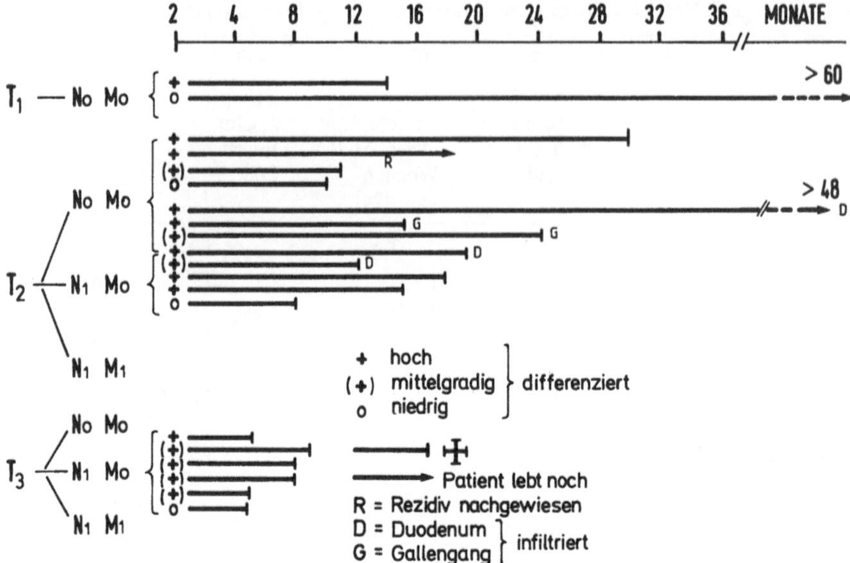

Abb. 2. Korrelation zwischen Überlebenszeit und Tumorstadium (TNM 1983) für 20 nach Whipple operierte Patienten mit Pankreaskopfkarzinomen (*D G*, Duodenum und Galle im Resektionspräparat infiltriert)

Tabelle 10. Korrelation von Grading und T-Stadium zum Geschlecht für 56 Patienten mit exkretorischem Pankreaskarzinom

Grading				Staging		
(13/21)	hoch	72%	Exkretorisches Pankreaskarzinom ($n = 56$)	89%	T2 N0 M0	(8/ 9)
(5/17)	mäßig	42%		50%	T3 N0 M0	(5/10)
(4/18)	niedrig	22%		31%	T3 N1 M0	(4/13)
				15%	T3 N1 M1	(13/20)

dann gezeigt, daß auch T1-Tumoren nach dem Vorschlag aus dem Jahre 1979 keine prognostisch einheitliche Gruppe darstellen. Daher haben wir in unserem jüngsten Vorschlag T1-Tumoren wieder – wie schon 1977 – in 2 Gruppen (a, b) unterteilt [37]. Die weitere Erfahrung muß zeigen, ob die T1a-Tumoren jetzt vielleicht eine prognostisch einheitlichere, wenn auch zahlenmäßig kleinere Patientengruppe darstellen. Diese Einteilung entspricht weitgehend dem Vorschlag, den die UICC nach ihrer letzten Sitzung im September 1983 empfehlen wird, an der der Erstautor als deutschsprachiger Vertreter beteiligt war. Hier wird die Unterteilung der auf das Pankreas begrenzten Tumoren in T1a und T1b allerdings nach der Größe der Tumoren vorgenommen (<2 cm / >2 cm).

Notwendig ist auch eine histologische Differenzierung der Pankreaskarzinome. Einmal ist es erforderlich, zwischen den verschiedenen Formen der exkretorischen Pankreaskarzinome zu differenzieren, z. B. entsprechend der Einteilung nach Klöppel et al. [42]. Wichtig ist aber auch die histologische Trennung zwischen

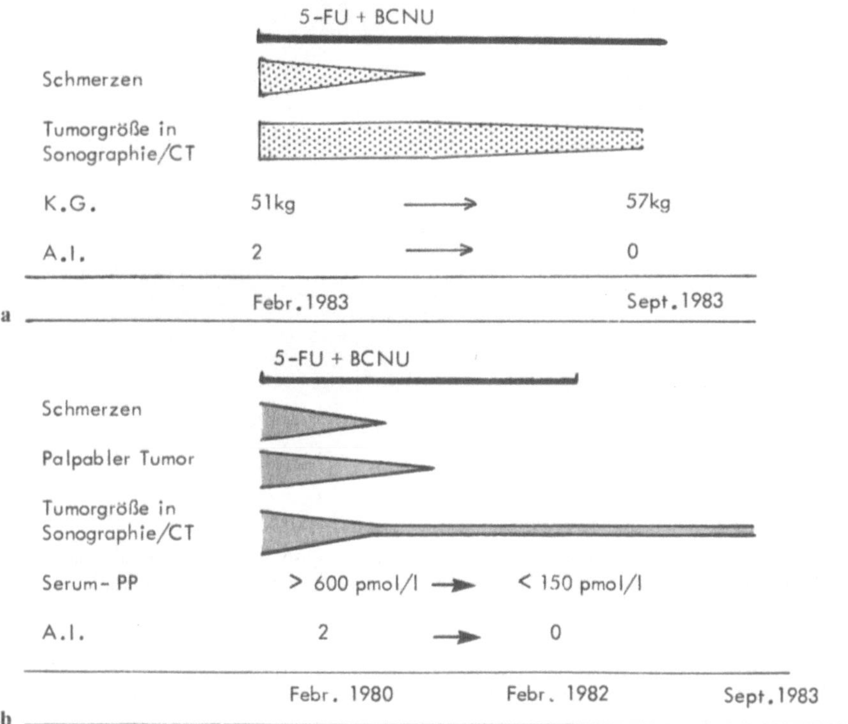

Abb. 3a, b. Palliative Chemotherapie von 2 Patienten mit metastasierenden PP-produzierenden Pankreaskarzinomen mit 5-FU + BCNU. **a** Patient L.M., metastasiertes PP-Zellkarzinom (Anamnese seit 1974); **b** Patient H.H., metastasiertes PP-Zellkarzinom (Anamnese seit 1978)

exokrinen und endokrinen Pankreaskarzinomen. Denn dies ist klinisch nicht immer möglich. Einerseits braucht ein endokriner Tumor des Pankreas nicht sekretorisch aktiv zu sein, andererseits kann er gastrointestinale Peptide sezernieren, die kein klinisches Symptom induzieren, wie z. B. das pankreatische Polypeptid (PP). Es sei hier auf zwei eigene Beobachtungen hingewiesen (Abb. 3). Beide Patienten kamen nach Abschluß der Diagnostik mit den üblichen klinischen, laborchemischen und morphologisch-bildgebenden Verfahren als exokrine metastasierende Pankreaskarzinome zur Einweisung. Bei beiden Patienten zeigten die Histologie und Immunzytochemie, daß es sich um metastasierende, pankreatisches Polypeptid produzierende Karzinome handelte. Ein Tumor war endokrin aktiv [31], der andere nicht. Für diese PP-produzierenden Tumoren gibt es bisher keine pathognomonische endokrinologische Symptomatik. Dies macht die Verwechslung verständlich. Beide Patienten unterschieden sich aber deutlich von den anderen Patienten mit exkretorischen Pankreaskarzinomen. Beide Patienten wiesen eine mehrjährige Anamnese auf, beide Patienten sprachen sehr gut auf 5-FU + BCNU (vgl. Abb. 3) an. Die Herausnahme dieser Patienten aus dem Kollektiv der Patienten mit exkretorischem Pankreaskarzinom ist wichtig. Einerseits scheinen diese Patienten sehr gut auf 5-FU + BCNU anzusprechen. Andererseits würden diese Patienten die Ergebnisse zur palliativen Chemotherapie des exkretorischen Pankreaskarzinoms verfälschen.

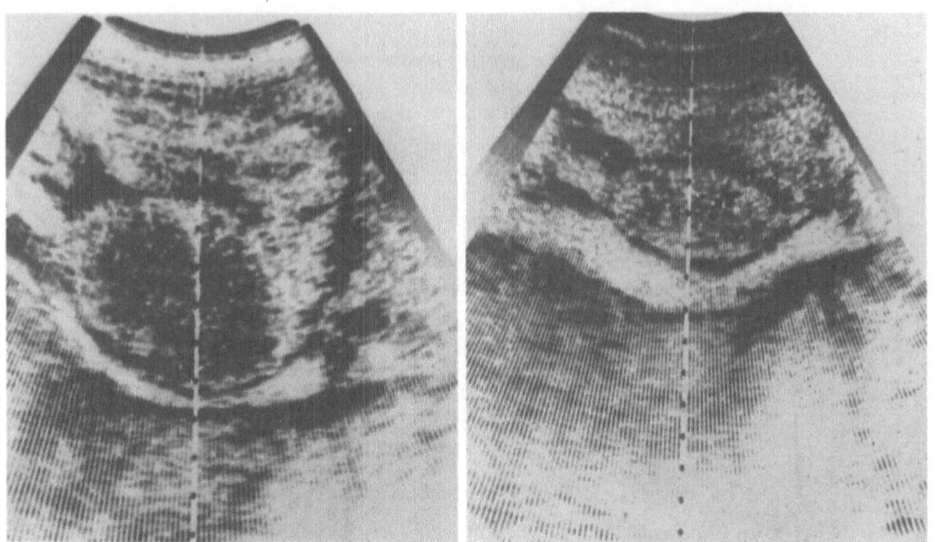

Abb. 4. a Palpable, in der Sonographie ca. 5 cm große Lebermetastase. b Nicht mehr palpable, aber in der Sonographie noch nachweisbare ca. 2 cm große Lebermetastase nach Chemotherapie

Eine große Bedeutung dürfte auch der Wahl der Parameter für die Verlaufskontrolle der Tumorgröße zukommen. Die alleinige klinische Palpation ist sicher ein nur unzuverlässiger Parameter. Zumindest erlaubt die klinische Untersuchung allein keine Feststellung einer kompletten Remission. Dies zeigt die Erfahrung, wenn die Ergebnisse der klinischen Untersuchung mit denen der morphologisch-bildgebenden Verfahren verglichen werden. Ein Beispiel zeigen Abb. 4a und 4b. In Abb. 4a ist die Lebermetastase eines Pankreaskarzinoms wiedergegeben, die vor Beginn der Therapie deutlich durch die Bauchdecken palpiert werden konnte (Durchmesser ca. 5 cm). Unter Chemotherapie mit 5-FU + BCNU kam es zu einer Teilremission (Abb. 4b). Der Tumordurchmesser betrug nur noch 2 cm. Dieser Tumor war klinisch nicht mehr palpabel, aber in den bildgebenden Verfahren noch deutlich nachweisbar. Bei alleiniger klinischer Untersuchung wäre damit fälschlicherweise von einer kompletten Remission ausgegangen worden.

Wir haben bei der Auswertung unserer Ergebnisse grundsätzlich nur duktale Pankreaskarzinome berücksichtigt und grundsätzlich die Sonographie und Computertomographie zur Verlaufskontrolle herangezogen. Wir begannen 1977 [6, 18] mit einer randomisierten, kontrollierten Studie mit 5-FU + BCNU vs. eine unbehandelte Kontrollgruppe. Später gingen wir auf die Therapie mit 5-FU + BCNU vs. FAM über [analog 44 bzw. 62]. Nachdem wir mit dem FAM keine befriedigenden Ergebnisse erreichen konnten, setzten wir das 5-FU + MTX-Schema ein, angeregt durch die günstigen Ergebnisse beim kolorektalen Karzinom [23]. Zur Zeit untersuchen wir den Einfluß einer Mitomycin-C-Monotherapie auf das Pankreaskarzinom, in einer Dosierung von 30 mg in sechswöchigen Zyklen. Die 30 mg werden auf 3 Einzeldosen von 10 mg im Abstand von einer Woche verteilt. Alle Patienten zeigten zum Zeitpunkt der Aufnahme in die Studien morphologisch faßbare Tumorparameter. Entweder waren es Tumoren, die zum Zeitpunkt der Diagnostik inoperabel

Tabelle 11a. Ergebnisse zur palliativen Chemotherapie des Pankreaskarzinoms

	n Gesamt	Mo/Mh	CR	PR	Stabil (>3 Mon.)
5-FU + BCNU	27	13/14	–	3	3
FAM	11	4/ 7	–	–	3
5-FU + MTX	14	5/ 9	–	1	1
Mitomycin C	6	2/ 4	–	(1)	2
Gesamt	58	24/34	–	5 (1)	9

CR = komplette, PR = partielle Remission in den morphologisch-bildgebenden Verfahren Sonographie und CT

Tabelle 11b. Ergebnisse zur palliativen Chemotherapie des duktalen Pankreaskarzinoms: Überlebenszeit bei den Patienten mit partieller Remission bzw. stabilem Verlauf. Zum Vergleich sind auch die Ergebnisse bei den beiden PP-Zellkarzinomen und 1 Patientin mit einem Azinuszellkarzinom aufgetragen. Überlebenszeiten bei Respondern (nach Beginn der Therapie)

Grading	TNM	Therapie	Tumor-A.	Ü-Zeit
+	Mo	5-FU + BCNU	PR	22 Mon.
+	Mo	5-FU + BCNU	Stabil	13 Mon.
+	Mo	Mitomycin-C	Stabil (R?)	> 6 Mon.
+	Mo	Mitomycin-C	Stabil	>10 Mon.
(+)	Mo	FAM	Stabil	6,5 Mon.
O	Mo	FAM	Stabil	12,5 Mon.
O	Mo	5-FU + BCNU	Stabil	6 Mon.
+	Mh	5-FU + MTX	PR	> 8 Mon.
+	Mh	Mitomycin-C	PR	> 5 Mon.
O	Mh	5-FU + BCNU	Stabil	8 Mon.
O	Mh	5-FU + MTX	Stabil	> 8 Mon.
O	Mh	Mitomycin-C	Stabil	4 Mon.
Azinuszell-CA	Mh	5-FU + BCNU	PR	14 Mon.
PP-OM	Mh	5-FU + BCNU	PR	>48 Mon.
PP-OM	Mh	5-FU + BCNU	Stabil (R?)	> 8 Mon.

+ = hoch, (+) = mittelgradig, O = niedrig differenziert

waren oder es handelte sich um Rezidive nach vorausgegangener Tumorresektion. Bei insgesamt 58 Patienten konnten wir 9 stabile Verläufe (>3 Monate) und 5 (6?) Teilremissionen mit den morphologisch-bildgebenden Verfahren Sonographie und Computertomographie feststellen (Tabelle 11). Dies sind nur geringe Ansprechraten. Aber alle Patienten mit einem stabilen Verlauf bzw. einer Teilremission (zusammen ca. 25%) zeigten gleichzeitig auch eine deutliche Verbesserung der Lebensqualität mit Minderung oder Aufhebung der Schmerzsymptomatik. Bei allen Patienten mit einem sogenannten Aktivitätsindex von 2 (Aktivität eingeschränkt, Selbst-

Tabelle 12a. Wertigkeit von Sonographie, CT und Angiographie für die Diagnostik von Lebermetastasen im Rahmen des präoperativen Stagings des fortgeschrittenen Pankreaskarzinoms im Vergleich zur Laparotomie

Untersuchung	Diagnose von Lebermetastasen
Laparotomie/Laparoskopie	Bei 21 von 57 Patienten
Sonographie	Bei 8 von 52 Patienten
CT	Bei 8 von 51 Patienten
Angiographie	Bei 4 von 29 Patienten

Tabelle 12b. Wertigkeit von Sonographie und CT für die Diagnose von Lebermetastasen in Abhängigkeit von der Größe der intraoperativ gesicherten Metastasen

Patient	Größe der Metastasen (Laparotomie)	Diagnose der Lebermetastasen mittels	
		Sonographie	CT
1		–	–
2		–	–
3		–	–
4			–
5			–
6	<1–2 cm	–	–
7		–	–
8			–
9		–	–
10		–	+
11		–	–
12	Keine Größenangaben	+	–
13		+	+
14		–	–
15		+	
16		+	+
17	>2 cm	+	+
18		–	+
19		–	–
20		+	+
21		+	+

versorgung noch möglich) besserte sich der klinische Zustand, so daß keine Beschwerden mehr bestanden (A.I. = 0) oder die Aktivität nicht mehr nennenswert eingeschränkt war (A.I. = 1). Nach Tabelle 11b, in der die Überlebenszeit dieser Responder in Korrelation zur Therapiemodalität, zum Stadium der Grundkrankheit und zum Grading aufgeführt ist, scheinen die Patienten mit einer objektiven Tumorantwort (Teilremission, stabiler Verlauf) auch eine Verlängerung der Überlebenszeit um mehrere Monate zu zeigen, wie sie von den in Tabelle 3 aufgeführten Autoren beschrieben wurde. Dies gilt insbesondere für die Patienten mit Lebermetastasierung. Tabelle 11b zeigt gleichzeitig, daß ein Effekt einer Chemotherapie grundsätzlich sowohl bei hoch- als auch bei niedrig differenzierten Pankreaskarzinomen erreicht werden kann. Weiterhin betont Tabelle 11b noch einmal die Notwendigkeit der histologischen Differenzierung, insofern, als wir für eine Patientin mit einem Azinuszellkarzinom mit bereits fortgeschrittener Lebermetastasierung und für 2 Patienten mit metastasierenden, pankreatisches Polypeptid produzierenden Tumoren besonders günstige Ergebnisse mit 5-FU + BCNU erreichen konnten. Erwähnt sei noch, daß zu Beginn der Studie Erfahrungen an 10 unbehandelten Patienten mit Pankreaskarzinomen gesammelt werden konnten. Alle diese Patienten zeigten im Gegensatz zu den aufgeführten Respondern ein chronisch-progredientes Tumorleiden, sowohl von seiten der Klinik als auch von seiten der morphologisch-bildgebenden Verfahren.

Allerdings sollten die derzeitigen Möglichkeiten der Sonographie und Computertomographie nicht überschätzt werden. Angesichts der unteren Tumornachweisgrenze von 1–2 cm bzw. eventueller Störeffekte im Rahmen der Untersuchung lassen sich kleine Größenveränderungen oft nicht zuverlässig erkennen. Dies erklärt z.B., daß die Angiographie in Einzelfällen das validere Verfahren zum Nachweis kleiner, retroperitonealer Rezidive darstellen kann im Vergleich zur Computertomographie und Sonographie [67]. Weiterhin sei das Ergebnis einer Untersuchung aufgeführt, in der wir die Häufigkeit einer perioperativen Diagnose von Lebermetastasen mittels Sonographie, Computertomogrpahie und Angiographie mit den Ergebnissen der Laparotomie verglichen [36].

Nach Tabelle 12a zeigte die makroskopische Aufsicht etwa doppelt so häufig Lebermetastasen wie die Sonographie oder Computertomographie. Nach Tabelle 12b ist der entscheidende Faktor in der Größe der Lebermetastasen zu sehen. Mit zunehmender Größe der Lebermetastasen (>2 cm) nimmt auch die Treffsicherheit der bildgebenden Verfahren Sonographie und Computertomographie deutlich zu.

Es ist daher zu hoffen, daß in Zukunft neben einer weiteren Verbesserung der morphologisch-bildgebenden Verfahren auch valide funktionelle Parameter mit in die Verlaufskontrolle des exkretorischen Pankreaskarzinoms aufgenommen werden können. Ein erster Ansatz scheint hier der durch monoklonale Antikörper definierte Tumormarker CA 19-9 darzustellen [16, 39, 40]. Nach den bisher vorliegenden Arbeiten differenziert er wesentlich zuverlässiger zwischen chronischer Pankreatitis und Pankreaskarzinom: In ca. 80% finden sich Werte oberhalb des 95-%-Bereiches der chronischen Pankreatitis (Abb. 5) im Vergleich zu nur ca. 30% für das CEA. Im Vergleich zu früheren Untersuchungen, in denen wir für das CEA nur in ca. 30% einen signifikanten Anstieg mit zunehmender Progredienz des Pankreaskarzioms feststellen konnten, scheint das CA 19-9 auch die Möglichkeiten für die Verlaufskontrolle zu verbessern (Abb. 6). Erste Verlaufskontrollen an 11 Patienten zeigen,

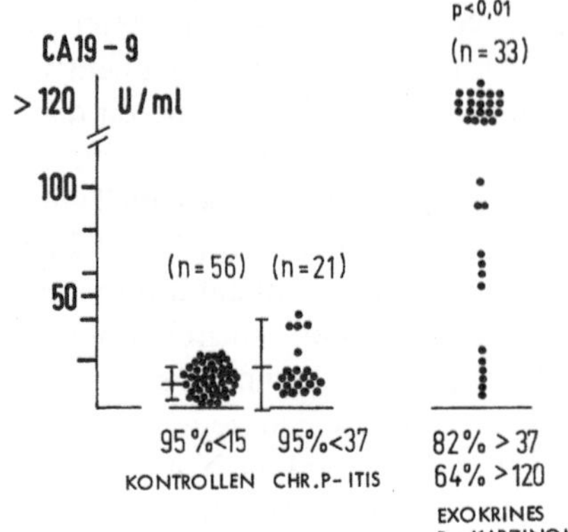

Abb. 5. Serum-Ca-19-9-Konzentrationen bei 56 Kontrollpersonen, 21 Patienten mit chronischer Pankreatitis und 33 Patienten mit exkretorischem Pankreaskarzinom

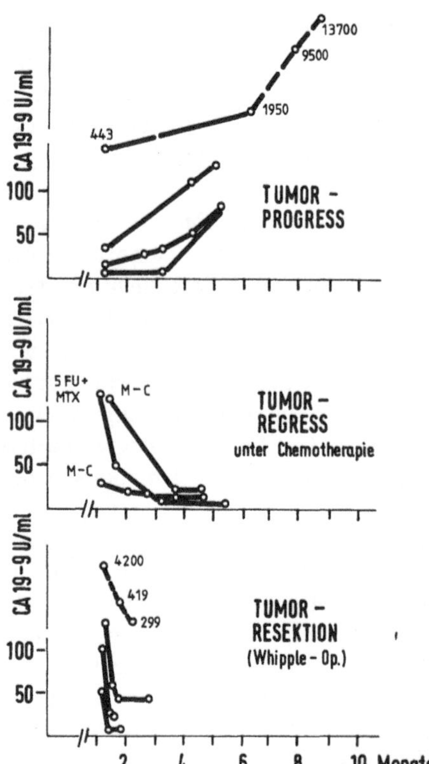

Abb. 6. Erste Verlaufskontrollen der Ca-19-9-Serumkonzentrationen bei 11 Patienten mit exkretorischem Pankreaskarzinom

daß die Serumkonzentration des CA 19-9 das Tumorleiden besser reflektiert. Bei 4 Patienten fielen die CA-19-9-Serumkonzentrationen nach Resektion des Tumors signifikant ab, bei 3 Patienten zeigte sich ein deutlicher Abfall unter Chemotherapie gleichzeitig mit den Zeichen des Tumorregresses in den morphologisch-bildgebenden Verfahren. Bei 4 weiteren Patienten mit Tumorprogreß stiegen auch die CA-19-9-Konzentrationen signifikant an [neuere Ergebnisse vgl. z. B. Klapdor et al. (1984) Dtsch Med Wochenschr 109: 1935].

Tabelle 13. Parameter zur Verlaufskontrolle einer palliativen Chemotherapie des exkretorischen Pankreaskarzinoms am Beispiel erster eigener Ergebnisse mit einer Mitomycin-C-Monotherapie [neuere Ergebnisse vgl. z. B. Klapdor et al. (1984) Dig Dis Sci 29:955]

MITOMYCIN - C

	Pat.	TNM	GRADING	VERLAUF: Sono/CT	A.I.	CEA ng/ml	CA 19-9 U/ml	Response-dauer	Überlebens-zeit
Ersttherapie	2	0 M0							
		2 Mh	(+) ♀	Progreß					
			+ ♂	Regreß (Lebermetastase)	2—0	n =	↓(120→17)	> 6 Mon.	> 6 Mon.
Zweittherapie	4	3 M0	(+) ♀	Progreß					
			(+) ♀	stabil (R?)	2→0	n =	(↓)(37→15)	> 6 Mon.	> 6 Mon.
			+ ♀	stabil	1→0	n =	n =	>10 Mon.	>10 Mon.
		1 Mh	(+) ♂	stabil (bei vorher rascher Progredienz)	3→1	↓(46—9)	—	2 Mon.	4 Mon.

Aufgrund der bisherigen Erfahrungen haben wir das CA 19-9 daher zusätzlich zum CEA in die Routine-Verlaufskontrolle des Pankreaskarzinoms aufgenommen, zusätzlich zu den morphologisch-bildgebenden Verfahren Sonographie und Computertomographie, dem klinischen Status (A.I.), der Responsedauer und der Überlebenszeit. Den Tumor klassifizieren wir prätherapeutisch entsprechend der Histologie einschießlich des Gradings und des Vorliegens oder Fehlens von Lebermetastasen (Tabelle 13).

Zusammenfassung

Mit einer palliativen Chemotherapie konnten bisher nur unbefriedigende Ansprechraten erzielt werden; es gibt bisher kein Therapieschema der Wahl; es mangelt an kontrollierten Therapieversuchen mit detaillierter Tumorklassifikation und Einsatz der heutigen Möglichkeiten für eine morphologisch-bildgebende und funktionelle Verlaufskontrolle. Andererseits gibt es aber heute Therapieschemata, mit denen das Tumorleiden in 10%–25% zumindest vorübergehend günstig beeinflußt werden kann mit Verbesserung der Lebensqualität und Verlängerung der Überlebenszeit, ohne schwerwiegende Nebenwirkungen bei sorgfältiger Überwachung. Weiterhin verfügen wir heute mit der Sonographie und Computertomographie sowie mit dem neuen Tumormarker CA 19-9 über bessere Möglichkeiten, um einen Therapieeffekt schnell zu verifizieren. Damit kann einerseits eine längere ineffektive und unnötige Chemotherapie vermieden werden, andererseits kann bei vielen Patienten gegebenenfalls auch noch der Versuch einer Zweittherapie gestartet werden. Daraus ergibt sich u. E. die Konsequenz, daß kontrollierte palliative Therapiemaßnahmen beim inoperablen Pankreaskarzinom nicht nur vertretbar geworden sind, sondern auch empfohlen werden können.

Voraussetzungen sind eine enge interdisziplinäre Zusammenarbeit zwischen Internisten, Radiologen, Chirurgen und Pathologen, eine zuverlässige und schnelle Koordination sowie ein gut funktionierendes Routinelabor. Es wäre zu begrüßen, wenn diese palliativen Therapiemaßnahmen im Rahmen regionaler oder überregionaler Studien durchgeführt werden könnten. Wünschenswert ist auch eine enge Zusammenarbeit mit wissenschaftlich arbeitenden Laboratorien. In diesem Fall könnten kontrollierte Therapieansätze zwei Aufgaben erfüllen. Einmal tragen sie zu einer optimalen Versorgung der Patienten unter den gegebenen Möglichkeiten bei. Zum anderen könnten sie einen wesentlichen und auch notwendigen Beitrag für die klinische Grundlagenforschung liefern.

Literatur

1. Al-Sarraf M, Vaughn CB, Reed ML, Vaitkevicius VK (1972) Combined 5-fluoro-uracil and vinblastine therapy for gastrointestinal and other solid tumors. Oncology 26: 99–113
2. Andersen JR, Frjis-Möller A, Hancke S, Røder O, Steen J, Baden H (1981) A controlled trial of combination chemotherapy with 5-FU and BCNU in pancreatic cancer. Scand J Gastroent 16: 973–975
3. Baker LH, Caoli FM, Izbicki RM, Opipari MI, Vaitkevicius VF (1974) A comparative study of Mitomycin-C and Porfiromycin (Abstract). Proc Am Ass Cancer Res 15: 182
4. Baker LH (1976) Randomized prospective trial comparing 5-fluorouracil (NSC-19893) to 5-fluorouracil and methyl-CCNU (NSC-95441) in advanced gastrointestinal cancer. Cancer Treatm Rep 60: 733–737
5. Bitran JD, Desser RK, Kozloff MF, Billings AA, Shapiro CM (1979) Treatment of metastatic pancreatic and gastric adenocarcinomas with 5-fluorouracil, adriamycin and mitomycin C (FAM). Cancer Treatm Rep 63: 2049–2051

6. Brockmann WP, Lehmann U, Klapdor R (1982) Stellenwert der Sonographie bei der Verlaufskontrolle des Pankreaskarzinoms. CT-Sonographie 2: 190–196
7. Bukowski RM, Abderhalden RT, Hewlett JS, Weick JK, Groppe CW (1980) Phase II trial of streptozotocin, mitomycin C and 5-fluorouracil in adenocarcinoma of the pancreas. Cancer Clin Trials 3: 321–324
8. Bukowski RM, Schachter LP, Groppe CW, Hewlett JS, Weick JK, Livingston RB (1982) Phase II trial of 5-fluorouracil, adriamycin, mitomycin C and streptozotocin (FAM-S) in pancreatic carcinoma. Cancer 50: 197–200
9. Buroker T, Kim PN, Groppe C et al (1979) 5 FU infusion with Mitomycin-C vs 5 FU infusion with Methyl-CCNU in the treatment of advanced upper gastrointestinal cancer. Cancer 44: 1215–1221
10. Carter SK (1968) Cancer Chemother Rep (part 3) 1: 99
11. Carter SK, Comis RL (1975) The integration of chemotherapy into a combined modality approach for cancer treatment. VI. Pancreatic adenocarcinoma. Cancer Treatm Rev 2: 193–214
12. Cornell GN, Cahow CE, Frey C, McSherry C, Beal JM (1960) Clinical experience with 5-fluorouracil in the treatment of malignant disease. Cancer Chemother Rep 50: 23–30
13. Cressy NL, Schell HW (1966) 5-fluorouracil in glucose and saline: Therapeutic effect and toxicity. Cancer Chemother Rep 50: 683–684
14. Crooke ST, Bradner WT (1976) Mitomycin C: A review. Cancer Treatm Rev 3: 121–139
15. Davis HL, Ramirez G, Ansfield FJ (1974) Adenocarcinomas of stomach, pancreas, liver and biliary tracts. Cancer 33: 193–197
16. Del Villano BC, Brennan S, Brock P et al (1983) Radioimmunometric assay for a monoclonal antibody—defined tumor marker CA 19-9. Clin Chem 29: 549–552
17. Godfrey TE, Wilbur DW (1972) Clinical experience with Mitomycin-C in large infrequent doses. Cancer 29: 1647–1652
18. Grabbe EJ, Hagemann J, Klapdor R, Pfeiffer M (1980) Sonographie und Computertomographie in der Verlaufskontrolle des Pankreaskarzinoms. Fortschr Röntgenstr 133: 30–36
19. Grillo-Lopez AJ, Garcia EV (1974) Continuous fluorouracil infusion in cancer therapy-toxicity and clinical effectiveness. ASCO Abstracts 173: 759
20. Gudjonsson B, Livstone EM, Spiro HM (1978) Cancer of the pancreas—diagnostic accuracy and survival statistics. Cancer 42: 2494–2506
21. Guerrero R, Abello E, Custodia D, San Diego E (1972) J Philipp Isl Med Ass 49: 559
22. Hermreck AS, Thomas CJT, Friesen SR (1974) Importance of pathologic staging in the surgical treatment of adenocarcinoma of the exocrine pancreas. Amer J Surg 127: 653–657
23. Herrmann R, Manegold C, Holzmann K, Fritze D (1982) Sequentielle Verabreichung von Methotrexat und Fluorouracil bei metastasierenden kolorektalen Karzinomen. Dtsch Med Wochenschr 107: 491–493
24. Höffken K, Schmidt CG (1982) Chemotherapie gastrointestinaler Tumoren. GBK 10: 18–20
25. Hum GJ, Bogdon DL, Bateman JR (1974) Phase I–II evaluation of weekly mitomycin-C (NSC-26980) for patients with metastatic g.i. and brest malignancies. Oncology 30: 236–243
26. Hurley JD (1964) Treatment of advanced cancer with 5-fluorouracil. Acta Un Int Cancer 20: 363–365
27. Jacobs EM, Reeves WJ, Wood DA, Pugh R, Braunwald J, Bateman JR (1971) Treatment of cancer with weekly intravenous 5-fluorouracil. Cancer 27: 1302–1305
28. Karlin DA, Stroehlein JR, Bennetts RW, Jones RD, Heifetz LJ, Mahal PS (1982) Phase I–II study of the combination of 5-FU, doxorubicin, mitomycin and semustine (FAMMe) in the treatment of adenocarcinoma of the stomach, gastroesophageal junction, and pancreas. Cancer Treat Rep 66: 1613–1617
29. Klapdor R (1977) Studienprotokoll: Chemotherapie des inoperablen Pankreaskarzinoms. Tumorzentrum, Hamburg
30. Klapdor R (1980) Ergebnisse und Überlegungen zur Chemotherapie des Pankreaskarzinoms. Med Welt 31: 1853–1858
31. Klapdor R, Lehmann U (1983) Treatment of a PP-producing tumor of the pancreas with 5-fluorouracil + BCNU (Abstract). E.O.R.T.C. Symposium on Treatment of Advanced Gastrointestinal Cancer
32. Klapdor R, Klöppel G, Schreiber HW (1979) Grundlagen der Therapieplanung und Verlaufsbeobachtung des Pankreaskarzinoms. Hamb Ärzteblatt 33: 252–255

33. Klapdor R, Grabbe E, Hagemann J, Soehendra N, Klöppel G (1980) Primärdiagnostik und Stadieneinteilung des Pankreaskarzinoms – Wertigkeit und Aussagekraft von ERCP, Sonographie, Computertomographie und Angiographie. Münch Med Wochenschr 122:343–344
34. Klapdor R, Lehmann U, Klöppel G, Kraas E, Schreiber HW (1982) Staging, Histologie und Prognose des Pankreaskarzinoms (Abstract). Z Gastroenterol 20:569
35. Klapdor R, Lehmann U, Klöppel G, Schreiber HW, Greten H (1982) Palliative treatment of pancreatic carcinoma with 5-FU, BCNU and FAM: A prospective randomized study (Abstract). Digestion 25:43
36. Klapdor R, Lehmann U, Vogel H, Kraas E (1983a) Value of sonography an computerized tomography for the diagnosis of liver metastasis in patients with advanced pancreatic cancer (Abstract). In: Georgiu A (Hrsg) Verh Dtsch Krebs Ges 4:563. Fischer, Stuttgart
37. Klapdor R, Lehmann U, Klöppel G (1983b) Necessity and proposal for classification of exocrine pancreatic carcinoma (Abstract). Eur J Clin Invest 13:120
38. Klapdor R, Lehmann U, Greten H, Klöppel G, Schreiber HW, Ackeren H van (1983c) Clinical importance of grading: An analysis in 56 patients with pancreatic adenocarcinoma. Digestion 28:39–40
39. Klapdor R, Lehmann U, Bahlo M, Greten H, Ackeren H van, Dallek M, Kraas E (1983d) CA 19-9 RIA for differentiation between pancreatic adenocarcinoma and chronic pancreatitis/ endocrine pancreatic tumors (Abstract). Digestion 28:39
40. Klapdor R, Lehmann U, Bahlo M, Greten H, Ackeren H van, Dallek M, Schreiber HW (1983e) CA 19-9 in der Diagnostik und Differentialdiagnostik des exkretorischen Pankreaskarzinoms. Tumor Diagnostik Therapie 4:197–201
41. Klöppel G, Sosnowski J, Eichfuss HP, Rückert K, Klapdor R (1979) Aktuelle Aspekte des Pankreaskarzinoms. Dtsch Med Wochenschr 104:1801–1805
42. Klöppel G, Morohoshi T, Held G (1981) Klassifikation und Prognose von Tumoren des exokrinen Pankreas. Schwerpunkt Medizin 4:55–62
43. Knoepp LF, Kastl WH, Rayburn AL, Sayegh SF, Letson WM (1961) Clinical experience with 5-fluorouracil. Cancer Chemother Rep 12:89–97
44. Kovach JS, Moertel CG, Schutt AJ, Hahn RG, Reitemeier RJ (1974) A controlled study of combined 1,3-bis-(2-chlorethyl-)-1-nitrosurea and 5-fluorouracil therapy for advanced gastric and pancreatic cancer. Cancer 33:563–567
45. Krauss S, Sonoda T, Solomon A (1979) Treatment of advanced gastrointestinal cancer with 5-fluorouracil and mitomycin-C. Cancer 43:1598–1603
46. Lokich J, Chawla PL, Brooks J, Frei E (1974) Chemotherapy in pancreatic carcinoma: 5-fluorouracil (5FU) and 1,3 bis-(2chlorethyl)-1-nitrosurea (BCNU). Ann Surg 179:450–453
47. Mallinson CN, Rake MO, Cocking JB et al (1980) Chemotherapy in pancreatic cancer: Results of a controlled prospective, randomised, multicentral trial. Brit Med J 281:1589–1591
48. Manheimer LJ, Vital J (1966) Mitomycin-C in the therapy of far-advanced malignant tumors. Cancer 19:207–212
49. Meguro S, Kuraishi Y, Ichiba K, Abe M, Yoda T, Mikouchi S (1982) Combination chemotherapy with 5-FU,1-(aminomethyl)-3-(2chloroethyl)-3-nitrosurea (ACNU) and mitomycin-C (FUM) for carcinoma of the pancreas. Cancer Treatm Rep 66:1645–1646
50. Moertel CG, Reitemeier RJ (1967) Chemotherapy of gastrointestinal cancer. Surg Clins N Am 47:929–953
51. Moertel CG (1973) Cancer of the gastrointestinal tract, chemotherapy. JAMA 228:1290–1291
52. Moore GE, Bross IDJ, Ausman R, Nadler S, Jones R, Slack N, Rimm A (1968) Effects of 5-fluorouracil in 389 patients with cancer. Cancer Chemother Rep 52:641–653
53. Nadler SH, Moore GE (1968) A clinical study of fluorouracil. Surgery Gynec Obstet 127: 1210–1214
54. Oster MW, Theologides A, Cooper MR et al (1982) Fluorouracil (F) + adriamycin (A) + mitomycin C (M) (FAM) versus fluorouracil (F) + streptozotocin (S) + mitomycin (M) (FSM) in advanced pancreatic cancer. ASCO Abstracts 90
55. Pollard HM, Anderson WAD, Brooks FP et al (1981) Staging of cancer of the pancreas. Cancer 47:1631–1637
56. Queißer W, Heim ME (1983) Gastrointestinale Tumoren: Chemotherapeutische Ansätze. Fortschr Med 13:583–586

57. Reitemeier RJ, Moertel CG, Hahn RG (1967) Comparative evaluation of palliation with fluorometholone, 5-fluorouracil and combined fluorometholone and 5-fluorouracil in advanced gastrointestinal cancer. Cancer Chemother Rep 51:77–80
58. Reitemeier RJ, Moertel CG, Hahn RG (1970) Combination chemotherapy in gastrointestinal cancer. Cancer Res 30:1425–1428
59. Rochlin DB, Shiner J, Langdon E, Ottoman R (1962) Use of 5-fluorouracil in disseminated solid neoplasms. Ann Surg 156:105–113
60. Schein PS, Lavin PT, Moertel CG, Frylak S, Hahn RG, O-Connell MJ et al (1978) Randomized phase II clinical trial of adriamycin, methotrexate and actinomycin-D in advanced measurable pancreatic carcinoma. Cancer 42:19–22
61. Smith FP, MacDonald JS, Woolley PV et al (1979) Phase II evaluation of FAM, 5-fluorouracil, adriamycin and mitomycin-C in advanced pancreatic cancer (Abstract). Proc Am Soc Clin Oncol 20:415
62. Smith FP, Hoth DF, Levin B, Karlin DA, MacDonald JS, Woolley PV, Schein PS (1980) 5-fluorouracil, adriamycin and mitomycin-C (FAM). Chemotherapy for advanced adenocarcinoma of the pancreas. Cancer 46:2014–2018
63. Stephens RL, Hoogstraaten B, Haas C, Clark G (1978) Pancreatic cancer treated with carmustine, fluorouracil and spironolactone. A randomized study. Arch Intern Med 138:115–117
64. Sternberg CN, Magill GB, Sordillo PP, Cheng E (1982) Preliminary trial of MIFA III (mitomycin-C, 5-fluorouracil, and adriamycin) in adenocarcinoma of the pancreas. ASCO Abstracts 99
65. Tormey DC, Gailani S, Leone L (1974) Phase II evaluation of BCNU and 5-FU in gastrointestinal carcinomas. Oncology 29:244–248
66. Vaughn CB, Brady P, Chinn BJ, Daversa GC, Parzuchowski JS (1980) Combination chemotherapy in advanced gastrointestinal malignancy. Oncology 37:57–61
67. Vogel H, Lehmann U, Schoemaker R, Klapdor R, Schreiber HW (1982) Angiographie nach Eingriffen am Pankreas. Fortschr Röntgenstr 137:177–183
68. Weiss AJ, Jackson LG, Carabasi R (1961) An evaluation of 5-fluorouracil in malignant disease. Ann Intern Med 55:731–741
69. Wiggans RG, Woolley PV, MacDonald JS, Smythe T, Ueno W, Schein PS (1978) Phase II trial of streptozotocin, mitomycin-C and 5-fluorouracil (SMF) in the treatment of advanced pancreatic cancer. Cancer 41:387–391
70. Whittington RM, Close HP (1970) Clinical experience with mitomycin-C (NSC-26980) (Abstract). Cancer Chemother Rep 54:195
71. Zimmermann SE, Smith FP, Schein PS (1981) Chemotherapy of pancreatic carcinoma. Cancer 47:1724–1728

10.2 Ergebnis der zytostatischen Therapie bei inoperablem Pankreaskarzinom: Ulmer Erfahrungen

W. SCHREML[1]

Einleitung

In diesem Beitrag sollen die am Tumorzentrum Ulm gemachten Erfahrungen mit der zytostatischen Therapie bei Patienten mit inoperablem Pankreaskarzinom zusammengefaßt werden. Diese Daten ergänzen die im vorausgegangenen Beitrag von R. Klapdor und seinen Mitarbeitern gemachten allgemeinen und speziellen Ausführungen zur Chemotherapie des inoperablen Pankreaskarzinoms. Auf eine Darstellung der Literaturergebnisse wird deshalb verzichtet. Die Behandlungsstrategie im Tumorzentrum Ulm war in den vergangenen Jahren beim fortgeschrittenen Pankreaskarzinom von einer großen Zurückhaltung geprägt, da díe Wirksamkeit zytostatischer Therapiemaßnahmen skeptisch beurteilt wurde.

Patienten, Chemotherapie und Methoden

In den Jahren 1980 bis 1983 wurden in der Abteilung Innere Medizin III 29 Patienten mit fortgeschrittenem Pankreaskarzinom stationär behandelt. Die Krankengeschichten dieser Patienten wurden retrospektiv ausgewertet. Die Altersverteilung ist in Abb. 1 graphisch dargestellt.

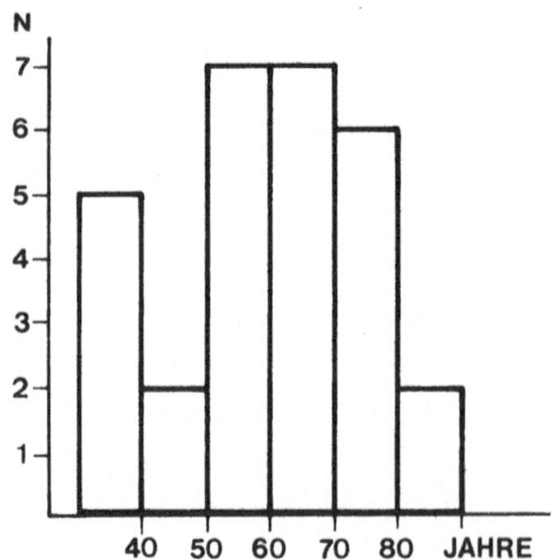

Abb. 1. Altersverteilung der Patienten mit metastasierendem Pankreaskarzinom

1 Zentrum für Innere Medizin der Universität, Steinhövelstr. 9, D-7900 Ulm

Das Pankreaskarzinom
Hrsg. H. G. Beger und R. Bittner

Von den 29 Patienten wurden 15 einer Chemotherapie zugeführt, bei 14 Patienten wurde keine Indikation zur Chemotherapie gestellt. Die Ablehnung einer Chemotherapie erfolgte mit folgenden Begründungen: in 4 Fällen wegen hohen Alters bzw. schlechter klinischer Allgemeinsituation, in 7 Fällen wegen frühen Todes noch während der diagnostischen Phase, in 3 Fällen aufgrund spezifischer Kontraindikationen, nämlich einmal wegen Alkoholismus, einmal wegen postoperativer Wundkomplikationen und einmal wegen Verweigerung durch den Patienten.

Insgesamt kamen folgende Chemotherapieschemata zur Anwendung: Bei 6 Patienten wurde eine Monotherapie mit 5-Fluorouracil durchgeführt (12,5 mg/kg pro Tag an 5 aufeinanderfolgenden Tagen, Wiederholung alle 3–4 Wochen); bei Ansprechen nach dem dritten oder vierten Stoß Übergang auf 1mal wöchentlich 15 mg/kg i.v. Bei 6 Patienten kam eine Kombination von 5-Fluorouracil mit einem Nitrosoharnstoff (Methyl-CCNU/BCNU), teilweise in Kombination mit Vincristin zur Anwendung [1]. In drei Fällen wurde das FAM-Schema mit 5-Fluorouracil, Adriblastin und Mitomycin C verwendet [2].

Bei der retrospektiven Auswertung wurden tatsächliche Überlebenskurven erstellt und das Ansprechen auf Chemotherapie nach UICC-Kriterien festgelegt.

Ergebnisse

Die tatsächliche Überlebenskurve der Patientengruppe ist in Abb. 2 dargestellt. Die mediane Überlebenszeit nach Diagnose des metastasierenden Pankreaskarzinoms beträgt etwa 4 Monate. Zum Zeitpunkt der Auswertung waren nur noch 3 Patienten

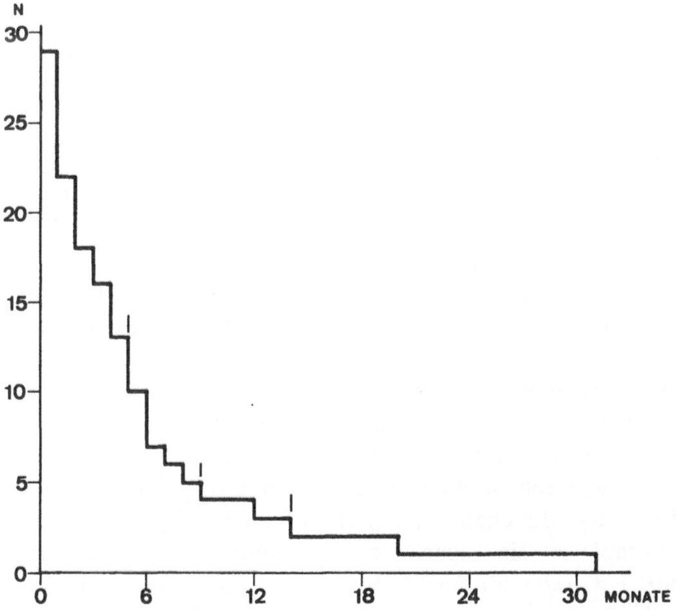

Abb. 2. Tatsächliche Überlebenskurve der 29 Patienten mit dessiminiertem Pankreaskarzinom; die *senkrechten Striche* zeigen die bei Auswertung noch lebenden Patienten

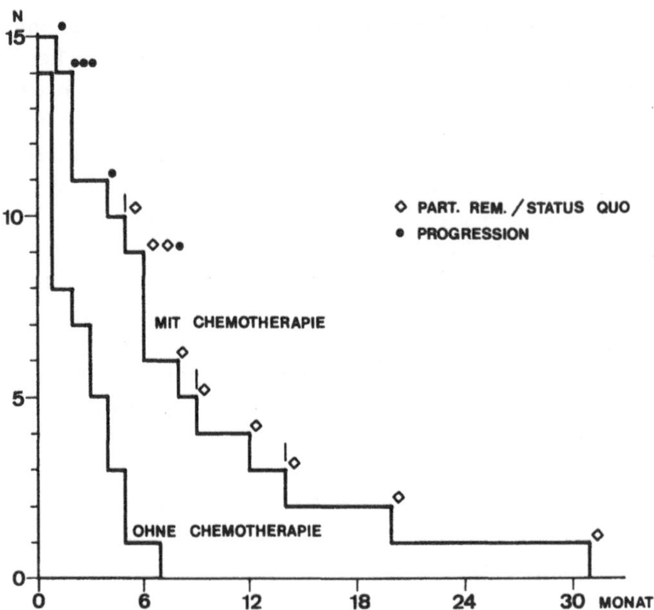

Abb. 3. Tatsächliche Überlebenskurven der Patienten ohne Chemotherapie und mit Chemotherapie. In der behandelten Gruppe sind Patienten mit partieller Remission/Status quo bzw. Progression durch Symbole markiert

Tabelle 1. Chemotherapieform und objektives Ergebnis bei 15 Patienten mit dissiminiertem Pankreaskarzinom

Chemotherapie	*n*	Partielle Remission	Status quo	Progression
5-FU MONO	6	1	5	–
5-FU – MCCNU/BCNU – (VCR)	6	1	1	4
FAM	3	1	–	2
	15	3	6	6

am Leben, und zwar 5, 9 und 14 Monate nach Diagnose. Trotz der sehr kurzen medianen Überlebenszeit gibt es einige wenige länger überlebende Patienten mit 12, 14, 20 und 31 Monaten.

In Abb. 3 sind die tatsächlichen Überlebenskurven für Patienten mit Chemotherapie getrennt aufgetragen. In der Patientengruppe ohne Chemotherapie ist der starke initiale Abfall durch die Untergruppe bedingt, die während der diagnostischen Phase verstarb. Alle nicht behandelten Patienten waren nach 7 Monaten verstorben. In der Überlebenskurve der chemotherapierten Patienten ist zusätzlich vermerkt, ob die Chemotherapie zu einer partiellen Remission oder wenigstens zu einem Status quo geführt hat, oder ob der Tumor weiter progredient war. Es ist erkennbar, daß alle Patienten, die länger als 7 Monate überlebten, der Gruppe „partielle Remission/Status quo" angehören.

Tabelle 1 zeigt die Verteilung der Chemotherapien und die objektiven Ergebnisse.

Diskussion

Von den disseminierten Pankreaskarzinomen, die von 1980 bis 1983 im Tumorzentrum Ulm gesehen wurden, wurde nur etwa die Hälfte mit systemischer Chemotherapie behandelt. Dies beruht auf der Altersverteilung, dem häufig initial bereits sehr schlechten Allgemeinzustand und der in immerhin 7 Fällen beobachteten, rasch zum Tode führenden Progredienz. Die nicht chemotherapierte und die chemotherapierte Patientengruppe unterscheiden sich somit wesentlich in ihren prognostischen Kriterien. Es ist daher außerordentlich schwierig, aus einem Vergleich dieser Gruppen, trotz der ins Auge fallenden Differenz im Überleben (s. Abb. 3), auf eine Wirksamkeit der zytostatischen Therapie zu schließen. Dennoch ist auffallend, daß alle Patienten mit einem Überleben von mehr als 7 Monaten nach Diagnose des dissiminierten Pankreaskarzinoms zu der Gruppe gehören, die auf Chemotherapie eine partielle Remission oder wenigstens einen Status quo erzielte. Diese Ergebnisse könnten dahingehend interpretiert werden, daß eine Untergruppe von Patienten mit dissiminiertem Pankreaskarzinom von einer Chemotherapie profitiert und ein über dem Durchschnitt liegendes Überleben erreicht.

Die in Tabelle 1 dargestellten Ergebnisse der drei angewendeten Chemotherapieschemata können, aufgrund der kleinen Fallzahlen, ebenfalls nur mit größter Zurückhaltung interpretiert werden. Sie ergeben jedenfalls keinen Hinweis darauf, daß aggressivere Therapieschemata der Monotherapie mit 5-Fluorouracil überlegen sind.

In dieser retrospektiven Analyse konnten Veränderungen der Lebensqualität und des Beschwerdebildes nicht quantitativ erfaßt werden. Es kam jedoch bei den Patienten der Gruppe „partielle Remission/Status quo“ häufig zu einer Besserung des Allgemeinzustands, zu einer Erleichterung der Schmerzsymptomatik und einer Reduktion des Analgetikabedarfs.

Zusammenfassend ziehen wir für die praktische Behandlung des dissiminierten Pankreaskarzinoms den Schluß, daß, bei ausreichendem Allgemeinzustand und fehlenden Kontraindikationen, der Versuch einer zytostatischen Chemotherapie zur Verbesserung der Lebensqualität und, möglicherweise, mit dem Ziel einer begrenzten Verlängerung der Überlebenszeit, gerechtfertigt ist.

Literatur

1. Lohrmann H-P, Lepp KA, Schreml W (1982) 5-fluorouracil, 1,2-bis(2-chloroethyl)-1-nitrosourea, and 1-(2-chloroethyl)-3-(4-methycyclohexyl)-1-nitrosurea: Effect on the human granulopoietic system. J Ntl Cancer Inst 4:541–547
2. Smith FP, MacDonald JS, Woolley PV et al (1979) Phase II evaluation of FAM, 5-fluorouracil (F), adriamycin (A), and mitomycin-C (M) in advanced pancreatic cancer. Proc Am Soc Clin Oncol 20:415

11 Endokrin-aktive Pankreasmalignome

11.1 Endokrine Pankreastumoren

P. U. Heitz[1] und G. Klöppel[2]

Einleitung

In diesem Beitrag wird die Bezeichnung „endokrine Pankreastumoren" verwendet. Wir ziehen diese Bezeichnung anderen, z.B. Apudomen oder Inselzelltumoren vor, da es den ontogenetischen und histogenetischen Ursprung der Zellen des endokrinen Pankreas und dessen Tumoren nicht festlegt. Darüber hinaus ist der duktuläre Ursprung endokriner Pankreastumoren heute weitgehend akzeptiert, so daß die Bezeichnung Inselzelltumoren nicht mehr adäquat erscheint.

Geschichte

1902 beschrieb Nichols ein „simple adenoma of the pancreas arising from an island of Langerhans". Die Beziehung zwischen Hyperinsulinismus und Hypoglykämie wurde 1927 durch Wilder et al. [42] demonstriert. Erst 1955 wurde das Syndrom rezidivierender Ulcera, Hypersekretion von Magensäure und endokrinem Pankreastumor (Zollinger u. Ellison 1955 [45]), drei Jahre später dasjenige der wässerigen Diarrhoe, Hypokaliämie und Achlorhydrie beschrieben (Verner u. Morrison 1958 [39]). 1974 wurde die Kombination Diabetes mellitus/nekrolytisches migratorisches Erythem mit einem Glukagon produzierenden Tumor erkannt (Mallinson et al. 1974 [28]). Später wurden Tumoren mit Produktion von Pancreatic polypeptide (Polak et al. 1976 [33]) sowie Somatostatinome (Krejs et al. 1979 [22]) beschrieben [14, 18].

Häufigkeit

Aktive endokrine Pankreastumoren sind nicht häufig. Es wurde eine Inzidenz von weniger als 1/100000/Jahr angegeben [34]. In der Bundesrepublik Deutschland wurden innerhalb 10 Jahren (1967–1976) in 16 großen Chirurgiezentren 287 Tumoren operiert, d.h. weniger als 30 Tumoren pro Jahr in einer Bevölkerung von ca. 62 Millionen [23]. Demgegenüber wurden klinisch stumme Tumoren in 0,4–1,5% Autopsien entdeckt [3, 12].

Trotz ihrer Seltenheit wurde endokrinen Pankreastumoren eine große Aufmerksamkeit und ein großes Interesse zuteil: Sie verursachen einerseits lebensbedrohliche Krankheiten wie Hypoglykämie, rezidivierende Ulzera oder wäßrige Diarrhoe und

1 Institut für Pathologie der Universität, Schönbeinstr. 40, CH-4003 Basel
2 Pathologisches Institut der Universität, Martinistr. 52, D-2000 Hamburg 20

Das Pankreaskarzinom
Hrsg. H. G. Beger und R. Bittner

Hypokaliämie; andererseits kann der Patient häufig geheilt werden. Überdies zeigen die Tumoren eine aufschlußreiche Pathophysiologie und interessieren daher jeden Forscher auf dem Gebiet der Endokrinologie und Gastroenterologie. Schließlich hat sich gezeigt, daß diese Tumoren Modelle der Zellheterogenität von Tumoren sind und daher zur Untersuchung der Interaktion verschiedener Sekretionsprodukte herangezogen werden können.

Klassifikation

Vor 10 Jahren noch war die Klassifikation der Tumoren einfach: B- und Non-B-Zelltumoren. Die hier gebrauchte Klassifizierung basiert auf dem dominierenden klinischen Symptom oder dem Hormon mit der höchsten Serumkonzentration oder deren Kombination. Ein Tumor wird als „nichtsezernierend" oder „inaktiv" bezeichnet, falls keine hormonell induzierten Symptome beobachtet werden können oder wenn hohe Serumkonzentrationen fehlen, und schließlich falls keine Untersuchung der Serumhormonkonzentration vorliegt.

Das Ziel der hier beschriebenen Studie war eine Serie endokriner Pankreastumoren zu analysieren, um deren Hormonsekretion zu erfassen und deren zytologischen Aufbau zu untersuchen.

Material und Methode

Endokrine Pankreastumoren von 193 Patienten (Alter 12–81 Jahre) wurden untersucht (Tabelle 1). 173 Tumoren waren chirurgisch entfernt worden, 20 Tumoren wurden bei der Autopsie gefunden. Tumoren von Patienten, die an multipler endokriner Adenomatose Typ I leiden, wurden ausgeschlossen. 124 Tumoren verursachten klinische Symptome. Alle Insulinompatienten litten an Hypoglykämieanfällen, 8 der 14 Glukagonompatienten litten an einem Glukagonomsyndrom mit nekrolytischem migratorischem Erythem. Alle Patienten mit Gastrinomen hatten rezidivierende Ulzera und sämtliche Patienten mit VIPomen (VIP: vasoactive intestinal polypeptide) zeigten wäßrige Diarrhoe und Hypokaliämie. Der Patient mit Somatostatinom litt an Diabetes mellitus, Cholelithiasis und Steatorrhoe. 5 Patienten litten an einem Cushing-Syndrom und 2 Patienten zeigten eine Hyperkalzämie, welche nicht auf einen Hyperparathyreoidismus zurückzuführen war.

69 Patienten zeigten keine hormonell induzierten Symptome. Sie zeigten entweder eine intraabdominale Tumormasse, Schmerz, Ikterus oder andere, unspezifische Abdominalsymptome. Bei 13 dieser Patienten wurden hohe Serumkonzentrationen von immunoreaktivem Pancreatic polypeptide (PP) gefunden. Diese Tumoren wurden als „PPome" bezeichnet, weil immunzytochemisch durchweg PP-Zellen gefunden wurden. Die erhöhte Konzentration von PP verschwand nach der Exzision des Tumors bei 8 Patienten. Eine Hormonsekretion konnte in den übrigen 56 Tumoren nicht nachgewiesen werden (Radioimmunoassay). Sie wurden daher als inaktiv oder nichtsezernierend bezeichnet.

87 Tumoren waren gutartig. 106 Tumoren wurden als maligne eingestuft (Tabelle 2), weil sie dem Pankreas benachbarte Organe infiltriert hatten, Metastasen während

Tabelle 1. Endokrine Pankreastumoren

Tumoren	Serumkonzentration (pmol/l)	Benigne, maligne Tumoren	Multizelluläre Tumoren	Fehlender immunzytochemischer Nachweis von Peptiden
Insulinome	Insulin			
($n = 41$)	280–1120	33	20	3
	(40–90)	8	6	1
Glukagonome	Glukagon			
($n = 14$)	715–3500	5	4	0
	(20–45)	9	7	0
PPome	Pancreatic polypeptide			
($n = 13$)	600–24000	11	1	0
	(2–300)	2	1	0
Gastrinome	Gastrin			
($n = 36$)	450–1650	8	6	0
	(17–115)	28	14	7
VIPome	Vasoactive intestinal			
($n = 25$)	polypeptide			
	60–650	6	4	1
	(1–15)	19	8	2
„Inaktive" Tumoren	–[a]			
($n = 56$)		23	17	9
		33	4	15
Kortikotropinome	ACTH			
($n = 5$)	23–1700	0	0	0
	(3–15)	5	2	0
Kalzitoninome	Kalzitonin			
($n = 2$)	10700	1	0	0
	(1,7)	1	0	0

Normalbereich der Serumkonzentration in Klammern

[a] Definitionsgemäß Serumkonzentration im Normalbereich

Tabelle 2. Untereinheiten von Glykoproteinhormonen in endokrinen Pankreastumoren

	α-Kette	β-Kette von Human chorionic gonadotropin
Aktive benigne Tumoren	1/64	0/64
Aktive maligne Tumoren	55/73 (75,3%)	0/73
„Inaktive" benigne Tumoren	0/23	0/23
„Inaktive" maligne Tumoren	4/33	0/33

der Operation bzw. bei der Autopsie gefunden wurden, oder weil Metastasen während der postoperativen Beobachtungszeit (2–12 Jahre) auftraten.

Sämtliche Tumoren wurden konventionell histologisch sowie immunzytochemisch untersucht auf das Vorkommen von neuronspezifischer Enolase, Insulin, Glukagon, Somatostatin, Pancreatic polypeptide, Gastrin, Vasoactive intestinal polypeptide, Alpha- und Betakette des Human chorionic gonadotropin. 125 Tumoren wurden zudem auf das Vorkommen von ACTH, Wachstumshormon und Cholezystokinin untersucht. 75 Tumoren wurden auf Beta-Lipotropin, Alpha- und Beta-Endorphin sowie Sekretin getestet und schließlich wurden 35 Tumoren mit Antiseren gegen Parathormon und Kalzitonin inkubiert.

Die Techniken, die Herstellung und Quellen der Antikörper, technische Kontrollen und Kontrollgewebe sind im Detail beschrieben worden [13, 15, 16, 17, 36]. Alle Reaktionen wurden in demselben Labor durchgeführt, während der gesamten Studie wurden identische primäre Antikörper in identischen Verdünnungen verwendet.

Resultate und Diskussion

Die Symptome endokriner Pankreastumoren sind unspezifisch. Hormoninduzierte Symptome sind nicht pankreasspezifisch, weil sie durch Hormoneffekte auf Zielorgane zustandekommen. Der Schweregrad von Symptomen schwankt in Funktion der großen Schwankungen der Hormonsekretion. So kann ein subklinischer Zustand während Jahren bestehen, weil die übersetzte Sekretion eines Hormons durch diejenige eines zweiten Hormons kompensiert wird. Überdies wachsen die Tumoren im allgemeinen langsam, und zudem steht die Größe des Tumors in keinem Verhältnis zum Schweregrad der Symptome. Symptome, Diagnostik und präoperative Lokalisation sind wiederholt im Detail beschrieben worden [9, 10, 25, 40].

Insulinome sind die bei weitem häufigsten endokrinen Pankreastumoren (70–75%), gefolgt von den Gastrinomen (ca. 20%). VIPome (3–4%), Glukagonome (ca. 1%), PPome, Somatostatinome, Tumoren mit Überproduktion biogener Amine („Karzinoide") sowie Produktion ektoper Hormone sind selten [7, 14, 23, 43, 44].

Endokrine Pankreastumoren treten ungefähr gleichmäßig verteilt im Pankreasparenchym auf. 80–90% der Tumoren sind solitär, ausgenommen diejenigen, welche mit einer multiplen endokrinen Adenomatose Typ I einhergehen. Die Kapsel der Tumoren ist oft unvollständig ausgebildet. Die Tumoren sind im allgemeinen ziemlich klein (Durchmesser 1–5 cm, Feuchtgewicht 2–20 g), einzelne Tumoren können aber einen Durchmesser von 15 cm und ein Gewicht von bis gegen 400 g erreichen. Abhängig vom Gehalt an Bindegewebe und vom Gefäßreichtum sind Schnittfläche bzw. Konsistenz grau und derb bzw. weich und rot.

Morphologische Diagnose

Die histologischen Formen der Tumoren sind vielfältig. Oft finden sich duktuläre und tubuläre Strukturen. Trabekuläres, glanduläres oder solides Wachstumsmuster kommen oft in ein und demselben Tumor vor. Aufgrund unserer Erfahrung lassen sich aus dem histologischen Wachstumsmuster keine Rückschlüsse auf Funktion,

Hormonproduktion oder Dignität der Tumoren ziehen. Diese Erfahrung widerspricht derjenigen anderer Autoren [19, 29, 30].

Elektronenmikroskopisch läßt sich eine präzise Diagnose mit Ausnahme einiger hochdifferenzierter Insulinome, Glukagonome oder Somatostatinome nicht stellen. Dies beruht auf der zellulären Heterogeneität der Tumoren (s. u.) sowie auf der Heterogeneität der zytoplasmatischen Sekretgranula der Tumorzellen [7, 16]. Unseres Erachtens erlaubt daher die konventionelle morphologische Untersuchung in der Mehrzahl der Tumoren keine präzise Klassifikation.

Immunzytochemie

Die immunologische (Immunzytochemie und Radioimmunoassay) Analyse ist notwendig für die präzise Klassifikation eines endokrinen Pankreastumors. Im allgemeinen kann das Hormon, welches die klinischen Symptome induziert, im Serum bestimmt und zellulär lokalisiert werden (Abb. 1). Es finden sich aber zusätzlich oft immunreaktive Peptide in Tumorzellen, welche keine klinischen Symptome produzieren (94/193 Tumoren; s. Tabelle 1). Dies gilt auch für 32/56 klinisch inaktive Tumoren sowie die Tumoren mit Produktion ektopischer Peptide. In nicht weniger als 57 Tumoren konnten Pancreatic polypeptide, in 46 Tumoren Insulin zusätzlich zum klinisch vermuteten Peptid nachgewiesen werden (PPome und Insulinome ausgenommen). PP-Zellen waren besonders häufig in Glukagonomen anzutreffen (10/14 Glukagonome).

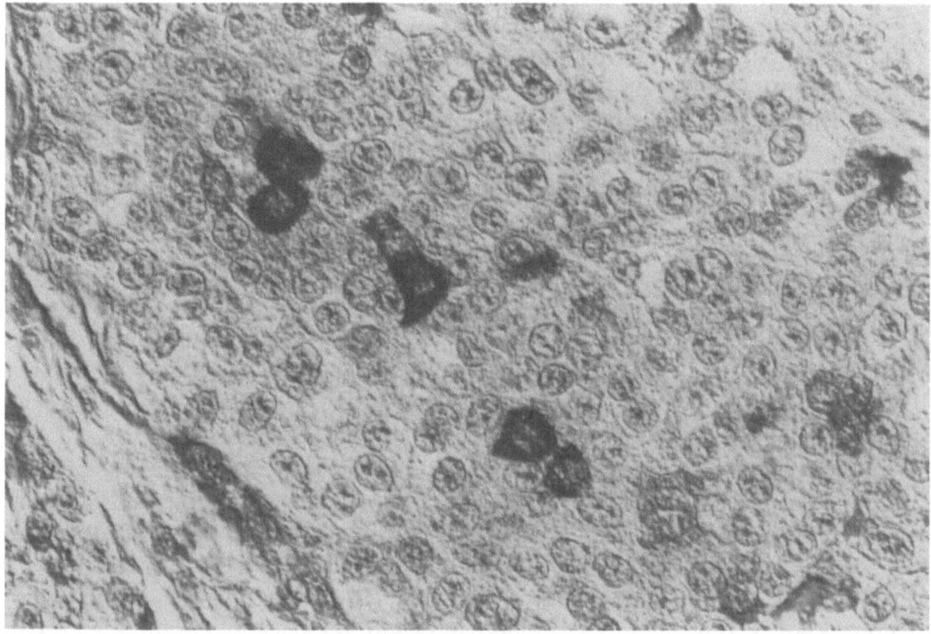

Abb. 1. Malignes Gastrinom mit solidem Wachstumsmuster. Immunzytochemische Darstellung des Gastrins-17. Differentialinterferenz Kontrastoptik; 500×

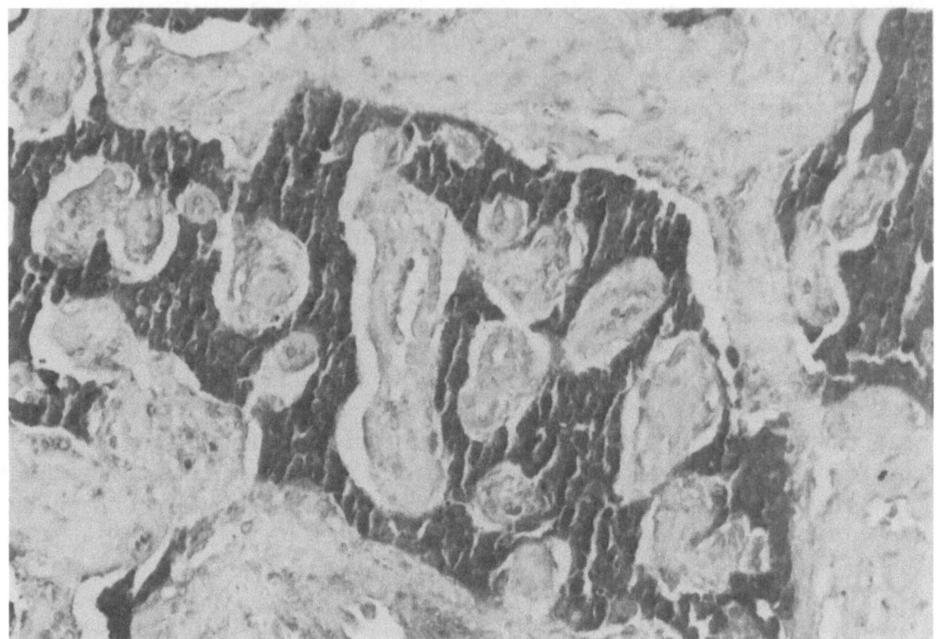

Abb. 2. Gutartiges Insulinom mit reichlich Bindegewebe und Amyloid (helle Abschnitte). Immunzytochemische Darstellung der neuronspezifischen Enolase, deutliche Anfärbung sämtlicher Tumorzellen; 200×

Auffallend war, daß mit Ausnahme der neuronspezifischen Enolase in keinem Tumor sämtliche Zellen immunzytochemisch angefärbt werden konnten (Abb. 2). Darüber hinaus war eine unregelmäßige Verteilung immunreaktiver Zellen ausgeprägt, und die Zahl immunreaktiver Zellen schwankte beträchtlich in verschiedenen Arealen des Tumors. In keinem der Tumoren, welche nicht mit einem durch ektopische Hormonsekretion induzierten Syndrom vergesellschaftet waren, konnten Zellen mit immunreaktivem ACTH, Lipotropin, Alpha- oder Beta-Endorphin, Wachstumshormon, Cholezystokinin, Sekretin, Parathormon oder Kalzitonin nachgewiesen werden. In 5 Tumoren mit konsekutivem Cushing-Syndrom konnten ACTH und Beta-Lipotropin in denselben Tumorzellen lokalisiert werden. Ein Tumor enthielt darüber hinaus immunreaktives Insulin, Glukagon und PP, ein anderer enthielt zusätzlich Gastrin. In den 2 Tumoren mit (ungeklärter) Hyperkalzämie konnte eine Produktion und Sekretion immunreaktiven Kalzitonins nachgewiesen werden [15, 38].

Im Extrakt von 24 Tumoren konnte durch Radioimmunoassay der Gehalt an verschiedenen Peptiden nachgewiesen werden. Damit konnten die immunzytochemischen Resultate bestätigt werden [16]. Darüber hinaus konnte mittels Elektronenmikroskopie die Anwesenheit verschiedener Zelltypen in 20 Tumoren demonstriert werden. Diese Feststellungen sind vereinbar mit Berichten über Tumoren, welche mehrere Peptide sezernieren oder eine Kombination zweier Syndrome zeigen können. Bei weiteren Tumoren wurde ein allmählicher Übergang von einem zu einem anderen Syndrom oder ein derartiger Übergang während eines Chemotherapiedurchganges gezeigt [1, 4, 8, 24, 32, 33]. Endokrine Pankreastumoren sind daher Modelle der Zellheterogeneität in Tumoren.

Interessanterweise konnte die neuronspezifische Enolase, ein Isoenzym des glykolytischen Enzyms Enolase (E.C.4.2.1.11; [35]) in sämtlichen (außer einem) Tumoren nachgewiesen werden (s Abb. 2). Dies bestätigt die Resultate von Tapia et al. [37]. Im allgemeinen konnte die Enolase in der überwiegenden Mehrzahl oder sämtlichen Zellen dargestellt werden.

Ein besonderes diagnostisches Problem stellt die Bestimmung der Dignität endokriner Pankreastumoren dar. Die meisten Autoren sind sich darin einig, daß keine verläßlichen histologischen oder zytologischen Malignitätskriterien existieren. Eine Ausnahme bilden lediglich einige klar invasiv wachsende Tumoren. Die häufig unvollständig ausgebildete Bindegewebskapsel darf nicht als infiltratives Wachstum interpretiert werden. Das einzige zuverlässige Kriterium sind massive Infiltration eines Nachbarorganes oder Metastasen in regionären Lymphknoten, im Duodenum oder in der Leber [7, 11, 16]. Aufgrund dieser Kriterien war die Mehrheit der Glukagonome, Gastrinome, VIPome, nicht-sezernierenden Tumoren und der Tumoren mit ektopischer Hormonproduktion maligne. Demgegenüber waren Insulinome und PPome im allgemeinen gutartig (s. Tabelle 1).

Da morphologische Kriterien der Malignität fehlen, wäre die Verfügbarkeit eines spezifischen Malignitätsmarkers von hohem Interesse. Braunstein et al. [6] teilten einen erhöhten Plasmaspiegel von Human chorionic gonadotropin (hCG) bei 2/4 Patienten mit malignem Insulinom mit. Kahn et al. [20] fanden eine erhöhte Konzentration der Alphakette von Glykoproteinhormonen im Serum bei 14/27 aktiven malignen endokrinen Pankreastumoren. Diese Resultate wurden später in größeren Serien durch Blackman et al. [5] und Oeberg u. Wide [31] bestätigt. Eine Sekretion der Untereinheiten des hCG konnte bei benignen Tumoren nicht beobachtet werden.

Wir führten eine immunzytochemische Analyse für die beiden Untereinheiten des hCG bei endokrinen Pankreastumoren von 155 Patienten durch [17]. Die Resultate bestätigten diejenigen der oben erwähnten Autoren, und in der gegenwärtigen Serie konnten die Befunde ergänzt werden (s. Tabelle 2). Wir fanden eine Immunreaktivität für die Alphakette in 75,3% der aktiven malignen endokrinen Pankreastumoren. Es ist interessant, daß in nur einem (möglicherweise gutartigen) Glukagonom und in 4 malignen klinisch stummen Tumoren („alpha-chain only tumors") eine Immunreaktivität für die Alphakette beobachtet werden konnte (Abb. 3). Demgegenüber fanden wir in keinem der Tumoren eine Immunreaktivität für die Beta-Untereinheit des hCG (Diskussion s. [17]). Es darf daraus der Schluß gezogen werden, daß die Malignität eines endokrinen Pankreastumors durch den Befund erhöhter Serumkonzentrationen der Alpha- und, weniger häufig, der Beta-Untereinheit des hCG angenommen werden muß. Der Befund kann durch die immunzytochemische Darstellung von Tumorzellen mit Alphakette bestätigt werden. Leider ist dieser Malignitätsmarker in ca. 25% der malignen Tumoren nicht nachweisbar (s. Tabelle 2).

In der unmittelbaren Umgebung endokriner Pankreastumoren besteht häufig eine Proliferation von kollagenem Bindegewebe und ein Aussprossen endokriner Zellen aus Duktuli. Diese Proliferation ist wahrscheinlich eine sekundäre Reaktion auf den Druck, der durch den langsam wachsenden Tumor ausgeübt wird und muß daher als unspezifisch eingestuft werden. Demgegenüber kann aber oft in beträchtlichem Abstand vom Tumor ein Aussprossen endokriner Zellen aus Duktuli beobachtet

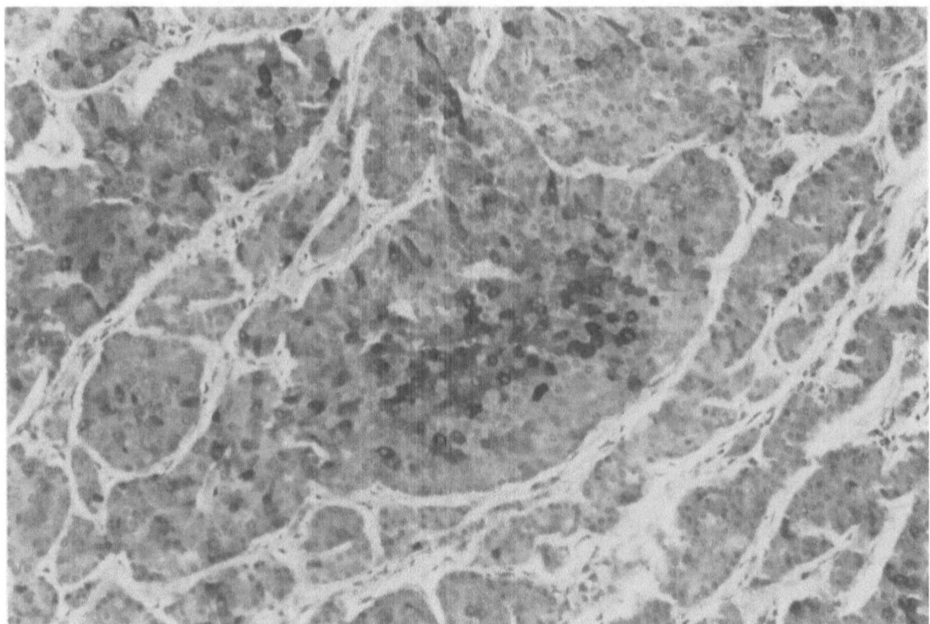

Abb. 3. „Inaktiver“ endokriner Pankreastumor: Lebermetastase. Immunzytochemische Darstellung der Alphakette der Glykoproteinhormone: „alpha-chain only tumor“; 125 ×

werden. Außerdem konnten bei 5 erwachsenen Patienten, die an Hypoglykämieanfällen litten, eine Hyperplasie endokriner Zellen beobachtet werden [41]. Diese Befunde kombiniert mit denjenigen des Auftretens tubulärer Strukturen in vielen Tumoren, dem Aussprossen endokriner Zellen aus Duktuli während der Ontogenese des Pankreas und bei Nesidioblastose legen einen duktulären Ursprung der endokrinen Pankreastumoren nahe [2, 7, 21, 26, 27].

Zusammenfassung

Endokrine Pankreastumoren können mehrere charakteristische klinische Syndrome verursachen. Viele der Tumoren produzieren (und sezernieren) mehr als ein Hormon gleichzeitig oder gestaffelt und sind multizellulär aufgebaut. Diese Tumoren sind daher schlagende Beispiele für die Existenz der Tumorzellheterogeneität und stellen hochkomplexe biologische Systeme dar. Mit der immunologischen Messung bzw. Darstellung der Alpha- und Betakette des hCG steht heute auch ein zuverlässiger, obwohl nicht immer vorhandener, Malignitätsmarker zur Verfügung. Mit Hilfe der systematischen Untersuchung der Hormonproduktion und Sekretion durch die Tumoren, inklusive Untereinheiten der Glykoproteinhormone sowie der neuronspezifischen Enolase können viele Tumoren heute früh erfaßt und deren Verlauf oder Therapieeffekte zuverlässig verfolgt werden.

Die Autoren danken Frl. M. Kasper für die technische Durchführung der Untersuchungen und Frl. C. Stöckli für die Ausführung der Sekretariatsarbeiten.

Literatur

1. Abe K, Yamaguchi K, Adachi I, Yanaihara N (1979) Multiple hormone production in islet cell tumors. Excerpta Med 468:374–379
2. Bani Sacchi T, Bartolini G, Biliotti G, Allara E (1979) Behaviour of the intercalated ducts of the pancreas in patients with functioning insulinomas. J Submicr Cytol 11:243–248
3. Becker V (1971) Pathologisch-anatomische Aspekte bei endokrin wirksamen Tumoren. Langenbecks Arch Klin Chir 88:426–437
4. Berger F, Guillaud MM, Frappart L, Patricot LM, Beurlet J, Berger G, Berger F (1979) Immunocytochimie des apudomes pancréatiques et pancréatico-duodénaux. Annls d'Anatomie Path 24:215–230
5. Blackman NR, Weintraub BD, Rosen SW, Kourides IA, Steinwascher K, Gail MH (1980) Human placental and pituitary glycoprotein hormones and their subunits as tumor markers: A quantitative assessment. J Natl Cancer Inst 65:81–93
6. Braunstein GD, Rasor J, Wade ME (1975) Presence in normal human testes of chorionic-gonadotropin-like substance distinct from human luteinizing hormone. N Engl J Med 293: 1339–1343
7. Creutzfeldt W (1977) Endocrine tumors of the pancreas. In: Volk BW, Wellmann KF (eds) The diabetic pancreas, chap 22. Ballière Tindall, London, pp 551–590
8. Cryer PE, Hill GJ (1976) Pancreatic islet cell carcinoma with hypercalcemia and hypergastrinemia. Cancer 38:2217–2221
9. Friesen SR (ed) (1978) Surgical endocrinology, clinical syndromes. Lippincott, Philadelphia Toronto
10. Friesen SR (1982) Tumors of the endocrine pancreas. N Engl J Med 306:580–590
11. Greider MH, Rosai J, McGuigan JE (1974) The human pancreatic islet cells and their tumors. II. Ulcerogenic and diarrheogenic tumors. Cancer 33:1423–1443
12. Grimelius L, Hultquist GT, Stenkvist B (1975) Cytological differentiation of asymptomatic pancreatic islet cell tumors in autopsy material. Virchows Arch A Path Anat Hist 365:275–288
13. Heitz PU (1983) Immunocytochemistry in endocrine pathology. In: Polak JM, Noorden S van (eds) Immunocytochemistry. Wright PSG, Bristol London Boston, pp 362–371
14. Heitz PU (1984) Pancreatic endocrine tumors. In: Klöppel G, Heitz PU (eds) Pathology of the pancreas. Churchill-Livingstone, Edinburgh, pp 206–232
15. Heitz PU, Klöppel G, Polak JM, Staub JJ (1981) Ectopic hormone production by endocrine tumors. Localization of hormones at the cellular and sub-cellular level by immunocytochemistry. Cancer 48:2029–2037
16. Heitz PU, Kasper M, Polak JM, Klöppel G (1982) Pancreatic endocrine tumors. Immunocytochemical anaylsis of 125 tumors. Human Pathol 13:263–271
17. Heitz PU, Kasper M, Klöppel G, Polak JM, Vaitukaitis JL (1983) Glycoprotein-hormone alpha-chain production by pancreatic endocrine tumors as a specific marker for malignancy. Immunocytochemical analysis of tumors of 155 patients. Cancer 51:277–282
18. Heitz PU, Oberholzer M, Klöppel G (1984) The endocrine pancreas. In: Wolfe HJ (ed) Endocrine pathology. Springer, Berlin Heidelberg New York Tokyo
19. Jones RA, Dawson IMP (1977) Morphology and staining-patterns of endocrine cell tumors in the gut, pancreas and bronchus and their possible significance. Histopathology 1:137–150
20. Kahn CR, Rosen SW, Weintraub BD, Fajans SS, Gorden P (1977) Ectopic production of chorionic gonadotropin and its subunits by islet cell tumors. N Engl J Med 297:565–569
21. Klöppel G, Heitz PU (1984) Persistent hyperinsulinaemic hypoglycaemia in infancy. In: Klöppel G, Heitz PU (eds) Pathology of the pancreas. Churchill-Livingstone, Edinburgh, pp 193–205
22. Krejs GJ, Orci L, Conlon JM et al (1979) Somatostatinoma syndrome. Biochemical, morphologic and clinical features. N Engl J Med 301:285–292
23. Kümmerle F, Rückert K (1978) Chirurgie des endokrinen Pankreas in der Bundesrepublik. Ergebnisse einer Umfrage. Dtsch Med Wochenschr 103:729–732
24. Larsson LI, Grimelius L, Hakanson R et al (1975) Mixed endocrine pancreatic tumours producing several peptide hormones. Am J Pathol 79:271–279
25. LeQuesne LP, Daggett PR (1983) Insulin tumours of the pancreas. In: Johnston IDA, Thompson NW (eds) Endocrine surgery. Butterworths, London, pp 104–124

26. Like AA, Orci L (1972) Embryogenesis of the human pancreatic islets: A light and electron microscopic study. Diabetes [Suppl 2] 21:511–534
27. Liu HM, Potter EL (1962) Development of the human pancreas. Arch Pathol 74:439–452
28. Mallinson RE, Bloom SR, Warin AP, Salmon PR, Cox B (1974) A glucagonoma syndrome. Lancet II:1–5
29. Mukai K, Greider MH, Grotting JC, Rosai J (1982) Retrospective study of 77 pancreatic endocrine tumors using the immunoperoxidase method. Am J Surg Pathol 6:387–399
30. Nieuwenhuijzen-Krusemann AC, Knijenburg G, Brutel de la Riviere G, Bosman FT (1978) Morphology and immunohistochemically-defined endocrine function of pancreatic islet cell tumors. Histopathology 2:389–399
31. Oeberg K, Wide L (1981) HCG and hCG subunits as tumour markers in patients with endocrine pancreatic tumors and carcinoids. Acta Endocrinol 98:256–260
32. Ohneda A, Otsuki M, Fujiya H, Yaginuma N, Kokubo T, Othani H (1979) A malignant insulinoma transformed into a glucagonoma syndrome. Diabetes 28:962–969
33. Polak JM, Bloom SR, Adrian TE, Heitz PU, Bryant MG, Pearse AGE (1976) Pancreatic polypeptide in insulinomas, gastrinomas, VIPomas and glucagonomas. Lancet I:328–330
34. Schein PS, DeLellis RA, Kahn CR, Gorden P, Kraft AR (1973) Islet cell tumors. Current concepts and management. Ann Intern Med 79:239–257
35. Schmechel DE, Marangos PJ, Brightman MW (1978) Neuron-specific enolase is a marker for central and peripheral neuroendocrine cells. Nature Lond 276:834–836
36. Sternberger LA (1979) Immunocytochemistry, 2nd edn. Wiley, New York
37. Tapia FJ, Polak JM, Barbosa AJA, Bloom SR, Marangos PJ, Dermody C, Pearse AGE (1981) Neuron-specific enolase is produced by neuroendocrine tumours. Lancet I:808–811
38. Tobler PH, Dambacher MA, Born W, Heitz PU, Maier R, Fischer JA (1983) A new bioactive form of human calcitonin. Cancer Res 43:3793–3799
39. Verner JY, Morrison AB (1958) Islet cell tumor and a syndrome of refractory watery diarrhea and hypokalemia. Am J Med 25:374–380
40. Vinik AI, Glowniak J, Glaser B, Shapiro B, Funakoshi A, Cho K, Thompson NW, Fajans SS (1983) Localization of gastroentero-pancreatic (GEP) tumors. In: Johnston IDA, Thompson NW (eds) Endocrine surgery. Butterworths, London, pp 76–103
41. Weidenheim KM, Hinchey WW, Campbell WG (1983) Hyperinsulinemic hypoglycemia in adults with islet-cell hyperplasia and degranulation of exocrine cells of the pancreas. Am J Clin Path 79:14–24
42. Wilder RM, Allan FN, Power MH, Robertson HE (1927) Carcinoma of the islands of the pancreas. Hyperinsulinism and hypoglycemia. JAMA 89:348–355
43. Woodtli W, Hedinger C (1977) Inselzelltumoren des Pankreas und ihre Syndrome. I. Insulinome, organischer Hyperinsulinismus. Schweiz Med Wochenschr 107:685–693
44. Woodtli W, Hedinger C (1978) Inselzelltumoren des Pankreas und ihre Syndrome. II. Zollinger-Ellison-Syndrom, Glukagonomsyndrom, multiple endokrine Adenomatose und Inselzelltumoren ohne nachweisbare endokrine Aktivität. Schweiz Med Wochenschr 108:1997–2007
45. Zollinger RM, Ellison EH (1955) Primary peptic ulceration of the jejunum associated with islet cell tumors of the pancreas. Ann Surg 142:709–723

11.2 Endokrin-aktive Malignome des Pankreas – Operationsindikation, Operationstechnik, Spätergebnisse

H.-J. PEIPER[1]

1927 explorierte W. J. Mayo einen 40jährigen Chirurgen aus Süd-Dakota und fand ein malignes Insulinom. Die Veröffentlichung dieses Falles durch Wilder et al. [26] stellt eine bis heute gültige, klassische Beschreibung dieses Krankheitsbildes dar und bedeutet den Beginn der Chirurgie endokriner Pankreastumoren. Sie sind insgesamt selten, auch wenn sie heute sicherer und differenzierter diagnostiziert werden können. Es gibt solitäre oder gelegentlich multiple Adenome, eine polyhormonale Erscheinungsform, das *Karzinom,* die Inselzellhyperplasie, die fokale Adenomatose und multiple endokrine Adenomatosen.

Als „APUDome" leiten sie sich vom „Helle-Zellen-System" Feyrters [3] ab, das dem APUD-Zellsystem von Pearse [18] entspricht, sich möglicherweise phylogenetisch aus der ektodermalen Neuralrinne entwickelt und im Rahmen eines „gastroenteropankreatischen Systems" (GEP, [5]) infolge übermäßiger bzw. autonomer Hormonfreisetzung zu einer Vielfalt von Endokrinopathien führen kann (Tabelle 1).

Ausgangspunkt meiner auf bösartige Neubildungen bezogenen Darstellung soll diese derzeit gültige *Klassifikation* sein (Tabelle 2): Insulinome erzeugen einen Hyperinsulinismus, VIPome eine pankreatische Cholera (Verner-Morrison-Syndrom), das Glukagonom ein Erythema necrolyticans migrans, PPome ließen bisher keine charakteristische Symptomatik erkennen, das Somatostatinom Steatorrhoe, Choleli-

Tabelle 1. Entstehung endokriner Tumoren des Gastrointestinaltraktes

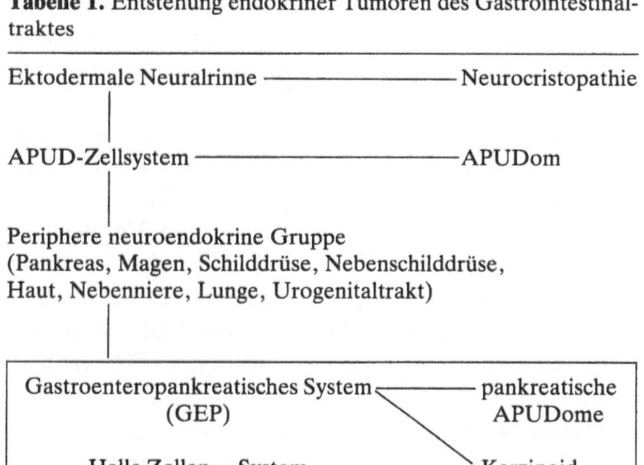

[1] Klinik und Poliklinik für Allgemeinchirurgie der Universität, Robert-Koch-Str. 40, D-3400 Göttingen

Das Pankreaskarzinom
Hrsg. H. G. Beger und R. Bittner

Tabelle 2. Klassifikation der endokrinen Pankreastumoren

	Tumor	Hormone	Syndrome
1	Insulinom	Insulin	Hyperinsulinismus
	VIPom	Vasoaktives intestinales Polypeptid	Pankreatische Cholera
	Glukagonom	Glukagon	Erythema necrolyticans migrans ?
	PPom	Pankreatisches Polypeptid	
2	Somatostatinom	Somatostatin	Steatorrhoe, Cholelithiasis, Diabetes
	Neurotensinom	Neurotensin	Diarrhoe (?) Keine spez. Symptome?
	GRFom	Growth hormone releasing factor	Akromegalie
	Gastrinom	Gastrin	Zollinger-Ellison-Syndrom
	Corticotropinom	Corticotropin	Cushing-Syndrom
	Calcitoninom	Calcitonin	?
3	Hormoninaktiver Tumor	–	–

thiasis und Diabetes, das Neurotensinom keine spezifischen Symptome, möglicherweise Diarrhoe, ein GRFom Akromegalie, das wichtige Gastrinom ein Zollinger-Ellison-Syndrom und das Kortikotropinom ein Cushing-Syndrom. Es gibt orthoendokrine („1") und ektopisch funktionierende („2") Tumoren.

Von den im Weltschrifttum mitgeteilten endokrinen Pankreastumoren waren 70–75% Insulinome, etwa 20% Gastrinome, 3–4% VIPome und vereinzelt PPome, Somatostatinome u. a. Die erwähnten Krankheitsbilder können auch durch *maligne endokrine Tumoren* ausgelöst werden, wenn sie sekretorisch aktiv sind. Ein Teil dieser Geschwülste ist inaktiv. So ermittelten Broder u. Carter aus Bethesda [1] unter 52 metastasierenden Inselzellkarzinomen 21% nicht-funktionierende Tumoren. Dabei bereitet gerade bei den endokrinen Pankreasgeschwülsten die Beurteilung ihrer *Dignität* Schwierigkeiten. Eigentlich kann nur der Nachweis von Metastasen zusammen mit einer lokalen Infiltration bzw. Gefäßinvasion als *Kriterium der Malignität* gelten.

Neuerdings erlauben der Nachweis einer *neuronspezifischen Enolase* die Erkennung der endokrinen Natur einer Neubildung, die Bestimmung des *menschlichen Choriongonadotropins in seiner α-Kette* die Feststellung einer Malignität.

Aus dem Schrifttum läßt sich die *Häufigkeit der Bösartigkeit* im Vergleich zu gutartigen Krankheitsbildern wie folgt ermitteln (Tabelle 3). Hier sind sie in der Reihenfolge der Frequenz der häufigsten Tumortypen aufgeführt: In der größten Statistik über 1012 Insulinome von Stefanini [23] wurden rund 10% Malignome registriert. Verner u. Morrison [25] sammelten 64 VIPome, von denen 35% maligne waren. Unter 130 Glukagonomen sind 50–80% bösartig gewesen. Von den wenigen Somatostatinomen waren die Mehrzahl (55–70%) maligne, von 800 Gastrinomen aus dem Register von Fox et al. [4] wurden über 60% als maligne klassifiziert.

Diese Verhältniszahlen spiegeln sich wider in einer besonders großen Einzelstatistik von Heitz u. Klöppel [9] aus Basel und Hamburg: 87 benignen Tumoren stehen

Tabelle 3. Häufigkeit der Malignität endokriner Pankreastumoren (Weltliteratur)

	n	% maligne	
Insulinom	1012	5–10%	
VIPom	64 (Verner-Morrison 1974)	35%	
Glukagonom	~130	50–80%	
Somatostatinom	~15	55–70%	[5/9, 9/13]
Gastrinom	800 (Fox et al. 1974)	>60%	

Tabelle 4. Häufigkeitsverteilung und Malignitätsquotient endokriner Pankreastumoren (Statistik aus Basel und Hamburg, Ph. U. Heitz u. G. Klöppel, 1983)

	n = 193	B/M = 87/106	MEN I ausgeschlossen
Insulinome	41	33/ 8	
Glukagonome	14	5/ 9	
PPome	13	11/ 2	
Gastrinome	36	8/ 28	
VIPome	25	6/ 19	
Endokrine-inaktive Tumoren	56	23/ 33	
Corticotropinome	5	0/ 5	
Calcitoninome	2	1/ 1	
Somatostatinom	1	1	

106 maligne gegenüber (Tabelle 4). Die aufgeführten Relationen zeigen eine besonders große Malignitätsrate bei den Glukagonomen, Gastrinomen und VIPomen, sowie den inaktiven Geschwülsten. Gerade bei diesen Formen scheint es eine Frage der Zeit zu sein, wann eine maligne Entartung eintritt. Charakteristisch sind die häufig *langen Verlaufszeiten,* die sie von den übrigen Pankreasmalignomen unterscheiden. Diese Erkenntnis bestimmt unsere Therapie, zumal neben chirurgischen Maßnahmen durchaus effektive konservative Behandlungsmöglichkeiten bestehen.

Generell gibt es folgende *Therapieformen* (Tabelle 5):

1. *Chirurgische Maßnahmen:* die Enukleation – für maligne Geschwülste im allgemeinen unzureichend. Eher kommt bei Operabilität eine Pankreasresektion in Frage, doch ist auch sie bei dem häufigen Metastasennachweis problematisch. Zur Bestimmung der Dignität bzw. histologischen Differenzierung, aber auch zwecks Tumorverkleinerung mit dem Ziele einer Sekretionsminderung kann sie im Einzelfalle erwogen werden. Dies gilt ohne Zweifel für eine Metastasenentfernung bzw. -reduktion. Schließlich beseitigt eine Gastrektomie das Zielorgan und damit die Auswirkungen einer Hypergastrinämie beim Zollinger-Ellison-Syndrom.

Tabelle 5. Therapie endokriner Pankreastumoren

I. Chirurgische Therapie	
Enukleation	
Pankreasresektion	
Metastasenentfernung	
Gastrektomie (Z.-E.-Syndrom)	
II. Antitumorelle Therapie	
Zytostatika (Streptozotocin, 5-FU)	Inoperable Tumoren
Arterienembolisation	
III. Antisekretorische Medikamente	
Diazoxid	(Hyperinsulinismus)
Somatostatin (Langzeitderivate)	(V.-M.-Syndrom, Glukagonom-Syndrom, Hyperinsulinismus)
IV. Symptomatische Therapie	
Kortikoide	(V.-M.-Syndrom)
H_2-Blocker	(Z.-E.-Syndrom, Karzinoid-Flush)
Serotoninantagonisten	(Karzinoid-Diarrhoe)

2. Bedeutungsvoll, da nachgewiesenermaßen wirkungsvoll, ist eine *Antitumor-Therapie,* und zwar durch Zytostatika, insbesondere Streptozotocin und 5-FU oder eine Arterienligatur bzw. arterielle Embolisation.

3. *Antisekretorische Therapie,* so durch Diazoxid beim Hyperinsulinismus, Somatostatin beim Verner-Morrison-Syndrom, Glukagonom-Syndrom und Hyperinsulinismus.

4. *Symptomatische Behandlung* durch Kortikoide (Verner-Morrison-Syndrom), H_2-Blocker (Zollinger-Ellison-Syndrom, Karzinoid-Flush), Serotoninantagonisten (Karzinoid-Diarrhoe).

Im folgenden sollen Besonderheiten bei einzelnen Tumorformen geschildert werden.

Zunächst die *Insulinome.* Unsere eigene Statistik betrifft nunmehr 43 Fälle, aus der die angewandten Operationsverfahren, eine Malignitätsrate von 10% und eine Operationsletalität von 5% nach Tumorentfernung hervorgehen (Tabelle 6).

Als eindrucksvolle Einzelbeobachtung kann ich den Verlauf eines metastasierenden Insulinoms über bisher 12 Jahre hinweg demonstrieren.

Tabelle 6. Eingriffe bei Insulinomen (Univ.-Klinik f. Allgemeinchirurgie, Göttingen) 1969–1983

Benigne Insulinome	39	43
Maligne Insulinome	4	
Enukleation	13	
Pankreasschwanzresektion	13	
50% – subtotale Resektion	9	
Subtotale Kopfresektion	1	
Partielle Duodenopankreatektomie	1	
Totale Duodenopankreatektomie	1	
Exstirpation eines ektopischen Insulinoms	1	
Laparotomie	3	
Metastasenexstirpation	1	
Arterielle Okklusion bzw. Embolisierung	2	
Insulinomentfernung	39	
Operationsletalität	2 (5,1%)	

1971 Diagnosestellung und Operation, dabei Tumorverkleinerung durch Entfernung zahlreicher großer Lymphknotenmetastasen. Danach Normalisierung von Glukosewerten und Insulinspiegel. 1975 erneute Krankheitserscheinungen, die ihre Erklärung in einer ausgedehnten Lebermetastasierung fanden. Dramatische Rückbildung durch Streptozotozin (25 g i.v.). Wiederholung dieser Medikation mit jeweiliger klinischer Besserung. 1981 nach Entwicklung einer faustgroßen Metastase im rechten Leberlappen Arterienligatur mit gezielter Embolisierung durch Ethibloc. Nach einem vorübergehenden septischen Krankheitsbild bis heute beschwerdefrei unter Normalisierung der Glukose- und Insulinwerte. Angiographisch ließ sich die Rückbildung der Lebermetastasen nach Arterienligatur und Embolisierung eindrucksvoll nachweisen.

Die gängigen *Desarterialisierungsformen* sind: chirurgische proximale Unterbindung oder Katheterembolisierung in ihren verschiedenen Techniken. In unserem Krankengut hat der Röntgenologe Herr Schuster ausschließlich und zwar bei 6 Patienten schnellhärtende Aminosäuren (Ethibloc) verwandt, wobei eine zumindest temporäre Verminderung der Hormonproduktion festzustellen war. Das verwendete Ethibloc erwies sich nicht in jedem Fall als permanentes Embolisat. Es wurden zum Teil Revaskularisationen bis zum ursprünglichen Gefäßkaliber festgestellt.

Es gibt Erscheinungen, die als *Embolisationsfolgen* aufzufassen sind, wie Ischämieschmerz, kurzzeitiger Blutdruckanstieg, Übelkeit, Erbrechen, Temperaturanstieg, aber auch *Komplikationen* durch Verschleppung von Embolisationsmaterialien in andere Gefäße, Perforation von Gefäßen im Tumorbereich, Lungenembolie, hypertone Krise, Infektion oder Nierenversagen.

Die von uns ermittelten *Überlebenszeiten* lassen dieses Therapieverfahren als diskutable Möglichkeit zur Beeinflussung maligner endokriner Tumorleiden erkennen.

Beim *Gastrinom* bzw. dem *Zollinger-Ellison-Syndrom* erwiesen sich auch in unserem Krankengut von 37 Patienten maligne Verlaufsformen als sehr häufig

Tabelle 7. Aus den Chirurg. und Medizin. Univ.-Kliniken Göttingen

Zollinger-Ellison-Syndrome	37 Pat.
(Metastasen: 60% = Malignität)	
Chirurgie	21 Pat.
H_2-Blocker	12 Pat.
Verner-Morrison-Syndrom	16 Pat.
(Metastasen: 50% = Malignität)	

(Tabelle 7). Sie betrafen >60%. Die chirurgische Indikation hat sich seit Verfügbarkeit der H_2-Blocker verändert. War früher die totale Gastrektomie das Verfahren der Wahl zur Beeinflussung der Hyperazidität, so kommt sie heute nur noch bei Unwirksamkeit oder Nebenwirkungen von Cimetidin in Frage. Bei resezierbarem Primärtumor und regionären Lymphknotenmetastasen wird man eine Pankreasteilresektion, tunlichst unter Cimetidinschutz, durchführen, im Falle diffuser Metastasierung aber von vornherein einer Cimetidinbehandlung (ggfs. in Kombination mit Pirenzepin) den Vorzug geben. Streptozotocin als zytostatische Substanz scheint weniger wirksam zu sein als beim Insulinom. Immerhin wurde ein vorteilhafter Effekt bei etwa der Hälfte der damit behandelten Patienten beobachtet. Chirurgische Maßnahmen können sich lohnen im Hinblick auf überaus lange Verlaufszeiten. Offensichtliche Tumorrückbildungen nach Gastrektomie, wie sie Friesen [7] in 8 Fällen mitteilte, bleiben unerklärlich und bedürfen weiterer Bestätigung.

Der Stellenwert einer Vagotomie erscheint seit Verfügbarkeit von H_2-Blockern im neuen Licht; möglicherweise läßt sich mit ihr die Cimetidindosierung reduzieren bzw. eine totale Gastrektomie vermeiden.

Als Beispiel für lange Verlaufszeiten trotz offensichtlicher Malignität sei ein Kranker mit Ulkusanamnese seit 1966 geschildert. Hyperazidität, Hypergastrinämie, Diarrhoe und Steatorrhoe führten 1974 zur totalen Gastrektomie mit Pankreasschwanzresektion, wobei ein kleines Gastrinom gefunden wurde. Danach blieb er bis heute völlig beschwerdefrei trotz fortbestehender Hypergastrinämie als Hinweis auf das Vorliegen von Metastasen – ein Verlauf über bisher 9 Jahre nach Diagnosesicherung.

Bei einer anderen, jetzt 51jährigen Kranken, war 1968 wegen penetrierender Duodenalulzera und eines „Pankreaskopftumors" im Rahmen eines Zollinger-Ellison-Syndroms noch von Herrn Schattenfroh an der Hellnerschen Klinik eine totale Duodenopankreatektomie durchgeführt worden. Der Primärtumor fand sich damals nicht, hingegen in einem Lymphknoten eine Gastrinommetastase. 1973 habe ich dann wegen eines gedeckt perforierten, riesigen Ulcus pepticum jejuni eine totale Gastrektomie mit Dünndarmresektion und Neueinpflanzung des Choledochus vorgenommen, wobei ich erneut eine paraaortale Lymphknotenmetastase fand. Trotz anhaltender Hypergastrinämien bis auf den heutigen Tag unvermindert gutes Allgemeinbefinden, ein Verlauf über nunmehr 15 Jahre.

Beim VIPom und seinem *Verner-Morrison-Syndrom* (16 von uns beobachtete Fälle) fanden sich in der Hälfte Metastasen. Ist dabei keine totale Tumorexstirpation möglich, kommen konservative Maßnahmen zur Anwendung.

In einigen von uns erfaßten Fällen zumeist auswärtiger Serumeinsender ermittelten wir einen Abfall der VIP-Spiegel nach der Tumorexstirpation. In einem Falle waren die unvermindert hohen Werte durch Verbleiben von Lebermetastasen bedingt.

Streptozotocin ist nach den Erfahrungen von Creutzfeldt wirksamer als beim Zollinger-Ellison-Syndrom, wie sich anhand des Abfalles der VIP-Werte und des Stuhlgewichtes sowie der augenscheinlichen Rückbildung der Lebermetastasen unter dieser Therapie erkennen läßt. Von anderen Autoren wurden günstige Effekte auch in der Kombination mit 5-FU oder Prednisolon, mit Prednisolon allein, mit Long-acting-Somatostatin und mit Indometacin beobachtet.

Bei malignen inoperablen *Glukagonomen* und *Somatostatinomen* wurden günstige Ergebnisse mit DTIC, Streptozotocin und 5-FU, vereinzelt mit Tubercidin, Adriblastin, Decarbezin, Cyclophosphamid, Vincristin und Prednison erzielt. Radiologisch ist die Embolisierung der Leberarterie einen Versuch wert.

Zusammenfassend läßt sich feststellen, daß die malignen endokrinen Pankreastumoren selten sind, sie zumeist nicht mehr radikal operabel sein dürften, palliative chirurgische Maßnahmen im Sinne einer Tumorreduktion langfristige klinische Besserung erwarten lassen und konservative Bemühungen durchaus ein längeres Überleben ermöglichen können.

Literatur

1. Broder LE, Carter SK (1973) Pancreatic islet cell carcinoma. Ann Int Med 79:101
2. Cunningham GR, Ruckel KE Jr, Lebovitz HE (1971) The use of insulin dynamics in the evaluation of streptozotocin therapy of malignant insulinomas. J Clin Endocrinol Metab 33:530
3. Feyrter F (1938) Über diffuse endokrine epitheliale Organe. Barth, Leipzig
4. Fox PS, Hofmann JW, DeCasse JJ, Wilson SD (1974) The influence of total gastrectomy on survival in malignant Zollinger-Ellison tumors. Ann Surg 180:558
5. Friesen SR (ed) (1978) Surgical endocrinology, clinical syndromes. Lippincott, Philadelphia Toronto
6. Friesen SR (1982) Treatment of the Zollinger-Ellison syndrome. A 25-year assessment. Am J Surg 143:331
7. Friesen SR (1982) Tumors of the endocrine pancreas. M Engl J Med 306:580
8. Fujita R, Kobayashi S (1975) Paraneurons—The new brothers of neuron. Igaku No Agumi (Tokyo) 54:638
9. Heitz PK, Klöppel G (1983) Evolution and tumour pathology of the neuroendocrine system. Fernström Symposium (im Druck)
10. Heitz PK, Kasper M, Klöppel G, Polak JM, Vaitukaitis JL (1983) Glucoprotein-hormone alpha-chain production by pancreatic endocrine tumors as a specific marker for malignancy. Immunocyto-chemical analysis of tumors of 155 patients. Cancer 51:277
11. Heitz PK, Oberholzer M, Klöppel G (1984) The endocrine pancreas. In: Wolfe HJ (ed) Endocrine pathology. Springer, Berlin Heidelberg NewYork Tokyo (im Druck)
12. Kahn CR, Levey AG, Gardner JD, Miller JV, Gordon P, Schein PS (1975) Pancreatic cholera: Benificial effects of treatment with streptozotocin. New Engl J Med 1:941
13. Kahn CR, Rosen SW, Weintraub BD, Fayans SS, Gordon P (1977) Ectopic production of chorionic gonadotropin and its subunits by islet cell tumors. N Engl J Med 297:565
14. Kernan JA, Scofield G, Koucky C et al (1963) Long survival with islet cell carcinoma of the pancreas. Am J Clin Pathol 39:137
15. McDermott WV Jr, Häusle TW (1974) Metastatic carcinoid to the liver treated by hepatic dearterialization. Ann Surg 180:305
16. Murray-Lyon IM, Eddleston AALWF, Williams R et al (1968) Treatment of multiple-hormone producing malignant islet—cell tumor with streptozotocin. Lancet 2:895

17. Oesberg K, Wide L (1981) hCG and hCG subunits as tumor markers in patients with endocrine pancreatic tumors and carcinoid. Acta Endocrinol 98:256
18. Pearse AGE (1968) Common cytochemical and ultrastructural characteristics of cells producing polypeptide hormones (the APUD series) and their relevance to the thyroid and ultimobronchial C cells and calcitonin. Proc R Soc Lond (Biol) 170:71
19. Peiper H-J, Creutzfeldt W (1981) Endokrine Tumoren des Gastrointestinaltraktes. In: Allgöwer M, Harder F, Hollender LF, Peiper H-J, Siewert JR (Hrsg) Chirurgische Gastroenterologie, Bd 2. Springer, Berlin Heidelberg New York, S 585
20. Romatowski H-J v, Stöckmann F, Schuster R (1983) Transluminale Occlusionsbehandlung bei hepatisch metastasierenden Hormon-bildenden Tumoren und einer schnell härtenden Aminosäurelösung. In: Nolte F, Rudowsky G (Hrsg) Probleme der Vor- und Nachsorge und Narkoseführung bei invasiv angiologischer Diagnostik und Therapie. Pflaum, München
21. Schmechel DE, Morangos PJ, Brightman MW (1978) Neuron-specific enolase is a marker for central and peripheral neuroendocrine cells. Nature Lond 276:834
22. Schuster R, Romatowsky H-J v, Erkelenz I, Stöckmann F (1983) Transluminale Embolisation von Arterien der Niere, der Leber, der Milz und der Iliacal-Gefäße. Diagnostik 16:21
23. Stefanini P, Carboni M, Patrassi N, Basoli A (1974) Betaislet tumors of the pancreas: Results of a study on 1067 cases. Surg 75:597
24. Tapia FJ, Polak JM, Barbosa JA, Bloom SR, Marangos PJ, Dermody C, Pearse AGE (1981) Neuron-specific enolase is produced by neuroendocrine tumors. Lancet I:808
25. Verner JV, Morrison AB (1974) Non-B-islet tumors and the syndrome of watery diarrhoe hypotalemia and hypochlorhydia. Clin Gastroenterol 3:595
26. Wilder RM, Allan FN, Power MH, Robertson HE (1927) Carcinoma of the islands of the pancreas. Hyperinsulinism and hypoglycemia. JAMA 89:348–355

11.3 Probleme der prä- und intraoperativen Insulinomdiagnostik

H. HEYMANN[1], V. MENDEL[1], R. ZICK[2], G. LUSKA[3] und H. J. MITZKAT[2]

Eine erfolgreiche und zugleich sparsam-resezierende chirurgische Therapie hormonproduzierender Tumoren des Splanchnikusgebietes setzt eine exakte Lokalisation des Tumors voraus. Die präoperative Lokalisationsdiagnostik durch Sonographie, Computertomographie und schließlich Arteriographie gelingt nur bei etwa ⅔ der Patienten. Auch intraoperativ sind die Tumoren oft schwer zu erkennen und entgehen in etwa 25% der Inspektion und Palpation [2, 3, 12, 14, 15].

Einen wesentlichen Fortschritt erbrachte erst der sogenannte „Schnellradioimmunoassay" [16, 17]. Die Hormonanalyse der prä- und intraoperativen fraktionierten Blutentnahme entlang der pankreatikoduodenalen Venenachse erlaubt in den meisten Fällen eine exakte Lokalisation des Insulinoms [1, 4, 5, 6, 7, 8, 9, 10, 11, 13].

Die Erfahrungen aus den von uns durchgeführten Insulinomoperationen erlauben eine kritische Stellungnahme zu den Problemen in der prä- und intraoperativen Diagnostik.

Material und Methoden

In der Zeit von Juli 1980 bis Februar 1982 wurden in unserer Klinik 10 Patienten mit Verdacht auf organischen Hyperinsulinismus opereriert. Davon waren zwei Männer und acht Frauen. Das Alter lag zwischen 22 und 75 Jahren, im Mittel bei etwa 43 Jahren. Zwei Patientinnen waren erfolglos voroperiert worden, eine in einem auswärtigen Haus und eine in unserer Klinik.

An präoperativer Diagnostik wurden zunächst immer durchgeführt: Sonographie, CT, Zoeliakographie und die perkutane transhepatische Portographie. Nie konnte eine exakte Diagnostik durch Sonographie, CT und Zoeliakographie herbeigeführt werden. Mit einer Ausnahme erzielten wir mit der perkutanen transhepatischen Portographie eine zuverlässige präoperative Lokalisation.

Bei den 10 Patienten wurde nach Laparotomie das Pankreas freigelegt und über einen kleinen Seitenast der Vena mesenterica superior ein Katheter via Vena lienalis bis zur Pankreasschwanzspitze vorgeschoben.

Die Lage des Katheters wurde rötngenologisch kontrolliert. Anschließend wurden Blutproben im Abstand von jeweils 2 cm entnommen und zur Insulinbestim-

1 Klinik und Poliklinik für Allgemeinchirurgie, Krankenhaus Oststadt der MHH, Podbielskistr. 380, D-3000 Hannover 51
2 Arbeitsbereich Diabetologie im Zentrum Innere Medizin und Dermatologie, D-3000 Hannover 51
3 Abteilung Diagnostische Radiologie I im Zentralklinikum der Medizinischen Hochschule, D-3000 Hannover 51

Das Pankreaskarzinom
Hrsg. H. G. Beger und R. Bittner

mung ins Labor (des Arbeitsbereiches Diabetologie) weitergeleitet. In einem Schnellradioimmunoassay konnten zwölf Serumproben innerhalb von 45 Minuten bestimmt werden.

Ergebnisse

Bei den 10 operierten Patienten fanden wir nur einmal ein tastbares Insulinom. Fünfmal ergab der histologische Untersuchungsbefund ein B-Zell-Adenom und dreimal wurde eine Hyperplasie diagnostiziert. Bei einer Patientin mußte angenommen werden, daß die insulinproduzierenden Zellen außerhalb des Pankreas lagen, worauf ich später noch eingehen werde. In einem Fall sprach zwar die Klinik für einen Hyperinsulinismus. Da aber sowohl die PTP als auch die intraoperative Insulinbestimmung keinen eindeutigen Hormongradienten ergaben, entschlossen wir uns nicht zur Pankreasteilresektion.

Trotz der präoperativen Lokalisationsdiagnostik durch die perkutane transhepatische Pfortadersondierung und die intraoperative fraktionierte Insulinbestimmung entlang der pankreatikoduodenalen Venenachse waren Nachresektionen erforderlich. *Viermal* wurde *einmal* nachreseziert und *zweimal* war sogar eine zweite Nachresektion erforderlich. Dieses Vorgehen läßt sich damit erklären, daß wir es *viermal* nicht mit einem Insulinom, sondern mit einer adenomatösen Hyperplasie und in einem Fall mit einem extrapankreatisch gelegenen Tumor zu tun hatten. Aber nur durch die intraoperativen Kontrollkatheter gelang es uns, diese Diagnose zu stellen und eine sofortige Nachresektion vorzunehmen.

Bei 5 Patienten mit histologisch gesichertem Insulinom stimmten dreimal prä- und intraoperative Lokalisationsdiagnostik mit dem Resektat überein. Zweimal zeigte die intraoperative Insulinbestimmung trotz Resektion noch einen erhöhten Hormongradienten, so daß beide Operationen noch in der gleichen Sitzung erfolgreich abgeschlossen werden konnten.

Bei den Insulinomen führen wir diese zweimalige Resektion auf die sparsame erste Resektion und auf den Verdünnungseffekt im Gefäßsystem zurück. Nach den Erfahrungen von Teichmann et al. [16] kann die intraoperative Lokalisation durch Abklemmen der Arteria lienalis verbessert werden. Die Hormonkonzentration der Pankreas-drainierenden Venen steigt an, da der Blutzufluß zur Milz und zum Pankreas vermindert ist.

Tabelle 1. Ergebnisse der prä-, intra- und postoperativen Insulinomdiagnostik (Vergleich: Hormonanalyse, OP-Verfahren, Histologie)

Hormongradient	*n*	Operationen	Histologie
Zirkumskript	5	Enukleation, Segmentresektion	B-Zelladenome
Diffus, schwankend	4	Schrittweise subtotale Pankreatektomie	Adenomatöse Hyperplasie
Nicht eindeutig	1	Keine Resektion	

a

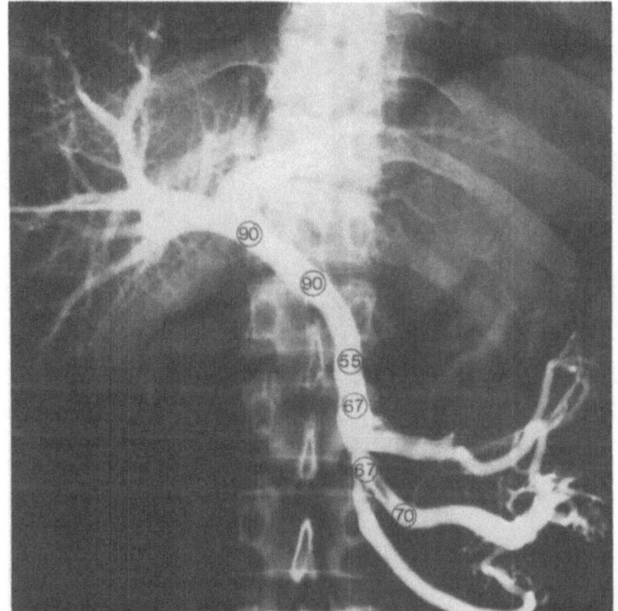

b

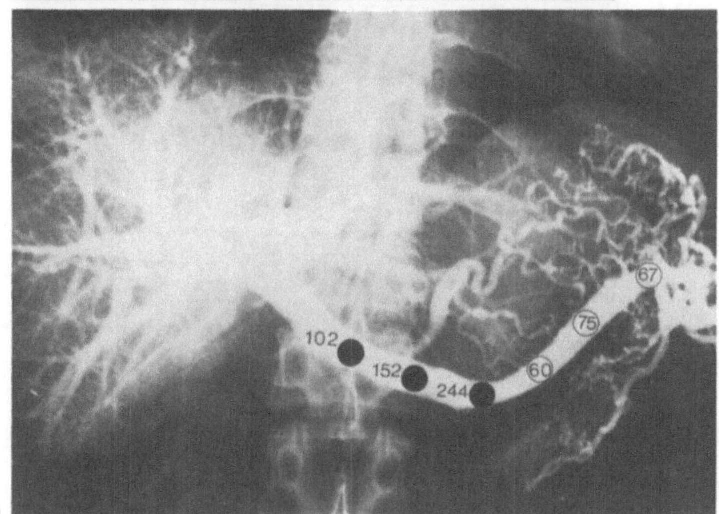

Abb. 1a, b. 45jähr. Pat., Insulingradient (μE/ml), Entnahmestellen im Phlebogramm als Zahl im Kreis eingetragen. Höchster pathologischer Wert in der Vena lienalis. Therapie: Korpusteilresektion des Pankreas

Bei einer erstmals auswärts operierten Patientin versagte sowohl die prä- als auch die intraoperative Diagnostik. In beiden Untersuchungsverfahren waren die Hormongradienten im gesamten Pankreasbereich erhöht. Der intraoperative Katheter vor der ersten Resektion ergab einen besonders hohen Insulinanstieg im Korpusbereich. Nach schrittweiser Resektion und mehrmaligen Kontrollbestimmungen brachen wir die Operation ab. Weiterhin auftretende Hypoglykämien mit Bewußtlosig-

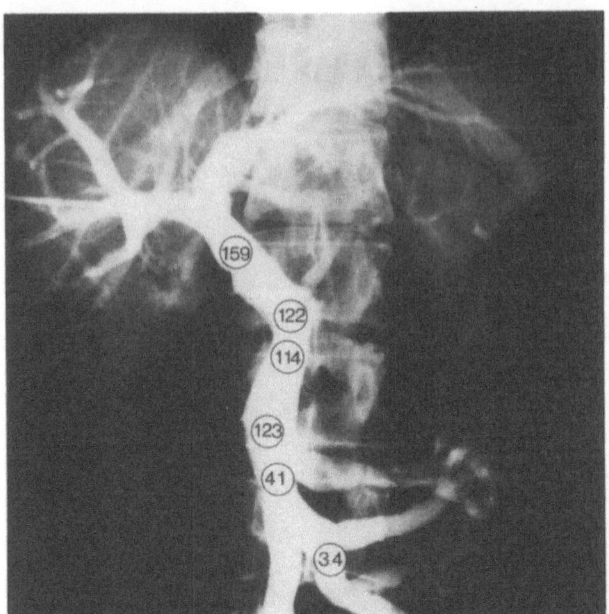

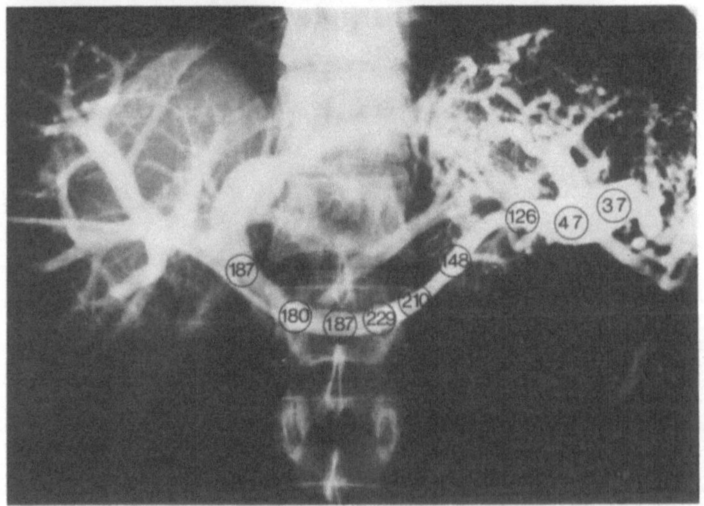

Abb. 2a, b. 38jähr. Pat., Insulingradient (μE/ml), Entnahmestellen im Phlebogramm als Zahl im Kreis eingetragen. Pathologische Werte im Bereich des gesamten Pankreas. Adenomatöse Inselzellhyperplasie. Therapie: Schrittweise subtotale Pankreatektomie

keit veranlaßten uns zur Reoperation und Durchführung einer subtotalen Pankreatektomie. Obwohl nur ein Pankreassaum von 1 cm übriggeblieben ist, wurde keine Besserung des Krankheitsbildes erreicht. Es ist anzunehmen, daß bei dieser Patientin die insulinproduzierenden Zellen außerhalb des Pankreas liegen.

Vergleicht man die perkutane transhepatische Pfortadersondierung mit der intraoperativen Hormonanalyse und dem Resektionspräparat, so konnte bei allen 5

Patienten mit umschriebenem Insulinom viermal eine Übereinstimmung festgestellt werden.

Auch die adenomatöse Hyperplasie war in drei Fällen präoperativ zu erkennen.

Diskussion

Die Lokalisation hormonproduzierender Tumoren im Splanchnikusgebiet ist nach wie vor schwierig. Die sonographische, computertomographische Tumordarstellung und Arteriographie gelingen nicht in allen Fällen. Kleine Tumoren unter 1,2 cm Durchmesser entgehen den geschilderten Verfahren. Diffuse oder umschriebene Pankreashyperplasien und extrahepatisch gelegene Tumoren sind nicht nachweisbar [2, 3, 4, 10, 12, 15].

Schwierigkeiten mit der Lokalisation zeigen sich auch bei unseren Patienten. Mit Hilfe der PTP [11] konnte ein Hyperinsulinismus bei 9 Patienten eindeutig festgestellt werden. Bei 4 von 5 Patienten mit Insulinomen war bereits präoperativ eine exakte Lokalisation möglich. Bei drei Patienten konnte präoperativ der Verdacht auf eine Inselzellhyperplasie gestellt werden. Bei einer Patientin ergab auch die herkömmliche Diagnostik einschließlich intraoperativer Inspektion, Palpation und schrittweiser Skelettierung des Pankreas keine Lokalisation des insulinproduzierenden Tumors.

Nach Einführen des Schnellradioimmunoassays [16, 17] müssen wir heute die perkutane transhepatische Pfortadersondierung infrage stellen.

Ausgehend von unserem Patientengut (s. Tabelle 1) mit einem hohen Anteil adenomatöser Hyperplasien und kleinen Insulinomen, die nicht palpabel waren, halten wir die präoperative PTP für eine sinnvolle Untersuchung. Liegt keine exakte Lokalisationsdiagnostik vor, muß das Pankreas zur Palpation freigelegt und bei negativem Tastbefund die Hormonanalyse erfolgen. Bei bekannter Lokalisation hingegen besteht die Möglichkeit zur sofortigen Resektion mit anschließendem Kontrollkatheter.

Es ist abzuwägen zwischen Komplikationen einer aussagekräftigen invasiven Diagnostik und einer Verlängerung der Operationszeit [4, 5, 7, 8, 9, 10, 11, 15, 16].

Bei einem Patientengut mit 80% palpabler Insulinome würden wir der alleinigen intraoperativen Diagnostik den Vorrang geben.

Zusammenfassung

Zur sparsamen Pankreasresektion und Kontrolle ist die intraoperative Katheterisierung der pankreatikoduodenalen Venenachse und Hormonbestimmung heute unerläßlich geworden. Dieses Verfahren ist nicht nur bei Patienten mit einem umschriebenen Insulinom zu empfehlen, sondern von größter Wichtigkeit bei Patienten mit einer adenomatösen Hyperplasie. Nur so können Zweit- und Drittoperationen vermieden werden. Wir konnten bei drei von neun Patienten intraoperativ eine Inselzellhyperplasie feststellen und durch subtotale Pankreasresektion den Hyperinsulinismus therapieren.

Literatur

1. Beyer J, Georgi M, Cordes U, Brünner H, Sell G, Krause U (1976) Die Lokalisationsdiagnostik des Insulinoms durch Hormonbestimmungen im Splanchnikusgebiet mit Hilfe perkutaner transhepatischer Blutentnahmen. Med Welt 27:1296–1300
2. Fricke M, Zick R, Mitzkat HJ (1978) Das Insulinom im Computertomogramm. Radiologe 18: 252–254
3. Gray RK, Rösch J, Grallmann JH (1970) Arteriography in the diagnosis of islet-cell-tumors. Radiology 97:39–44
4. Harrison TS, Rasbach DA, Santen RJ, Cohen C, Floyd JC Jr, Fajans S, Thompson NW (1983) Dilemmas in the operative recognition of diffuse pancreatic beta islet cell dysplasia with autonomous hyperinsulism. Abstract, 30th Congress of the International Society of Surgery 1983. Demeter, Gräfelfing, p 297
5. Hoevels J (1978) Ergebnisse der perkutanen transhepatischen Portographie. Fortschr Röntgenstr 128:432–441
6. Hsien-Chiu T, Chong-Zheng Y, Shou-Xian Z, Jian-Xi Z (1983) Localization of insulinoma by percutaneous transhepatic portal vein catheterization and iri assay of porto-splenic blood samples. Abstract, 30th Congress of the International Society of Surgery 1983. Demeter, Gräfelfing
7. Ingemansson S, Lunderquist A, Lundquist I, Lövdahl R, Tibblin S (1975) Portal and pancreatic vein catheterization with radioimmunologic determination of insulin. Surg Gyn Obst 141:705
8. Ingemansson S, Kühl C, Larsson L-I, Lunderquist A, Nobin A (1977) Islet cell hyperplasia localized by pancreatic vein catheterization and insulin radioimmunoassay. Am J Surg 133:643
9. Ingemansson S, Kühl C, Larsson L-I, Lunderquist A, Lunderquist I (1978) Localization of insulinomas and islet cell hyperplasias by pancreatic vein catheterization and insulin assay. Surg Gyn Obst 146:725
10. Kümmerle F, Rückert K (1978) Chirurgie des endokrinen Pankreas in der Bundesrepublik. Dtsch Med Wochenschr 103:729
11. Luska G, Zick R, Otten G, Mitzkat HJ (1981) Perkutan-transhepatische Pfortadersondierung (PTP) zur Diagnostik hormonproduzierender Tumoren im Splanchnikusgebiet. Fortschr Röntgenstr 135:566
12. MacKinnon CM, Brant M, Rösch J (1973) Angiography in the diagnosis and management of extrapancreatic islet-cell-tumors. Am J Surg 177:381
13. Miyagawa K, Yamauchi H, Sato T (1983) Surgical management of insulinoma. Role of percutaneous transhepatic portal vein catheterization (PTPC) and intraoperative ultrasonography (US). Abstract, 30th Congress of the International Society of Surgery 1983. Demeter, Gräfelfing, p 297
14. Otto P, Lucke G, Mitzkat HJ (1974) Sonographische Darstellung eines Inselzelladenoms. Dtsch Med Wochenschr 99:2344
15. Stefanini P, Carboni W, Patrassi N, Basoli A (1978) Beta cell tumors of the pancreas: Results of a study of 1065 cases. Surg 75:597
16. Teichmann RK, Spielsberg F, Heberer G (1982) Intraoperative biochemical localization of insulinomas by quick radioimmunoassay. Am J Surg 143:113
17. Zick R, Hammer A, Otten G, Mitzkat HJ (1982) Rapid radioimmunoassay for insulin and its application in localizing occult insulinomas by intraopertive pankreatic vein catheterization. Eur J Nucl Med 7:85

11.4 Klinik und Chirurgie der Inselzellkarzinome

K. RÜCKERT[1] und F. KÜMMERLE[1]

Inselzellkarzinome sind selten. Von 1964 bis 1982 wurden an der Chirurgischen Universitätsklinik in Mainz 51 Patienten mit einem endokrinen Pankreastumor behandelt. Fast 30% davon waren maligne. Bezogen auf die im gleichen Zeitraum operierten Patienten mit Karzinomen, ausgehend vom exokrinen Anteil des Pankreas (n = 782 von 1964 bis 1982) beträgt der Anteil der Inselzellkarzinome nur 1,9% aller malignen Pankreasgeschwülste in unserem Krankengut.

Von den 14 Inselzellkarzinomen waren 11 hormoninaktiv und drei hormonaktiv im Sinne eines organischen Hyperinsulinismus. Einmal handelte es sich um ein Glukagonom, das ebenfalls hormonaktiv war. Nachdem drei Viertel der Inselzellkarzinome hormoninaktiv waren, werden wir uns im folgenden auf die hormoninaktiven malignen Inselzellkarzinome beschränken. Von einem funktionell nicht in Erscheinung tretenden Tumor wurde ausgegangen, wenn sich kein klinischer Hinweis auf eine Hormonüberproduktion ergab entsprechend den bekannten Syndromen bei Apudomen. Als einziges und eindeutiges Kriterium der Malignität endokriner Pankreastumoren galt der Nachweis von Metastasen oder der direkten Invasion angrenzender Organe. Alle 11 von uns beobachteten hormoninaktiven Tumoren waren maligne. Es fanden sich Metastasen in regionären Lymphknoten, parapankreatisch, an der Leberpforte oder in der Leber. Die postoperative Beobachtungszeit reichte von einem bis zu 13 Jahren, im Mittel 5,4 Jahre. Die Alters- und Geschlechtsverteilung sowie die führenden Symptome zeigt Tabelle 1. Die hormon-

Tabelle 1. Biologische Daten sowie Leitsymptome der Patienten mit hormoninaktiven malignen Inselzelltumoren

Alter: 32–74 Jahre (∅ = 50 Jahre)	
6 Frauen, 5 Männer	
Oberbauchschmerz	8
Gewichtsabnahme	8
Leistungsknick	8
Palpabler Tumor	4
Gastrointestinale Blutung	2

1 Chirurgische Klinik und Poliklinik der Johannes-Gutenberg-Universität, Langenbeckstr. 1, D-6500 Mainz

Das Pankreaskarzinom
Hrsg. H. G. Beger und R. Bittner

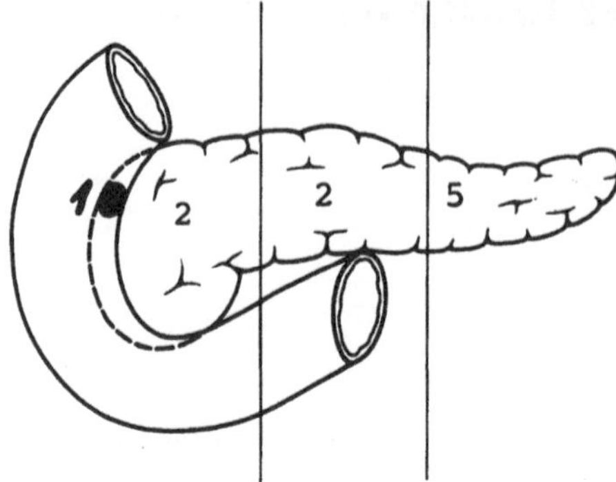

Abb. 1. Lokalisation hormoninaktiver maligner Inselzelltumore

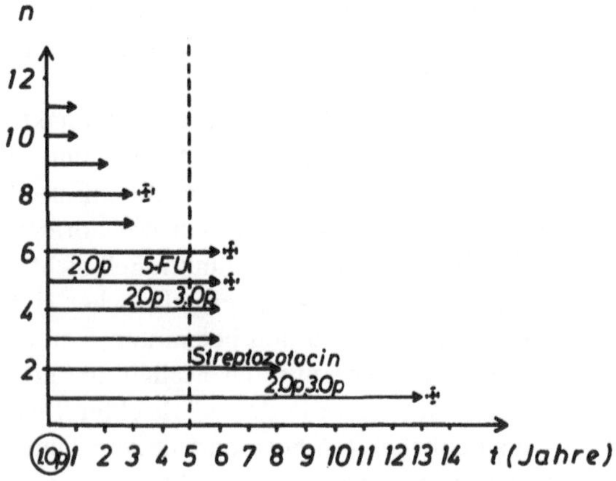

Abb. 2. Überlebenszeiten der Patienten mit hormoninaktiven Inselzellkarzinomen

inaktiven malignen Tumoren des endokrinen Pankreas waren gleichmäßig über die Drüse verteilt (Abb. 1).

Zu den pathologisch-histologischen Charakteristika gehört, daß alle Tumoren solide waren und bis auf eine Ausnahme solitär. Nur einmal fanden sich zwei 0,5 cm große Tumoren im Pankreaskopf, während die übrigen Tumoren einen Durchmesser von 5 bis 20 cm hatten.

Das Spektrum der chirurgischen Eingriffe reicht von der einfachen Tumorenukleation über die Duodenopankreatektomie hin bis zur Metastasenreduktion. Am häufigsten konnte der Tumor durch Pankreaslinksresektion entfernt werden (6mal), zweimal mit hoher Magenresektion bei Einbruch in die Magenhinterwand. Zweimal wurde eine partielle Duodenopankreatektomie im Sinne der Whippleschen Operation durchgeführt, einmal genügte die Tumorenukleation und viermal erfolgte die Metastasenreduktion im Sinne einer Leberteilresektion. Postoperativ verstarb kein Patient. Zweimal bestand passager eine Pankreasfistel, die spontan sistierte.

Die Überlebenszeiten der operierten Patienten mit hormoninaktiven Tumoren des Pankreas zeigt Abb. 2. Obwohl bei allen Patienten bereits Metastasen vorlagen, sind durchaus mehrjährige Überlebenszeiten zu beobachten. Auch wiederholte Operationen mit Metastasenreduktion vor allem beim hormonaktiven Tumor sind sinnvoll. Der Wert einer zytostatischen Therapie ist im Einzelfall zu prüfen. Zwei unserer Patienten erhielten entweder eine Kombinationstherapie oder eine Monotherapie mit Streptozotocin, das bei 60% der Fälle effektiv sein soll. Die mittlere Überlebenszeit beträgt vier Jahre, wobei einzelne Verläufe bis zu 19 Jahren mitgeteilt wurden.

Zusammenfassung

In einem 18-Jahres-Zeitraum wurden insgesamt 51 Patienten mit einem endokrinen Pankreastumor behandelt. 14 Patienten (1,9% aller malignen Pankreasgeschwülste) hatten ein Inselzellkarzinom. Von diesen 14 Inselzellkarzinomen waren 11 hormoninaktiv. Als Kriterium der Malignität galt der Nachweis von Metastasen oder der direkten Invasion angrenzender Organe. Eine bevorzugte Lokalisation in der Drüse fanden wir bei den hormoninaktiven Tumoren nicht. Entsprechend reichte das Spektrum der chirurgischen Eingriffe von der einfachen Tumorenukleation über die Duodenopankreatektomie hin bis zur alleinigen Metastasenreduktion. Obwohl bei allen Patienten bereits Metastasen vorlagen, waren mehrjährige Überlebenszeiten zu beobachten. Die mittlere Überlebenszeit betrug 4 Jahre. Nach unseren Erfahrungen sind auch wiederholte Operationen zur Metastasenreduktion, hier vor allem allerdings beim hormonaktiven Tumor, sinnvoll. Die Wertigkeit einer zytostatischen Therapie (Streptozotocin) ist im Einzelfall zu prüfen.

11.5 Erfahrungen mit endokrinen Pankreastumoren

D. BAUMGARTNER[1] und F. LARGIADÈR[1]

Dank der fortschreitenden Entwicklung endokrinologischer Methoden zur direkten Messung von Hormonspiegeln können früher weniger klar umschriebene klinische Symptome heute zuverlässig einer hormonellen Überproduktion einer bestimmten Pankreasinselzellart zugeordnet werden. Die dadurch möglich gewordene differenziertere Betrachtung endokriner Pankreastumoren sowie die andauernde Verfeinerung der Lokalisationsdiagnostik und Fortschritte der konservativen Therapie machen eine ständige Anpassung des Abklärungs- und Therapieplanes bei diesen Geschwülsten notwendig. Die Optimierung des Vorgehens hat sich dabei neben der persönlichen Erfahrung in erheblichem Maße auch nach den lokalen, insbesondere diagnostischen Möglichkeiten zu richten, wobei allerdings erschwerend ins Gewicht fällt, daß nur sehr wenige Zentren über große Fallzahlen verfügen. Es sollen in der vorliegenden Arbeit anhand der Zürcher Erfahrungen der letzten 20 Jahre unsere eigenen Konzepte zur Abklärung und Behandlung endokriner Pankreastumoren dargelegt werden.

Patientengut

Zwischen dem 1.1.1962 und dem 15.10.1983 wurden an unserer Klinik 21 Patienten mit endokrinen Pankreastumoren gesehen. Bei 12 Patienten, 8 Frauen und 4 Männern zwischen 36 und 68 Jahren, stand ein Hyperinsulinismus im Vordergrund, 6 Patienten, 2 Frauen und 4 Männer zwischen 34 und 68 Jahren, kamen wegen Zollinger-Ellison-Syndrom zur Operation, 2 Patienten, ein Mann und eine Frau von 37 resp. 64 Jahren, wegen Glukagonomsyndrom und ein 57jähriger Mann wurde wegen Verner-Morrison-Syndrom operiert.

Diagnostik

Das klinische Bild bei unseren Patienten mit Insulinom wurde geprägt durch anfallsweise auftretende Beschwerden, wobei bei 11 Patienten neurologische, bei 8 vegetative und bei 7 psychische Symptome festgestellt wurden. Anfallshäufigkeit und Intensität der Beschwerden waren sehr variabel, was auch durch die Tatsache illustriert wird, daß vom erstmaligen Auftreten der Symptome bis zur korrekten Diagnosestellung 1–20 Jahre verstrichen. Die 6 Patienten mit Gastrinom zeigten alle atypische Ulzera, denen bei 2 Patienten profuse Durchfälle vorausgingen. Bei 2 Patienten

1 Universitätsspital, Chirurgische Klinik A, Rämistr. 100, CH-8091 Zürich

Das Pankreaskarzinom
Hrsg. H. G. Beger und R. Bittner

Tabelle 1. Lokalisationsdiagnostik endokriner Pankreastumoren: Anzahl korrekt lokalisierter Tumoren und Anzahl durchgeführter Untersuchungen

	Insulinom	Gastrinom	Glukagonom	VIPom
Szintigraphie	0/1			1/1
Sonographie	0/3	0/1	1/1	
CT	0/4	0/1	1/1	
Selektive Angiographie	2(4)/11	3/3	1/1	
Selektive Venenblutentnahme	3/3	2/2		

( ) fraglich positive Befunde

wurde ein konkomittierender Hyperparathyreoidismus gefunden. Bei beiden Patienten mit Glukagonom wurde eine depressive Verstimmung und ein latenter Diabetes festgestellt. Bei einem Patienten bestand zudem eine Hypertonie und eine Lipokalzinose, bei einer Patientin eine subakute subkorneale Pustulose Sneddon-Wilkinson. Die Patientin mit VIPom zeigte wässerige Durchfälle mit Gewichtsverlust und Hypokaliämie. Zum Beweis der klinisch vermuteten endokrinen Überfunktionen hat im Lauf der Jahre zunehmend die direkte Bestimmung der Hormonspiegel die Messung von sekundären Folgen der hormonellen Überfunktion ergänzt. In letzter Zeit wurden diese Untersuchungen, wie unten beschrieben, im Rahmen der Lokalisationsdiagnostik der endokrinen Tumoren durchgeführt. Verwendung und Erfolgsrate der einzelnen diagnostischen Methoden zur Tumorlokalisation in unserem Krankengut sind in Tabelle 1 zusammengestellt. Nichtinvasive bildgebende Verfahren erlaubten nur bei den mehrere Zentimeter im Durchmesser messenden Glukagonomen und VIPomen eine sichere Tumorlokalisation. Der Nachweis von Insulinomen oder Gastrinomen gelang mit diesen Methoden in keinem Falle. Die selektive Angiographie war in unserem Krankengut wohl bei allen drei Untersuchungen von Gastrinomen erfolgreich, konnte jedoch nur in 2 von 11 Fällen Insulinome sicher lokalisieren. In 4 weiteren Fällen gelang die Lokalisation fraglich oder retrospektiv. Als weitaus zuverlässigste und sensibelste Methode hat sich die perkutane transhepatische Katheterisierung der Pfortader und ihrer Äste mit selektiver Venenblutentnahme zur Hormonbestimmung erwiesen. Sie erlaubte in allen Fällen die korrekte Tumorlokalisation.

19 von 21 Tumoren waren prä- oder intraoperativ lokalisierbar, davon befanden sich 4 im Pankreaskopf oder Processus uncinatus, 6 im Pankreaskorpus, 7 im Pankreasschwanz. Bei je einem Patienten mit Zollinger-Ellison-Syndrom und Glukagonomsyndrom sind multiple Tumoren gefunden worden. Ein Insulinom und ein Gastrinom waren auch intraoperativ nicht lokalisierbar. Bei 2 Patienten mit Gastrinom, einem Patienten mit Glukagonom und der Patientin mit VIPom wurden bei der Operation Metastasen in den regionären Lymphknoten oder in der Leber gefunden.

Therapie

In 19 Fällen wurde das Pankreas direkt operativ angegangen. Das jeweils im Detail gewählte Vorgehen ist in Tabelle 2 angegeben. Bei einem Patienten mit Insulinom

Tabelle 2. Durchgeführte Operationen bei endokrinen Pankreastumoren

	Insulinom	Gastrinom	Glukagonom	VIPom	Total
Enukleation	4	1			5
Linksresektion	7	2	2	1	12
Duodenopankreatektomie	1	1			2

wurde die Adenomenukleation zwei Jahre nach ergebnisloser Exploration trotz negativer Angiographie durchgeführt. Bei einer Patientin wurde bei nicht lokalisierbarem Tumor eine ausgedehnte Linksresektion vorgenommen. Diese Patientin wurde als einzige Insulinompatientin durch die Operation nicht beschwerdefrei. Bei 3 Patienten mit Gastrinom wurde zusätzlich zur Pankreasresektion eine totale Gastrektomie vorgenommen, bei einem weiteren Patienten konnte nach erfolgter Diagnosestellung nach multiplen Ulkusoperationen bei der Restgastrektomie kein Pankreastumor gefunden werden. Ein Gastrinompatient ist noch nicht operiert. Beim Patienten mit VIPom wurden zusätzlich zur Pankreasresektion Lebermetastasen kryochirurgisch behandelt. Bei einem Patienten ist nach Enukleation eines Insulinoms aus dem Pankreaskorpus eine Schwanzpankreatitis aufgetreten, die zur Linksresektion zwang. In diesem und drei weiteren Fällen konnte bei der Linksresektion die Milz erhalten werden. Einmal kam es allerdings im Spätverlauf zu einer Abszeßbildung mit Milznekrose.

Eine medikamentöse Therapie mit H_2-Antagonisten war in den letzten Jahren prä- und postoperativ bei Gastrinompatienten die Regel. Bei 3 Patienten mit Insulinom wurde präoperativ während 1–4 Jahren die Diazoxidtherapie versucht, wobei in 2 Fällen ein Wiederauftreten der Symptome und Nebenwirkungen, in einem Fall die Nebenwirkungen allein die Endokrinologen zur Überweisung der Patienten bewogen. Eine Patientin wurde nach erfolgloser blinder Linksresektion der medikamentösen Therapie zugeführt. Bei je einem Patienten mit metastasierendem Glukagonom und VIPom wurden verschiedene Chemotherapeutika eingesetzt.

Diskussion

Während Verbesserungen der hormonellen Diagnostik und der immunhistochemischen Methoden zur Untersuchung entfernter Pankreastumoren vor allem unsere theoretischen Kenntnisse über diese Geschwülste vermehrt haben, sind es vor allem Fortschritte der Lokalisationsdiagnostik, die unser therapeutisches Vorgehen nachhaltig beeinflußt haben. Dabei haben einerseits die Ultrasonographie und Computertomographie als nichtinvasive bildgebende Verfahren die Szintigraphie weitgehend verdrängt, andererseits ist die invasive Diagnostik durch die perkutane transhepatische Pfortaderkatheterisierung mit selektiver Venenblutentnahme zur Hormonbestimmung bereichert worden. In unserer Serie ließ sich mit Ultrasonographie und Computertomographie nur ein Glukagonom von 4 cm Durchmesser darstellen, bei den viel häufigeren, typischerweise kleineren, Insulinomen und Gastrinomen versagten beide Methoden in allen Fällen. Beide Verfahren können aber sicher erfolgreich bei der Suche nach extrapankreatischen Tumormanifestationen eingesetzt werden. Mit der intraoperativen Ultrasonographie haben wir keine persönlichen Erfahrungen, es scheint jedoch, daß die mit dieser Methode diagnostizierten Tumoren auch palpatorisch festgestellt werden konnten [8]. Die Arteriographie hat in unserem Krankengut nur in 6 von 15 Fällen eine sichere und korrekte präoperative Tumorlokalisation erlaubt. Sie hat sich vor allem bei Insulinomen mit nur 2 Erfolgen bei 11 Untersuchungen nicht bewährt. Die Treffsicherheit dieser Methode scheint in hohem Maße vom Untersucher abhängig zu sein, finden sich doch in der Literatur neben Berichten über ähnliche Erfolgsraten [7] auch Serien mit korrekter Tumorlokalisation in bis über 70% der Fälle [6]. Als weitaus sensibelste und zuverlässigste Methode hat sich die in bisher allen Fällen erfolgreiche selektive Venenblutentnahme zur Hormonbestimmung erwiesen. Dies bestätigen Berichte über ähnlich gute Erfahrungen in der Literatur [4, 7]. Aufgrund dieser Ergebnisse führen wir diese Bestimmung in jedem Fall präoperativ durch, auf die intraoperative Venenkatheterisierung haben wir bisher wegen des hohen Zeitaufwandes und der durch das operative Trauma bedingten geringeren Zuverlässigkeit nie zurückgegriffen.

Die hohe Treffsicherheit der präoperativen transhepatischen Pfortaderkatheterisierung mit selektiver Venenblutentnahme hat vor allem beim Insulinom und Gastrinom zu einer Anpassung unserer an anderer Stelle [2] festgehaltenen therapeutischen Grundsätze geführt. Beim Insulinom muß heute eine erschöpfende Lokalisierungsdiagnostik unter Einschluß der selektiven Venenblutentnahme gleich bei der Diagnosestellung gefordert werden. Lokalisierte Tumoren werden primär exstirpiert, bei nicht radikal operablen Tumoren wird nach chirurgischer Massenreduktion eine Chemotherapie angeschlossen. Gelingt die initiale Tumorlokalisation nicht, wird der Patient zunächst medikamentös mit Diazoxid behandelt. In seltenen Fällen wird wegen unbefriedigendem Therapieerfolg die Operation sekundär als Tumorexstirpation nach erneuter Lokalisationsdiagnostik oder als explorative Laparotomie notwendig sein. Die blinde Pankreasresektion hat jedoch in unserem heutigen Konzept keinen Platz mehr, nachdem gezeigt werden konnte, daß einerseits nur ein Drittel der Patienten durch die blinde Linksresektion geheilt werden [5] und andererseits die Chancen einer erfolgreichen Reintervention durch Voroperation am Pankreas erheblich eingeschränkt werden [9]. Beim Gastrinom wird ebenfalls bei der Diagnosestellung eine invasive Lokalisationsdiagnostik mit selektiver Venenblutentnahme zur Gastrinbestimmung betrieben. Lokalisierte und radikal operable Tumoren werden in toto exstirpiert. Die Patienten werden zumindest temporär obligat mit H_2-Antagonisten weiterbehandelt und regelmäßig kontrolliert. Bei lokalisierbarem, aber nicht radikal operablem Tumor wird neben der sofort eingeleiteten Therapie mit H_2-Antagonisten eine chirurgische Massenreduktion des Tumors vorgenommen. Bei diesen Patienten sowie bei Patienten, bei denen die Tumorlokalisation nicht gelingt und die daher primär H_2-Antagonisten und nicht eine Laparotomie erhalten, wird bei Bedarf, das heißt, bei Versagen der konservativen Therapie, sekundär die Gastrektomie vorgenommen. Die primäre totale Gastrektomie wird bei uns nicht mehr durchgeführt. Dieses Vorgehen unterscheidet sich nur unbedeutend vom Procedere wie es von Bonfils et al. nach Erfahrungen an einem größeren Krankengut propagiert wird [1].

Bei allen anderen endokrinen Pankreastumoren soll die chirurgische Exstirpation oder zumindest Massenreduktion, wie schon an anderer Stelle festgehalten, am Anfang des Therapieplans stehen [3].

Zusammenfassung

Unsere Richtlinien für das Vorgehen bei endokrinen Pankreastumoren sind wie folgt zusammenzufassen:

1. Alle notwendigen verfügbaren Methoden zur präoperativen Lokalisationsdiagnostik werden schon primär eingesetzt.
2. Jeder lokalisierte endokrine Pankreastumor wird, soweit möglich, radikal exstirpiert. Bei multiplen oder metastasierenden Tumoren lohnt sich die Massenreduktion.
3. Bei nicht lokalisierbaren Tumoren ist primär die konservative Therapie indiziert, erst bei deren Versagen ist die chirurgische Exploration oder symptomatische Chirurgie am Erfolgsorgan (bei Zollinger-Ellison-Syndrom) angezeigt. Für die blinde Pankreasresektion besteht kaum noch eine Indikation.

Literatur

1. Bonfils S, Landor JH, Mignon M, Hervoir P (1981) Results of surgical management in 92 consecutive patients with Zollinger-Ellison syndrome. Ann Surg 194:692–697
2. Largiadèr F (1977) Endokrin aktive Pankreasgeschwülste. Helv Chir Acta 44:747–756
3. Largiadèr F (1982) Die Chirurgie der endokrinen Pankreas- und Magen-Darm-Tumoren. Ther Umschau 39:780–786
4. Lunderquist A, Eriksson M, Ingemansson S (1978) Selective pancreatic vein catheterization for hormone assay in endocrine tumors of the pancreas. Cardiovasc Radil 1:117–124
5. Mengoli L, Le Quesne LP (1967) Blind pancreatic resection for suspected insulinoma: a review of the problem. Brit J Surg 54:749–756
6. Pistolesi GF, Frasson F, Fugazzola C et al (1977) Angiographic diagnosis of endocrine tumors of the pancreas. Radiol Clin 46:401–421
7. Roche A, Raisonnier A, Gillon-Savouret MC (1982) Pancreatic venous sampling and arteriography in localizing insulinomas and gastrinomas procedure and results in 55 cases. Radiology 145:621–627
8. Sigel B, Duarte B, Coelho JCU et al (1983) Localization of insulinomas of the pancreas at operation by real time ultrasound scanning. Surg Gynecol Obstetr 156:145–147
9. Stefanini P, Carboni M, Patrassi N, Basoli A (1974) Beta islet cell tumors of the pancreas: Results of a study on 1067 cases. Surgery 75:597–609

11.6 Zur chirurgischen Behandlung des organischen Hyperinsulinismus – Erfahrungsbericht über 55 Patienten

B. Ulrich[1], V. Rötzscher[2] und M. Berger[3]

In der chirurgischen Universitätsklinik Düsseldorf wurden von 1950 bis 1983 55 Patienten wegen eines Insulinoms operiert. Die Krankenakten von 5 Patienten der Jahre 1950 bis 1959 sind nicht mehr zugängig. Es ist nur soviel bekannt, daß einer dieser Patienten postoperativ verstarb, die übrigen Patienten sind symptomlos entlassen worden (Tabelle 1). Zur Auswertung verbleiben 50 Patienten mit Insulinomen, von denen 4 keine Hormonaktivität aufwiesen. Die Diagnose eines Insulinoms wurde bei diesen 4 Patienten zufällig gestellt, als sie wegen anderer Verdachtsdiagnosen operiert wurden (3mal Verdacht auf Pankreastumor/Zyste und einmal wegen eines Magenkarzinoms).

Tabelle 1. Krankengut der Insulinome der Chirurgischen Universitätsklinik Düsseldorf (1950–1983)

Jahre	Anzahl der Patienten	Geschlecht ♂	Geschlecht ♀	Insulinome		Inselzelltumoren ohne endokrine Aktivität
1950–1959	5	0	5	5		–
1960–1976	34	10	20	30	46	3
1977–1983	16	4	12	16		1
Gesamtzahl	55	14	37	51		4

Zur Auswertung des Krankengutes mit organischem Hyperinsulinismus stehen uns demnach 46 Patienten der letzten 23 Jahre zur Verfügung.

Frauen stellten mit 74% den größten Anteil des Krankengutes. Nur 9 Patienten befanden sich im 1. bis 3. Dezennium – darunter 3 Kinder zwischen 9 und 10 Jahren –, die meisten Patienten waren zwischen 40 und 70 Jahre alt.

Da neben neuroglykopenischen auch adrenerge Symptome auftraten, wurden häufig Fehldiagnosen gestellt. Nur selten wurde an die eigentliche Ursache gedacht (Tabelle 2).

Daraus ergibt sich der hohe Anteil an Fehldiagnosen (39%). Verzögerungen der Diagnosestellung sind auch heute noch häufig. Sehr oft wird der organische Hyperinsulinismus als Epilepsie oder als Hirntumor fehlinterpretiert und behandelt.

Entsprechend kam es bei unseren Patienten zu einer Anamnesedauer zwischen 6 Monaten und 20 Jahren. Durchschnittlich lag sie bei 3,7 Jahren (Tabelle 3).

1 Chirurgische Klinik, Akademisches Lehrkrankenhaus, Juliuspromenade 19, D-8700 Würzburg
2 Medizinische Einrichtungen der Universität, Moorenstr. 5, D-4000 Düsseldorf 1
3 Medizinische Klinik E der Universität, D-4000 Düsseldorf

Das Pankreaskarzinom
Hrsg. H. G. Beger und R. Bittner

Tabelle 2. Mögliche Symptome bei Insulinomträgern

Neuroglykopenische Symptome	*Adrenerge Symptome*
Konzentrationsverlust	Pulsbeschleunigung
Verwirrtheit	Blutdruckerhöhung
Gedächtnisverlust	Schweißausbruch
Stupor	Unruhe, Angst
Sprach- und Sehstörungen	Übelkeit
Krampfanfälle	Kopfschmerzen
Somnolenz	Tremor
Bewußtlosigkeit	Paraesthesien
Halbseitensymptome	Heißhunger

Tabelle 3. Anamnese der Insulinomträger in der Chirurgischen Universitätsklinik Düsseldorf (1960–1983); durchschnittliche Anamnesedauer: 3,7 Jahre

	Bis 6 Monate	Bis 1 Jahr	2 Jahre	3 Jahre	4 Jahre	5 Jahre	6 Jahre	7 Jahre	8 Jahre	10–20 Jahre
1960										
1962				1						
1963							1			1
1967	2					1				
1968						1		1		
1970		1				1				1
1971		1		1						
1972					1					
1973			1	1						
1975	2	1	3	1		1				
1976		1	2			1				1 (20 J)
1979				1						
1980	3				1					
1981	3		1							1 (20 J)
1982			1							
1983	1				1	1				
Gesamt	11	4	8	5	3	6	1	1	1	4

Bei der sich ändernden Labordiagnostik von 1950 bis 1983 haben sich heute die Suppressionstests (Hungertest und Somatostatintest) durchgesetzt.

Typisch für den Hyperinsulinismus ist das Verhalten des Seruminsulins (IRI) und der Blutglukose im Hungertest (Suppression durch Hungern, Diazoxid, Somatostatin und Phenytoin; Abb. 1). Zur Lokalisationsdiagnostik wurden die Angiographie, die Computertomographie, die Sonographie und die Szintigraphie durchgeführt. Die Szintigraphie wurde ausschließlich – allerdings ohne Erfolg – bis zur Einführung von Sonographie und Computertomographie vorgenommen. Die Sonographie

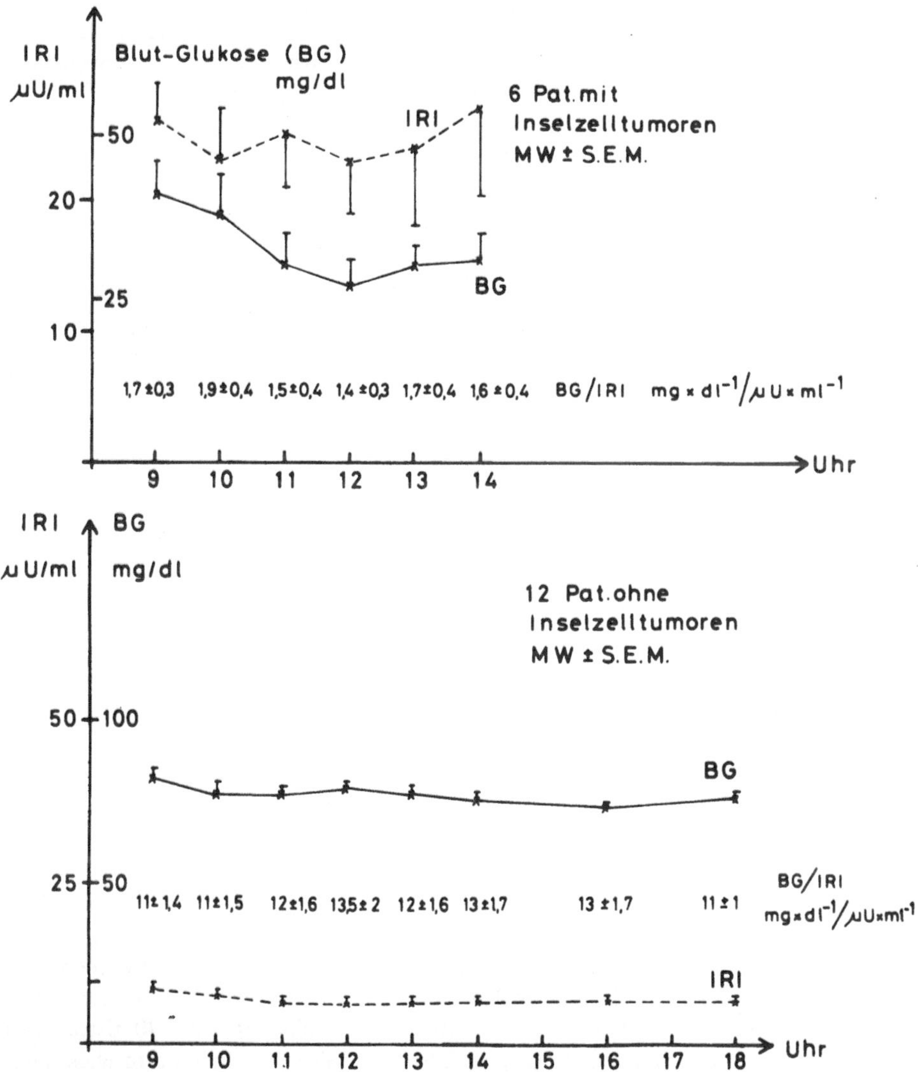

Abb. 1. Blutglukose und IRI-Spiegel im Suppressionstest bei gesunden und Insulinompatienten

konnte in 17% der Fälle, die Computertomographie in 30% präoperativ das Insulinom lokalisieren helfen. Über die Angiographie glückte die Lokalisationsdiagnostik in 3 von 11 Fällen, dies entspricht 27% (Tabelle 4).

Von den 46 Patienten mit organischem Hyperinsulinismus waren 3 aufgrund der Hypoglykämie bereits durch 2 Schwanz- und 1 Linksresektion voroperiert. 29 Enukleationen stehen 16 Resektionen gegenüber. Bei den Resektionen handelte es sich um 6 Schwanzresektionen, 3 Linksresektionen, 5 Blindresektionen und 2 Duodenopankreatektomien.

Die Blindresektionen wurden seit 1968, die Duodenopankreatektomien seit 1971 nicht mehr durchgeführt. Die einzige Probelaparotomie bei okkultem Insulinom fand 1976 statt. Dieser Patient wird bis heute erfolgreich konservativ behandelt.

Tabelle 4. Ausbeute der diagnostischen Verfahren bei Insulinompatienten

Jahre	Angiographie			Computer-tomographie			Sonographie			Szintigraphie		
	N	+	−	*N*	+	−	*N*	+	−	*N*	+	−
1960												
1962												
1963												
1967												
1968	1		1									
1970	2	1	1							2		2
1971										1		1
1972												
1973	2		2									
1975	1		1									
1976	1		1				2	1	1	3		3
1979				1		1						
1980	1	1		4	3	1	2		2			
1981	1		1	4	1	3	4		4			
1982				1		1	1		1			
1983	2	1	1	3		3	3	1	2			
Gesamt	11	3	8	13	4	9	12	2	10	6	0	6
Prozent		27%			30%			17%			0%	

Die Aufschlüsselung der intraoperativ gefundenen Insulinome nach ihrer Lokalisation zeigt, daß sie im gesamten Organ vorkommen mit einer Häufung im Kopf- und Schwanzbereich. Multizentrische Insulinome (2 bis 3 Insulinome) kamen dreimal vor. In zwei dieser Fälle lag ein Karzinom zugrunde. Alle 3 Patienten waren postoperativ symptomfrei. Die Größe der Insulinome schwankte bei 40 histologisch gesicherten Adenomen zwischen 0,8 und 2,5 cm ∅. Nur je 1 Insulinom wies einen Durchmesser von 3 bzw. 5,5 cm auf. In beiden letzteren Fällen handelte es sich um Karzinome.

In 32 Fällen wurde ein benignes Adenom histologisch diagnostiziert. Die beiden Fälle mit fraglicher Dignität können aufgrund des über 3–6jährigen symptomfreien Verlaufes nachträglich als benigne angesehen werden, so daß sich ein Gesamtanteil von 81% benignen gegenüber 19% malignen Insulinome ergibt.

Bei 42 der 46 operierten Patienten gelang die histologische Sicherung der Diagnose „Insulinom". Nur bei 4 Patienten konnte das Insulinom histologisch nicht bestätigt werden. Einer dieser 4 Patienten – bei ihm war eine Blindresektion durchgeführt worden – war trotzdem postoperativ symptomfrei (Tabelle 5).

Zu den 3 nach Probelaparotomie und Blindresektion symptomatisch gebliebenen Patienten kamen 3 weitere, bei denen die Hypoglykämie postoperativ fortbestand. Es handelte sich dabei um 3 von 4 Patienten, die Metastasen aufwiesen. Zwei davon

Tabelle 5. Operationsverfahren bei Insulinompatienten an der Chirurgischen Universitätsklinik in Düsseldorf im Wandel der Zeit (1960–1983)

	Enukleation (29) 1960–1983	Teil-resektion (9) 1970–1983	Whipple-Operation (2) 1970–1971	Blind-resektion (5) 1960–1968	Probe-laparotomie (1) 1976	Gesamt (46)	Prozent
Insulinome bisher bestätigt	29	9	2	2	–	42	91%
Karzinome	2	5	1	–	–	8	19%
Karzinome mit Metastasen	1	3	–	–	–	4	9,5%
Multizentrisch	1 (ben.)[a]	2 (1 ben.) (1 mal.)	–	–	–	3	6,5%
Hypoglykämie beseitigt	28	6	2	3	–	39	85,0%
Postoperativer Diabetes	–	1	2	2	–	5	11,0%
Postoperative Pankreasfistel	8	1	–	–	–	9	19,5%
Intraabdominelle Abszesse	1	2	1	1	–	5	11,0%
Operative Letalität	3	–	1	–	–	4	8,6%

[a] Patient hat weiter Hypoglykämien

verstarben nach einschlägiger Behandlung nach 6 Wochen und 2 Jahren. Der Verlauf der verbleibenden Patienten mit Metastasen ist nicht bekannt. Die Patienten mit unauffindbarem Insulinom wurden postoperativ vorübergehend erfolgreich mit Diazoxid behandelt.

Die wesentlichen postoperativen Komplikationen waren die Pankreasfistel (19,5%) und die intraabdominellen Abszesse (11%). Während die Fisteln besonders häufig nach Enukleation (28%) auftraten, waren die Abszesse eher typisch für die Resektionsverfahren.

Vier Patienten verstarben postoperativ, entsprechend einer Operationsletalität von 8,6%. Drei davon verstarben nach Enukleation, ein Patient nach Duodenopankreatektomie.

Ein Patient mit Metastasen, bei dem lediglich eine Enukleation durchgeführt worden war, ist seit 3 Jahren symptomfrei und nicht behandlungsbedürftig. Aus der Gruppe der Resezierten war ebenfalls ein Patient von dreien mit Metastasen symptomfrei. Zwei der 3 Patienten mit fortbestehender Hypoglykämie waren Metastasenträger. Sie starben 6 Wochen bzw. 2 Jahre nach der Operation. Der verbleibende Patient, der unter Diazoxid seit 3 Jahren beschwerdefrei ist, hatte keine Metastasen.

Vierzehn der 21 Patienten, die in der Zeit von 1975 bis 1981 operiert wurden, stellten sich einer Nachuntersuchung. Der durchschnittliche Zeitabschnitt zur Operation betrug 5 Jahre. Mit Ausnahme der schon erwähnten Patientin mit Metastasen, die 2 Jahre post operationem verstarb, war entsprechend den anamnestischen Angaben bei keinem Patienten mehr eine Hypoglykämie nachweisbar.

Alle Patienten gaben eine Sanierung ihrer körperlichen Leistungsfähigkeit an. Während vor der Operation 10 der 13 Patienten ein Übergewicht aufwiesen, waren es zum Nachuntersuchungstermin nur noch 3 Patienten.

Zusammenfassung

Aufgrund eigener Erfahrungen kann festgestellt werden, daß die Diagnose des Insulinoms auch heute noch extrem verzögert gestellt wird.

Seit 1969 wurde die Diagnose in der Chirurgischen Universitätsklinik Düsseldorf bei 36 Patienten präoperativ immer gestellt. Intraoperativ konnte die Diagnose im Gegensatz zu Literaturangaben [2] immer bestätigt werden. Leider verstarb ein Patient an den Folgen einer Pankreatitis nach Enukleation.

Wegen der nur geringen Ausbeute bei der Lokalisationsdiagnostik kann u. E. auf die Angiographie verzichtet werden, auch wenn Sonographie und Computertomographie keinen Nachweis erbrachten. Letztere Verfahren sind allerdings heute mit einer deutlich höheren Trefferquote behaftet.

Durch die bimanuelle Palpation während der Operation wurde, wie wir in unserem eigenen Krankengut zeigen konnten, in über 90% der Fälle die Diagnose gestellt. Mit der intraoperativen Sonographie [1] haben wir keine Erfahrung.

Literatur

1. Rückert K, Günther R, Klotter HJ, Kümmerle F (1983) Intraoperative sonographische Lokalisation von Insulinomen. Chirurg 54:589–591
2. Stefanini P, Carboni M, Patrassi N, Basoli A (1974) Beta islet cell tumours of the pancreas. Results of a study on 1067 cases. Surgery 75:597

Sachverzeichnis

Die *kursiven* Seitenzahlen beziehen sich auf die Seiten, auf denen das entsprechende Thema im Detail abgehandelt wird.